儿童临床影像
诊断图谱

主 审 刘勃 杨萍

主 编 刘平 付华 文俊 李亚宁

中国出版集团有限公司

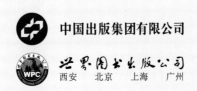
世界图书出版公司
西安 北京 上海 广州

图书在版编目（CIP）数据

儿童临床影像诊断图谱 / 刘平等主编 . —西安：世界图书
出版西安有限公司，2023.9
　　ISBN 978-7-5232-0374-3

　　Ⅰ . ①儿… Ⅱ . ①刘… Ⅲ . ①小儿疾病—影像诊断—图谱
Ⅳ . ① R720.4-64

中国国家版本馆 CIP 数据核字（2023）第 168434 号

书　　名	**儿童临床影像诊断图谱**	
	ERTONG LINCHUANG YINGXIANG ZHENDUAN TUPU	
主　　编	刘　平　付　华　文　俊　李亚宁	
责任编辑	岳姝婷	
装帧设计	新纪元文化传播	
出版发行	**世界图书出版西安有限公司**	
地　　址	西安市雁塔区曲江新区汇新路 355 号	
邮　　编	710061	
电　　话	029-87214941　029-87233647（市场营销部）	
	029-87234767（总编室）	
网　　址	http://www.wpcxa.com	
邮　　箱	xast@wpcxa.com	
经　　销	新华书店	
印　　刷	陕西金和印务有限公司	
开　　本	889mm×1194mm　　1/16	
印　　张	29.25　彩插　16	
字　　数	800 千字	
版次印次	2023 年 9 月第 1 版　2023 年 9 月第 1 次印刷	
国际书号	ISBN 978-7-5232-0374-3	
定　　价	168.00 元	

医学投稿　xastyx@163.com　‖　029-87279745　029-87285296
☆如有印装错误，请寄回本公司更换☆

献给多年来支持和帮助我们的各位老师、同事、学生和患者，以及编辑和排版的朋友，感谢你们！

年轻的朋友们，书到用时方恨少，读书是通向成功成本最低的途径！

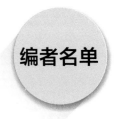

主　审

刘　勃　西安交大附属儿童医院影像科
杨　萍　西安高新医院核医学科

主　编

刘　平　西安工会医院影像科 / 西安雁塔天佑儿童医院影像科
付　华　西安交大附属红会医院大数据中心
文　俊　西安交大附属儿童医院急诊科
李亚宁　西安交大附属红会医院影像诊断科

副主编

巫　勇　西安高尚医学影像诊断中心
陈建平　西安雁塔天佑儿童医院急诊科
陈敏波　西安工会医院眼科
董　斌　陕西中医药大学第二附属医院名医馆
刘　博　雅培英国医疗有限公司分子诊断部
刘耀飞　西安第五医院影像科
徐志伟　福建中医药大学附属泉州市正骨医院医学影像科
闫雄伟　陕西甘泉妇幼保健院
张　兴　西安工会医院影像科
段海峰　陕西中医药大学附属医院医学影像科
张婧婧　西北妇女儿童医院医学影像中心

其他编者 （按姓氏笔画排序）

卫文艳　王　典　王　涛　王耀辉　方寻娟　付娇慧　冯兰兰　邢日强
成秀利　师小元　朱慧莲　刘丽瑶　刘博博　关　荣　关秀云　孙博锋
芦　囡　苏　宇　李　刚　李　笑　李争争　李依凡　李艳丽　李爱华
李琳婕　杨　浩　杨凌华　何　磊　宋　伟　张　丹　张　波　张　娜
张子照　张习芹　张扬润　张珍红　张荣荣　张新昌　张豫昌　陈　铁
陈宝兰　陈家宝　周杏华　赵　琦　段丽娟　侯丽娟　姜　丽　耿敏彦
徐春琪　高　敏　高江波　郭嘉威　黄　妍　曹　宏　康淑静　梁丽云
扈　洁　韩　磊　韩亦怡　解小亚　蔡江义　魏　欣

整　理 （按姓氏笔画排序）

权雄武　赵　源　梁　晨

这本书从收集病例、资料整理、写作、出版、发行历时近10年，是一部不可多得的儿科临床影像专著。书中有丰富的临床资料和影像图片，复杂的病例还配有最终病理诊断图。这是临床－影像大数据融合的环境下非常值得推荐的一部实用参考书。

20世纪90年代初，各个医院争相引进CT、MRI等先进设备，一批高年资临床医生进入影像诊断领域。主编刘平进入影像学科时已经是一名资深儿科医生，彼时41岁的她对新从事的专业满怀热忱与敬畏，从最基础的解剖、病理、影像学特征入手，不断深入学习和实践，积累并随访了大批病例，收集和整理了大量极具价值的医学资料，后因工作需要还补充学习了PET/CT诊断。凭借自己的勤奋努力，她不断拓宽知识领域，目前在普放（DR/CR），CT、MRI、PET/CT影像诊断方面，可以做到游刃有余。现在的刘平不仅是一名优秀的现代影像诊断医生，由于她还具备深厚的儿科临床功底，已成为儿科与影像学完美结合的实践者。退休后她仍然不忘初心，被返聘后继续服务医疗第一线，更为人称道的是她一直笔耕不辍，已正式出版了多部影像学专著。

由于近年来血管成像的普及，本书还收录了一些罕见病例。例如，一例主动脉离断患儿自幼有青紫、呼吸困难、蹲踞，反复肺部感染，临床多次误诊为先天性心脏病（法洛四联症）。后经血管造影成像检查发现，该患儿主动脉起源于左锁骨上动脉及多个肋间动脉，属于严重血管结构异常，异常走行中发生断离，又经多个肋间动脉血管网吻合形成胸主动脉。

另一罕见病例为肺动脉悬吊患儿，每次发病时总以暴喘、濒死状态而进行急诊抢救，经多家医院就诊而未准确诊断。西安天佑医院多次组织会诊、病案讨论，考虑为肺血管先天发育畸形。后在复旦大学附属儿科医院胸外科接受手术矫正，证实为肺动脉悬吊。术中发现患儿左肺动脉起源于右肺动脉远端，走行过程中缠绕中下段气管2.5圈（图像显示气管最细处如针孔），造成患儿右肺上叶肺不张，异常起源血管最终返回正常左肺动脉处。术后随访 3 年，患儿健康存活。该病例加深了我们对复杂先天性心血管病的认识，而无创血管造影、图像后处理也成为复杂心血管疾病正确诊断的又一利器。

　　本书以常见病为主，还纳入了许多少见、罕见病例，内容详尽，图文并茂，令人读之印象深刻。

杨军

西安高新医院核医学科 PET/CT 中心主任医师

随着影像学知识的普及和发展，临床和影像医生的有效互动迅速增加，不同学科知识的融汇相通趋于日常，大数据共享在这些过程中起到了重要的推动作用。本书希望能在临床诊疗与影像诊断间架起一座桥梁，助力临床实践。

人们对图片的记忆能力是文字的 3~10 倍，在儿科危重病例的快速诊断中这一点尤为明显。随着先进 CT 检查技术的应用，医生所能获得的信息更丰富、可靠。本书对临床常见及罕见儿科疾病病例的影像学病例进行了总结、分析，适用于所有儿科、影像科医生、医学生，以及其他对儿科影像诊断感兴趣的相关人士。

在编写《儿童临床影像诊断图谱》的过程中，所有作者都不断丰富自己并积极交流。在此，感谢所有人为这本书的出版做出的重要贡献。最后，再次感谢多年来帮助、关心、关注我们的同道、师长和读者！我们虽致力于追求完美，但因水平所限，本书仍有不足之处，望大家批评指正。

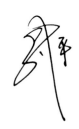

目 录

第1章
CT 的基本知识及儿科临床应用

第 1 节　CT 的基本知识

一、CT 的基本组成（以三代 CT 机为例）

①扫描机架、可移动检查床；②X 线高压发生系统；④数据收集系统；④计算机和阵列处理机；⑤操作台，包括图像显示系统和常用程序；⑥照相机；⑦硬盘驱动器及患者资料存储设备。

二、CT 的工作原理

由 4 个基本要素组成：即 X 线产生、获取资料、资料程序转换、图像显示。高压发生器产生 X 线，是以高度准值的 X 线围绕人体某部分做断层扫描，探测器纪录到大量通过人体的 X 线衰减信息，并快速由模拟／数字转换器转换为数字信号，输入计算机处理，获得横断层面上显示的 X 线衰减数值。操作台荧屏显示组织器官横断解剖图，有高密度、等密度和低密度。CT 获取的资料

存储在计算机硬盘中。将患者资料通过传输系统（PASS）传输到影像科及临床科室，用激光打印机打印胶片，或者刻录在光盘存储或保存在服务器中。

三、CT 的密度概念

CT 诊断主要基于观察组织密度差异。诊断中常用的组织器官病变密度描述有高密度、等密度、低密度或混杂密度影。

（1）**高密度**　指病变密度高于正常组织，常见组织钙化、骨组织、急性出血及部分肿瘤（图 1.1.1）。

（2）**等密度**　如图 1.1.2 所示。

（3）**低密度**　指病灶密度低于正常组织。常见于颅内缺血缺氧性脑病、外伤性脑梗死，以及神经母细胞瘤内有出血、坏死、囊变。如图 1.1.3 所示。

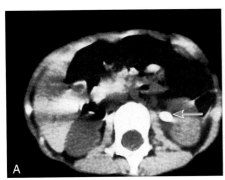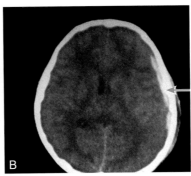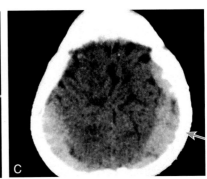

图 1.1.1　A. 高密度病灶 CT 图示左侧肾盂结石（箭头所示）；B. 高密度病灶 CT 图示左侧颞骨硬膜下弧线形高密度出血影；C. 等密度病灶 CT 图示双侧顶枕颅内内板下稍高密度影填充

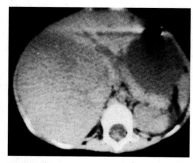

图 1.1.2 等密度病灶 CT 图示肝脏右叶前段、方叶有大片等密度影，边界不清

四、CT 值的概念

CT 值，即 X 线通过人体扫描后的人体组织衰减系数值。由于人体组织对 X 线的吸收、衰减系数不同，CT 值可作为 CT 诊断中观察组织器官病变的量化值。

为纪念 Hounsfield 设计出 CT，CT 值用其首字母大写加单位表示，也就是用"HU"（表 1.1.1）。

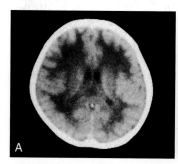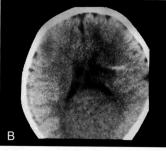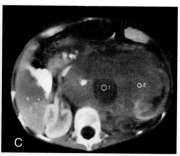

图 1.1.3 低密度病灶 CT 图。A. 双侧大脑白质区弥漫性广泛低密度影；B. 左侧侧脑室体部旁低密度影；C. 腹膜后肿块影内有坏死、囊变

五、CT 的窗口技术

人眼只能分辨有限的灰阶等级，而 CT 一般能显示 1000~2000HU 以上的 CT 值。这种组织 CT 值的差异，就要使用调窗技术显示病变 CT 值范围，并将其转换为 16 个灰阶。例如，儿童正常头颅显示灰阶。

（1）窗宽 窗宽是指器官组织显示的 CT 值范围。

（2）窗位或窗中心 窗位或窗中心是指显示灰阶的中心。因此，要想很好地显示不同的组织或结构，就要选择合适的窗宽和窗位，这样才能完整地观察到病灶。例如，儿童正常头颅 CT 片显示的窗宽、窗位（图 1.1.4）。

六、CT 图像中的伪影

CT 图像中的伪影是指 CT 图像重建中不符合要求的异常影像，通常由设备或患者造成。伪影在图像中表现各异并可影响 CT 诊断的准确性。

伪影可分为运动伪影和设备运行不稳定造成

表 1.1.1 常用儿童组织 CT 值

组织类型	标准值（HU）	范围（HU）
脑白质	22.8 ± 2.63	20.13~25.43
脑灰质	31.8 ± 2.67	27.13~34.47
新鲜出血	70 ± 10	64~86
陈旧出血	45 ± 15	30~60
钙化	> 60	42~300
脑脊液	5 ± 4	0~10
胰腺	40 ± 10	25~55
肝	65 ± 5	45~75
脾	45 ± 5	35~75
肾	30 ± 10	20~40
肌肉	45 ± 5	35~50
脂肪	−65 ± 10	−50~−10

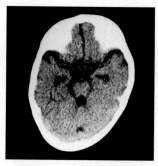

图 1.1.4 正常儿童头颅窗宽、窗位及灰阶，窗宽为 100HU，窗位为 35HU，图示颅内软组织结构

的伪影。根据形态不同还可分为条状伪影、阴影状伪影、环状和带状伪影。

1. 儿童 CT 图像中的常见伪影

（1）运动伪影 多由于儿童不合作或扫描时间过长导致。此外，还有镇静剂使用剂量不足；患儿由于颅内压增高，扫描过程中出现恶心、呕吐；扫描时患儿移动、吞咽、呼吸节律与扫描频率不同步等。图像中出现有规律或无规律的条纹状、条状、波纹状低密度影，或杂乱无序异常影（图 1.1.5）。

（2）金属伪影 新生儿及危重症婴儿的头皮外保留静脉输液的头皮针等。头皮针固定局部，图像出现日辐射状高密度混杂影（图 1.1.6）。

（3）射线硬化伪影 X 线球管老化，图像中显示出的伪影。

（4）三代 CT 机器故障伪影 如多层图像中呈有规律的、同一位置的、大小不等的同心圆状伪影（图 1.1.7，图 1.1.8）。

上述伪影的出现，大多数情况下是有规律的，有时则表现为无规律的。它可以出现在常规 CT 机、多螺旋 CT 机。所以在观察 CT 图片时要仔细分辨，不可将单独出现的伪影误认为病灶。

七、临床医生的影像检查选择

1. 儿童颅内疾病

（1）囟门未闭 1 岁 6 个月前幼儿前囟门未闭合，通过 CT、B 超、MRI 均可检出颅内病变。CT 操作简便、无创，同时可留有永久图像，便于治疗前后对比，但有 X 线辐射。B 超价廉，可多轴向成像，便于床旁操作，结果易受操作者经验所限。MRI 无创、无辐射、多方位成像、扫描层面多、技术参数多，显示颅内病灶清楚。MRI 的缺点是扫描序列多、检查时间长、机架幽深、高场强（1.5T），MRI 噪声较大，患儿入眠、镇静较困难时常需镇静剂；而且价格比较昂贵，主要用于胎儿、新生儿疾病的诊断。

· 颅内出血：CT 显示优于 B 超。对微量出血（< 0.27mL）也可明确显示。可对出血定位、定量，在图片中对伴随体征观察均有价值。

· 缺血缺氧性脑病：B 超在检查脑水肿、脑室周围白质钙化、囊肿时为首选。CT 对脑灰 / 白质反转征、白质水肿、脑室 / 脑沟回形态学改变、颅骨骨缝分离、前囟膨隆等改变观察得很清楚，对这些疾病的预后判断有价值。

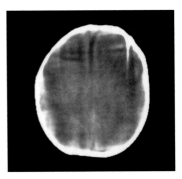

图 1.1.5 运动伪影 CT 观。患儿不合作头部移动，CT 片中形成的运动伪影

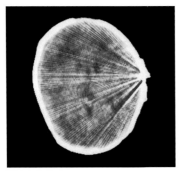

图 1.1.6 金属伪影 CT。新生儿保留头皮针，造成 CT 片中日射状高密度伪影

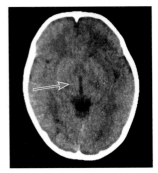

图 1.1.7 CT 机故障造成同心圆状伪影

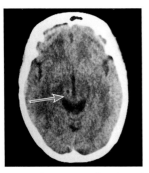

图 1.1.8 同心圆状伪影 CT 图示中心为低密度影并非病灶

·脑萎缩：CT 优于 B 超。

·脑积水：CT 和 B 超均可选。B 超优于 CT，MRI 可显示引起脑积水的病因，如中脑水管狭窄或 Chiari 畸形等。

·颅内钙化：CT 作为首选，优于 B 超，能清晰、直观显示。

·颅内肿瘤：CT 优于 B 超，MRI 更优于前两者。

（2）囟门闭合 1 岁 6 个月后前囟已闭合。颅内疾病的检查选择 CT 和 MRI 检查。

CT 简便，扫描时间短，费用较 MRI 低。在检查颅内闭合性损伤、出血、颅内钙化、先天畸形等疾病时为首选。多螺旋 CT 扫描后图像后处理，可发现复杂的先天畸形、颅内肿瘤、后颅凹病变等。MRI 多方位成像能更清晰地显示病变部位、形态及伴随征象。

MRI 在颅内动静脉畸形、动脉瘤、颅内肿瘤、炎性肉芽肿等疾病中，增强扫描风险较 CT 少。尤其 MRI 术前定位、定性诊断较 CT 有优势。但 MRI 检查费用高，扫描时间长。随软件系统不断升级，成像时间缩短，如国产联影品牌最新一款的秒级 MRI，成像速度快，图像清晰、逼真，更具优势。

2. 肺、纵隔病变

CT、MRI 各有优势。肺部疾病首选 CT，纵隔病变 MRI 较 CT 好，不用增强即可以显示纵隔血管、淋巴结。当纵隔肿瘤与骨组织有关系时要选 CT 检查。当纵隔肿瘤累及椎管内、硬膜囊内/外和脊髓时，MRI 较 CT 更有优势。

3. 肝、胆、胰、脾、肾脏、腹膜后间隙、盆腔疾病

CT、MRI、B 超均可选用。一般先做腹部 B 超。根据腹部 B 超提示，按照临床医生的要求，CT、MRI 可将病灶显示清楚。

4. 骨骼病变

CT 显示骨皮质、骨膜反应、骨质密度、骨小梁、钙化细微结构变化较 X 线片有优势；对骨病变的空间分辨率不如 DR，但可通过调窗技术、重建图像分析弥补。MRI 为脊髓、关节、软骨、肌肉、软组织病变首选；骨骺、关节腔内软骨板、半月板、交叉韧带、侧副韧带、骨髓腔内信号改变明显优于 CT。

八、临床医生填写 CT 申请单、观察 CT 图和解读 CT 报告的要点

1. CT 申请单填写要求

在影像诊断中，临床医生提供的资料十分有价值。临床上许多疾病具有其特征性的表现，异病同征、同病异征的影像征象较多见。在 CT 图像中表现为异病同征、同病异征的现象也十分常见。影像诊断医生大部分精力集中于图像资料的分析、判断，需要结合临床医生提供的临床信息，必要时亲自对患儿查体，并根据图像表现对疾病进行诊断与鉴别诊断。因此，在影像诊断中，需要临床医生提供的临床资料准确无误，这对 CT 诊断与鉴别诊断的指导很重要，尤其是疑难疾病的诊断与鉴别诊断。临床医生填写 CT 申请单时，应尽可能将患者的详细病史，包括症状出现时间、伴随症状及相关实验室检查结果、临床诊断、CT 检查部位和目的等逐项填写清楚。

影像诊断医生根据申请单的目的和要求，结合对临床资料的详细分析，进行检查部位程序设置，对病变图像进行图像重建观察。一张重要、详细的 CT 申请单，作为临床医生与影像诊断医生交流信息的载体，也是医生为医疗纠纷提供的原始法律证据。因此，在填写时不可马虎大意或字迹潦草，以免发生误导。

2. 观察 CT 图

一张可供诊断的 CT 图，要求图像重建清晰、组织密度对比良好、无污染、无划痕、无各种异物及伪影。

阅片顺序依个人习惯。头颅 CT 片，由上而下或由下而上，从左到右，由中心到周边，不要遗漏任何细节，要对比观察。在骨盆、髋关节、下肢的疾病中，同一水平位的图像中，应用对比解剖思维方法，观察同层面患侧与健侧组织对比密度差异。不同部位 CT 图像观察要求如下：

（1）**头颅 CT 图**　骨窗观察：颅骨的骨性结构，患儿囟门未闭，是否有膨隆；颅骨骨缝是否增宽；乳突小房气化如何。当有外伤时，颅骨内外板障形态有否改变，骨皮质连续性是否中断；是否有凹陷、骨折碎片移位，或蛛网膜下腔、颅内积气征。

软组织窗观察：颅脑实质的正常解剖结构有无异常。例如，脑室的形态有无扩大，或被挤压变形、变窄、消失。尤其第三脑室的形态在急性脑水肿中最为敏感。中线结构是否居中；脑沟、脑回、脑池的形态是否对称；脑实质内有无异常钙化灶（儿童 8 岁前颅内出现钙化都视为异常）。

如果有病变则要观察病变的密度，检测病变组织的 CT 值、病灶大小。对病灶的具体观察：病灶的边缘与正常组织间有无明确界限，有无低密度水肿带。

（2）**以冠状图像定位的扫描部位**　如胸腹、盆腔、髋关节、四肢骨骼等。观察图像之前，先要看病灶所在部位计算机设定的扫描计划线，根据此定位线，参照正常横断解剖图，逐层观察图像。

（3）**以矢状图像定位的扫描部位**　脊柱扫描，首先要观察设定扫描计划线是否准确。

3. 解读 CT 报告单

当临床医生拿到 CT 报告和 CT 图片时：①首先，要三查四对图片资料与患者资料是否相符。

② CT 诊断医生会按照扫描顺序，详细描述扫描过程发现的疾病体征。例如，迟发性维生素 K 缺乏症致颅内出血、伴缺血缺氧性脑病，CT 特征性表现为颅内多个部位出血（硬膜外、硬膜下、脑实质、脑室和蛛网膜下腔等出血），同时伴有脑实质缺血缺氧、脑水肿。③ 为了防止初学者或经验不足者忙乱，建议按"4W+I+S"的顺序进行，简单易学，不会遗漏。具体内容如下：

W（whose）——谁的片子。首先核对 CT 报告单与 CT 图片，检查姓名、年龄、性别、CT 编号是否一致。然后按 CT 诊断医生提示，对照文字描述的扫描所见逐步观察。

W（where）——病灶在何处。CT 诊断医生一般会详细按病灶发现层面进行描述。

W（what）——病灶的具体描述，包括病灶的形态、大小、轮廓、密度等特征。

W（when）——病灶在平扫时和增强扫描后的密度、形态、周边变化特征。病灶的 CT 直接征象和间接征象。

I 或 D（imaging or diagnoses）——CT 诊断医生对患者的初步诊断意见，因此允许提出数种疾病。但应有主次之分，有一定的倾向性，请临床医生结合患者的临床情况。

S（suggesting）——建议临床医生为患者做相关检查，定期复查。如对骨肿瘤或骨病的患儿，建议 CT 引导下骨穿刺介入检查或增强扫描。

第 2 节　CT 检查在儿科临床的应用

1976 年，国外首次将 CT 检查引入儿科临床，用于新生儿颅内出血的诊断，2 年以后又用于新生儿缺血缺氧性脑病。1984 年，陈惠金在国内率先对新生儿窒息进行 CT 扫描，使新生儿缺血缺氧性脑病、颅内出血诊断阳性率达 91.2%，当时临床诊断阳性率仅 29%。如今，CT 在儿童神经系统疾病的诊断中已具有重要地位，并扩展到各个系统，成为临床诊断、检查的主要影像技术之一。CT 扫描中，图像观察是诊断的关键。CT 检查将会为儿科临床诊断、治疗提供更多、更丰富、更实用的信息。

一、CT 检查前的准备

儿童时期是人一生中生理、心理变化最大的时期，也是生长、发育最迅速的时期。这种生理、心理的变化是逐渐发生的，每个年龄段有其独特的特点。在进行大型仪器检查前，做好儿童的心理护理，孩子们就能愉快地配合，顺利完成检查。我们的经验是因人而异，个体化施检。根据不同年龄段的特点，对心理、生理发育阶段不同的儿童采用不同的方式沟通，使就诊儿童做好检查前的准备，以保证检查质量。

1. 心理与生理两方面的准备

（1）婴幼儿期 安静自然入眠即可上机扫描。对入眠困难的婴幼儿在 CT 检查前要给予镇静剂。凡来 CT 检查的患儿一旦入眠，即可优先上机检查。

（2）学龄前期 3~6 岁的儿童求知欲强，非常好问，在教育下心理活动和意志会调动，能使自己的行为服从于成人。由于这些特点，前来就诊接受 CT 检查的患儿，在大型检查仪器面前，会经历好奇—畏惧—紧张这样一个过程，以致不能配合检查。此时需要医护人员进行耐心、细致、亲切的沟通，与他们交朋友，取得他们的信任，消除他们的畏惧和紧张。告诉他们检查时躺在检查床上，机器启动不会碰到他们，就像照相一样，不像打针那样会疼；同时用鼓励和奖励的方式使儿童得到心理上的满足。消除恐惧，稳定情绪，不用镇静剂可使他们在安静状态下完成检查。

2. 躯体方面的准备

· 头颅检查前，应将头部的发卡、眼镜等装饰物及含金属的异物去掉。

· 体部检查时，须将扫描部位衣服上的金属及异物（包括项链、衣服上的装饰、金属纽扣等）去除。

· 腹部脏器检查需提前预约，应在前一日晚饭后禁食，保证第二天晨起的检查质量。并根据扫描的脏器给予口服对比造影剂。平扫后依病情需要，再行增强扫描的准备工作，通常检查前应先行腹部 B 超检查。腹部扫描检查前需做肠道准备，如近期已做消化道钡剂透视，7~10d 后待钡剂排空后，再进行检查。

· 在扫描过程中保持各层次的呼吸一致，应在扫描前为患儿训练呼吸运动，扫描中注意观察患儿对指令的反应，一般要求患儿全身放松，正常呼吸，扫描中始终保持一致。

二、儿童检查前镇静剂的使用

儿童 CT 检查前，尽可能自然睡眠，新生儿及哺乳期婴儿，将母子置于灯光较暗的准备室内，闭门保持安静，诱导自然入睡。睡眠后要检查睡眠的深浅度。浅睡眠，稍有动静就易惊、易醒（尤其冬春季，有活动型佝偻病患儿）。深睡眠，即

熟睡时（双侧眼球运动减少、固定，牵拉耳垂无反应），立即上检查床，摆好位置快速扫描。

幼儿及学龄儿童护理失败或者不合作时，则选用镇静剂。

1. 镇静剂量的计算

CT 检查时，如果患儿睡眠很困难或不合作，根据情况酌情选用镇静剂，儿童对镇静剂敏感度与耐受性的个体差异很大。稳妥起见，先给予患儿计算出的药物剂量的 2/3，然后根据情况再补充。具体的操作方法如下：

获取准确的患儿裸体重：

① 直接将患儿置于磅秤上测得体重（一般医院内均有磅秤），然后减去衣裤及包裹患儿的被子、童毯的重量，计算出裸体重。② 如果无体重秤，可按患儿体重常用公式计算（仅限 1 岁以上儿童）：

年龄 ×2+8（或 7）＝体重（kg）

2. 药物种类的选择

（1）10% 水合氯醛口服或灌肠 具有起效快、使用方便、排泄快、体内无积蓄的优点。当剂量不足时，随时追加。而且使用较安全，不良反应少。常规剂量每次 0.3~0.5mL/kg。

但请注意：体重在 10kg 以下的患儿，一次用量不可超过 10mL，以免发生药物中毒，而导致呼吸中枢抑制，甚至呼吸暂停。

（2）地西泮（安定） 剂量为每次 0.3mg/kg。方法有口服、肌内注射、静脉注射或保留灌肠。静脉推注起效快，排泄迅速。但有呼吸抑制的风险，操作不便。该药体内代谢提示：肌内注射较口服吸收慢，起效时间长。当肌内注射后 30min，仍不能达到镇静作用，可将安瓿中剩余药，按每次 0.15~0.3mg/kg 的剂量，计算出患儿所用量，加入等量的生理盐水稀释后保留灌肠。因本品含大量的苯甲酸盐，它可与体内白蛋白竞争结合胆红素，又易透过血脑屏障，有增加新生儿黄疸、引发新生儿核黄疸的危险，新生儿黄疸时禁用。

（3）巴比妥类 本药的使用剂量为每次 1~2mg/kg，肌内注射。优点是对新生儿黄疸、惊厥、脑水肿、脑室内出血等均有防治作用，缺点为本品化学结

构上苯环的侧链长，脂溶性低，体内代谢、吸收、排泄均较慢，即药物起作用后维持时间长。一般用药后 30min 左右才能逐渐出现镇静作用。药效持续 1~6h。使用该药后，对不合作的患儿，CT 扫描结束后，影像诊断医生还可以根据需要，从容地补充查体等。

在镇静剂的使用过程中，脑发育不全、智力低下或脑瘫儿的使用剂量较一般健康儿大。必要时可采取（1）+（2）或（1）+（3）的联用方案，或者在前述方法中一药两用。再次强调需因人而异，个体化使用镇静剂才能达到预期效果。

三、儿童 CT 扫描前所需的相关实验室检查及其他影像资料

（1）**怀疑儿童颅内出血**　例如，新生儿颅内出血、迟发性维生素 K 缺乏致颅内出血、血小板减少症、骨髓异常增殖症、血友病等，要携带患儿的实验室检查结果，如血常规、血小板计数、凝血四项、肝肾功能检查，必要时提供骨髓穿刺报告。

（2）**胸部、脊柱、四肢关节扫描**　提供患儿的胸部 X 线片，脊柱、骨关节 DR（正、侧位）。供技师摆位及确定扫描范围时参考，CT 诊断医生对疾病诊断时可从图像的三维空间考虑。对疾病做出全面的分析、判断。

（3）**腹部、盆腔 CT 扫描前**　准备好 B 超检查结果和图片，供 CT 诊断医生选择病灶及书写诊断报告时参考。

四、儿童 CT 检查时的个人防护

1. 简　介

CT 检查时所用的 X 射线束，是窄束高度准直的 X 射线，散乱射线少，现在二甲以上医院配置的 CT 机均是多螺旋 CT，围绕人体旋转，不间断发射出 X 射线，穿过人体后经探测器接收到衰减的射线信息。这种高能 X 射线，具有强大的组织穿透力，加上计算机的模拟数字成像转化，使我们可以看到体表无法检测的内脏器官。X 射线对人体好比一个"双刃剑"，既具有其有用的一面，又会对人体产生电离辐射伤害。还存在散乱射线，一般来讲，宽束射线量等于原发 X 线光子加上散射 X 线光子。不管宽束、窄束射线，产生的散乱射线都可以造成随机射线的二次污染。因此，必须强调儿童在 CT 检查中的防护问题。CT 扫描防护要在非检查的敏感部位用 360° 铅围裙包裹。DR 检查中射线是宽束射线单向，由同一方向射向人体，采用同一方向防护即可。对检查范围以外敏感部位用铅制防护衣遮盖住，包括外生殖腺、甲状腺或骨盆等对电离辐射敏感部位。

CT 检查产生的辐射剂量几乎占所有医学辐射剂量的 50%，成了最大的医源性人工辐射来源。国际放射防护委员会发布数据显示，每增加 1mSv 的 X 线照射剂量，恶性肿瘤的发生率将会增加 5/10 万，在儿童尤其明显。

CT 检查中，各种品牌的机型设置的 X 线出线量为 110~120kV（设有儿童检查程序），而普通 X 线检查为 40~60kV。CT 所用的 X 线波长短、质硬，穿透力强，人体组织吸收少。普通 X 线球管产生的射线波长较长，为软质射线，穿透力小，人体组织吸收多。

国际放射防护委员会（ICRP）建议，将辐射的生物效应分为随机效应和非随机效应。随机效应，任何微小的剂量也可致癌和引起遗传变异，即在 CT 检查中，患者、陪护及家属同在扫描室内，偶尔做一次 CT 检查，所接受射线致病的概率很小。非随机效应，对人体的损害随剂量的变化而改变。也就是说，随着检查频率增多，接触射线概率越多，生物的电离辐射机会越多。致癌和遗传变异、染色体畸变也有发生可能。

2. 辐射剂量

CT/DR 检查的危害主要来源于开机后球管产生的 X 线有穿透组织特性，也具有生物的电离辐射。电离辐射可破坏人体内某些大分子结构，损伤细胞，从而损伤人体。

依据国际原子能机构《国际辐射防护和辐射源安全基本安全标准》和我国《电离辐射防护与辐射源安全基本标准》《X 射线计算机断层摄影成年人诊断参考水平》，我国放射防护标准中规定：放射工作人员每年的剂量限值是 50mSv；5 年内每年接受的平均辐射上限是 20mSv。也就是说，只要接受的总辐射量控制在安全数值内，就是安全的。

目前医院常规检查的辐射剂量为：一张胸片约为 0.023mSv；四肢骨骼或膝关节拍片约 0.01mSv；腹部平片 0.54mSv；胸部低剂量 CT 检查 1~2mSv。2 月龄的患儿做一次头颅 CT 扫描 1.6mSv；4 岁患儿头颅 CT 检查 1.5mSv/ 次；3 岁患儿颈部 CT 约 0.9mSv；4 岁患儿鼻旁窦 CT 扫描约 0.4mSv。成人胸部 CT 约 2~3mSv；腹部 CT 扫描 3~5mSv；心脏冠状动脉 CTA 扫描 2.5mSv。根据世界核协会资料，人每年接受自然的背景辐射 2mSv。

3. 个人防护

据美国文献报告，2011 年约有 400 万儿童接受了 CT 检查。

·严格掌握 CT 检查的适应证：①新生儿怀疑颅内出血、缺血缺氧性脑病、先天畸形等，首选 MRI 检查。②患儿头颅外伤，病情危重，为明确诊断，首选 CT 检查。

·扫描中将患儿敏感部位（甲状腺、骨盆、外生殖器）用铅衣包裹，CT 扫描时，扫描室内尽量减少陪护人（图 1.2.1，图 1.2.2）。

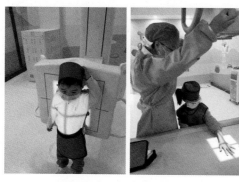

图 1.2.1　DR 检查儿童防护拍摄胸片、左手骨龄。患儿头戴铅帽、颈围铅围脖、身着铅衣

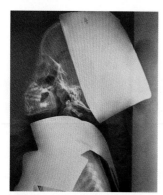

图 1.2.2　腺样体肥大患儿 DR 检查时头戴铅帽、颈围铅围脖，仅暴露腺样体拍摄部位

·采用儿童检查程序。

·病情需要 CT 时，要复查病例记录，必要时尽可能将检查时间的间隔延长。

五、儿童 CT 检查

1. 主要 CT 扫描方法的选择

（1）**多螺旋 CT**　在儿童 CT 检查中应用很广泛，约占 95% 以上。用于头颅、眼、耳、鼻腔鼻旁窦、颈部、胸、腹部、盆腔、脊柱、四肢关节等部位的常规扫描。

（2）**计算机体层血管成像（CTA）**　儿童先天性心脏、川崎病、肺隔离症等血管造影检查，仅需要屏气瞬间即可完成胸部扫描。新型 CT 机可在 10s 完成全身大范围的检查，1s 完成单脏器扫描，5s 结束心脏扫描。CTA 造影剂使用量仅为 64 层螺旋 CT 量的 50%。

64 层螺旋 CT 具有强大的图像后处理诊断系统（CTD），对影像诊断科、儿科医生发现儿童复杂的血管病变及鉴别先天畸形与先天变异有很大的帮助。

（3）**CT 增强扫描前准备**　近期文献报道，造影剂在人体内代谢、排泄过程中，致成人急、慢性肾功能障碍和肾衰竭增多。儿童这方面的文献报道少见。但为防止意外，使用造影剂增强扫描前，要严格按照程序进行，减少不必要的检查意外与医疗纠纷发生。

（4）**增强扫描**　在平扫的基础上确定病变性质或用于鉴别诊断。多采用快速静脉注射造影剂后，对预选的病灶层面进行快速扫描或延迟扫描。用于肿瘤、炎性肉芽肿、血管畸形等疾病的诊断。

2. CT 增强扫描时造影剂的选择及注意事项

（1）**CT 常用造影剂的分类**

·离子型：60% 泛影葡胺为代表药物。该药碘含量 282~320mg/mL，渗透性 1500mol/($kg \cdot H_2O$)。现仅用于腹部、盆腔器官 CT 扫描前胃肠准备。

·非离子型：优维显（Uitravist）、碘海醇（Omnipaque）。前者碘含量 300mg/mL，渗透性 610mol/($kg \cdot H_2O$)。后者 300mg/mL 用于 CT 增强扫描，350mg/mL 用于血管 CTA 检查。

（2）儿童增强扫描时造影剂选择的原则　选择非离子型，其渗透性及过敏反应发生率低。儿童的使用剂量为每次 1~2mL/kg。

（3）儿童 CT 增强扫描前准备

·询问病史及查体：①儿童有严重的心、肝、肾功能异常者禁用。②儿童糖尿病、溶血性贫血、出血、凝血机制异常者禁用。③曾有青霉素、磺胺药、其他药物过敏史及海带等食物过敏史，或反复发作性、急性喉头水肿、荨麻疹、皮肤划痕症阳性者慎用。

·使用前静脉注射过敏试验：在静脉注射前，向家长或陪护人及可以合作的患儿讲清楚使用增强对比后可能发生的情况，并请家长、陪护人或监护人双方面（家长 / 患儿）填写使用造影剂使用知情同意书，并与 CT 申请单一起长期保存。

（4）增强对比剂使用前试验方法　常规选用的增强对比造影剂，抽取 1mL 原液静脉注射。随后观察 15min，如果患儿出现流涕、打喷嚏、咳嗽、面部潮红、喉头发紧或哭声嘶哑、犬吠样咳嗽等症状，立即采用抗过敏措施。选择其他检查或建议 MRI 检查。

在常规静脉注射试验阴性后，仍要在患儿使用药前填写知情同意书。继续观察大剂量使用时是否出现迟缓过敏反应。

（5）造影剂过敏反应急救的应急预案

·立即停止致敏源——造影剂的静脉注射，或按压紧急制动键（红色醒目键），终止 CT 检查。按过敏性休克抢救。皮下注射或肌内注射肾上腺素，开通静脉注射通道。

·吸氧。氧流量要大，2~3L/min。鼻导管吸氧或面罩加压吸氧。

·将患儿置于抗休克体位（头低、臀及足高位）。测血压、脉搏、呼吸，保证静脉输液通畅。

·呼吸、心搏骤停时，立即按心肺复苏进行抢救。

·烦躁不安、惊厥时，用安定、异丙嗪、苯巴比妥；口鼻分泌物多，可用东莨菪碱。

·严重皮肤黏膜过敏反应，用 50% 葡萄糖 20mL 加氢化可的松 20mg，静脉注射；或用异丙嗪 1~2mg/kg，肌内注射。

·实施抢救措施的过程中，可同时按压耳穴的神门、内分泌穴位。用手指尖或用大头针帽按压，刺激强度要大。

在抢救过程中也要做好详细的救治记录。当患儿生命体征恢复后，转入急诊科、重症监护病房（ICU）或临床科室继续救治。

六、CT 引导下微创性骨介入诊断骨病、骨肿瘤的方法

微创性骨介入是诊断骨病、骨肿瘤的方法，在 CT 引导定位下骨介入穿刺、针吸、活检、取材，为一种非血管的骨介入检查、治疗手段。尤其在疑难骨病、骨肿瘤的术前诊断及选择手术切除范围和预防术中意外风险中有很重要的作用。

（1）骨穿　可根据 DR 提示骨病部位，在体表解剖标志附近大致确定位置后，用于术前的定性、定病诊断。

（2）CT 引导下骨介入性诊断　CT 定位精确度高，无组织重叠。穿刺前应在体表标记更精确的定位，采用的方法如下：①体表定位栅：将大头针分别以 3~5mm 间距黏好，然后贴于穿刺部位体表。②选定的穿刺定位点，将体表标记定位与 CT 机框架内的光标定位线相交点，即穿刺针进针点。在针刺固定点，再进行一次 CT 扫描确认，如在预选层面，即可抽取骨标本。③操作者穿刺手法，采用中国传统的针灸刺皮技巧，横刺、斜刺经皮进入皮下，入皮后垂直刺入病灶。当病灶直径小于 3cm 时，可能会出现偏差。这种操作手法在去除穿刺针后出血少，减小术后按压止血范围，使术后皮肤瘀斑小。

（3）穿刺后取活检　当 CT 证实已准确刺入骨病变部位时即可钻取，捣碎病变区域的骨组织。呈辐射状、扇形、多层次、多靶点地取活检（图 1.2.3）。在取出的标本中仔细寻找，一定要有碎骨片组织。取材部位包括骨膜反应区、骨质疏松区、溶骨性病变区。采用这种方法，骨病变区域取材阳性率高。另外，提高阳性率与微创性骨介入操作者的熟练程度、病理科的病理细胞学诊断水平及骨病科、影像诊断科相互合作、沟通有很大关系。病变部位深在或取标本过少，骨巨细胞

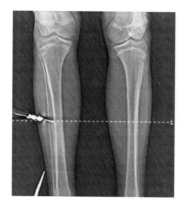

图 1.2.3　CT 引导下穿刺活检

瘤取除后抽吸病变出血、坏死，可出现假阳性。

·取出活检材料处理及检查。组织病理学检查：用 10% 福尔马林（10% 福尔马林 +0.9% 生理盐水配制），常规 HE 染色或其他特殊染色，由于细胞在等渗的条件下细胞不皱缩，镜下好分辨细胞的组织形态。

·免疫组织化学检查或分子遗传学检查。

·电镜检查：针吸活检材料用戊二醛固定，送交电镜室观察亚细胞的结构。

·细胞学涂片检查：①穿刺抽取液涂于冰冻载玻片上，过滤至 Carnoy 液中（30% 福尔马林、95% 乙醇、10% 乙酸），避光空气中干燥。②置于少量生理盐水中，离心后涂片。③将活检吸抽物滴于干燥载玻片上进行印片和擦片，待干燥后用 95% 乙醇固定再 HE 染色观察细胞形态学、组织来源。

·常规方法进行革兰氏染色后行细菌学检查。

（4）并发症　微创骨介入诊断，就其技术来讲，是安全可靠、成熟的。但 CT 引导下骨介入穿刺活检是一种有创检查，不可避免会导致如下并发症：

·造成肿瘤的扩散。美国文献报告，20 000 例活检中仅见 1 例在穿刺部位有种植转移。

·骨穿活检针过粗，术前消毒不严，手术技巧不娴熟，取活检术中操作时间过长，有感染、出血可能。应在术后加压止血，持续时间＞20min。手术后选择使用抗生素预防感染 3d。

（5）临床适应证

·骨破坏原发病灶性质不清楚时，需要鉴别骨破坏区域是原发性骨肿瘤还是骨转移瘤。

·原发性骨肿瘤，如骨肉瘤或骨巨细胞瘤恶性变，或影像学表现有进行加重，需要保留肢体，但不能为了术前明确诊断而进行开放性手术活检。CT 引导下骨介入性诊断微创安全，不会刺激恶性肿瘤激化，很少发生穿刺部位的种植转移。

·患者年幼、体弱，不宜做开放性骨活检和手术治疗。为了减轻患者的痛苦和家属的经济负担，术前明确诊断，可以在诊断治疗上少走弯路。

·深在的病变区域，例如，髋关节、股骨颈、骨盆、椎体等部位开放活检损伤大、出血多。采用本方法进行术前骨病活检简单、方便、安全。

·当有急性炎症病变，例如，急性骨髓炎、软骨母细胞瘤、干骺端结核等骨病与骨肿瘤不易鉴别时。

（6）微创骨介入性诊断的禁忌证

·临床怀疑活动性骨结核、急性化脓性炎症，微创骨介入性穿刺活检可造成皮肤结核漏管，急性炎症经久不愈。

·臀部巨大的骨恶性肿瘤范围大、血供丰富、极易出血者，应慎做本检查。如果为了明确诊断，制定进一步治疗方案，可选用口径细的骨穿刺针（2mm）穿刺活检；或术前输新鲜血，在补充凝血因子的情况下，迅速穿刺活检后加压止血 30min，针刺口部位无渗血方可回病房观察。

·贫血严重、血小板减少、血友病等血液系统疾病应禁用本方法。

综上所述，微创性骨介入诊断骨病、骨肿瘤疾病安全、简便、费用少。为提高骨病、骨肿瘤诊断正确率，必须由骨病科、影像诊断科、病理科等多学科共同努力，现代影像诊断学大数据为临床、影像医生提供了更广的知识范畴和诊断视野。

七、CT 检出异常的临床意义

1. 脑萎缩

脑萎缩，是指由各种病因所致的脑灰质减少、脑室和蛛网膜下腔扩大。儿童脑组织在不同年龄处于不同发育阶段，正常 2 岁以下儿童，大脑白质处于髓质形成期，CT 图像呈现脑灰白质界限不清楚；脑沟、脑回裂隙增宽，但宽度范围小于

5mm，如大于此值就有可能发生病理改变。或颅骨内板下至额叶间距离小于 6mm，即颅骨内板下可见弧形低密度影。侧脑室宽度仅为同侧大脑半球的 1/5，大于此值为脑室扩张。3 岁以后，儿童脑组织发育逐渐接近成人。CT 图像显示脑组织丰富，灰白质界限清晰，充满颅腔。颅骨内板下无弧形低密度影。根据 CT 图像可将脑萎缩分为弥漫性和局限性两种：

（1）弥漫性脑萎缩　①药物性：临床反复过量或长期使用肾上腺皮质激素治疗肾病综合征、儿童白血病（图 1.2.4），肝豆状核变性长期服用青霉胺，甘露醇大剂量静脉滴注，或抗癫痫药物，均可致儿童脑内蛛网膜下腔增大。②有些全身性疾病，如肝豆状核变性、白血病、苯丙酮尿症。③缺血缺氧性脑病、迟发性维生素 K 缺乏致颅内出血、新生儿核黄疸、各种中毒性脑病经抢救后幸存儿（包括一氧化碳中毒、氟乙酰胺中毒、铅中毒等）。④脑炎，如乙脑、化脓性脑膜炎等。⑤颅内血管先天畸形，如动静脉畸形、烟雾病等。⑥脑发育畸形，如 TORCH 综合征（图 1.2.5）。

（2）局限性脑萎缩　仅表现为局限性脑沟、脑回增宽、加深，脑池、蛛网膜下腔扩大。①外伤性脑萎缩：见于颅脑外伤后 3~6 个月。脑挫裂伤、颅内血肿吸收或手术清除血肿后。②脑脓肿治疗痊愈后。③脑梗死后脑萎缩。④颅面血管瘤病：可见颅面部三叉神经分布区皮肤呈葡萄酒样色素斑。颅内显示颞、枕、顶部皮层软脑膜下血管瘤有粗大的锯齿状、脑回样钙化，伴局限性脑萎缩。⑤迟发性维生素 K 缺乏致颅内出血伴缺血缺氧性脑病，患病侧大脑半球脑萎缩（图 1.2.6）。

2. 基底节区低密度影的鉴别诊断及临床意义

CT 图像中显示低密度影，发生部位在神经基底节区（包括尾状核、豆状核、屏状核、杏仁核），是 CT 诊断报告中常见的一种描述术语，成人多见脑血管性疾病。儿童也不少见。根据其形态、范围、边界改变分两种：①脑梗死，是指低密度范围 > 2cm²。②腔隙性梗死，是指范围 < 2mm²。其边界模糊不清，形态有斑片状、点状、细条状。发生于基底节区呈对称性或不对称性分布。CT 值为 16~22HU。包括溶血性尿毒症综合征、青霉素过敏性休克、外伤性脑梗死、法洛四联症合并脑梗死、一氧化碳中毒性脑病（图 1.2.7）、肝豆状核变性（图 1.2.8）等。这些疾病的临床特征为急性颅内压增高、惊厥、神经系统定位损伤（肝豆状核变性仅有神经系统定位损伤，缺少颅内压增高症与惊厥）。观察图像时，一定要根据临床症状和体征具体分析。

软化灶：在 CT 图像中也呈低密度影。但其边界清，密度均匀，呈脑脊液样密度，CT 值为 0~10HU 或 20HU。多见于各种急性中毒性脑病、接种后脑炎（图 1.2.9）、缺血缺氧性脑病（图 1.2.10）等。这是病程超过 3 个月以上，且有神经组织缺血、缺氧、变性、水肿、坏死的病理改变所具有的共同表现。这些病例的临床特征为患儿智力下降、癫痫发作、脑瘫，根据临床特征、中毒史及 CT 表现可以作出疾病的诊断与鉴别诊断。

3. 儿童颅内钙化的鉴别诊断及临床意义

儿童在正常生理情况下，最早 8 岁可出现双

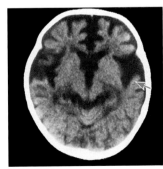 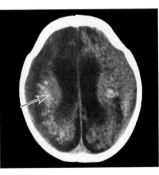 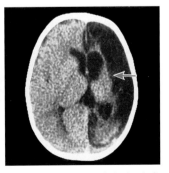

图 1.2.4　CT 图示脑沟回、脑池增宽、加深

图 1.2.5　CT 图示双侧侧脑及脑沟回发育畸形，伴双侧脑回粗大的钙化

图 1.2.6　CT 图示左侧侧脑室被牵拉扩张，大脑半球实质萎缩，硬膜下间隙增宽

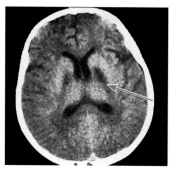 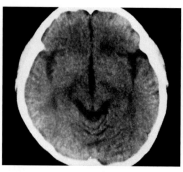 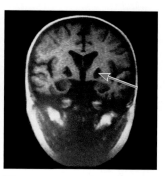

图 1.2.7　CT 图示基底节区对称性低密度影　　图 1.2.8　CT 图示皮层型脑萎缩，脑沟、脑回及双侧侧裂池增宽、加深　　图 1.2.9　MRI 冠状位 T1WI 显示基底节区对称性低信号

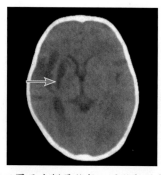

图 1.2.10　CT 图示右侧尾状核、豆状核呈长条形低密度灶影，边界清，密度均匀；右侧侧脑室前角被牵拉扩张；内囊前肢截断；周围脑沟、脑回增宽、加深

侧侧脑室脉络膜丛钙化。8 岁前出现的颅内任何钙化均为病理性改变，常见疾病如下：

（1）巨细胞病毒、单纯疱疹病毒及其他病毒感染造成胎儿颅内损伤　临床特征：新生儿期，婴儿早期（＜3 月龄）哭闹、智力低下、脑瘫、先天性白内障、眼球震颤、先天性心脏病等多种先天畸形。CT 图像显示脑实质、脑室周围、室管膜下呈多发性钙化，为点状或弧线状，同时伴有小脑畸形、胼胝体、脑白质发育不良，脑积水，脑沟回畸形或脑贯通畸形等。

（2）脑囊尾蚴病　多见于学龄期儿童。有惊厥、头痛、恶心、呕吐伴皮下结节。猪囊尾蚴抗原、抗体，循环抗体测定阳性。脑电图异常。慢性期或治愈后 CT 图像可显示脑实质内有孤立、多发、散在的圆形小钙化斑，或细沙粒状钙化灶。

（3）结核病　本病多见于年长儿。文献报道发病率仅 1%~6%。起病隐匿。表现为头痛、颈项强直、呕吐、恶心、脑膜刺激征阳性。脑脊液常规和生化检查，细胞增多，以淋巴细胞为主。蛋白增多，糖含量减少。放置一段时间后可形成一层薄膜。

CT 显示约 50% 病例在靠近颅底层面，鞍区有散在钙化灶，呈"靶征"，即圆形病灶中有钙斑，或位于颞顶叶呈破碎蛋壳状钙化。

（4）代谢性疾病

·甲状旁腺功能减退症。患儿有惊厥、四肢抽搐、智力下降、皮肤粗糙。血生化检查示血钙低、血磷高。尿钙、尿磷均降低。CT 示双侧基底节区、丘脑、脑实质内呈对称性，直径 0.5~1cm 大小钙化灶（见第 15 章）。

·假－假性甲状旁腺功能减退症。患儿表现为惊厥、智力正常或下降。曾有头颅外伤史。血生化检查示血钙、血磷均正常。CT 示双侧基底节区、丘脑呈对称性钙化灶（见第 15 章）。

（5）遗传代谢性疾病

·科凯恩（Cockayne）综合征：常染色体隐性遗传病。患儿出生时正常，1 岁后逐渐出现头围小、共济失调、视网膜色素异常。CT 示基底节区呈蝶翼状钙化。脑实质、小脑、脑干可见斑点状钙化。同时有脑萎缩，脑干萎缩明显。

·特发性基底节钙化（法尔病）：也称家族性颅内多发性钙化，是罕见的常染色体隐性遗传病。铁、钙代谢紊乱，沉积于基底节区。患者表现为智力障碍或智力正常、抽搐、小脑共济失调、尿崩症等。CT 示大脑皮层、基底节区、小脑、脑干多发生钙化灶（图 1.2.11）。

（6）颅内先天异常

·颅面血管瘤病：包括颅面部三叉神经分布区血管痣及葡萄酒样血管痣，患儿有惊厥、轻瘫、进行性智力下降。CT 示颞、枕、顶部（血管痣同侧）大脑皮质呈脑回状或粗大锯齿状钙化伴局部

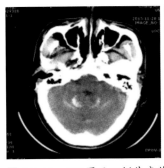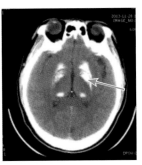

图 1.2.11　CT 图示双侧基底节区、丘脑区及双侧小脑半球齿状核多发斑片状对称性钙化影

脑萎缩。

·结节性硬化：患儿有惊厥，常伴智力低下，皮质腺瘤。CT 示位于室管膜下或附近区域，脑实质呈结节状，斑片状钙化灶。

·颅内血管病变：①颅内动脉瘤，儿童罕见。临床特征为有搏动性头痛、呕吐、血压升高。CT 示动脉瘤内有点状钙化。CTA 可显示动脉瘤有强化。②动静脉畸形（AVM），本病为儿童常见的血管畸形。常表现为偏瘫等。CT 示额顶部或大脑中动脉供血区内有混杂密度影，呈斑点状或点状钙化。增强扫描后或 CTA 可见畸形的血管影呈团状强化或迂曲状强化。MR 可显示病变区有血管流空效应。

（7）颅内肿瘤所见钙化

·颅咽管瘤：多见于学龄期儿童。临床特征有头痛、恶心、呕吐、视力减退。CT 显示鞍区、鞍上区有等至低密度囊性肿块。周边呈蛋壳状或不规则钙化。增强扫描仅见壁钙化。

·室管膜瘤、髓母细胞瘤：多见于幼儿、学龄前期儿童。临床特征为头痛、恶心、呕吐、进行性颅内压增高、颈项强直、眩晕、共济失调。CT 平扫显示后颅凹靠中线，小脑蚓部有一边界不清的肿块影。呈类圆形，为等至略高密度，内有不规则形钙化。同时可见梗阻性脑积水。增强扫描可见肿块内有强化。

·巨大垂体腺瘤少见。临床特征为头痛、恶心、呕吐、慢性颅内压增高、视力障碍。CT 示鞍上区约 5% 的病例呈蛋壳状钙化灶。增强扫描后肿瘤区内强化不明显，仅瘤壁有强化。术前与颅咽管瘤不易鉴别。

·维生素 D 中毒多见于婴儿，有药物过量史。表现为发热、烦躁、厌食、口渴、多饮多尿、皮肤油腻、皮下小结节、血钙增加。CT 示颅内多发性钙化灶。

以上 CT 图像特征，我们将在后续章节详细说明。

第 2 章
儿童意外伤害

儿童意外伤害，是指儿童在各种突发事故及日常活动中发生的损伤。世界卫生组织（WHO）统计全世界每年有 100 多万小于 14 岁的儿童死于意外伤害，它已成为世界范围内儿童的头号"杀手"，也是包括中国在内的世界上大多数国家儿童致伤、致残、致死的最主要原因。现在国际疾病分类（ICD-10）已将儿童意外伤害单独列为一类疾病。

中国儿童意外伤害的流行病学特征为：

·1~3 岁年龄组发生率最高。

·意外伤害发生率由高到低依次为：跌落伤、交通事故、烧伤、中毒、溺水、其他意外伤害（窒息、动物咬伤）、他杀、自杀。

·意外伤害导致死亡的最常见病因：坠落、跌倒、交通事故、异物窒息、溺水。交通事故随年龄增大而增加。

·发生部位：头部最多，包括颅内外血肿、骨折，甚至白质剪切伤；肺部损伤伴肋骨骨折、血气胸、肺挫伤；腹部则为肝、脾、肾脏挫裂伤；眼外伤、鼻骨骨折多见。但在意外伤害中，以复合损伤、全身多脏器损伤多见。

·城市以车祸伤为主，农村以溺水为主。

·发生地点：家庭、街道、学校（包括幼儿园）。

全国死亡监测网的资料显示，意外伤害是我国 0~14 岁儿童的第一死亡原因，占儿童总死亡的 26.1%，全国每年有超过 20 万的 0~14 岁的儿童因意外伤害死亡。现在每年以 7%~10% 的增长率快速增加。0~14 岁儿童意外伤害死亡的发生率，中国是美国的 2.5 倍，是韩国的 1.5 倍。

长安医院的急诊科日就诊病例约为 300~600 人次。影像诊断科有 DR、CR、CT、MRI、ECT、PET/CT 等大型设备。随机观察儿童因"外伤急诊就医"行 CT 检查发现，急诊儿童意外损伤晚间就诊约占 20.8%，日间就诊约占 5%~10.3%。

在儿童意外损伤中，进行影像学检查部位分析，从两所医院（西安市红会医院、长安医院）接诊的 1000 例因外伤急诊行全身 CT 检查数据分析：头颅损伤约占 68.4%，以颅骨骨折、颅内出血为主。四肢损伤占 12.3%；胸腹部脏器损伤 10.2%；关节损伤 5.1%；其他 4%，包括五官（眼耳鼻喉）、颈部、甲状腺。受伤原因：1~3 岁年龄组跌落伤最多，青少年车祸伤最高。伴随严重合并症：白质剪切症、肺挫伤、血气胸、多脏器衰竭。

第 1 节　颅脑损伤

一、头皮血肿

头皮血肿，从新生儿娩出产伤、头颅损伤后，发生于头皮下或帽状筋膜下的出血、肿胀。为儿童颅脑损伤最常见的症状、体征之一。

1. 病　因

婴儿由床上坠落，学步时摔倒，学龄期多见

出血性疾病及车祸伤。

2.影像学检查

单纯皮下血肿 CT 扫描显示：皮下呈弧形高密度影或伴有颅骨骨折或颅内其他损伤。

病例 1

3 岁幼童，因头部外伤伴头痛半天就诊。CT 示右颞部皮下高密度隆起，额部颅板下双凸性高密度影（图 2.1.1）。诊断为右颞部皮下血肿，右额硬膜外血肿。

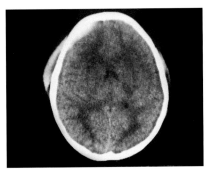

图 2.1.1　CT 图示右颞部皮下高密度隆起

二、头皮血肿机化

头皮血肿机化是指头皮巨大血肿，发生于出生后 3d 左右。大部分头皮血肿可以吸收，一部分吸收较差，有极少部分机化后质硬如骨，导致儿童头颅外形的畸形。新生儿头部血肿机化发生率为 0.4%~1%。男女性别比为 1：0.5。

1.病　因

本病多见于高龄初产妇，但经产妇中也可见到。胎儿娩出时，因颅顶盖经产道摩擦，颅骨膜下血管破裂出血。

2.发病机制

头皮血肿多为皮下血液局部聚积。血肿有时伴颅骨分离，或与颅内血肿相通。头皮血肿随新生儿肝功能发育成熟，凝血因子合成增加，可自行吸收。如果 3~12 周后仍未吸收，钙盐沉积可致血肿边缘机化、粘连。

3.临床表现

患儿多为足月儿，娩出后一切正常。3d 左右逐渐出现头后顶部、枕顶部肿胀，有波动感。持续 2~4 个月。表现为坚硬不平，触之边缘不光滑，质地较硬。这是长期血肿吸收不好，机化结果。

4.影像学检查

CT 示局部颅骨骨性结构完整，皮质光滑。高密度的机化血肿与颅骨外板相连处有分层现象，呈弧形高密度影，CT 值为 80~240HU。在颅骨外板与骨化影之间仍见半月形低密度间隙。

5.诊断与鉴别诊断

（1）诊断要点　胎儿娩出后 72h，枕顶部存在局限性隆起，可持续到新生儿晚期或婴儿期，甚至幼儿期。触之隆起的周边质硬，中间质柔韧。CT 示皮肤隆起部分与颅骨不相连，之间有低密度间隙。

（2）鉴别诊断　颅裂伴脑膜膨出症，可见枕顶部皮肤隆起，质地软，压之可回纳。CT 示颅骨缺损，膨出物与颅内相通。

病例 2

男性，14 岁。出生 3d 时，家人发现其右枕顶部头皮大血肿，一直未就诊。2 周前自行扪及右侧头顶部硬性包块，大小约 1cm×2cm×1cm，压痛明显。CT 示右枕部颅骨外板有一弧形实质性骨化影，边界清，密度均匀（图 2.1.2）。诊断为右枕部头皮血肿机化。

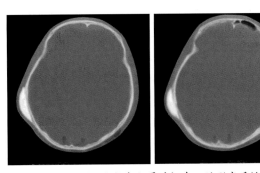

图 2.1.2　CT 图示右枕部颅骨外板有一弧形实质性骨化影

三、颅骨骨折

颅骨骨折是指颅骨连续性中断，分为颅盖骨和颅底骨折。有线性骨折、凹陷性骨折、粉碎性骨折、洞形骨折和穿透性骨折。婴幼儿可有生长性骨折的特殊类型。颅盖骨骨折占颅骨骨折的80%，以顶骨和额骨常见；颅底骨折约占20%。以颅中窝多见，其次为前颅窝。颅底骨折可通过鼻窦、鼻腔、乳突及中耳使颅腔与外界相通。

1. 临床表现

凹陷性骨折引起颅内出血，出现颅内压增高及占位性改变；损伤皮质功能区时出现偏瘫、失语等症状；颅底骨折可出现嗅觉、视觉减退或消失、脑脊液漏及耳鼻出血和面瘫、耳鸣及后组脑神经症状。生长性骨折局部软，骨缺损区可见与心跳一致的搏动。

2. 实验室检查

（1）**血常规** 当耳鼻大出血时，可出现低血素性贫血，红细胞减少。如果颅底骨折并发颅内感染时，可有白细胞升高，中性粒细胞增多等。

（2）**脑脊液检查** 骨折致颅内感染时，脑脊液中性粒细胞数升高。

（3）**鼻漏出液检查** 红细胞计数或糖定性试验阳性。

3. 影像学检查

（1）**DR** ①线样骨折：颅盖骨、颅底骨呈边缘清楚的线样低密度影，可有一条或数条，累及一骨或数骨。②凹陷性骨折：表现为锥形下陷，如乒乓球凹陷，常无骨折线。③粉碎性骨折：多见于颅盖骨或前颅窝，骨折碎骨片分离、陷入或重叠，或连同异物嵌入脑组织中。④穿透性骨折：颅骨缺损，常伴颅内深浅不一的碎骨片或异物。直接伤及脑膜、脑组织和血管，并发颅内血肿。⑤生长性骨折：有明显的骨缺损区，缺损区边缘光滑而整齐。

（2）**CT** ①线性骨折可见颅骨裂隙样低密度。②粉碎性骨折为颅骨完整性破坏，骨碎片与低密度的缝隙相间出现，有时骨碎片陷入颅内。③凹陷性粉碎性骨折，有时直接显示内外板连续性中断，断端凹陷、移位。④穿透性骨折，颅骨骨折处骨缺损合并颅内出血表现。⑤生长性骨折骨缺损区不规则，并可见脑膜或脑组织从缺损区突出。颅底骨折同时显示颅底积气征，颅面部髁状窝、颞颌关节损伤、半脱位。

（3）**MRI** 对颅骨骨折的显示不如X线片和CT图直观。在急性颅脑损伤中MRI不作为首选检查。

4. 诊断与鉴别依断

有明确颅脑外伤史、临床表现，有脑脊液漏，结合影像学检查可确诊。无须鉴别诊断。

病例3

男性，4岁，车祸伤及头颅2h。CT示颞枕部皮肤局限性隆起，颅骨内外板连续性中断，断端向四周移位（图2.1.3）。诊断：右侧颞枕皮下血肿伴粉碎性骨折。

病例4

男性，14岁。高空坠落伤2h。CT示颅底、基底池、右桥小脑角池低密度积气影（图2.1.4）。诊断：颅底骨折。

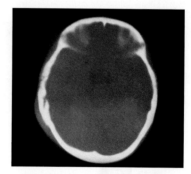

图2.1.3 CT图示颞枕部皮肤局限性隆起

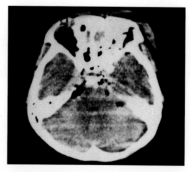

图2.1.4 颅底骨折伴颅底积气征CT图

病例 5

女性，4 岁。车祸伤及头部，左耳粉红色浆液漏出。CT 示左颞骨岩锥线样骨折（图 2.1.5）。诊断：左侧颞骨岩锥骨折。

病例 6

男性，14 岁。车祸伤及头颅，右耳流血性浆液。CT 示右侧颞骨岩锥前缘骨折，骨折碎片移位（图 2.1.6）。诊断：右侧颞骨岩锥前缘骨折。

病例 7

9 月龄男婴。多次由床上坠落，右顶枕部着地。伤后哭闹不安。临床诊断：急性闭合性颅脑损伤、颅骨骨折。CT 示右侧顶骨外板可见线样透光影，部分模糊，局部皮肤略有隆起（图 2.1.7）。诊断：右侧顶骨线样骨折部分骨痂形成、头皮血肿。

病例 8

7 月龄女婴。1d 前由床上坠落，右顶枕部着地。伤后哭闹不安。临床诊断：急性闭合性颅脑损伤、颅骨凹陷骨折（右顶枕部）。CT 示右侧顶骨外板部分骨质凹陷，局部骨质密度增高（图 2.1.8）。诊断：右侧顶骨颅骨凹陷骨折。

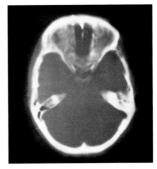

图 2.1.5 左侧颞骨岩锥骨折 CT 图

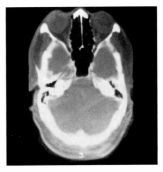

图 2.1.6 右侧颞骨岩锥粉碎性骨折 CT 图

病例 9

男性，6 岁。高空坠落致双侧颞颌关节肿痛 3h。查体发现患儿双侧耳垂部皮肤淤血、肿胀、压痛。张口仅容 1 指，张口活动困难。双侧耳屏

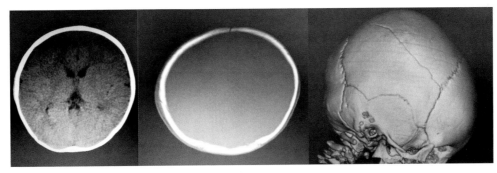

图 2.1.7 CT 图示右侧顶骨外板可见线样透光影

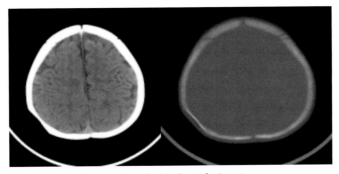

图 2.1.8 CT 图示右侧顶骨外板部分骨质凹陷

前方触及骨摩擦感。CT示双侧髁状突、左侧髁状窝内缘皮质连续性中断，断端向外移位伴低密度积气征（图2.1.9，图2.1.10）。诊断：双侧髁状突骨折伴脱位。

四、硬膜外血肿

硬膜外血肿是指血肿位于颅骨内板与硬脑膜之间。儿童发生率远低于成人，并且随着年龄的增长，发病率逐渐上升。据统计，儿童硬膜外血肿占颅脑损伤的1%。

1. 病理改变

肉眼下见血肿集中在颅骨内板与硬脑膜之间，一般6~9d血肿机化，由硬膜长入纤维细胞形成肉芽包裹并与硬膜及颅骨粘连。小的血肿可全部机化，大血肿囊内有褐色血性液体。

2. 临床表现

伤后患儿出现昏迷—清醒—再昏迷，意识好转后出现剧烈的头痛、烦躁不安、呕吐等，少数无意识障碍，并有呼吸和脉搏加速、体温上升、伤侧偏瘫和锥体束征。当出现脑疝时血肿侧瞳孔先小后大，对光反射减弱或消失，继而出现呼吸

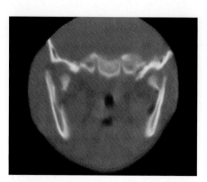

图2.1.9　左侧髁状窝内缘骨折CT图

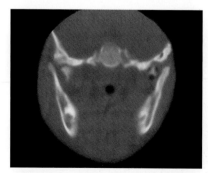

图2.1.10　CT图示左侧髁状窝内多个积气征

减慢、脉搏缓而有力、血压升高，最后发展为双侧瞳孔散大，终因呼吸衰竭而死亡。

3. 实验室检查

血常规检查血红蛋白、红细胞等降低。水电解质紊乱。

4. 影像学检查

（1）X线检查　95%病例显示颅骨骨折。

（2）CT　硬膜外血肿CT表现为颅骨内板下双凸形的高密度区，边缘锐利，CT值为40~100HU。少数表现为半月形，血肿范围一般不超过颅缝，同时可见颅骨骨折。如果骨折线及血肿跨越骨缝，同时有占位效应，脑中线偏移，侧脑室受压变形或移位。亚急性和慢性硬膜下血肿呈等密度或低密度，有的慢性硬膜下血肿可形成包膜。另外，上矢状窦、枕窦和横窦损伤，常需处理图像后观察，否则容易漏诊。

（3）MRI　血肿的形态与CT大致相仿，呈双凸形，边缘锐利。急性期T1WI与脑实质信号相仿或高信号，T2WI上为低信号。亚急性期与慢性期，T1WI和T2WI上均为高信号区。对于小的出血及发生于顶叶、颞叶、小脑幕处的血肿MRI显示更佳。

5. 诊断与鉴别诊断

（1）**诊断要点**　有头部外伤史，伤后有意识改变，特别是有中间清醒期的患者，结合影像学检查可诊断。

（2）**鉴别诊断**　①硬膜下和颅内血肿：多为进行性意识障碍加重，CT示硬膜下或脑内不规则高密度区，MRI急性期T1WI呈等信号，T2WI呈高信号，亚急性及慢性期T1WI、T2WI均为高信号。②硬膜外脓肿：多有发热等感染征象，CT平扫为低密度，增强扫描脓液内侧缘明显呈弧形强化。MRI T1WI为高于脑脊液而低于脑组织信号，T2WI往往呈更高信号。

病例10

男性，8岁。车祸伤后反复惊厥，头痛半月余。CT示右侧颞枕部骨内板下呈双凸形，分层状高密度影（图2.1.11）。诊断：硬膜外血

肿部分吸收。

病例 11

男性，1 岁 2 个月。在沙发上跳跃时头枕部碰在沙发扶手，嗜睡 3h。查体发现嗜睡状态，唤醒后哭闹不休。囟门张力不高，瞳孔等大，对光反应灵敏。心肺未见异常。腹平软。神经系统未检出异常。急诊 CT 示左侧枕骨内板下可见双凸性高密度影，边缘光滑，密度均匀。第四脑室受压移位（图 2.1.12）。出血量约 7.8mL。诊断：右枕部急性硬膜外血肿伴脑肿胀。

病例 12

9 月龄男婴头部摔伤 1h。查体发现患儿哭闹，左顶部头皮肿胀，前囟门平坦。头颅 CT 示

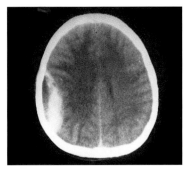

图 2.1.11 术前 CT 图示右侧颞枕部骨内板下高密度影

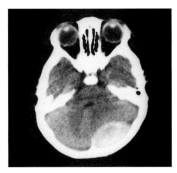

图 2.1.12 左侧枕部急性硬膜外血肿伴脑肿胀 CT 图

左顶部颅骨内板下可见双凸形稍高密度影；骨窗示左顶骨可见线样透光影，断端无错位；左侧颞顶部软组织肿胀（图 2.1.13）。诊断：①左顶骨骨折，左顶部硬膜外血肿。②左侧颞顶部皮下血肿。

五、硬膜下血肿

硬膜下血肿是指发生于硬脑膜与蛛网膜之间的血肿，为常见的颅脑继发性损伤，发生率约为 5%，占颅内血肿的 40% 左右。根据出血的来源不同可分为复合型硬膜下血肿与单纯型硬膜下血肿；依据血肿的形成时间和临床表现可分为急性、亚急性和慢性膜下血肿。

1. 病理改变

急性硬膜下血肿指伤后 3d 内发生的血肿，亚急性硬膜下血肿指伤后 2 周内发生的血肿。血肿好发于额部、额颞部，血肿来源于脑挫裂伤皮质血管或静脉破裂。急性出血快、范围广，呈新月形；亚急性出血慢，呈新月形或半月形。儿童慢性硬膜下血肿双侧居多，常因产伤引起，产后颅脑损伤者少见。一般 6 月龄内的婴儿发生率高。出血多源于脑表面汇入上矢状窦的桥静脉破裂。非外伤性可能是全身疾病或颅内炎症所致硬脑膜血管通透性改变引起。

2. 临床表现

头痛、呕吐、躁动不安和意识障碍，亚急性者中间清醒期常见，此外，患者有偏瘫、失语、癫痫等症状。慢性患儿常有嗜睡、头颅增大、顶骨膨隆、囟门突出、抽搐、痉挛及视网膜出血等。较大的患儿可有乏力、智力下降、轻偏瘫。

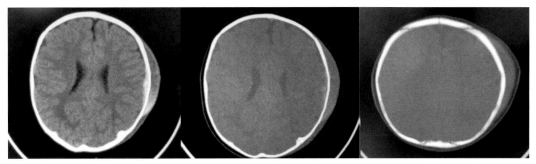

图 2.1.13 CT 图示左顶部颅骨内板下可见双凸形稍高密度影

3. 实验室检查

腰椎穿刺脑脊液压力增高，合并脑挫裂伤或蛛网膜下腔出血的患者脑脊液呈血性。随着CT的广泛应用，该方法已极少用了。仅在CT显示阴性时采用。

4. 影像学检查

（1）**X线检查**　约50%的患者可发现颅骨骨折，其定位意义不如硬膜外血肿大。

（2）**超声检查**　在儿童囟门未闭合者，脑超声可探及额部、顶部、颞部的血肿。血肿小时中线波可无移位，随着血肿的增大诊断率将逐渐增高。

（3）**CT**　硬膜下血肿多见大脑凸面，呈新月形高密度区，范围较广，可跨越颅缝，但不越过中线。密度的高低与血红蛋白含量有关，如果患者有贫血、血浆析出或蛛网膜破裂脑脊液进入，血肿则呈等密度或低密度。少数病例血肿呈半月形。急性硬膜下血肿常合并有脑挫裂伤，占位效应明显，脑灰质内移、脑室不对称、向内移位、狭窄或闭塞、额角后移，三角区脉络丛移位。如出血在半球间裂，脑组织被推压移位。亚急性硬膜下血肿表现为新月形或半新月形，血肿密度与时间长短有关，呈混合密度或等密度，少数呈高密度，随着时间的推移密度降低，血肿1～2周为等密度，1个月为低密度。等密度者诊断困难，但占位效应明显，脑受压或患侧灰白质界面内移、脑沟变浅消失、侧脑室变形或中线移位。增强扫描脑表面的小血管明显强化，延迟扫描约40%血肿边缘出现线状或点状强化。有时因细胞碎片和血块沉积，表现为上低密度下高密度或等密度的分层征象。

慢性硬膜下血肿显示颅骨内板下新月形、半月形低密度区，少数为高、等或混杂密度，密度的变化与血肿的大小、吸收的快慢或有无再出血及血肿的时龄有关。血肿腔内有分隔，不同分隔内密度可相同或不同，血肿包膜可钙化，也见分层征象。

（4）**MRI**　硬膜下血肿信号随着血肿的时龄不同而异。急性期红细胞未受到破坏，内含去氧血红蛋白，T1W1呈等或高信号、T2W1呈高或低信号。亚急性期去氧血红蛋白氧化成高铁血红蛋白，加之溶血，T1W1、T2W1均为高信号。早期慢性硬膜下血肿的信号与亚急性期相同，中、晚期高铁血红蛋白又被氧化，信号逐渐减低，但T1W1信号仍高于脑脊液，T2W1仍略呈高信号。

5. 诊断与鉴别诊断

（1）**诊断要点**　急性、亚急性硬膜下血肿伤后临床症状重，患者都能及时就医，依靠临床症状、体征，结合影像学检查诊断相对容易。慢性硬膜下血肿症状隐匿，就医较晚，容易误诊，CT或MRI检查能准确诊断。

（2）**鉴别诊断**　①双侧较小的低密度慢性硬膜下血肿与蛛网膜下腔扩大容易混淆，后者无占位效应，脑回无受压，蛛网膜下腔CT、MRI与脑脊液相近。②慢性硬膜下脓肿：与慢性硬膜下血肿混淆，脓肿常继发于鼻窦感染、硬膜下血肿术后。其范围广泛，亦可累及纵裂。CT示低密度，强化后可见到脓肿壁，以内侧缘尤为明显，邻近部位脑水肿及占位效应明显。而慢性血肿则不同，其内侧缘的强化和脑水肿不明显。MRI T1W1呈低信号或高信号，边缘模糊，其内可有更低信号，T2W1为高信号，强化后可见脓肿壁明显强化。

📋 **病例13**

11月龄男婴，学步时跌伤头部，3周后呕吐、抽搐。CT示右侧额弓穹隆下，大脑表面有等密度弧形影。左侧为低密度影，前囟轻度隆起（图2.1.14，图2.1.15）。诊断：亚急性右侧额顶硬膜下血肿。

📋 **病例14**

男性，7岁。外伤后抽搐2周余。CT示右额颞枕颅骨下可见分层征，纵裂池内呈铸形高密度影。右侧侧脑室受压、第三脑室形态消失，中线结构移位。右侧脑沟回消失（图2.1.16）。诊断：右侧额颞枕部硬膜下血肿并脑肿胀。

六、脑实质内血肿

外伤性脑内血肿是指颅脑受外伤后发生于大脑实质内的血肿。绝大多数属于急性，少数为亚

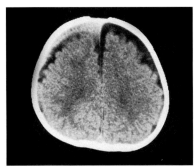

图 2.1.14 亚急性右侧额顶硬膜下血肿 CT 图

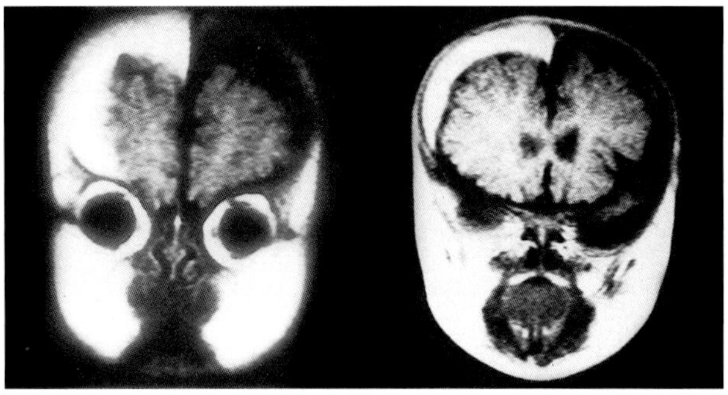

图 2.1.15 MRI 冠状位 T1WI 示下一层面仍见额顶颞脑表面有弧形高信号

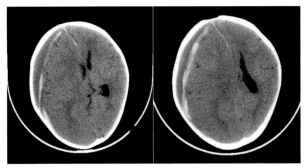

图 2.1.16 CT 图示右侧额颞枕部硬膜下血肿并脑肿胀

急性，特别是位于额、颞叶前部和底部的浅层脑内血肿，伴发脑挫裂伤及硬脑膜下血肿。深部血肿多发生于脑白质内，系因脑受力变形或剪力作用致使深部血管撕裂出血。血肿较大时，位于基底节、丘脑或脑室室管膜附近的血肿可破入脑室内，病情严重，预后差。

1. 病理改变

外伤性脑内血肿 80% 发生于额叶和颞叶，常为对冲性脑挫裂伤所致，顶叶和枕叶约占 10%，系直接打击的冲击伤或凹陷性骨折引起，其余为脑深部、脑干及小脑等。血肿形成初期为一血凝块，浅部者周围常与挫碎的脑组织相混杂；深部者周围受压坏死、水肿。4~5d 血肿开始液化，变为棕褐色陈旧性血液，周围胶质细胞增生，2~3周时，血肿表面形成包膜，内为黄色液体，逐渐形成囊性，邻近脑组织可见含铁血黄素沉着，局部脑回变平、加宽。

2. 临床表现

婴儿脑出血时表现为不安、尖叫或嗜睡，呼吸表浅而不规则、体温低、肢体强直抽搐、窒息。

脑室内出血时有脑膜刺激征、躁动，晚期出现前囟饱满、面色苍白、心动过速。血肿累及重要功能区，则可出现偏瘫、失语、偏盲、偏身感觉障碍及癫痫征象。因脑挫裂伤致脑内血肿者，意识障碍持久且进行性加重，多无中间清醒期。除上述症状外常有头痛、呕吐、眼底水肿等颅内压增高表现。

3. 实验室检查

（1）血常规 血红蛋白、红细胞减少，中性粒细胞增高。

（2）脑脊液 腰穿脑脊液压力增高，呈血性。

（3）血糖 反应性增高。

4. 影像学检查

（1）X 线检查 部分患者显示颅骨骨折，以凹陷型多见。少数伴有颅底骨折。

（2）超声检查 B 超检查可以直接用于手术中。采用扇形扫描机和 2.25MHz 探头或带探针导向器的探头，在手术中通过硬脑膜或脑皮质直接探测到血肿。

（3）CT 脑实质内血肿呈圆形或不规则高密度，边缘清，周围有低密度水肿带，CT 值为50~90HU。伤后当日显示脑室、脑池、脑沟受压和中线结构移位等占位效应，脑肿胀。出血后2~4周，血肿演变为等密度，超过 4 周则变为低密度。脑深部的出血可破入脑室内，呈高密度影，若出血量大、速度快，脑室内有铸形高密度影。伴有脑挫裂伤，血肿周围不均匀的低密度挫裂伤灶。合并蛛网膜下腔出血可见纵裂池、基底池密度增高。

（4）MRI 急性期血肿T1WI为等或稍高信号，血肿周围呈低信号，中线受压，向对侧移位。T2WI血肿呈等信号，周围水肿区为高信号，随病程延长T2WI血肿演变为低信号。出血第3d大多血肿在T1WI出现高信号，T2WI为高信号环绕低信号，6~8d后T2WI亦呈高信号。慢性期的血肿T1WI呈低信号，T2WI均为高信号，血肿周围的水肿带消失。

5.诊断与鉴别诊断

（1）**诊断要点** 本病都有明显的外伤史，加之临床症状、CT和MRI的影像学特点，诊断一般不难。亚急性期后的血肿，MRI诊断更加容易。

（2）**鉴别诊断** ①胶质细胞瘤：轻微外伤后亚急性期的血肿易与胶质细胞瘤混淆，但血肿周围的水肿带、占位效应随时间的推移逐渐减轻，而胶质细胞瘤改变不明显或越来越重。②脑外血肿：脑内血肿的边缘与颅骨内板相连时易与脑外血肿混淆，因前者与颅骨内板夹角呈锐角，后者与颅骨内板成钝角，其宽径与颅骨相连。

📋 病例15

男性，1岁。头颅撞伤后嗜睡。CT示右侧小脑半球脑实质内有高密度出血灶，伴第四脑室受压变形（图2.1.17）。诊断：右侧小脑半球脑实质血肿。

七、脑挫裂伤

脑挫裂伤是脑挫伤和脑裂伤的统称。在颅脑损伤中发生率较高。通常脑表面的挫裂伤多在暴力打击部位和对冲部位，深部者常是脑组织的变形和剪切应力引起的。儿童脑组织结构正处于发育期，自主神经系统功能还不十分协调，受伤后病情往往较重。

1.病理改变

脑实质内水肿、坏死、液化和多发散在的小出血灶，蛛网膜或软脑膜常有破口，脑脊液呈血性。严重者脑皮质及其白质挫伤、破裂、局灶出血、水肿，甚至形成血肿。后期可形成疤痕，附近脑组织萎缩。儿童脑肿胀多见，一般多在伤后24h内发生。两侧大脑半球广泛肿胀、充血，脑血流量增加，脑体积增大，脑室和脑池缩小。

2.临床表现

头痛、头晕、意识障碍多有发生，一般昏迷时间由数分至数小时、数日、数月，以至迁延性昏迷，但多以昏迷时间超过30min为判断脑挫裂伤的时限。患者可出现瘫痪、失语、视野缺损、感觉障碍及癫痫。合并蛛网膜下腔出血者可有闭目畏光、卷屈卧位、发热、颈抵抗等脑膜刺激征等。

3.实验室检查

（1）**血常规** 伴有颅内血肿时，常表现为血红蛋白减少，红细胞比容降低，白细胞应激性增高，中性粒细胞升高。

（2）**血糖** 出现应激性升高。

（3）**水电解质** 重型颅脑损伤的患儿由于中枢神经系统受损，神经内分泌失调，肾脏排泄功能及代谢紊乱，常见水、电解质失衡。

（4）**腰椎穿刺** 脑脊液压力增高，合并蛛网膜下腔出血可见血性脑脊液，脑脊液细胞数增高。

4.影像学检查

（1）**X线检查** 了解颅骨骨折及判断伤情。

（2）**CT** 脑实质内密度不均匀的混杂密度影，出血灶周低密度环绕。占位效应可出现患侧脑室受压变小、脑中线向对侧移位。合并蛛网膜下腔出血时可见脑池增宽，高密度影填塞。脑挫裂伤合并的颅内、脑内血肿，迟发性颅内血肿。弥漫性脑水肿可表现为脑室普遍受压变小、脑室、脑池和脑沟消失。严重脑肿胀急性期脑血管扩张脑内血流量增加，脑血容积增加，整个大脑充血，CT值轻度增高。

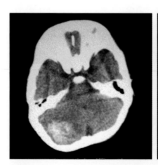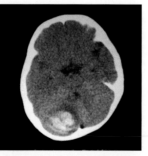

图2.1.17 CT图示右侧小脑半球脑实质内有高密度出血灶

（3）MRI　脑挫裂伤早期 T1WI 呈低信号，T2WI 呈高信号，受伤后水肿、肿胀明显时占位效应明显。脑挫裂伤恢复期部分可有脑软化灶，T1WI 呈低信号，T2WI 呈高信号，局部脑室扩大，脑沟增宽。出血性脑挫裂伤的急性期 T1WI 呈稍高信号或等信号，T2WI 呈高信号或高低混杂信号，当脑实质有较大血肿，则可因血红蛋白的演变而有不同表现。出血性脑挫裂伤病灶内渗出水肿，及血红蛋白的演变，T1WI 为均匀一致低信号，T2WI 为高信号或混杂信号。有的出血性脑挫裂伤最后形成一个囊腔，囊腔 T1WI 呈低信号，T2WI 呈高信号。

5. 诊断与鉴别诊断

（1）诊断要点　脑挫裂伤的患者有意识障碍，根据阳性体征判断受伤部位和程度。因意识障碍，在多发脑挫裂伤诊断中，CT 和 MRI 检查尤为重要。

（2）鉴别诊断　①急性脑挫裂伤，CT 有明确的定位、定出血量及伴随征象，检查时间短，成像速度快，为首选检查。MRI 在超早期病灶可能与脑组织的信号相同，MRI 可能易误诊。②出血性脑挫裂伤后期的囊腔应和脑脓肿鉴别：

・脑脓肿表现为信号不均，边缘环状高信号区，增强后脓肿壁明显增强，脓腔可有分隔，脓肿周围有明显的水肿带。

・脑胶质瘤相鉴别，脑胶质瘤增强后明显强化，病灶周为水肿带明显，脑占位效应严重。

病例 16

男性，13 岁。高空坠落伤及头部 1d。CT 示左额叶深部呈大片低密度影，内有斑片状、斑点状的高密度出血灶；前纵裂池内也见高密度影；

中线向右侧移位。伤后反复惊厥，昏迷 1d。第 2 天复查 CT，可见左额叶深部呈大片低密度影，范围扩大，出血已部分吸收（图 2.1.18）。诊断：左额叶深部脑挫裂伤。

八、外伤性脑梗死、腔隙性脑梗死

儿童外伤性脑梗死是指儿童由于创伤所致脑动脉内膜损伤、痉挛，继发性微血栓形成，致脑供血区域发生梗死。本病于 1972 年 Vernell 首次报道以来，发病率逐年增多。临床特征：男性多见，男女性别比为 4∶1。发病年龄为 10 月龄至 14 岁，平均年龄 3 岁 6 个月。均由头部、四肢或躯体创伤、骨折引起。外伤后肢体活动不灵，偏瘫或颅内压增高，昏迷等。CT 及 MRI 示半卵圆中心区、丘脑、内囊呈腔隙性脑梗死（范围 < 2mm²，或较大面积的脑梗死 > 2cm²）。

1. 病　因

车祸、高空坠落伤造成脑内血管内皮损伤或血管痉挛，以及骨盆、四肢骨折和内脏受伤后等造成脑血管的脂肪梗死。

2. 发病机制

儿童颅内血管解剖特点，基底节区脑血管纤细、迂曲，豆纹动脉为终端供血。一旦发生供血障碍时侧支循环建立很慢，常需要一段时间。自主神经功能尚未发育完善。有的儿童脑血管先天发育畸形。当头部或全身遭受严重损伤时，失血性休克很容易造成全身血管痉挛，使纤细的脑血管也发生痉挛，血流缓慢，易有微血栓的形成，血管内皮细胞缺血、缺氧痉挛而闭塞。局部小的

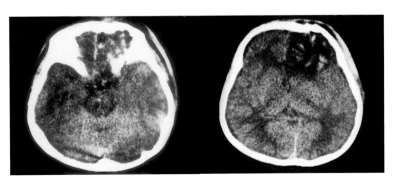

图 2.1.18　脑挫裂伤 CT 图

缺血病变可造成腔隙性脑梗死，大的缺血性病灶可造成脑动脉供血范围的脑梗死。文献报告当外伤时脑部血液流变学可发生异常，或儿童近期内感染，血流动力学改变都可诱发外伤性脑梗死。骨盆、四肢骨折后，脂肪栓子脱落随血流入颅底动脉环，在纤细、迂曲的脑动脉血管中停留、阻塞。在前述一系列因素基础上发生脑栓塞。

3.临床表现

伤后意识清楚，或有短暂的一过性意识丧失。伤后数小时至24h左右，发现患儿言语表达不利，原来会讲述的词、句，现表达不清。性格异常，易哭闹，易跌倒、易摔跤、肢体无力、步态拖曳、伴肢体抽动、软瘫、偏瘫。学步幼儿原来会走，出现动作倒退，不会走、不愿走、站立不稳等。

4.影像学检查

（1）CT ①腔隙性脑梗死：发生于神经基底节区、内囊前后肢膝部、丘脑等部位，有类圆形低密度影，其边界清模糊不清。范围大小约 $0.4 \sim 2.0mm^2$。CT值平均23HU。无明显占位效应，无颅内其他损伤和出血灶。②脑梗死：CT示一侧大脑半球内有扇形低密度影，广基底靠颅骨内板下，尖端指向颅内，与大脑供血区域缺血性改变一致，其边界模糊不清或清晰，范围大于$2cm \times 2cm$，CT值为20HU。多见于大脑中动脉供血区域的脑梗死。

（2）MRI 主要为T2WI序列呈高信号，病变可在旁支动脉供血区，大脑深部或大脑中动脉供血区域。

5.诊断与鉴别诊断

（1）诊断要点 有明确外伤史，伤后出现肢体无力、偏瘫、失语，或智力、动作能倒退。CT示基底节和（或）某一脑叶有斑片状或大片状低密度影。

（2）鉴别诊断 ①脑炎所致脑梗死。患儿有发热、昏迷、反复惊厥史。化脓性脑膜炎可有皮肤黏膜感染，脑脊液常规，生化异常不难区别。

②脑挫裂伤：脑水肿，CT示低密度影为局部（详见本章节颅骨外伤）。与脑供血区无关。③缺血缺氧性脑病伴脑梗死：原发病为新生儿、新生儿晚期或婴儿早期有严重的颅内出血、缺血缺氧性脑病造成脑供血区域缺血性改变。

📋 病例 17

男性，14岁。头颅外伤后3d，头痛加剧。CT检查发现右侧豆状核呈低密度影，其边界不清，范围超过$2cm^2$，CT值为24HU（图2.1.19）。诊断：外伤性脑梗死。

📋 病例 18

男性，7岁。车祸致左股骨干骨折1d。翌日发现言语不清，右下肢无力。CT示左侧内囊后肢呈现斑片状低密度影，面积$2.8cm \times 2.8cm$，CT值为20HU（图2.1.20）。诊断：外伤性脑梗死。

📋 病例 19

55日龄女婴车祸伤及头部3h。CT示左枕部皮下血肿伴右侧硬膜下血肿、额叶脑血肿、右侧脑梗死（图2.1.21，图2.1.22）。最终诊断：外伤性脑梗死，颅内多发出血（硬膜下、脑实质、蛛网膜下腔）伴大脑镰疝，急性脑水肿。

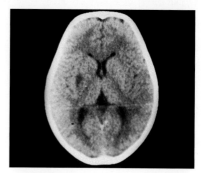

图2.1.19 外伤性脑梗死CT图

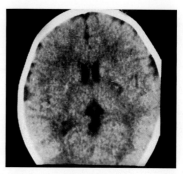

图2.1.20 CT图示左枕部皮下血肿

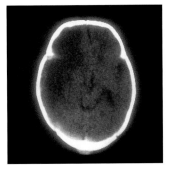

图 2.1.21 头颅对冲伤致外伤性脑梗死 CT 图

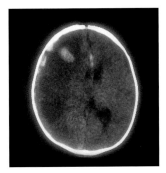

图 2.1.22 CT 图示右侧大脑半球广泛低密度影，同时可见颅骨内板下、额叶脑实质内、前纵裂池内均有高密度出血影。患侧侧脑室受压变形，中线结构移位 0.7cm

📋 病例 20

女性，1 岁 3 个月。流涎、易哭闹、易摔跤、步态不稳 3d。3d 前患儿曾由炕上坠地。1 岁 1 个月可牵手、扶持行走，1 岁 2 个月可独立行走。CT 示右侧侧脑室体旁半卵圆中心多发低密度影（图 2.1.23）。诊断：外伤性脑梗死。

📋 病例 21

女性，10 岁。车祸后头痛，左侧面部、口周麻木 3d。CT 示右侧丘脑局限性低密度影（图 2.1.24）。诊断：外伤性右侧丘脑脑梗死。

九、弥漫性轴索损伤

弥漫性轴索损伤（DAI），也称脑白质剪切症，是指儿童遭受严重外伤后，导致原发于颅内深部闭合性、脑实质重型损伤。临床表现为昏迷、持续植物状态。既往诊断主要依靠尸检病理发现。CT、MRI 检查能够显示颅内病理征象。结合创伤史、临床特征、影像学表现作出诊断。

1956 年，Strich 首次报道了本病的病理改变。Adams 等学者在 1982 年提出 DAI 的叫法，并以病

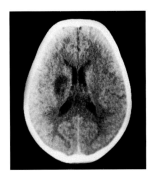

图 2.1.23 外伤性脑梗死 CT 图

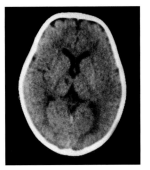

图 2.1.24 外伤性腔隙性脑梗死 CT 图

理学名词用于本病的诊断。此后一直沿用下来。

1. 病理改变

肉眼所见：脑的大体解剖弥漫性水肿、脑表面的沟、回变浅，甚至消失。脑池变窄，脑表面的小血管模糊不清。剖面可见脑实质矢状窦旁白质、灰白交界区、两侧大脑半球之间的胼胝体及周围、基底节 - 内囊区及脑干上端有广泛的弥漫性渗血、水肿。镜检：可见神经轴索折曲、断裂，轴浆外溢后形成轴索回缩球，伴随有小胶质细胞簇状分布，毛细血管撕裂、出血，可见脑实质内有小出血灶或蛛网膜下腔出血。同时可见胶质细胞肿胀、变形，血管周围间隙扩大。

2. 发病机制

目前公认的看法是，当头部在外力作用下产生加速运动和惯性，尤其是在加速运动时，由于脑内各种组织的质量、密度不同，例如灰质、白质的质量也有差别，运动产生的加速力和惯性也不同，脑组织不易屈性很低，对于突发的外界运动，颅内各组织之间发生位移，形成剪切样力，造成神经轴索的断裂和毛细血管撕裂，

引起 DAI。

3.临床表现

大多数患者受伤后，出现意识障碍、昏迷或昏睡、表情及情感淡漠，持续时间长，病程中意识恢复清醒持续时间短。一般患者无颅内压增高及明确的神经定位体征，病变位于大脑深部，常继发或伴随颅内多部位的其他损伤，急性脑水肿加重时，推挤、压迫第三脑室时，可出现瞳孔对光反射迟钝、瞳孔不等大或去皮质强直等。

4.影像学检查

CT、MRI 常规检查不易直接显示神经轴索的病变，MRI 检查 DWI、ADC 序列功能成像可显示。根据图片中的间接征象来判断 DAI。主要是脑实质的渗出、水肿、出血，神经轴索损伤后维持意识清醒的上行激活系统遭到破坏。

· 弥漫性脑肿胀，双侧大脑半球矢状窦旁白质、灰白质交界及胼胝体、脑干背外侧、小脑上脚呈广泛性低密度影，CT 值小于 20HU。组织解剖界限不清。脑沟、脑回、脑裂变窄或消失。

· 脑室系统受压变形、移位、消失，其中双侧侧脑室前角间径线变窄，第三脑室横径缩小（＜2mm），甚至第三脑室形态消失。

· 脑池受压缩小或闭塞，环池的形态改变最为敏感。

· 脑实质内可见散在的多发点状、斑片状出血灶，多分布于灰白质交界处，其次可见于基底节 – 内囊区、胼胝体和脑干等部位。范围小于 20mm。有时受伤后脑内出血不是立即出现，短时间内复查对于诊断十分重要。

· 伴随颅内其他损伤，可见蛛网膜下腔、脑室内、硬膜外、硬膜内血肿，颅骨骨折、皮下广泛的血肿等。

5.诊断与鉴别诊断

（1）**诊断要点**　临床诊断必须结合外伤史、临床表现和影像学表现等综合判断来确诊。受外伤后，患儿临床症状很重但 CT 首次检查正常时，要警惕 DAI，复查 CT 后又有前述表现，可诊断 DAI。如果 CT 检查未见明显局灶性损伤，但患儿临床

症状危重，结合病史也应考虑 DAI 的诊断。

（2）**鉴别诊断**　脑挫裂伤：分为水肿性或水肿出血性。前者 CT 表现为大片低密度水肿区，后者则为大片状水肿区域内有点状、片状、不规则形出血灶，范围可大于 2cm，病变区域常累及额、颞叶的脑灰白质，其发生部位多见于受伤着力点或对冲部位。而 DAI 的出血部位与外力无关，出血好发于脑灰白质交界处的胼胝体、脑干等，呈类圆形、斑片状，出血范围小于 2cm。

📋 病例 22

女性，4 岁。车祸伤及头部 30min。查体：意识不清，呼吸急促，瞳孔不等大，对光反应迟钝。左额颞、右枕部皮下肿胀。CT 示颅底层面左额、颞、乳突小房外，右枕骨内外板连续中断，可见线状透光带。皮下有弧形等密度软组织隆起。双侧乳突内呈混杂密度影，无气化征。脑干层面 CT 示颅内脑干后 2/3 处呈广泛低密度影。CT 值为 19~22HU。同时可见幕下其他组织结构也模糊不清（图 2.1.25~ 图 2.1.27）。诊断：脑干弥漫型轴索损伤伴硬膜下、蛛网膜下腔出血。转归：抢救无效死亡。

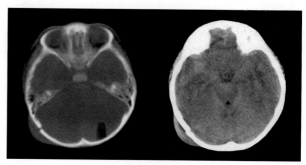

图 2.1.25　CT 图示脑干弥漫型轴索损伤伴硬膜下、蛛网膜下腔出血

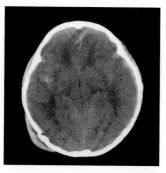

图 2.1.26　CT 图示右枕皮下肿胀。左颞骨颅板中断，颅板下有新月形、双侧侧裂池内和前纵裂池均呈高密度影；脑回、脑池变浅、消失，基底节区显示不清

病例 23

女性，8 岁。车祸伤后左侧肢体欠灵活 2d。CT 可见右侧豆状核内呈多个类圆形高密度出血灶，出血量约为 13mL。CT 值为 58HU。周围有低密度水肿影。侧脑室受压变形、移位，中线结构向左侧偏移 3mm（图 2.1.28 ~ 图 2.1.30）。诊断：右大脑半球轴索损伤致豆状核出血。

病例 24

男性，9 岁。车祸伤后枕部着地摔伤后头痛 1.7h。20min 前出现喷射性呕吐急诊来院。查体：神志清，精神差。枕部压痛阳性，局部头皮包块。临床诊断：颅脑闭合性损伤。头颅 CT 示双侧颞叶可见斑片状稍高密度影，边界尚清，周围可见稍低密度影环绕。左颞枕部颅骨内板下方可见梭形高密度影，其内可见点片状气体影。各脑室、脑池大小形态正常，中线结构居中，幕下小脑、脑干无明显异常。骨窗：左颞枕骨及左侧乳突可见骨质断裂影，骨皮质不连续；周围软组织肿胀，左乳突内可见点片状高密度影填充（图 2.1.31，图 2.1.32）。影像诊断：①左颞枕骨及左侧乳突骨折伴周围软组织肿胀，左侧乳突积液。②双侧颞叶脑挫伤。

病例 25

男性，4 岁。1h 前被汽车碰撞后意识不清，由救护车送入我院。查体：血压 110/60mmHg，脉搏 66 次 / 分，呼吸 30 次 / 分，神志不清，平车推入病房，双侧瞳孔不等大等圆，直径约 2.5mm，对光反射灵敏，心、肺、腹未见明显异常，四肢肌力、肌张力正常，双侧巴宾斯基征阴性。临床诊断：重症闭合性颅脑损伤。最终诊断：重症闭合性颅脑损伤并多脏器损伤、衰竭。

首次头颅 CT：右额叶、双颞叶、顶叶及右侧脑室旁、第三脑室左侧旁可见多发小斑片状稍低密度影，边缘模糊，大脑镰、小脑幕、双侧脑沟 / 池、大脑中动脉走行区及双侧侧脑室内可见高密度影填充，脑沟变窄、消失，中线结构居中，幕下小脑、脑干无异常。右顶部及右额颞部颅板外可见软组织密度影向外突出（图 2.1.33）。骨窗：颅骨未见明显异常。诊断：①蛛网膜下腔出血伴脑挫伤、脑室系统出血；②右顶部及右额颞部头

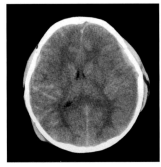 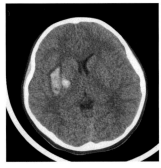 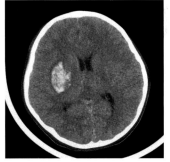

图 2.1.27　CT 图示颅脑深部解剖结构模糊不清　图 2.1.28　CT 图示右大脑半球轴索损伤致豆状核出血　图 2.1.29　CT 图示出血范围较上一层面增多

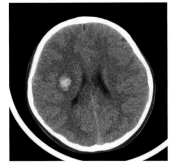 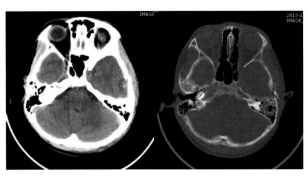

图 2.1.30　CT 图仍见高密度出血灶，伴周围水肿带　图 2.1.31　左颞枕骨及左侧乳突骨折伴周围软组织肿胀，左侧乳突积液 CT 图

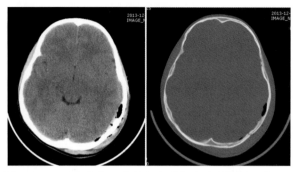

图 2.1.32　左颞枕骨及左侧乳突骨折伴周围软组织肿胀，左侧乳突积液 CT 图

皮下血肿。

胸部 CT 示胸廓对称，左侧锁骨中段骨皮质断裂。肺窗示右肺上叶后段、左肺上叶尖后段及双下叶可见磨玻璃样稍高密度影，边缘模糊，双肺门不大。纵隔窗示纵隔无偏移，心影及大血管形态正常，纵隔内未见肿块及肿大淋巴结。无胸腔积液及胸膜肥厚（图 2.1.34）。胸腹 CT 诊断：肺挫伤。

第 2 次 CT 复查：大脑镰、小脑幕及脑沟回密度增高，双侧侧脑室及透明隔可见高密度铸形，右侧基底节区及右侧顶叶、额叶可见斑片状高密度影。各脑室、脑池大小形态正常，中线结构居中，幕下小脑、脑干无异常。骨窗：眼眶上壁、外侧壁及筛窦右侧壁可见线样低密度影。双侧额窦、蝶窦、筛窦窦腔内可见黏膜增厚（图 2.1.35）。

胸廓对称，肺窗示右肺上叶体积缩小，可见片状高密度影，其内可见支气管充气征，两肺下叶及左肺上叶后段可见云雾状稍高密度影，边界模糊。两肺下叶可见多发条索影，邻近胸膜牵拉。心影及大血管形态正常，无胸腔积液及胸膜肥厚（图 2.1.36，图 2.1.37）。诊断：①右侧基底节区及右侧顶叶、额叶斑片状高密度影，考虑 DAI；②蛛网膜下腔出血，双侧侧脑室及透明隔积血；③眼眶上壁、外侧壁及筛窦右侧壁骨折伴鼻旁窦积液；④右肺上叶部分肺不张；⑤两肺下叶及左肺上叶后段云雾状稍高密度影，考虑吸入性肺炎合并感染；⑥腹水。

第 3 次 CT 复查：左侧额部及右侧额颞部可见新月形低密度影，边界清晰，额顶部大脑镰左侧可见带状高密度影。大脑镰、小脑幕及脑沟回密度增高，双侧侧脑室及第三脑室可见高密度铸形，右侧基底节区及右侧顶叶、额叶可见斑片状高密度影。双侧基底节区可见对称片状低密度影，边界清晰。各脑室、脑池大小形态正常，中线结构居中，幕下小脑、脑干无异常。骨窗：眼眶上壁、外侧壁及筛窦右侧壁可见线样低密度影。双侧额窦、蝶窦、筛窦窦腔内可见黏膜增厚（图 2.1.38，图 2.1.39）。

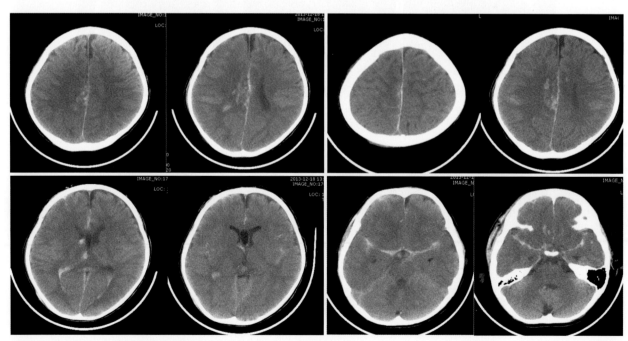

图 2.1.33　重症闭合性颅脑损伤 CT 图

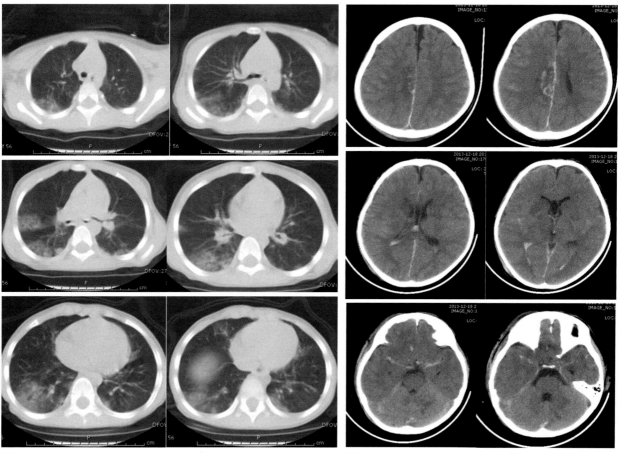

图 2.1.34　CT 图示右肺上叶后段、左肺上叶尖后段及双方下叶可见磨玻璃样稍高密度影，边缘模糊

图 2.1.35　CT 图示大脑镰、小脑幕及脑沟回密度增高，双侧侧脑室及透明隔可见高密度铸形影，右侧基底节区及右侧顶叶、额叶可见斑片状高密度影

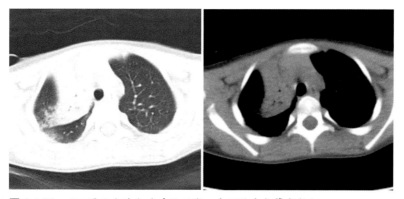

图 2.1.36　CT 图示右肺上叶前段不张，内可见支气管充气征

胸廓对称，肋骨及胸壁软组织未见异常。肺窗示右肺上叶体积缩小，可见片状高密度影，其内可见支气管充气征，两肺下叶及左肺上叶后段可见云雾状稍高密度影，边界模糊。两肺下叶可见多发条索影，邻近胸膜牵拉。肺野透光度减低（图2.1.40）。

CT 复查诊断：①右侧基底节区及右侧顶叶、额叶脑挫裂伤并血肿形成，较前变化不著；②蛛网膜下腔出血，双侧侧脑室及第三脑室积血，较前有所增加；③左侧额部及右侧额颞部硬膜下积液；④额顶部大脑镰左侧带状高密度影，考虑硬膜下积血；⑤双侧基底节区对称片状低密

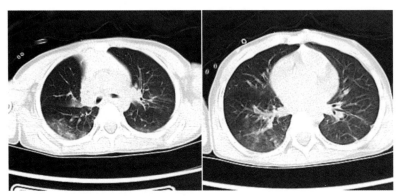

图 2.1.37　CT 图示右肺下叶后基底段片状渗出

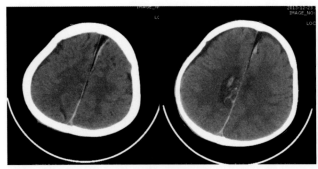

图 2.1.38　CT 图示额顶部大脑镰左侧可见带状高密度影

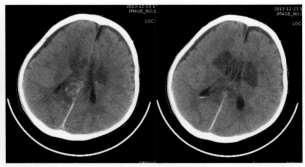

图 2.1.39　CT 图示双侧基底节区对称性片状低密度影范围较前扩大

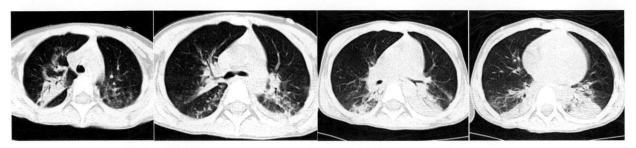

图 2.1.40　CT 图示双肺下叶大片渗出影，边缘模糊，内可见支气管充气征，范围较前增大

度影，考虑 DAI 并外伤性脑梗死波及内囊前肢；⑥眼眶上壁、外侧壁及筛窦右侧壁骨折伴鼻旁窦积液；⑦右肺上叶部分肺不张，较前有所局限；⑧两肺下叶及左肺上叶后段云雾状稍高密度影，考虑吸入性肺炎合并感染，较前范围、程度明显加重。

转归：经 ICU 抢救 1 周死亡。

十、刀砍伤后并颅内血肿、脑挫裂伤

病例 26

男性，1 岁 9 个月。右侧颅面被砍伤 1d，急诊来院就医。CT 示右颞顶部皮下广泛软组织隆起。颞顶部脑实质大片低密度影及积气征。右侧脑室受压移位，中线向左偏移 5mm。右侧脑沟、回消失。纵裂池内有铸形高密度影。伤后 20d，颅内病变吸收好转（图 2.1.41）。诊断：右侧刀砍伤后脑脓肿形成。

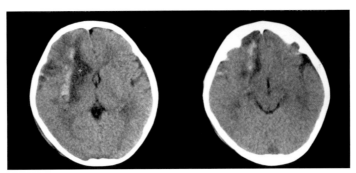

图 2.1.41　CT 图示右颞顶部皮下血肿、颅骨骨折、颅内多发血肿

第 2 节　眼部损伤

一.外伤致眼部异物

眼球与眼眶内异物（眼部异物），是指颅面部损伤直接累及眼部，是眼科最常见，也严重的一种疾病。眼部异物既可直接损伤眼球，又可因异物存留而造成感染或化学损伤等一系列并发症。

1. 病理改变

肉眼所见：眼部异物造成眼穿通伤时，眼环各层均可损伤，造成前房积血、视网膜出血、视网膜脱离、晶状体脱位、眼球破裂等。同时异物可留置眼部，引起眼外肌肿胀、视神经水肿。镜检：早期有炎性细胞浸润，组织渗出水肿。晚期眶内可形成纤维瘢痕组织，导致患眼失明。

2. 临床表现

儿童有明确的眼部、颅面部外伤史。查体：眼睑充血肿胀，眼球、角膜不完整，视物不清，视力下降，眼球运动障碍等，甚至失明。

3. 影像学检查

（1）DR　金属异物 X 线平片正侧位可显影而定位诊断，而阴性异物则不显影。

（2）B超　①眼球内异物：玻璃体内出现异常光点、光条或光斑回声，其强度与异物性质相关（金属物回声较非金属物回声强度）。金属物常伴有后方声影或彗尾征，其动态下移动性较大，往往在球内下极或下段处。当金属异物周围发生感染性弱回声区时，位置则相对固定，并后回声增强效应，后运动缺乏。②眶内异物：一般异物位置较固定，但小异物或部位较深的非金属异物难以辨认。由于异物周围常出现炎性渗出和出血等现象，故降低灵敏度（40 分贝以下），则可孤立显示强回声光点或光团。

定性定位：通常金属较非金属异物有明显的声阻抗（差），采用 12MHz 以上高频探头可探及球内 ≤ 1mm 和眶内 ≤ 3mm 的金属异物。定位以多切面交叉法并转动眼球确认方位，用电子游标测定深度及钟点位置。

（3）CT　①直接征象：金属异物常有放射状伪影，非植物性异物（水泥、石块、玻璃等）无伪影。可直接显示异物所在位置和数量，异物与眼球的关系。对球壁异物诊断有特异性。②间接征象：植物性异物（木屑、竹屑等）密度较低，CT 可显示间接征象，如眼环增厚、边缘模糊、晶状体移位、眼球突出、眼外肌肿胀、视神经萎缩、眼球萎缩、合并眶壁骨折等。多螺旋 CT 三维重建图像在冠状位显示金属异物所在位置。以膀胱结石位标出异物的钟点位，为手术摘取异物提供详细的手术途径。

（4）MRI　若疑似为金属异物时，禁用 MRI 检查。非金属异物在眼眶或眼球内可出现低信号区，并有间接征象：如玻璃体积血、眼内炎、视网膜病变、眼球萎缩等。

4.影像学检查方法的比较

·DR：为传统检查方法，价廉、易行而广泛使用。无法显示较小的非金属异物。

·CT：密度分辨率高，方便、无痛苦，已成为发现眼部异物及异物定位的主要方法，应作为眼部外伤的常规检查。窗技术以骨窗、软组织窗先后观察。螺旋CT在容积扫描后，三维重建、最大密度投影后处理可以显示异物所在部位，并按照临床习惯向临床医生标示出异物所在的详细位置，为其提供手术入径。多螺旋CT密度分辨率高，信息量大，层薄可在0.625~1mm。采集获取的信息量更丰富，这种方法成为发现、检出眼球异物和异物定位的重要方法。不必调整患者的检查体位，进行冠状位、矢状位、斜位等任意三维成像，并能准确地计算出异物进入眼球的深度、位置。

·MRI：对眼部异物的非金属异物、眼部异物所引起的周围软组织感染并发症及继发性损伤优于CT。

病例1

男性，10岁。右眼外伤后金属异物残留3d。B超示玻璃体后极部有强回声的金属异物，呈彗尾征表现（图2.2.1）。左眼曾有外伤。B超诊断：外伤性白内障。

病例2

男性，2岁。异物迸溅入左眼球内2d（水泥渣）。B超示左眼玻璃体内呈稍强回声改变，没有后方声影及彗尾征表现（图2.2.2）。诊断：左眼球内异物。

病例3

女性，9岁。外伤后右眼金属异物2d。CT可见金属异物并有放射状伪影（图2.2.3）。诊断：右眼金属异物。

病例4

男性，8岁。左眼外伤后，异物进入眼内1d。CT示左侧眼眶内异物（图2.2.4）。诊断：左侧眼眶内异物。

病例5

男性，12岁，左眼被玻璃划伤后眼球破裂1d。CT示玻璃体内密度不均匀，有高密度出血灶，眼眶增厚，泪囊肿胀（图2.2.5）。诊断：左眼外伤后眼球损伤。

病例6

男性，13岁。异物进入眼内2个多月。多层螺旋CT扫描后三维重建图像，轴位可见眼眶内4~5、7~8点位有5mm×2mm的高密度异物（图2.2.6~图2.2.8）。诊断：右眼球内异物。

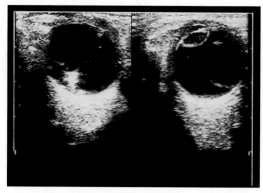

图2.2.1 B超示右眼球内金属异物

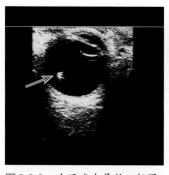

图2.2.2 左眼球内异物B超图，箭头所示为彗尾征表现

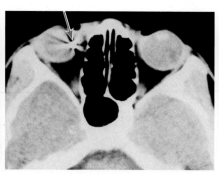

图2.2.3 CT图示右侧眼球内金属异物

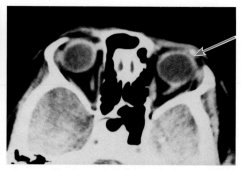

图2.2.4 CT图示左侧眼眶内异物（水泥渣）

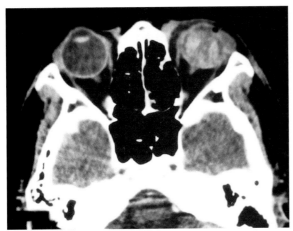

图 2.2.5 眼外伤后眼球损伤 CT 图

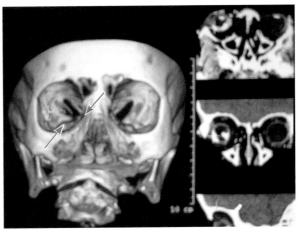

图 2.2.6 右眼球内异物三维重建图像

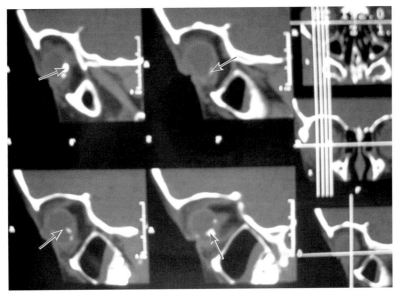

图 2.2.7 右眼球内异物多平面重建(MPR)后 CT 冠状位可见异物具体位置、大小与三维重建图像相同

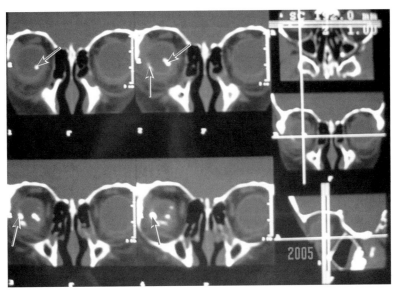

图 2.2.8 CT 图示异物距眼球表面深度约为 5.3mm, 距视网膜仅 3mm

二、外伤致左侧颞骨岩锥后壁、外耳道前壁骨折

病例 7

男性，16 岁。外伤后左耳失聪。左耳高分辨

CT 扫描示左侧颞骨岩锥后壁、外耳道前壁斜形透光影（图 2.2.9）。诊断：左侧颞骨岩锥后壁、外耳道前壁骨折。

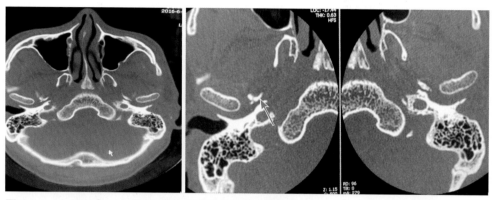

图 2.2.9　左侧颞骨岩锥后壁、外耳道前壁骨折高分辨率 CT 图

第 3 节　鼻部损伤

一、鼻骨骨折并鼻中隔骨折、鼻前庭血肿

病例 1

男性，8 岁。30min 前不慎从 4m 高处坠落，急诊来院。查体：颜面部肿胀，皮肤淤血，鼻腔内血溢出。临床诊断：鼻骨骨折？CT 示鼻骨双翼均见骨质断裂影，鼻部周围软组织肿胀，其内可见斑片样低密度积液影，左侧筛板内陷，相应左侧内直肌肌腹较对侧增粗，左侧筛窦及双侧蝶窦黏膜增厚，右额部脑沟内似见高密度影填充（图 2.3.1）。三维重建示：双侧颞颌关节无骨折征象。CT 诊断：①鼻骨骨折伴周围软组织血气肿；②左侧筛板骨折并左侧筛窦及双侧蝶窦积血，左侧眼内直肌肌腹损伤。

二、外伤性鼻泪管骨折并左眼皮下血肿、鼻旁窦血肿

病例 2

男性，17 岁。酒后被群殴受伤，意识不清被急诊送医院。查体：意识不清，颜面部明显

肿胀、淤血。呼吸平稳。心率 89 次 / 分。律齐。腹平软，肝脾肋下未及。脑膜刺激克尼格征（+）、布鲁津斯基征（+）。头颅 CT 示左鼻翼、右上颌窦前，外、下壁、右眼眶内外侧壁、视神经管、额窦内外壁、蝶窦、颞骨岩锥多发性线样透光影，右侧眼外直肌肿胀（图 2.3.2）。诊断：左鼻翼、右上颌窦、额窦、蝶窦、颞骨岩锥多发性骨折并软组织肿胀。

三、鼻泪管骨折

病例 3

男性，6 岁。车祸伤后颜面肿胀，鼻出血，左眼肿胀、流泪 3d。查体：神志清，瞳孔等大，对光反应灵敏。颜面肿胀，压痛明显。左眼肿胀，角膜有挫伤。鼻腔有鲜血溢出。心肺听诊未闻及异常。腹平软。神经系统未见异常。CT 示左眼皮下肿胀，双侧筛窦混杂密度影填塞，双侧鼻泪管前骨皮质断裂（图 2.3.3）。诊断：外伤性鼻泪管骨折并左眼皮下血肿、鼻旁窦血肿。

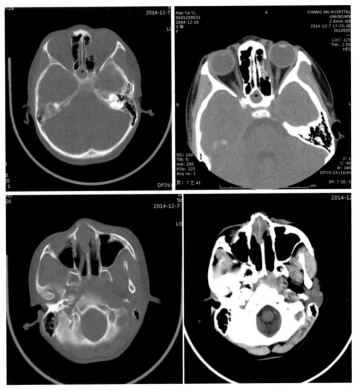

图 2.3.1　CT 图示鼻骨骨折伴周围软组织血气肿、鼻窦腔积血、左侧眼内直肌肌腹损伤

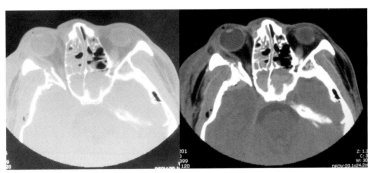

图 2.3.2　CT 图示颅底多发性骨折、右眼外壁骨折并右眼外直肌肿胀

四、下颌骨骨折

📋 病例 4

　　男性，12 岁。车祸伤后全身多处疼痛。头颅 CT 发现下颌骨有囊性病变，又行口腔曲面扫描仍显示下颌骨囊性病变。下颌骨 CT 扫描 + 口腔曲面重建示下颌骨体呈膨胀性改变，骨皮质变薄，前缘皮质中断，髓腔内可见低密度积气影（图 2.3.4）。诊断：外伤性下颌骨骨折检出骨囊肿并病理性骨折。

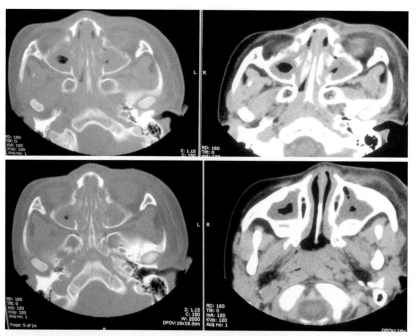

图 2.3.3　外伤性鼻泪管骨折并左眼皮下血肿、鼻旁窦血肿、角膜挫伤 CT 图

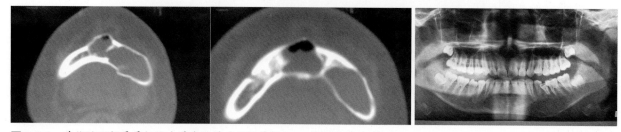

图 2.3.4　外伤性下颌骨骨折检出骨囊肿并病理性骨折 CT+ 口腔曲面重建

第 4 节　颈部损伤

儿童颈部损伤在意外伤害中呈逐年增加的趋势，损伤包括颈椎骨折、脱位，椎间盘、小关节、韧带和脊髓损伤。西安市红会医院一组资料中显示，儿童颈椎损伤中最常见寰枢椎脱位，偶见寰椎前弓骨折、齿状突骨折。由于颈椎"承上启下"，连接颅脑与躯干，解剖位置十分重要。损伤累及脊髓与神经可导致患儿高位截瘫，甚至危及生命。目前临床上多将颈椎骨性损伤分为寰枢椎脱位，寰椎前弓骨折，齿状突骨折，以及寰椎侧块、横突骨折。

颈椎损伤时，一般患儿病情较重，因此选择快速的影像检查方法很关键。这对判断损伤严重程度及选择临床进一步治疗方法具有重要意义。检查前调整好患者体位，动作尽量轻柔，不能为

达到解剖位置及图像对比清晰而强行搬正至功能位，造成患儿损伤加重。患儿平卧，双手尽可能垂直向下，放松，平稳呼吸。

检查方法：① DR——首选颈椎压痛点为中心的正、侧位 DR 检查。其空间分辨力高，可及时了解颈椎损伤的全貌及骨结构形态、密度等。寰枢椎、齿状突骨折，应拍摄张口位平片，即使病变部位显示不清。可为 CT 扫描选定部位打好基础。② CT——空间分辨力较 X 线平片低，由于组织重叠少，组织对比密度分辨率高。在最短的时间内，可获取患者的大量损伤部位信息资料。然后进行图像后处理，包括冠状位、矢状位、斜位等。再运用 CT 调窗技术，调窗（骨窗、软组织窗）分析图像，可发现许多普通、常规 CT 扫

描难以检出的病变，但对椎管内及脊髓损伤显示不清。③ MRI——对椎管内脊髓、韧带、椎间盘损伤时血肿，脊髓出血、水肿，椎体骨损伤、受压神经信号明显异常的显示，以及判断神经损伤的预后有很大的价值。缺点是价格昂贵，扫描时间长；对骨折显示不及 CT 清晰。对患儿疑似脊髓损伤应以 MRI 为首选。

一、寰椎前弓骨折

寰椎前弓骨折，是指颈椎损伤后累及寰椎前弓，发生骨折征象。本病的发生率较低。临床特征：患儿活动中突然转颈后，伴随"嘎巴"一声局部弹响后，发生斜颈、颈项疼痛、活动受限，甚至张口困难。

1. 影像学检查

（1）X 线检查　颈椎的正位、侧位、张口位均可显示。但由于儿童疼痛不配合，有时难以分辨清楚。

（2）CT　骨窗显示寰枢前弓清楚、细腻。可见前弓骨皮质连续性中断，断端有移位。儿童由于骨骺未完全骨化时，寰枢椎周围的肌肉、韧带附着较多，损伤累及在此更脆弱，可显示骨折呈多个骨碎片状。

📋 病例 1

女性，5 岁 6 个月。斜颈 3d，转颈困难。患儿 3d 前转颈取物时，"嘎巴"声弹响后，颈部不能活动。经局部按摩、牵引后前症加重，夜间睡眠中常痛醒。治疗前 CT 示左侧椎前缘及前结节后方骨后未骨化有骨折小碎骨片（图 2.4.1）。治疗后复查 CT 示寰椎前弓的骨折碎片部分吸收（图 2.4.2）。经 2 周牵引、制动治疗后，临床斜颈、疼痛稍有好转。诊断：寰椎左前弓骨折。

二、寰枢椎脱位

寰枢椎脱位是指寰枢椎正常的解剖关系紊乱，从而引起一系列临床症状。本病为常见、多发病，多发于男孩，男女性别比为 1.8∶1 ～ 3∶1。

1. 病　因

外伤性，包括医源性，作用于头颈部的外力均有可能导致寰椎横韧带断裂，引起寰椎向前滑

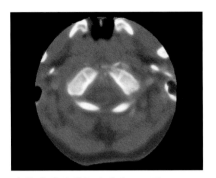

图 2.4.1　寰椎左前弓骨折治疗前 CT 图

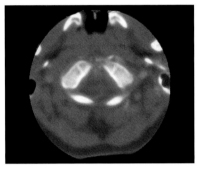

图 2.4.2　寰椎左前弓骨折治疗后复查 CT 图

脱。以屈曲型损伤多见。病理性脱位有上呼吸道、咽后壁的慢性炎症，侵及颈段的类风湿性关节炎，结核，以及颈椎前方、周围的软组织间隙内寒性脓疡。近期内上呼吸道感染后波及寰枢椎周围的软组织间隙等。

2. 临床表现

枕后部及颈后部肌肉痉挛、疼痛，患者自觉颈部有不稳感，活动受限，有的表现为吞咽困难、发音失常。当脊髓受压、损伤时可表现相应的症状。

3. 影像学检查

（1）DR　张口位可见齿状突距寰椎左右侧块距离不等，或齿状突距寰椎前弓后缘的距离大于 4mm，两侧寰椎侧块与枢椎齿状突结构不对称。

（2）脊髓造影　文献报告有脊髓症状时脊髓造影可见延髓、脊髓受压。

（3）CT　齿状突距离寰椎两侧侧块之间的距离不等。齿状突的前缘距离寰椎前弓的后缘之间的距离大于 4mm 或不足 2mm。脊髓增强扫描示脊髓明显受压。多螺旋 CT 扫描时不用搬动患儿体位，计算机图像后处理显示冠状位、矢状位的齿状突形态、移位、骨折及周围软组织损伤。

（4）MRI　不仅能判断寰枢椎脱位情况，还能发现周围软组织（包括韧带）的损伤情况，观察脊髓的受压比X线平片、CT更加清晰。

4.诊断与鉴别诊断

（1）**诊断要点**　首先有损伤史，再依据临床表现及影像学检查不难诊断。

（2）**鉴别诊断**　①先天性寰枢椎脱位，除有寰枢椎脱位的表现外，还可有颅底、颈部等畸形。②成骨不全：少数患儿有斜颈，齿状突发育异常，结合本病特征性的多发性骨折不难诊断。③唐氏综合征：特殊面容，通贯掌，颈部黄韧带松弛，齿状突发育异常。

📋 病例2

女性，5岁。车祸致后颈部痛3h。CT可见寰枢椎的侧块与齿状突的间距不等，左侧4.7mm，右侧2.1mm（图2.4.3）。诊断：寰枢椎半脱位。

📋 病例3

男性，8岁。玩耍中伤及颈部2d。CT示寰椎侧块与齿状突间距不等，右侧4.9mm，左侧2.9mm（图2.4.4）。诊断：寰枢椎半脱位。

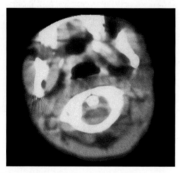

图2.4.3　外伤性寰枢椎半脱位CT图

📋 病例4

男性，4岁。颈痛，活动受限1周。2周前有上呼吸道感染。治疗前CT示齿状突与前结节距离小于2mm（图2.4.5）。经牵引、制动卧床休息等综合治疗后症状消失。复查CT齿状突与前结节间隙4mm，已恢复正常间距（图2.4.6）。诊断：上呼吸道感染后寰枢椎半脱位。

三、齿状突骨折

儿童齿状突骨折，是指发生于儿童时期齿状突的损伤，有时症状十分严重，甚至危及生命。本病多与寰枢椎脱位伴发。齿状突骨折分为3型，Ⅰ型为齿状突顶部斜形撕骨折，Ⅱ型为齿状突腰部骨折，Ⅲ型为齿状突基底部骨折，骨折线常延及椎体上部骨质及寰枢椎关节。另外，7岁以前的儿童骨折是以骨骺分离为特征。

1.发病机制

头颈部遭到突发性暴力击打常引起齿状突单纯性骨折，而当头颈部屈曲、仰伸及旋转引起齿状突骨折时多伴有寰枢关节脱位。

2.临床表现

颈后和枕部疼痛、压痛，活动受限，以旋转最为明显，且患者常常被迫双手向上托住头，并伴有枕大神经分布区的放射痛，约15%～33%的患者有神经系统症状。伴有寰枢椎脱位的患者会出现脊髓压迫症状。

3.影像学检查

（1）DR　张口位和断层片显示齿状突的骨皮质连续性中断、移位或成角，其中移位是最可靠的

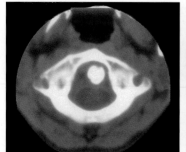

图2.4.4　CT图示寰枢椎半脱位

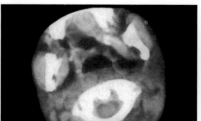

图2.4.5　上呼吸道感染后寰枢椎半脱位CT图

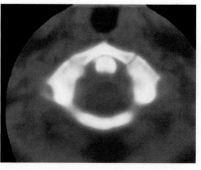

图2.4.6　治疗后CT图示齿状突与前结节间隙恢复正常

指征。但有时张口位齿突侧方成角是唯一的指证。断层片示齿状突骨折主要为骨皮质连续性的中断和齿状突基底部的阴影，矢状位可见骨折移位和成角，齿状突基底部有环形透光影。

（2）CT 多螺旋CT扫描，不用搬动患儿体位，重建图像能清晰显示齿状突骨折线、骨折碎块和骨折移位情况。若寰椎前弓与齿状突间的距离（AO）大于4mm排除韧带断裂则，诊断为齿状突骨折。

（3）MRI 显示骨折情况，可以对寰椎横韧带的状态及脊髓受压情况作出诊断。在横断面上齿状突和脊髓各占椎管矢状径的1/3。当儿童矢状径大于4mm时，考虑齿状突骨折和（或）韧带断裂，骨折后水肿，信号异常。

4. 诊断与鉴别诊断

（1）诊断要点 依据儿童有严重颈部及全身外伤史、颈后和枕部疼痛、压痛，活动受限，以旋转最为明显，且患者常常被迫双手向上托住头，伴枕大神经分布区的放射痛（约15%～33%的患者有神经系统症状），结合影像学检查诊断不难。

（2）鉴别诊断 ①齿状突发育不全：斜颈，齿状突与枢椎体未融合，齿状突随寰椎移位。②成骨不全：少数患儿有斜颈，齿状突发育异常，结合本病特征不难诊断。③唐氏综合征：特殊面容，通贯掌，颈部黄韧带松弛，齿状突发育异常。

📋 病例5

男性，9岁。车祸伤，颈部疼痛、四肢轻瘫2d。矢状位CT图示颈椎生理弯曲消失，呈反曲状态（图2.4.7）。CT示寰椎与齿状突的间隙增宽9mm，右侧侧块可见前结节右侧皮质连续性中断，骨折小碎片掉入寰枢椎内（图2.4.8）。诊断：齿状突骨折。

📋 病例6

男性，15岁。高空坠落伤四肢轻瘫2周。CT示齿状突基底部骨性结构不完整，皮质连续性中断，左侧横突撕脱内外移位（图2.4.9，图2.4.10）。诊断：齿状突基底部粉碎性骨折。

📋 病例7

男性，8岁。车祸伤后颈部疼痛，活动受限、肢体麻木加重3h。CT示颈椎生理曲度变直（图2.4.11），齿状突与前结节间隙增宽，并有多个碎骨片分布（图2.4.12）。诊断：齿状突基底部粉碎性骨折。

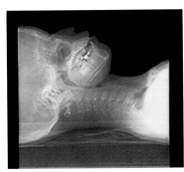 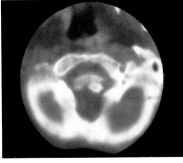 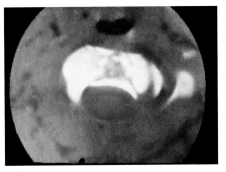

图2.4.7 矢状位CT图示颈椎呈反曲状态　图2.4.8 CT图示寰椎与齿状突间隙增宽　图2.4.9 齿状突基底部粉碎性骨折CT图

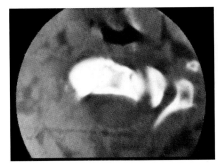 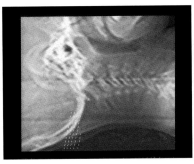 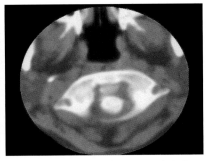

图2.4.10 CT图示下一层面骨折碎片，向四周移位　图2.4.11 CT图示颈椎生理曲度变直　图2.4.12 CT图示齿状突与前结节间隙增宽

四、寰椎侧块、横突骨折

寰椎侧块、横突骨折，是指颈椎在直接暴力的作用下，寰椎侧块，横突发生骨折。本病少见。骨折后不稳定，易产生脊髓血管，神经损伤。临床特征：颈部外伤后，疼痛，颈部活动受限，四肢活动常也可受累及。

1. 影像学检查

（1）X线检查　患儿由于张口困难、疼痛，不易合作，局部显示不清。

（2）CT　显示寰椎形态失常。寰枢椎孔内矢状径变窄。寰枢椎周围或骨折附近软组织间隙肿胀。骨窗显示寰椎骨性结构不完整，侧块，横突骨皮质连续性中断，骨折断端相互嵌插或骨折碎片向四周移位。CT显示骨折线及骨折碎片移位较X线平片或MRI清晰。

（3）MRI　颈椎损伤后出现继发神经症状和体征，必须行MRI检查，矢状位T1WI、T2WI显示损伤部位、形态、范围及信号异常。

病例 8

女性，12岁。崖畔坠落颈部疼痛，肢体麻木8h。CT示寰椎前弓，双侧侧块，左侧横突皮质连续性中断。骨折块向后移位。椎孔矢状径变窄（图2.4.13）。诊断：寰椎前弓、双侧侧块、左侧横突骨折。

病例 9

男性，13岁。车祸伤及颈部疼痛12h。CT示寰椎前弓，右侧侧块皮质连续性中断，骨折碎片向椎孔内移位（图2.4.14）。诊断：寰椎右侧侧块骨折。

五、外伤后颈部脊髓硬膜外囊肿

外伤后颈部硬膜外囊肿，多在颈部损伤时有硬膜外血肿，又未及时清除血肿。当血肿吸收后，形成硬膜外软化灶，造成神经定位平面损伤，逐渐出现肢体活动障碍。本病少见。CT示椎管内有囊性占位，压迫硬脊膜囊。囊肿密度均匀，呈水样。只有手术清理时检出异常。

病例 10

男性，8岁。颈部外伤后，逐渐出现右上肢无力半月。CT示 C_6 椎管内有囊性占位。边缘清楚，密度均匀，CT值为0～20HU。将硬膜囊向右侧挤压（图2.4.15）。手术病理证实外伤性硬膜囊外囊肿。出院诊断：外伤后硬膜囊外囊肿。

六、颈部皮下血气肿

病例 11

男性，9岁。40min前骑自行车摔倒，车把撞击致左颈肿胀、流血、积气。急诊来院。查体：左颈皮肤不完整、肿胀、流血、皮下握雪征（＋）。CT示左颈皮肤不完整、软组织间隙肿胀、积气，深度达甲状舌骨左缘（图2.4.16）。诊断：左颈部血气肿。

七、左侧甲状软骨骨折并喉腔左旁与甲状软骨间隙软组织肿胀

左侧甲状软骨骨折并喉腔左旁与甲状软骨间隙软组织肿胀，是指前颈部因卡压勒紧受伤，常见于格斗、群殴事件。

病例 12

男性，17岁。3h前群殴中被他人打伤，并卡

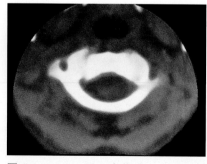
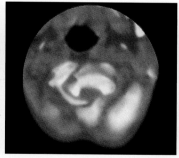
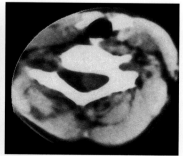

图2.4.13　CT图示寰椎前弓、双侧侧块、左侧横突骨折　　图2.4.14　CT图示寰椎右侧横突骨折　　图2.4.15　外伤性硬膜囊外囊肿CT图

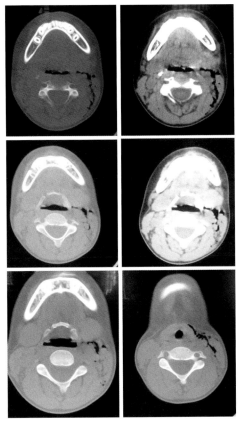

图 2.4.16　左颈皮肤挫裂伤、血气肿 CT 图

压勒紧前颈部。现感咽痛、声嘶哑、颈前区肿痛 2h。查体：神清，精神欠佳，左颈前局部轻度皮肤肿胀、压痛明显。电子喉镜可见左侧声门黏膜充血、肿胀，似有外压性隆起。喉部 CT 示喉腔左旁与甲状软骨间隙软组织肿胀。左侧甲状软骨断裂，断端错位（图 2.4.17，图 2.4.18）。诊断：左侧甲状软骨错位性骨折并喉腔左旁与甲状软骨间隙软组织肿胀。

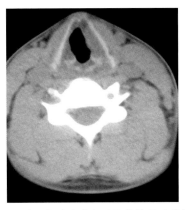

图 2.4.17　CT 图示喉腔左旁与甲状软骨间隙软组织肿胀，声门不对称

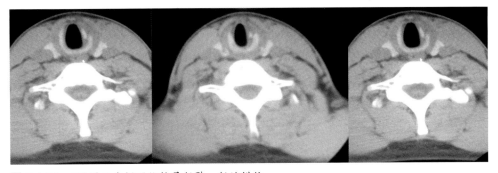

图 2.4.18　CT 图示左侧甲状软骨断裂，断端错位

第 5 节　胸部损伤

儿童胸部损伤，是指儿童因车祸、高空坠落所致胸部创伤，包括开放伤、胸膜或肺内损伤等。儿童由于肋骨本身富有弹性，不易骨折，发生率很低。在直接暴力伤害中仍能见到，多见于男性。

1. 病　因

多见于直接暴力作用于儿童胸部，如车祸伤、高空坠落伤等。

2. 病理改变

常见损伤部位为第 4~7 肋骨折后，骨折断端间摩擦、移位刺破胸膜，伤及肺组织造成血气胸、胸腔积液。

3. 临床表现

外伤后，婴幼儿表现为呼吸困难、哭闹、呻吟、面色苍白。年长儿诉胸痛、胸闷、深呼吸、咳嗽、打喷嚏时疼痛加重。查体：胸部触痛，挤压胸部后能明确指出痛点，有骨摩擦音及握雪感。

4. 影像学检查

（1）DR 显示受伤部位肋骨皮质连续性中断、气胸、肺组织受压，沿胸壁外带有透光区，无肺纹理，肺野内有略高密度渗出，边界不清。

（2）CT 临床尚未出现明显症状时，胸部CT偶可有阳性发现。①皮下血气肿：CT可显示皮下软组织肿胀部位，有低密度积气影。②肋骨、胸椎骨折：骨窗及软组织窗显示骨结构皮质连续性中断，骨折碎片移位，但CT由于扫描层面关系，有些非错位性骨折可能被遗漏，空间分辨力不及胸片。且难准确定位，要结合胸片诊断，或多螺旋CT用MIP/SSD/三维重建图像，多角度旋转显示肋软骨骨折。③骨折伴发气胸：可见胸部前缘有带状低密度区，CT值为–800~–1000HU，无肺纹理，其宽窄范围与积气量有关。CT还可显示纵隔移位，同侧肋膈角积液。④胸腔积血：CT显示胸膜腔少量积血，与后侧壁平行的弓形、弧形的等或略高密度影，CT值为30HU。⑤血气胸：仰卧CT平扫可见后侧壁弧形气液平，密度呈分层现象，下方积血呈略高密度，上方为低密度空气影。⑥肺挫裂伤：CT可显示胸壁软组织肿胀、肺内有云雾状、淡片状密度略减低影，或片状或斑片状密度增高影，界限模糊不清。

5. 诊断与鉴别诊断

患儿有外伤史，胸痛，呼吸困难，面色苍白。胸片及CT扫描所见不难诊断，一般无需鉴别。

一、跌落伤致锁骨、肋骨骨折

病例1

男性，1岁。20min前学步时摔倒，左肩前方着地，哭闹不休。查体：左肩内缘肿胀、压痛明显。胸部CT扫描＋三维重建示＋骨窗示左侧锁骨中段1/3处外缘可见骨折处呈线样透光影，断端未见移位（图2.5.1，图2.5.2）。诊断：左侧锁骨中段骨折。

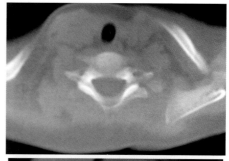

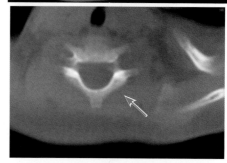

图 2.5.1　CT图示左侧锁骨中段骨折

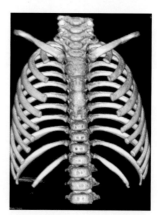

图 2.5.2　左侧锁骨中段骨折CT三维重建图像

病例2

男性，13岁。30min前患者摔倒后，跌至台阶边缘致左胸前肋骨畸形，疼痛，咳嗽加剧。体征：神志清楚，颈软。胸廓不对称，左胸5~7肋间腋前线处畸形，压痛，可触及骨摩擦感。双肺呼吸音清，未闻及干湿性啰音。心音有力，心率80次/分，律齐，未闻及病理性杂音，腹部未见异常，肝脾肋下未触及。临床诊断：胸部闭合性损伤。

胸部CT示胸廓不对称，左侧第5~7肋骨见骨质断裂影，断端轻度错位，同侧胸壁软组织肿胀，肺窗示双肺纹理增粗，走行自然，左肺外带未见肺纹理，可见压缩肺之边缘，左肺上叶外带见片絮状高密度影，双肺门不大。纵隔窗示纵隔无偏移，心影及大血管形态正常，纵隔内未见肿块及肿大淋巴结。左侧胸背部可见弧形低密度影（图 2.5.3）。X 线计算机体层（CT）成像 + 骨窗示：左侧第 5~7 肋骨见骨质断裂，断端轻度错位（图 2.5.4）。CT 诊断：①左侧第 5~7 肋骨折伴胸壁皮下气肿。②左肺上叶前段挫裂伤。③左侧血气胸，肺组织约压缩 30%。

术后复查：胸廓尚对称，左侧第 5~7 肋可见金属内固定影（图 2.5.5，图 2.5.6）。肺窗示双肺纹理增多，左侧前胸壁可见弧形气体影，内缘可见压缩至肺外带，肺野透光度尚可，左肺下叶前基底段可见少许斑片状略高密度影，边界尚清，双肺门不大。纵隔窗示纵隔无偏移，心影及大血管形态正常，纵隔内未见肿块及肿大淋巴结。无胸腔积液及胸膜肥厚。CT 诊断：①左侧第 5~7 肋金属内固定术后状态；②左侧气胸（肺组织压缩约 5%）；③左肺下叶前基底段少许渗出改变。

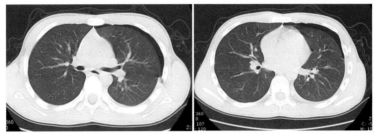

图 2.5.3　CT 图示左侧血气胸，肺组织约压缩 30%

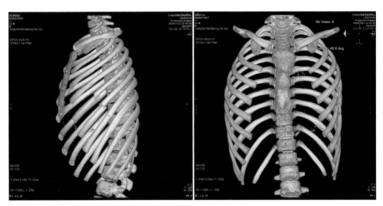

图 2.5.4　CT 图示左侧第 5 ~ 7 肋骨错位性骨折

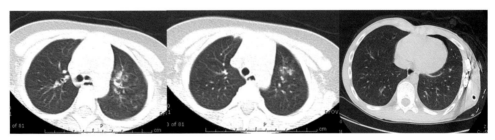

图 2.5.5　左肺上叶前段肺挫伤胸部 CT 图

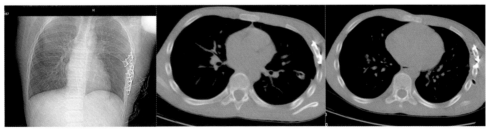

图 2.5.6　左上肺肺挫伤术后胸部 CT 图

二、高空坠落伤致血气胸、四肢骨创伤

📋 病例 3

男性，13 岁。30min 前，患者从 3 楼（约 10m）高处坠落（自杀），头面部、双腕部、臀部多处肿痛，急诊入院。体征：脉搏 75 次 / 分，血压 90/60mmHg，神清，精神差，左侧额部、颧部皮肤擦伤，颈软，胸廓无压痛，心肺检查未见异常，腹软，无压痛，骨盆挤压试验阳性，双侧腕部肿胀，畸形，触痛。临床诊断：高处坠落伤。

CT 示胸廓对称，左肱骨外科颈骨质断裂、断端错位，余肋骨及胸壁软组织未见异常。肺窗示双肺纹理粗多，右肺野外带透光度增强，未见肺纹理，双肺野见棉花团状实变影，边界不清，以左肺为著，双肺门不大。纵隔窗示纵隔无偏移，心影及大血管形态正常，纵隔内未见肿块及肿大淋巴结。无胸腔积液及胸膜肥厚（图 2.5.7）。诊断：①双肺肺挫伤，以左肺为著；②右侧气胸，肺组织约压缩 40%；③左肱骨外科颈骨折；双侧肋骨未见错位性骨折征象。

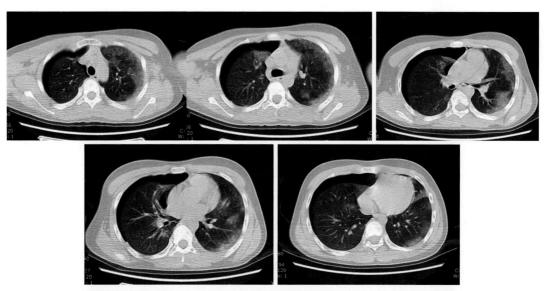

图 2.5.7　高空坠落伤后并双肺肺挫伤 CT 图

DR 示左侧耻骨上支可见骨皮质不连续，似可见小骨片影向下移位，耻骨联合增宽，骶 1 椎板未见融合，余构成骨盆各骨形态、大小、骨密度正常；骨质结构完整，无增生及破坏；未见明确骨折及脱位征象（图 2.5.8）。双侧尺桡骨远端可见骨质断裂影，以右侧为著，右侧尺桡骨远端断端未见错位征象，周围软组织肿胀；余双腕关节骨质结构形态完整，骨皮质连续，骨小梁走行规则，骨密度无明显异常征象。所见关节结构完整，关节面光滑，关节间隙不窄，关节周围软组织无明显肿胀（图 2.5.9）。诊断：①左侧耻骨上支骨折，耻骨联合分离；②双侧尺桡骨远端骨折。

三、胸部锐器伤致液气胸

气胸，是指锐器（包括尖刀、铁钉等）由体表皮肤穿破皮下组织，直接刺伤胸膜壁层；或者胸部创伤中并发肋骨骨折，骨折的断端刺破胸膜脏层也可发生气胸。产生气胸后使外界气压很高的空气经创伤的窦道口直接进入胸膜腔，导致胸膜腔内正常的负压消失，产生一系列危重临床表现。气胸可以是原发性或继发性。

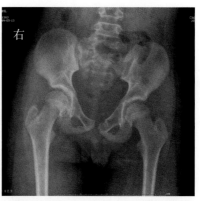

图 2.5.8　DR 图示左侧耻骨上支可见骨皮质不连续，似可见小骨片影向下移位，耻骨联合增宽

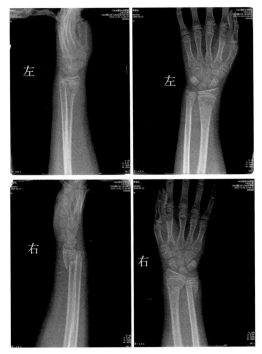

图 2.5.9 DR 图示左侧尺桡骨远端骨折

1. 发病机制

在正常的情况下，胸膜的壁层与脏层中除了有少量的液体起润滑作用外，它们基本都是紧密相贴的，形成潜在的空隙，其压力低于大气压为负压。随着呼吸动作的进行和肺的顺应性，胸膜腔支持着胸廓的运动。当进入空气后，潜在腔隙的负压减少，心脏和胸腔的内压增高，患侧肺组织被挤压而发生萎陷。患侧胸腔内压逆转成正压且压力急剧增高，由此将纵隔和气管向健侧推挤。结果使肺的顺应性降低，最终呼气和吸气的功能受限。轻症患者出现胸闷、胸痛、呼吸不畅，重者则发生呼吸困难、发绀、周围型呼吸衰竭。

2. 临床表现

伤后出现胸闷、气促、吸气性胸痛，呼吸费力、烦躁、冷汗、发绀等。气胸临床分类：闭合性气胸，开放性气胸，张力性气胸。查体：呼吸急促，鼻翼翕动，气管不居中。患侧肋间隙饱满。气管及心浊音界偏向于健侧。叩诊时患侧部呈浊音。听诊呼吸音降低。颈部、胸部、腋窝部等等皮下有握雪感。

3. 影像学检查

（1）X 线检查 首选 X 线胸片或在胸透下随患者体位改变检出异常。且能很快诊断，也可立即确定气胸的范围、肺组织萎陷和纵隔移位的程度。但 DR 检查组织重叠、组织对比密度差，易有漏诊。

气胸的 X 线诊断标准：可见被压缩的肺表面与脏层胸膜之间有一层纤细的气胸发线带及无肺纹理区。依此可确诊气胸，并判断肺组织被压缩的程度。胸片显示气胸部位透光度增加，无肺纹理，肺组织被压缩实变且向肺门处萎陷，透光度降低。有人提出，当气体占患侧胸部 1/4 时，肺组织可能被压缩至 35%；当气体占胸部的 1/3 时，肺组织可能被压缩至 50%；当气体占 1/2 时，肺组织可能被压缩至 65%。如果大量的气体进入胸腔后，肺叶被挤压在肺门周围而呈现出实质性的、团块状的软组织阴影。纵隔、气管表现为呈填充性向健侧移位。患侧膈肌可下降，肋间隙增宽。

（2）CT ① 冠状位与 DR 的征象相同，可见被压缩的肺表面与脏层胸膜间有一层纤细的气胸发线带。患侧胸壁弧形低密度积气征。CT 值为 –468~–1010HU，其内无肺纹理。纵隔气管向健侧稍有移位。两肺的肺纹理尚清晰。肺脏与胸壁间无肺结构区域，肺脏呈现不同度的受压，气体位于胸腔的上部。CT 发现当有少量的胸腔积气时，肺脏仅呈轻度受压。当胸腔内大量积气时，肺脏明显受压，纵隔也明显向对侧移位，严重时可发生纵隔疝。有时在气胸发生局部可见气 - 液平面。纵隔气肿时可在纵隔周围有气肿带，有时可伴发损伤部位皮下，或腋窝肌间隙内有不规则的、条索形低密度气肿积聚。② 轴位可见肺组织受压范围，气胸线，纵隔、气管有移位的征象。肺窗可见，右侧胸膜腔。在前上纵隔旁、膈顶前的内侧有大量低密度积气征，其边界清，内无肺纹理。其余的则肺纹理增粗。③ 纵隔窗可直接显示损伤由皮下进入胸腔内的途径。大血管清晰、淋巴结无肿大、气管通畅、两侧的胸膜光滑。肩胛下角的第 6、7 肋间皮下至胸膜腔可见不规则的低密度窦道影。④ 多螺旋 CT 扫描后经 MPR 后处理图像（冠状、矢状位）清楚显示气胸部位、气体量及伴随挤压征象。

病例4

男性，13岁。于打群架中右胸背部被铁钉刺入，胸痛，吸气时加重1d。查体：神志清醒，呼吸平稳右侧胸背部的肩胛下角旁第6~7肋间有0.5cm的暗黑色皮损。胸透未检出异常。胸片可见右侧后胸膜腔下一层纤细的气胸带及透亮影，无肺纹理（图2.5.10）。胸部CT示透光度降低区域将肺组织挤压，肺组织被压缩实变且向肺门处萎陷，同时可见纵隔及气管移位（图2.5.11，图2.5.12）。诊断：铁钉刺伤背部伴气胸形成、纵隔及气管移位右侧后壁气胸。

病例5

男性，14岁。30min前群殴中被尖刀刺伤左侧胸部，疼痛伴气短、胸闷来院。体征：神志清，精神欠佳，颈软，双肺呼吸音清，心音可，律齐，未闻及杂音，腹平软，无压痛，肝脾肋下未及，四肢活动正常。胸腹CT联扫示胸廓对称，左侧前胸部皮下可见气体影，余肋骨及胸壁软组织未

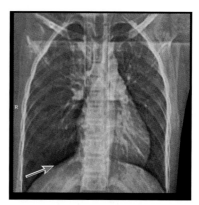

图2.5.10 纵隔及气管移位X线胸片

见异常。肺窗示左肺外带可见弧形气体影，其内无肺纹理，可见被压缩至肺边缘，肺组织压缩范围约20%（图2.5.13），双肺未见异常实变影，双肺门不大。纵隔窗示纵隔无偏移，心影及大血管形态正常，纵隔内未见肿块及肿大淋巴结。无胸腔积液及胸膜肥厚。肝脏大小、形态正常，肝内密度均匀，未见局灶性密度异常，肝内血管走行正常，肝内外胆管无扩张，脾不大，胆囊不大，胰腺大小形态及密度正常，双侧肾脏对称，大小及形态正常，未见局灶性密度异常，腹膜后未见

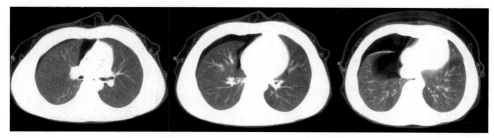

图2.5.11 CT图示透光度减低区域将肺组织挤压、被压缩实变且向肺门处萎陷，同时可见纵隔及气管移位

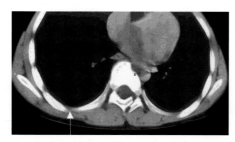

图2.5.12 CT图示右侧胸壁、近膈顶肺表面与脏层胸膜间有一层纤细的气胸带，并有一弧形低密度积气征。内无肺纹理。纵隔气管向左侧稍有移位

肿大淋巴结（伪影大）。诊断：①左侧液气胸，肺组织压缩约20%；②左侧胸部皮下积气。

四、肋软骨骨折

肋软骨骨折临床常见，但CT三维重建不易显示，可用最大密度投影重建（MIP）很好地显示骨折部位和断端移位程度（图2.5.14，图2.5.15）。

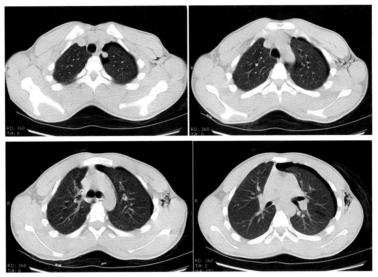

图 2.5.13　胸部刀刺伤致液气胸 CT 图

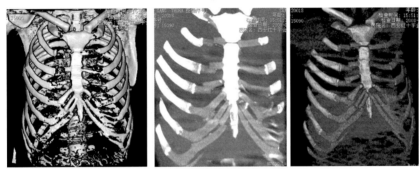

图 2.5.14　三维重建图像
示右侧第 2~5 肋软骨骨折
显示不清

图 2.5.15　MIP 重建示右侧第 2~5 肋软骨骨折

第 6 节　腹部损伤

儿童腹部损伤相对较少见。青少年随活动范围增大，车祸、直接暴力等导致的损伤近年有增加趋势。本节讲述腹部散弹伤与锐器伤（主要为肾脏锐器伤）。

一、儿童腹部散弹伤

儿童腹部散弹伤是指枪弹、雷管爆炸造成儿童腹部脏器、骨骼的钝挫伤，本病在战时多见。我国的枪支弹药管理严格，本病罕见。在我国枪弹伤多为猎枪或自制枪械所致的散弹伤或雷管保管不妥而发生的意外损伤。

1. 发病机制

当枪弹或散弹穿入组织时速度较快，通常产生前冲力和侧冲力。前冲力可直接穿透、离断或撕裂组织形成原发伤道。侧冲力可使原发伤道形成一个比原发伤道直径大 30~40 倍的暂时性空腔，空腔内压力导致的高速能使伤道周围组织继发产生更为严重的损伤。

2. 病理改变

肉眼所见腹腔实质性脏器，如肝脏钝挫伤，可见包膜下血肿及散弹残留片。镜检：细胞变性、坏死、水肿，组织形态结构消失。

3. 临床表现

胸腹部体表皮肤，皮下，手掌，手指被炸伤，炸毁。弹片残渣致伤物以爆炸时所产生的冲击力进入腹腔脏器。脏器损伤所致急性失血，患儿面色苍白，腹部疼痛，累及肾实质可见肉眼血尿。

4. 实验室检查

- 伤后可见急性红细胞、血红蛋白减少。
- 继发感染时可见白细胞总数、分类以中性粒细胞增多。

5. 影像学检查

（1）DR　患儿手掌、指端均被炸掉，广泛的软组织肿胀，残留骨组织结构不完整。

（2）X线检查　显示胸腹壁、肋骨等有金属弹片嵌顿。

（3）CT　腹部平扫可见肝脏轮廓大致正常或轻度异常，边缘不光滑。肝脏实质内血肿显示十分清晰，血肿呈单发或多发。位于肝包膜下，呈弧形、半月形或梭形。边界清，紧贴包膜。血肿随时间推移而异。受伤早期平扫呈略高或稍低密度影。主要是急性出血后，体内继发性凝血，血块收缩血清晰出，CT值不及颅内出血密度高。此外，肝实质内可见金属残片穿通肝实质形成的弹道痕迹。在高密度金属异物周围同时可见低密度水肿、损伤灶。肝脏外缘偶尔可见肋骨内有金属异物残留。

5. 诊断与鉴别诊断

患儿有明确的外伤史结合影像学检查，一般无需鉴别。

二、肝脾损伤

肝脾损伤，是指意外损伤累及腹部，波及肝脾。腹部损伤中，脾脏发病率是第一位，其次为肝脏，双肾及肠腔发病率最低。

1. 病　因

（1）开放性损伤　也称贯穿性损伤，可见于儿童自玩雷管，爆炸后碎弹片直接穿透腹壁进入肝包膜、肝实质的损伤。

（2）闭合性损伤　车祸伤、高空坠落伤或直接、间接暴力造成下位肋骨骨折，断端移位刺伤腹壁、隔膜、肝脾包膜，造成肝脾实质的损伤。

2. 病理改变

肉眼可见肝脾增大，包膜不完整，有大小不等的裂隙。周缘有血性渗夜。剖面可见肝脾实质裂隙、渗液。镜下可见大量红细胞集聚，及较多含铁血黄素颗粒堆积。肝脾细胞碎片、坏死。周围有炎症细胞浸润，后期出现成纤维细胞，肉芽肿、瘢痕形成。

3. 临床表现

儿童伤后持续性腹痛，面色苍白，神志淡漠，反应迟钝。尿少、血压降低等失血性休克。腹腔穿刺抽出不凝血液或血性渗出液。

4. 实验室检查

- 红细胞计数、血红蛋白减少，红细胞比容减小。
- 腹穿液为不凝血液。

5. 影像学检查

（1）B超　探及肝脾实质脏器形态异常，脏器周缘及腹腔内有液性暗区及出血。

（2）CT　① 肝脾包膜下血肿：脏器形态增大，包膜下可见新月形混杂密度影。实质性脏器受血肿挤压变形，有凹陷。CT值为28~39HU。② 肝脾实质内血肿，可见实质内有混杂密度影，呈裂隙状、不规则形。③ 肝脾挫裂伤：可见脏器形态增大畸形、失常，包膜欠光滑、完整。挫裂伤部分有不规则裂隙或缺口，周围模糊不清。

（3）MRI　急性出血期采用检查少。

6. 诊断与鉴别诊断

有明确腹部外伤史，急腹症、出血、失血性休克、腹腔穿刺液为不凝固血液。结合B超或CT扫描不难诊断。

📋 病例 1

女性，12岁。车祸伤后腹痛、面色苍白2h。CT示肝脏增大，包膜下可见新月形低密度影；脾脏增大，实质内可见裂隙状混杂密度影（图2.6.1）。诊断：肝脾破裂并包膜下积液。

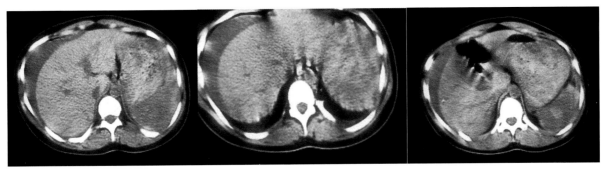

图 2.6.1　肝脾破裂 CT 图

三、肝脏胰腺挫裂伤

病例 2

男性，18 岁。因车祸伤后腹痛、大汗淋漓 1h 急诊就医。1h 前自驾汽车撞至树干，方向盘直接撞击上腹部，瞬间感腹部剧痛。无皮肤破损、出血、无意识障碍，可回忆受伤过程。无恶心、呕吐。查体：脉搏 70 次 / 分、呼吸 20 次 / 分、血压 80/50mmHg。神志淡漠、大汗淋漓、急性失血貌。头颅无异常。双侧瞳孔等大等圆，直径 3mm，对光反射灵敏。颈软。胸廓对称，两肺呼吸音清，未闻及干湿啰音。心率 70 次 / 分，律齐，未闻及病理性杂音。腹软，全腹无压痛及反跳痛，肝脾肋下未及。肠鸣音尚可。四肢肌力、肌张力无异常。双侧病理体征未引出。首次急诊腹部 CT 提示：腹腔大量积液。

经急诊科直接送入手术室抢救。术前查体：贫血貌，舌系带裂伤，口腔内有少量出血。腹部饱满，膨隆，压之肌紧张明显。初步诊断：①闭合性腹部损伤、脏器破裂（肝）；②失血性休克；③舌系带裂伤。

术中腹腔镜探查发现：肝破裂多处，其中右后叶膈面 4 处，大小分别 5cm×0.7cm、4cm×0.5cm（两处）、3cm×0.5cm，左内叶脏面

一处，2cm×0.5cm。术中修补。胰腺上缘挫裂伤、脾静脉、肠系膜上静脉、门静脉分叉处裸露，予以修补。探查结肠肝曲、十二指肠处均有血肿形成，术中修补。术后诊断：肝胰挫裂伤修补术后。病程中发现血胰淀粉酶增高，大便潜血（+），考虑创伤性胰腺炎。胃镜检查未见异常，考虑大便潜血（+）来自舌系带裂伤出血吸吞入胃内。术后腹部 CT 复查示肝包膜下新月形低密度影。肝左叶可见混杂密度影。脾脏密度欠均匀。胰腺头颈部形态增大，体部可见巨大囊性灶（图 2.6.2，图 2.6.3）。

四、肾脏挫裂伤

肾脏挫裂伤，是指腹部损伤后致肾实质的损伤，包括肾实质的钝挫伤和裂伤。其发生率在男性高于女性；在腹部实质脏器损伤中占第三位。

1. 病 因

多见于车祸、高空坠落、腹腔暴力事件等。

2. 病 理

大体所见：肾脏外形增大，肾脏脂肪囊或包膜下饱满。剖面：肾脏脂肪囊或包膜下可见血性渗出，肾皮质碎裂，肾实质内有渗出，小凝血块与出血。肾盂、肾小盏亦见血性液体。肾柱结构模糊。镜检：在撕裂局部有红细胞大量渗出，少

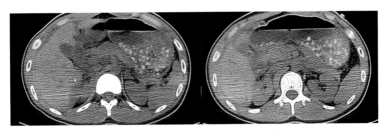

图 2.6.2　CT 图示肝包膜下新月形低密度影，脾脏密度欠均匀

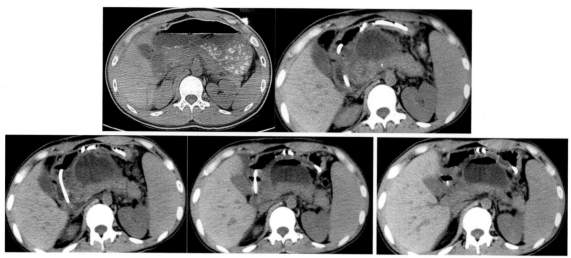

图 2.6.3 肝胰腺挫裂伤 CT 图

量炎症细胞浸润。

3. 临床表现

患儿腹部损伤后腹部疼痛、腰背部疼痛，面色苍白，肉眼血尿，出冷汗，出现失血性休克症状。腰部皮肤瘀斑。有些患儿的患侧肾区隆起，压痛、叩击痛明显。

4. 实验室检查

· 红细胞计数、血红蛋白减少，红细胞比容减小。

· 病初白细胞计数及分类正常，合并感染则上升。

· 尿常规：尿比重增加，隐血（+++），蛋白（+++）。镜检：满视野红细胞。

5. 影像学检查

（1）DR　仅在静脉肾盂造影检出肾脏、肾盂包膜欠完整，形态异常。

（2）B超　可探及肾脏形态增大，内有不规则回声。包膜欠完整，肾实质内有出血的强回声。

（3）CT　① 肾脏脂肪囊内、包膜下血肿：可见弧形高密度出血灶，出血具有占位效应，挤压肾实质。② 肾脏挫裂伤：可见肾实质内有裂隙状、点片状低密度水肿区内伴高密度出血灶，形态像斑片状、斑点状，经计算机重建后处理图像，冠状、矢状位显示更清楚。当患者有失血性休克，肾实质出血灶显示欠清。行 CT 增强后髓质期肾脏实质明显强化，高密度出血灶显示清楚，血肿推挤正常肾组织。当挫裂伤严重、肾实质撕裂、肾脏失去正常轮廓，位于肾窝内混杂密度影，肾前筋膜增厚，并有混杂密度影，CT 增强后可见部分强化。

6. 诊断与鉴别诊断

患儿有腹部损伤史，查体及影像学检查即可诊断，无需鉴别。

📋 病例 3

女性，5 岁。30min 前因车祸致头痛，左腹部疼痛。患儿体征：脉搏 110 次 / 分，呼吸 20 次 / 分，血压 100/70mmHg。神志清，头右颞顶部肿胀，压痛（＋）。双侧瞳孔等大等圆，直径约 3mm，光反射灵敏，左颧弓处瘀青肿胀，颈软。双侧胸廓对称，未触及明显骨擦感。双肺呼吸音清，未闻及干湿啰音。心率 110 次 / 分，律齐，未闻及病理性杂音，腹软，左髋部可见片状皮肤擦伤，压痛（＋），肝脾肋下未及。四肢肌力肌张力正常，双侧病理征未引出。急诊腹部 CT 检查：肝脏大小、形态正常，肝内密度均匀，未见局灶性密度异常，肝内血管走行正常，肝内外胆管无扩张；脾不大；胆囊体积不大，其内密度尚均匀；胰腺大小形态及密度正常；左肾周围可见高密度影环绕，周围肾周筋膜增厚；腹膜后未见肿大淋巴结（图 2.6.4，图 2.6.5）。诊断：左肾挫裂伤。

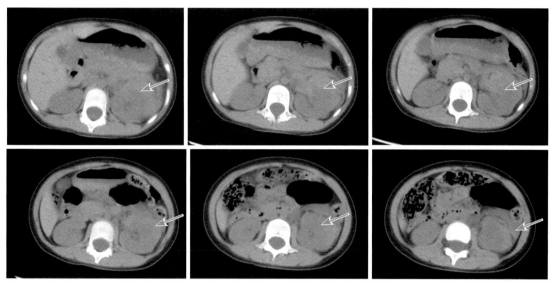

图 2.6.4 CT 图示左肾周围可见高密度影环绕，周围肾周筋膜增厚

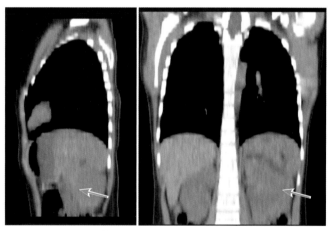

图 2.6.5 MPR 重建图像，矢状位、冠状位像显示左肾周围仍见高密度影环绕，周围肾周筋膜增厚

📋 病例 4

男性，15 岁。车祸伤及右侧腰背部 1h 伴腰痛，肉眼血尿一次。查体：痛苦样，面色苍白，右侧腰背部皮肤裂伤，并有血水样渗出液。肾区压痛，叩痛明显。CT 示右肾周脂肪囊，肾皮质下、肾实质有高密度积血影（图 2.6.6 ~ 图 2.6.9）。诊断：右肾挫裂伤。

五、肾脏锐器伤

肾脏锐器伤，是指肾脏遭受锐器损伤后所致的闭合性或开放性损伤。本病在 14 岁以前儿童中少见。临床特征：伤后急性失血性贫血、血尿、腹部及腰背部疼痛，锐器伤入体部位可见血性渗液。B 超或 CT 明确显示肾脏受伤解剖征象。

1. 病理改变

大体所见：肾脏形态增大，充血。包膜紧张，残留包膜不完整，剖面可见肾脏裂伤，肾实质、肾盂破裂，大出血，尿液渗入肾周脂肪囊。

2. 临床表现

本病多见于青春期男性。例如，打架斗殴的暴力事件中，被锐器击伤及尖刀等捅伤肾区。伤后表现面色苍白，可见肉眼血尿，继发性腹部、腰背部疼痛。受损伤的肾脏大量出血，血液、尿液渗入肾周组织形成局部肿块或伤口渗血或渗尿液。

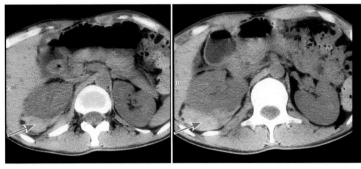

图 2.6.6　CT 图示右肾周脂肪囊，肾皮质下、肾实质有高密度积血影

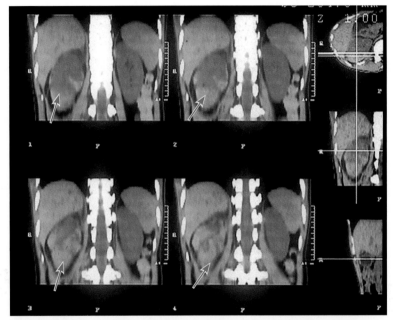

图 2.6.7　MPR 重建图像处理后 CT，冠状位显示右肾脂肪囊内积血影

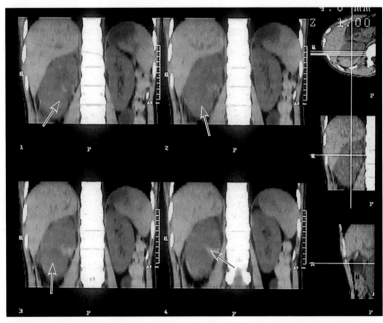

图 2.6.8　MPR 重建图像

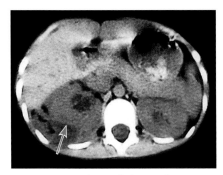

图 2.6.9　CT 图示右肾脂肪囊内积血部分吸收

3.实验室检查

- ·急性失血性贫血,红细胞和血红蛋白均减少。
- ·肉眼血尿,红细胞和蛋白阳性。

4.影像学检查

在急性肾损伤的病例中,急诊CT扫描为首选。确定肾脏损伤程度、范围及腹腔内其他脏器情况,根据损伤程度,分为轻度损伤(包括肾皮质挫裂伤)和重度损伤(伤及肾皮质、肾实质)。集合管断裂。根据损伤是否与体外相通,分闭合性或开放性,后者为贯通伤。

CT 显示肾脏形态增大,不完整,其边界模糊不清。肾实质内有不规则形密度增高的血肿影。肾盂、肾小盏失去正常形态。肾周脂肪囊内被混杂密度影填充。开放性肾损伤中可观察到从腰背部皮肤、皮下、肾脏有锐器刺入而致的贯通途径,为不规则形低密度影或高密度影,由外向内延伸。

5.诊断与鉴别诊断

有明确的损伤史。腹部疼痛,腰部肿痛,血尿,急性失血性贫血等。结合 CT 扫描无须鉴别诊断。

📋 病例 5

男性,14 岁。群殴中被尖刀刺伤左侧腰背部 5h 伴血尿。急诊来院。查体:痛苦样,面色苍白,左侧腰背部有 3cm 皮肤裂伤,并有血水样渗出液。肾区压痛,叩痛明显。CT 示左后腹壁皮肤缺损,腰大肌、肾周脂肪囊,肾实质、肾盂有条索状高密度窦道、血肿影直通皮肤缺损(图 2.6.10 ~ 图 2.6.12;图片来自西安航天总医院放射科)。诊断:左肾贯通伤、肾实质、肾周脂肪囊血肿。

📋 病例 6

男性,13 岁。刺伤左腰 2h。治疗前 CT 示皮下刺入部位,左肾周围高密度影,左肾后外缘有弧形出血影,肾实质内外可见条形高密度出血(图 2.6.13~ 图 2.6.15;图片来自西安航天总医院放射科)。诊断:左肾锐器伤。

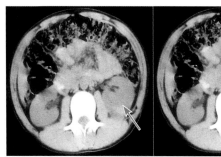
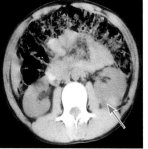

图 2.6.10　CT 图示左后腹壁缺损,腰大肌、肾周脂肪囊,肾实质、肾盂有条索状高密度窦道及血肿影

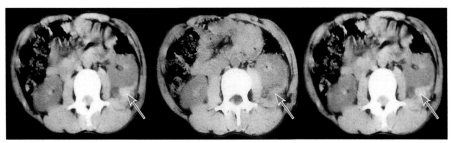

图 2.6.11　CT 图示左侧肾脏的形态畸形,肾实质、肾周脂肪囊内有混杂的含气、血、脂肪等密度影

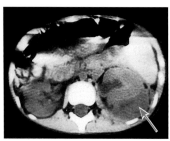

图 2.6.12　CT 图示左肾形态增大,出血部分吸收

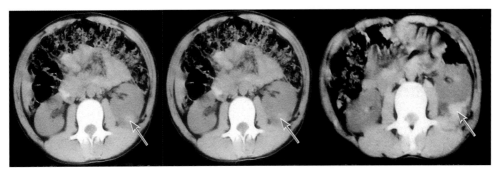

图2.6.13　CT图示皮下刺入部位，左肾周围高密度影，左肾后外缘有弧形出血影；肾实质内、外可见条形高密度出血

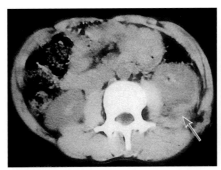

图2.6.14　CT图示左肾实质内仍有高至等密度陈旧性出血，皮肤窦道闭合

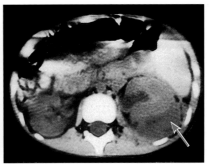

图2.6.15　CT图示左肾形态增大，出血部分吸收

第7节　支气管异物吸入

儿童支气管异物吸入是指儿童不经意或玩耍时口含异物，吸吞后经会厌坠入支气管内，多见右侧支气管。本病随城镇化加快、农民进城务工，发病率有上升。

1. 病理改变

肉眼所见，支气管异物周围管壁的黏膜充血、水肿，管腔变窄。镜下见黏膜内初有中性粒细胞浸润，组织间隙有红细胞渗出；后有淋巴细胞浸润，以及炎性肉芽组织增生。

2. 临床特点

气管异物是儿科临床常见急危重症之一，多发生于8个月至5岁的婴幼儿，常因误吸各种异物造成不同程度的呼吸道阻塞，严重危及生命。儿童支气管异物与吸入时的体位及吸入异物的种类、大小、形态有密切关系。吸入后患儿即刻出现剧烈呛咳或反复出现咳嗽、发热，白细胞计数、分类、中性粒细胞升高。X线平片反复出现同一部位的肺部感染灶。

3. 实验室检查

·白细胞计数正常或轻度升高。红细胞计数正常或轻度降低。血红蛋白正常或轻度减少，呈小细胞低色素性贫血。

·以中性粒细胞增多为主。病程较长时则有淋巴细胞增多。

4. 影像学检查

（1）X线检查　非金属异物：显示气管内腔有异物随呼吸上下移动，偶见纵隔摆动，两侧肺组织透光度不一致，急性期右下肺下野内带显示肺不张、实变影，呈广基靠近肺门，尖端指向肺实质。边界清。时间较长，则可见段气管周围有炎性渗出，肺纹理模糊。如金属异物不透光，异物的形态、密度均可见。经支气管纤维镜下钳出后，胸片恢复正常。

（2）CT　支气管异物CT平扫冠状位，对金属异物的显示较X线平片更清楚。可见异物嵌顿部位、形态、异物与周围组织密度值，借此判断是金属异物或非金属异物。为临床寻找病因或为支气管纤维镜检作导向、定位。气管异物CT扫描范围：应包括颈部气管至气管隆嵴下方，经多螺旋CT检查后，迅速图像重建处理，发现异物所在位置、形态、大小范围。直接显示异物所在位置，最常见右肺下叶段支气管及伴随有以下肺组织膨胀不全、阻塞性不张、渗出、肺组织的实变。肺窗可见异物致局部阻塞性肺不张，呈尖端指向肺内，广基靠肺门或肺根的大片实变影，内有支气管征。仿内窥镜重建可见异物嵌顿于支气管内的位置、形态。密度及周围支气管反应性收缩痉挛、管腔变窄、黏膜充血。遗憾的是仅能观察，不能钳取异物。

5. 诊断与鉴别诊断

（1）诊断要点　儿童有异物吸吞史，呛咳，肺部反复感染史。X线胸部平片、CT显示同一部位炎症渗出及阻塞性肺不张。胸部X线检查正常也不能排除，应再行多螺旋CT检查，以发现异物。

（2）鉴别诊断　①肺部血管先天畸形（肺动脉悬吊征）发作性咳嗽，胸片、CT显示肺叶不张，阻塞性炎症。②大叶性肺炎，在肺炎极期可见肺内大片实变，内有支气管充气征。③肺隔离症（肺外型）可见肺内实变影，血管造影检查后，可见由体循环供血动脉（主动脉分支，或肠系膜上动脉）。

病例1

女性，14岁。5d前口含图钉看电视时吸入支气管内。胸部X线片可见右侧肺门下有一不透光的金属异物显影，图钉帽向下远离肺门，尖端向上。支气管镜检可见，右肺下叶支气管内异物初次插镜取出金属异物表面已有炎性肉芽肿，难以钳取，给予局部抗感染治疗。经抗感染支持治疗1d后，患儿尚能配合，次日又行支气管插管，镜下可见附近支气管黏膜水肿、渗出，管腔变窄，黏膜充血。同时可见金属异物形态及反光增强，图钉帽向下，尖端向上。取出锈迹斑斑的图钉1枚（图2.7.1～图2.7.5）。诊断：右侧支气管异物。

病例2

女性，2岁。玩耍时将口中的花生米突然吸入支气管，呛咳不断，颜面涨红，间歇性呼吸困难。诊断：支气管异物吸入。CT检查结果见图2.7.6和图2.7.7。

病例3

男性，28岁。间断刺激性咳嗽、咯痰12年。12年前，写作业时口含笔帽不慎将塑料笔帽误吸入气管内，随即出现刺激性咳嗽、咯痰、胸闷、发热（体温达38.9℃），经当地医院抗感染后前症好转。此后多年均有间断咳嗽、气喘，逢冬季感冒后加重。胸部CT肺窗显示：右肺下叶内基底段可见斑片状密度增高影，边缘模糊，密度不均，其内可见少许支气管充气征，大部分呈实变影（图2.7.8～图2.7.10）。纵隔内未见肿大淋巴结，心影及大血管形态正常。诊断：右肺下叶内基底段实变影。考虑良性病变：①支气管异物包裹形成；②炎性假瘤。

支气管镜检：左侧各级支气管、右肺上叶各级支气管管腔通畅。黏膜光滑。右肺中间支气管干可见一环形、灰白色异物阻塞管口。局部肉芽组织增生，支气管远端不能窥视。用活检钳取出一枚无色、透明塑料笔帽，长约3cm。局部取病理活检组织2块（图2.7.11～图2.7.13）。

支气管镜检异物钳取后复查胸部CT：肺窗示原肺内病灶体积较前明显缩小，仍有片状软组织密度影，其内支气管充气征；余双肺纹理清晰，走行自然，肺野透光度良好，双肺未见异常实变影，双肺门不大。纵隔窗示纵隔无偏移，心影及大血管形态正常，纵隔内未见肿块及肿大淋巴结。无胸腔积液及胸膜肥厚（图2.7.14）。

诊断：右肺下叶不张，较术前有所好转。

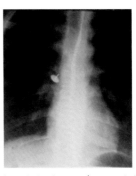

图2.7.1　X线片示右侧肺门下有一不透光的金属异物显影，图钉帽向下远离肺门，尖端向上

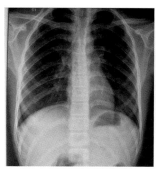 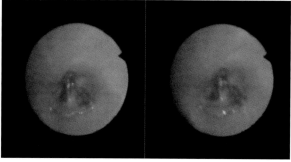

图 2.7.2　X线片示右下肺门显示清晰

图 2.7.3（见彩插）　支气管纤维镜下可见右肺下叶支气管内异物

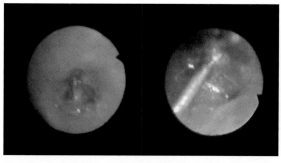 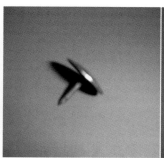 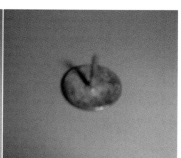

图 2.7.4（见彩插）　经抗感染支持治疗 1d 后又行支气管镜检

图 2.7.5　经支气管纤维镜取出图钉 1 枚，外形如图所示

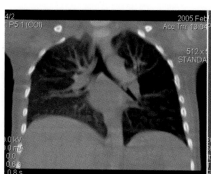 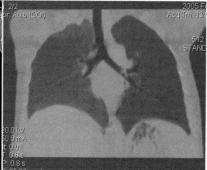 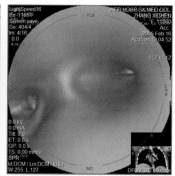

图 2.7.6　冠状位 CT 图示左肺下叶段支气管起始似有异物卡住

图 2.7.7（见彩插）　计算机仿内窥镜示左肺下叶内段无异物，仅见支气管反应性痉挛、变窄

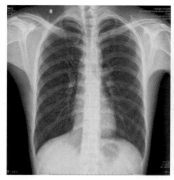 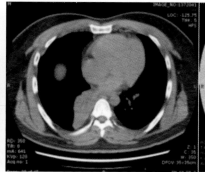 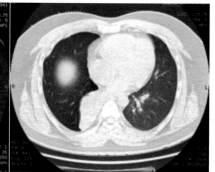

图 2.7.8　术前 CT 图示右心缘有一致密软组织影

图 2.7.9　CT 图示右心缘有致密影，边界清

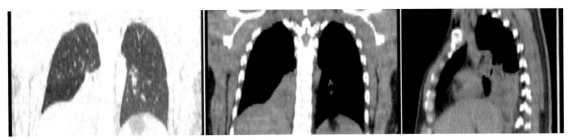

图 2.7.10　计算机后处理重建图像显示右肺下叶内基底段片状致密影，边界清

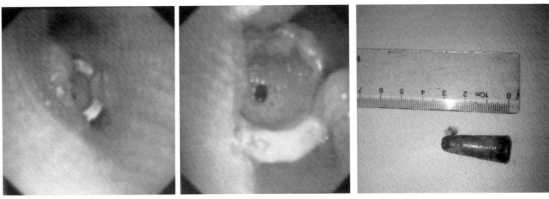

图 2.7.11（见彩插）　支气管镜下可见右下支气管开口处有一异物嵌顿　图 2.7.12　支气管镜检钳出异物为圆珠笔帽，大小约 3cm×1.5cm

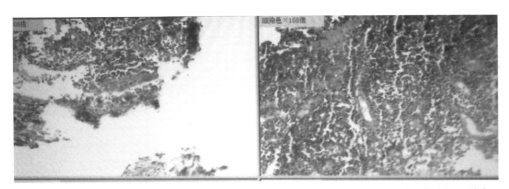

图 2.7.13（见彩插）　异物嵌顿处病理活检组织镜检：右肺下叶活检组织为慢性炎症组织增生；可见淋巴细胞、中性粒细胞堆积成团块状

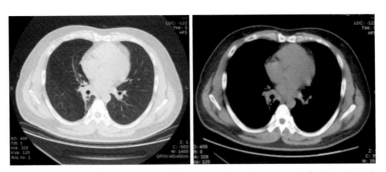

图 2.7.14　支气管异物钳取后复查 CT，图示右肺下叶内基底段病灶范围明显缩小，部分炎症吸收

第8节 吸吞异物

一、鼻腔异物

儿童鼻腔异物，常见于儿童玩耍中将手中物品塞入鼻腔内，感觉不适时方告知家长。临床可见流涕、鼻塞。

病例1

女性，3岁4个月。异物塞入鼻腔3h，急诊来院取出后，头颅侧位拍片观察有无异物残留（图2.8.1，图2.8.2）。诊断：鼻腔异物取出术后。

二、食管上段异物

食管异物，是指吸吞异物后，异物卡堵在食管上端。发病年龄：50%发生于10岁以下的儿童。发生部位：最多见位于咽食管狭窄处。

病例2

女性，6岁。讲话的同时进食枣，将枣核吞入，突然被卡住伴呼吸不畅、疼痛、吞咽困难。急诊入院。查体：呼吸急促，面色略发绀。咽部充血。心率160次/分，律齐。两肺呼吸音粗，未闻及干湿性啰音。腹平软，肝脾肋下未触及。诊断：消化道异物。

急诊胸部CT扫描，口服少量造影剂，扫描后经计算机重建冠状位、矢状位图像均显示：咽-食管狭窄有一被造影剂染色的异物（图2.8.3~图2.8.5）。诊断：咽-食管狭窄异物嵌顿。转归：经食管镜钳取枣核，两头尖锐，中间隆突，长度约2cm。患儿临床症状、体征缓解。

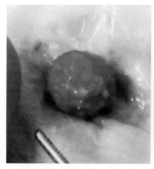

图2.8.1（见彩插） 鼻腔取出异物，大小约1.2×0.7cm

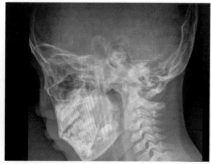

图2.8.2 异物取出后DR图示鼻腔内未见高密度影异物残留

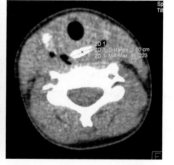

图2.8.3 CT图示咽-食管上段有一被造影剂染色的异物嵌顿

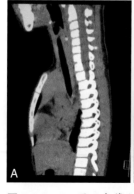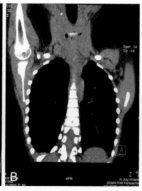

图2.8.4 CT图示食管上段有一被造影剂染色的异物（A矢状位，B冠状位）

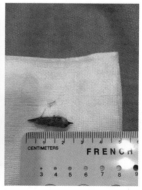

图2.8.5 经食管镜钳夹出食管上段异物实物，图示枣核两头尖锐，中间隆突，长约2cm

病例 3

女性，7 岁。玩耍中误吞 1 枚钱币 30min。急诊胸腹 DR 示胸廓入口处咽 - 食管部可见一枚不透光钱币，边缘光滑，大小约 2.22cm（图 2.8.6）。

三、误吞磁珠

📋病例 4

女性，2 岁。16h 前误吞金属磁珠一串，磁珠大小约 0.5cm，数量不详。无不适。排便未见磁珠。查体：神清。心肺未见异常。全腹无压痛，无包块。诊断：误吞金属磁珠异物。

腹部 DR 显示：中腹有一斜形高密度不透光串珠异物一串，磁珠大小约 0.5cm，共 12 粒，已排出胃内进入肠道（图 2.8.7，图 2.8.8）。转归：胃镜引导下钳取 12 粒磁珠。

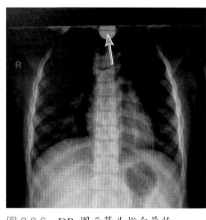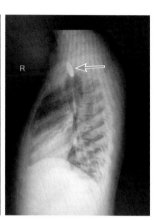

图 2.8.6 DR 图示箭头指向异物

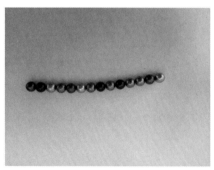

图 2.8.7 吞食磁珠外观

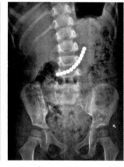

图 2.8.8 正侧位腹部 DR 图示中腹有一斜形高密度不透光串珠异物，磁珠大小约 0.5cm（12粒），似已排出胃内进入肠道

第 9 节 误服水银

误服水银，也称误服汞剂，是指经口误服水银入消化道，多见于儿童口含体温计玩耍时不慎咬断体温计头端水银池细颈弯头处，破损处水银被吞入。多数儿童无任何临床症状，有的儿童误服后心理压力大，产生恐慌、焦虑或过后腹部不适。或吞入较少无任何临床症状时，家长焦虑不安从而影响儿童情绪。吞入胃肠道腹部平片可见水银入体后分布部位、形态学变化。

1. 毒 理

汞的存在形式有两种，即离子汞与金属汞。体温表内为金属汞，化学性质不活泼，在胃肠道不易吸收。离子汞与人体巯基、氨基、羧基等结合，使细胞色素氧化酶和功能基团活性受影响，阻碍细胞活性、代谢，使其变性坏死。破坏肾脏近曲小管，引起血尿、蛋白尿。经皮肤、呼吸道、消化道以汞蒸汽形式吸收进入，长期、大量接触可随血液分布于肝、肾、脑、头发，血液中存在点彩红细胞。少量经唾液、汗液和乳汁排出，主要经尿粪便排出。

2. 实验室检查

·血常规、白细胞计数及分类正常、红细胞计数、血红蛋白正常。

·肝功能、肾功能均正常。

·长期接触离子汞：末梢红细胞显示点彩红细胞，肝肾功能异常。

3. 临床表现

误服金属汞后儿童无任何临床症状、体征，有时因家长的情绪变化，出现焦虑、恐慌，或诉腹部不适、腹部疼痛。长期慢性接触离子汞可出现注意力不集中、口吃、焦虑、记忆力减退，胃肠道、泌尿系统症状及贫血等，也可有急性肝炎、肾炎、蛋白尿、血尿。金属汞消化道吸收甚微，一般不会引起中毒。

4. 影像学检查

DR 腹部立位片显示：误服入金属汞分布于上腹部，呈水平位，断续状、不透光的高密度影。经口服蛋清、牛奶，以及食用粗纤维食物、大量输液，加速水银经由消化道排泄。治疗后，第 2 天腹部平片可见高密度水银仅少量残留于右侧腹部，大部分随肠蠕动排出。第 3 天腹部平片可见水银随肠蠕动排泄，仅在右下腹肠管内呈斑点状散在残留于肠腔内（图 2.9.1）。

📋 病例 1

男性，3 岁。口含体温计玩耍中咬断头部 7h。在当地诊所曾口服蛋清 + 牛乳 250mL 后转诊来院。查体：口腔黏膜光滑，心肺听诊阴性，腹软，全腹无压痛，无肌紧张。肝脾未及。腹部平片示中上腹呈水平位，散在、断续的线状不透光高密度影。转归：又经口服蛋清 + 牛乳 250mL+静脉输液 + 连续 3d 动态摄片，吞入胃肠道水银排泄完毕。

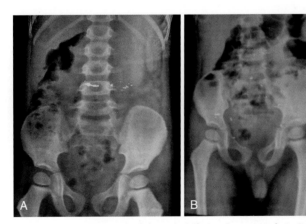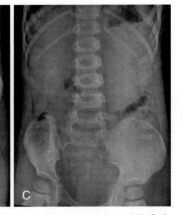

图 2.9.1　A.误服水银后腹部平片（第 1 天），显示中上腹呈水平位，断续的、线状不透光高密度影。B.误服水银后腹部平片（第 2 天），显示高密度不透光的水银影大多数随肠蠕动排泄，右侧腹部肠腔内仅少量残留高密度残影。C.误服水银后腹部平片（第 3 天），显示腹腔内未见异常影像

第 10 节　溺　水

在儿童意外损伤中，溺水多见于南方。有溺淡水（低渗性）与海水（高渗性）之分。淡水主要为肺内、消化道吸吞大量低渗性液体，救治时清除呼吸道后，纠正急性肺水肿，输入高—等渗液体脱水利尿。当溺海水时，体内处于高渗性失水，

吸入后血液处于高渗性脱水，细胞内脱水，纠正以大量等—低渗液体输入为主。

📋 病例 1

女性，2 岁。1h 前溺水被救起后送至急诊。查体：神志清，瞳孔等大等圆，直径 3mm，对光

反应灵敏。口鼻呼吸道已清理。颈软。胸廓对称。心率 93 次 / 分，律齐。未闻及病理性杂音。两肺呼吸音清，可闻及哮鸣音。腹平软，全腹无压痛。生理反射存在，病理体征未引出。急诊检查头颅 CT 示双侧筛窦黏膜增厚，颅内未见异常（图 2.10.1）。胸部 CT 示右肺下叶背段可见片状薄雾样渗出（图 2.10.2）。诊断：溺水后右肺下叶背段渗出。

📋 病例 2

男性，6 岁。在池塘中戏水，呛水后被人救出，

嗜睡，呕吐。溺水后无咳嗽、流涕、二便失禁。查体：血压 104/58mmHg，体重 20kg，无呼吸困难。全身皮肤黏膜无皮疹、紫斑。浅表淋巴结可及。咽腔无充血，未见疱疹。双肺呼吸音，可闻及少量痰鸣音。腹平软。肝脾肋下未触及。脊柱四肢关节未见异常。神经系统：颈部无抵抗，布鲁津斯基征（－）、克尼格征（－）。病理体征：未引出。胸部 CT 示双肺中下叶可见弥漫性云雾样渗出影，边缘模糊，右肺呈略高密度结节影（图 2.10.3）。诊断：溺水后肺叶弥漫性渗出。

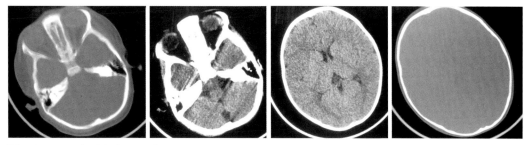

图 2.10.1 溺水后颅内 CT 图

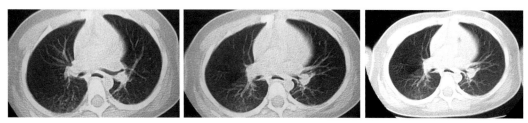

图 2.10.2 CT 图示右肺下叶背段片状薄雾样渗出

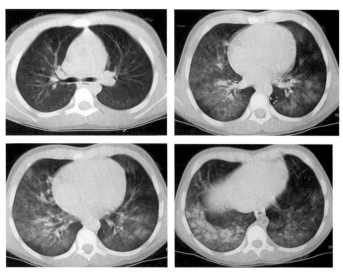

图 2.10.3 溺水后胸部 CT 图

第 11 节　脊柱损伤

脊柱骨折是指暴力直接或传导作用于脊柱，导致脊柱及附件的骨折。儿童脊柱柔韧弹性好，椎间盘组织致密。骨的塑形和矿化更容易，因而本病的发生率较成人低，Klassen 统计 156 例儿童胸腰椎损伤中，脊柱椎体骨折仅占 10 例。我院一组 45 例脊柱创伤的资料中，儿童脊柱创伤仅占 5 例（占 11%）。临床特点：无性别差异。脊柱受伤后，有成角畸形，局部压痛，伴或不伴肢体活动障碍。X 线平片：受损椎体前上缘呈楔形变或可见骨碎片。CT 扫描可见椎体皮质断裂，松质骨呈纵裂状，横裂状或粉碎性改变。骨折碎片可移位。椎管受压。

1. 发病机制

始于各种暴力直接或间接传导至脊柱，使其骤然过度屈曲，暴力使具有缓冲作用的椎间盘组织被挤压入椎体软骨终板，进入松质骨区内。松质骨像爆米花样迸裂或像龟纹样裂开。骨折碎片向四周移动，突入或滑落至椎管内，导致严重的脊椎形态异常和神经系统合并症。儿童椎体软骨终板是儿童的二次骨化中心，对骨的纵向生长有影响，伤后可以导致而后脊柱成角侧弯畸形。在儿童脊柱创伤中，软骨板的损伤也属于儿童骨骺损伤范畴。

2. 病理改变

脊柱损伤中，从寰枢椎到骶 1（L_1）椎体均可受累，但以 T_{12}~L_1 最常见，其次为 C_5、C_6、L_4、L_5 椎体。Willen 等通过尸检发现：骨折的椎体上，下软骨终板、部分后纵韧带撕裂、椎间盘疝出、脊髓受压、肿胀，软组织间隙充血、渗出、水肿。

3. 临床表现

有脊柱损伤史，如高空坠落、车祸、滑倒或臀部着地。体格高大肥胖者，在蹦跳游戏中也可致脊柱损伤。轻者局部压痛不适，皮肤肿胀、瘀

斑，脊柱侧弯，成角畸形，屈曲运动受限。重者下肢感觉运动障碍，排便困难。

4. 影像学检查

（1）DR　脊柱正侧位片可确定脊柱损伤部位和范围。受累椎体呈楔形变，椎间孔变形，有时可伴椎弓或横突骨折。

（2）CT　受累椎体周缘呈环形，双侧、正中后方或偏向一侧的疝出软组织密度影，密度均匀，椎管前缘脂肪间隙消失。一侧或双侧侧隐窝变窄，神经根受压或淹没。椎管形态异常，矢状径变窄。骨窗显示椎体及附件（椎弓、棘突、横突、椎小关节等）骨性结构不完整。皮质连续性中断。在椎体上下软骨终板可见有纵行，龟纹样低密度骨折线，贯通脊柱前、中、后柱。骨折碎片向四周或向后移位，或滑脱入椎管内，椎管受压变狭窄。

根据 Fenguson 分类将脊柱划分为前、中、后柱，用以判断脊柱损伤程度，前柱包括椎体、椎间盘的前中 2/3 及前纵韧带；中柱包括椎体、椎间盘的后 1/3 及后纵韧带；后柱则由椎体附件（椎弓、椎板、棘突、椎小关节突）及韧带（关节囊、黄韧带、棘间韧带和棘上韧带等）组成（图 2.11.1）。

Wolter 分类法根据椎管指数将椎管横断面划分为三等份。用 0、1、2、3 表示脊柱创伤中椎管狭窄、受压程度。0 表示椎管形态正常；1 表示受压、变窄占横断面的 1/3；2 为椎管狭窄占 2/3；3 则表示椎管完全阻塞（图 2.11.2）。

（3）MRI　脊柱骨折显示不如 CT，但显示椎体及附件脊髓水肿、出血、挫伤，椎管及周围软组织改变优于 CT。所以在脊柱损伤中，MRI 是影像诊断中评估椎体及脊髓损伤必需的检查。

5. 诊断与鉴别诊断

（1）**诊断要点**　有明确脊柱外伤史，局部压痛，畸形，有神经定位水平损伤。结合 X 线片及 CT 扫描，MRI 即可确诊。

（2）**鉴别诊断**　①儿童椎间盘脱出：也有脊柱外

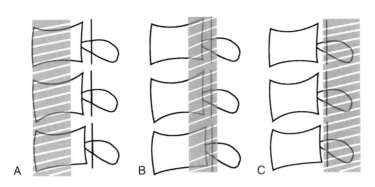

图 2.11.1　A.脊柱前柱。B.脊柱中柱。C.脊柱后柱

伤史，为脊柱骨折中合并或仅有椎间盘疝出。②儿童脊柱结核：起病隐匿，无外伤史。胸腰段疼痛或突然斜颈。脊柱成角畸形。X 线平片见椎体破坏，有楔形样变，椎间隙变窄，上下椎体骨质疏松，腰大肌肿胀。CT 显示椎体从松质骨向椎体边缘有虫蚀状、溶骨样破坏区，内有沙砾样死骨形成。椎体周围软组织肿胀，内可见干酪样坏死。

病例 1

女性，10 岁。车祸伤后腰痛 1h。X 线平片仅见椎体上缘轻度变形。CT 矢状位见 L_1 椎体楔形变。轴位可见 L_1 椎体前中柱呈"人"字裂隙透光影，

波及脊柱前中柱（图 2.11.3）。诊断：L_1 椎体骨折爆裂型骨折。

病例 2

女性，14 岁。与家人发生口角后从 13m（四层楼）高处坠落，双足跟及腰痛 1h。骨窗显示：脊柱中、后柱受累，L_5 椎体及棘突，有由前向后纵向骨折线，同时可见椎体前缘呈双边征（图 2.11.4）。诊断：L_5 椎体及棘突爆裂型骨折。

病例 3

男性，9 岁。身高 103cm，体重 73kg（正常儿：26kg）。游戏中由 3m 高处坠落，臀部着地后腰

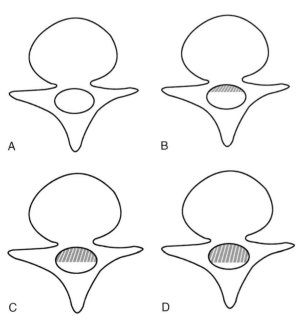

图 2.11.2　椎管指数概念示意图。按 Wolter 分类法，正常椎管横断面图。A.椎管指数为 0 表示椎管形态正常。B.椎管指数 1 表示椎管内前 1/3 横断面受压，双侧神经根有受压。C.椎管指数 2 表示椎管内前 1/2 横断面受压，椎管狭窄占 2/3。提示：脊髓、神经根受损。D.椎管指数 3 表示椎管内前 2/3 横断面受压，用 3 表示椎管完全阻塞，硬膜囊疝形成，脊髓、神经严重损伤

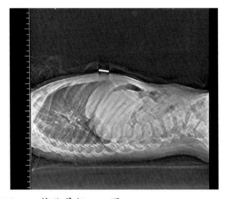

图 2.11.3　L_1 椎体骨折 DR 图

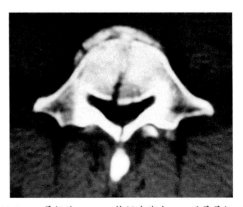

图 2.11.4　L_5 骨折伴 $L_4 \sim L_5$ 椎间盘膨出、双跟骨骨折 CT 图

痛 4h 急诊来院。CT 矢状位显示 L_1 椎体上缘呈楔形变（图 2.11.5）。CT 显示 L_1 椎体前，中柱呈纵形骨折。L_1~L_2 椎间盘向椎体周缘、前方膨出软组织影（图 2.11.6）。诊断：L_1 椎体爆裂型骨折并 L1~L_2 椎间盘膨出。

病例 4

女性，13 岁。高空坠落后腰痛，下肢活动受限 2 个月。X 线平片示 T_{11}、T_{12} 椎体陈旧性压缩性骨折。CT 示 T_{11}、T_{12} 椎体右侧横突骨折。T_{11}、T_{12} 椎体前中柱受损，骨折碎片深入椎管，椎管指数几乎为 3（图 2.11.7）。诊断：T_{11}、T_{12} 陈旧性爆裂型椎体骨折伴脊髓受压。

病例 5

女性，13 岁。CT 示 T_{11}、T_{12} 椎体右侧横突骨折，T_{11}、T_{12} 椎体前柱受损，骨折碎片向椎体周缘移位，椎管形态正常（图 2.11.8）。诊断：T_{11}、T_{12} 椎体压缩性骨折。

病例 6

女性，14 岁。4 个月前高空（3 层楼）坠落致全身疼痛伴双下肢运动、感觉障碍，头皮、左手皮肤溃烂。曾有意识障碍、昏迷。CT 示 T_8/L_1 椎体爆裂型骨折、胸骨骨折术后（图 2.11.9 ~ 图 2.11.12）。术后康复前评估：T_8/L_1 椎体呈"楔形变"骨结构不完整，皮质断裂，骨性椎管狭窄，

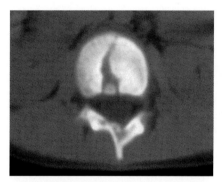

图 2.11.5 L_1 椎体骨折矢状位 CT 图

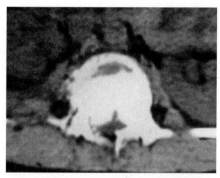

图 2.11.7 T_{11}、T_{12} 陈旧性椎体骨折伴脊髓受压、截瘫 CT 图

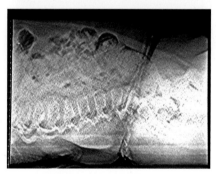

图 2.11.6 L_1 椎体骨折伴 L_1~L_2 椎间盘膨出矢状位 CT 图

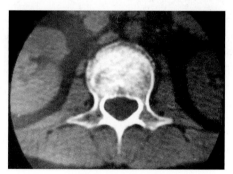

图 2.11.8 T_{11}、T_{12} 椎体压缩性骨折 CT 图

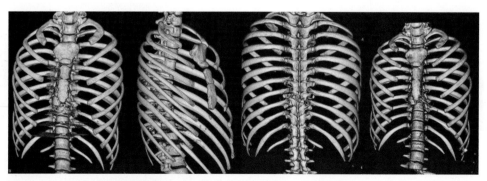

图 2.11.9 T_8/L_1 椎体爆裂型骨折、胸骨骨折术前平扫 ＋ 三维重建图，T_8/L_1 椎体楔形变，胸腰椎生理弯曲变直，序列不整，椎体高度降低，胸骨体骨皮质断裂

$T_5 \sim T_{11}$ 椎体金属内固定，未见移位滑脱。胸骨柄骨折线模糊。诊断：① T_8/L_1 椎体爆裂型骨折内固定术后并高位截瘫；②胸骨陈旧性骨折。

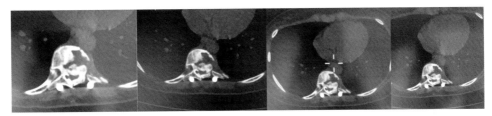

图 2.11.10　T_8/L_1 椎体爆裂型骨折术后并高位截瘫 CT，T_8/L_1 椎体骨皮质连续性中断，断端骨质密度增高，椎管狭窄，椎管指数 2

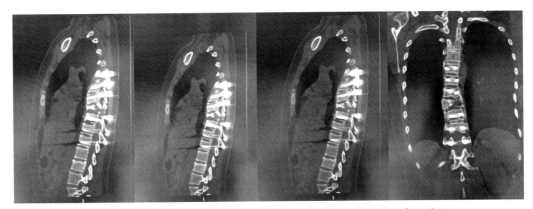

图 2.11.11　T_8/L_1 椎体爆裂型骨折术后并高位截瘫 CT，T_8/L_1 椎体内固定器未见移位

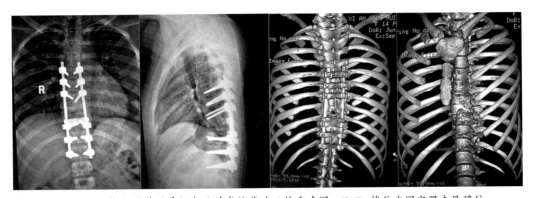

图 2.11.12　T_8/L_1 椎体爆裂型骨折术后并高位截瘫三维重建图，T_8/L_1 椎体内固定器未见移位

第 12 节　无骨折脱位型脊髓损伤

无骨折脱位型脊髓损伤（SCIWORA），是指暴力造成了脊髓损伤而 X 线 /CT 影像学检查无脊柱骨折、脱位等异常发现。近年来国内舞蹈课儿童脊髓损伤多发，常见损伤部位发生于胸腰段，与患儿舞蹈课中的弯腰动作有关。与国外文献报告不同，国外见于车祸伤与高空坠落，常见发病部位在颈段。

病例 1

男性，6 岁。参加舞蹈训练后，初感双下肢无力，似踩棉包，逐渐出现二便失禁。查体：T_7 椎体水平面以下感觉、运动均消失。巴宾斯基征（＋）。胸腰段 X 线平片示椎体及附件骨结构完整，生理曲度变直。胸腰段低场强 MRI 示椎体及附件骨结构完整，生理曲度变直。椎管脊髓未见异常信号。请结合临床。

多学科讨论结果：①急性脊髓炎：患儿无发热感染史，亦无前驱感染。②无骨折脱位型脊髓损伤，起病前曾有舞蹈训练史。虽然影像学检查无骨结构异常，MRI脊髓未见异常信号，仍不能除外。③脊髓内占位：体检有神经定位损伤，但

MRI未见异常信号。④脊柱结核：胸腰段骨结构未见溶骨样破坏，椎体旁无死骨，未见软组织肿胀。如期预防接种，可排除本病。

转归：临床诊断无骨折脱位型脊髓损伤，经1.7年康复治疗，患儿反复肺部、泌尿道感染，全身衰竭死亡。

第 13 节　四肢骨关节损伤

一、肩关节创伤

肩关节是人体十分灵活关节，关节盂浅，前下方韧带松弛，创伤中肩关节脱位常见。

病例 1

男性，15岁。打篮球中被撞击左肩后疼痛、活动受限。查体：左肩关节处空虚，不能上举，活动受限，压痛明显。复位前DR示左肩关节对应关系失常，肱骨头向左内下方脱位；复位后DR示左肩关节关系恢复解剖正常位（图2.13.1）。诊断：左肩关节脱位。

病例 2

男性，13岁。半小时前摔伤，右肩着地后疼痛、不能活动，急诊来院就医。查体：神清，颈软。心肺听诊未见异常。腹平软。右肩呈方形，触之空虚，局部压痛，活动功能障碍。

术前DR示右肩关系失常，肱骨头向内下移位，肱骨头大结节骨结构紊乱，皮质连续性断裂；术后DR示复位后可见右肩关系恢复，肱骨头回纳呈正常对应解剖关系，肱骨头大结节骨结构紊乱，皮质连续性断裂（图2.13.2）。DR诊断：右

肱骨头大结节骨折并右肩关节脱位。CT示右肱骨头大结节、肩关节盂前缘骨结构紊乱，皮质连续性断裂，断端轻度移位（图2.13.3，图2.13.4）。诊断：右肱骨头大结节骨折；右肩关节盂前唇撕脱性骨折。

二、肘关节损伤

病例 3

男性，15岁。摔伤右肘5d，局部肿痛，不能活动。查体：一般情况尚可。右肘轻度肿胀。关节功能活动受限。CT示右侧桡骨小头呈花瓣状透光影，断端略有分离，无明显移位（图2.13.5，图2.13.6）。诊断：右侧桡骨小头骨折。

三、右侧髂骨翼骨折伴软组织间隙血气肿

病例 4

男性，17岁。群殴中被乱刀砍伤右髋，疼痛，血流不止，急诊来院。查体：右髋皮肤裂伤，伤口不整齐，内有血性液体流出，可见右髂骨翼。急诊CT示右侧皮肤不完整，有裂伤影；右侧髂骨翼骨皮质断裂，断端移位；肌肉间隙内可见多

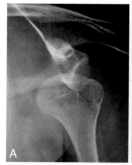
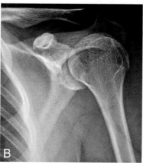
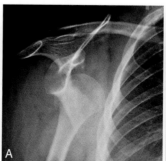
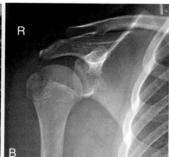

图2.13.1　左肩关节脱位DR。A.复位前。B.复位后　图2.13.2　右肩关节脱位DR图。A.术前。B.复位后

个高密度出血、低密度积气影（图 2.13.7）。诊断：右臀部皮肤挫裂伤并右侧髂骨翼骨折，软组织间隙血气肿。

四、髋臼骨折

髋臼骨折是指骨盆受直接暴力所致的髋臼损伤，造成髋臼窝前后骨皮质连续性中断，髋臼窝内积血及股骨头移位。髋臼骨折在儿童时期所有损伤中仅占 10%~15%，无性别差异。儿童骨骼系统解剖、生物力学、生理学与成人不同，因其有骨化前软骨且骨膜厚、韧带强劲，使其柔韧性较

大，在发生骨折变形前能吸收更多的能量以缓冲外力。因此，髋臼骨折很少见。只有在严重的车祸、高空坠落伤中，超过自身承受力而致髋关节损伤。临床特征为患髋疼痛，臀肌不对称，患侧呈方臀，活动受限。X 线片上表现为髋臼内低密度的骨折线，可有股骨头移位。但因髋关节部位组织重叠多，髋臼内骨折线及骨折碎片清楚的显示较困难。CT 在此有独到作用，可与 X 线检查互补。

1. 解　剖

髋关节是一组球窝关节，由髋臼、股骨头组

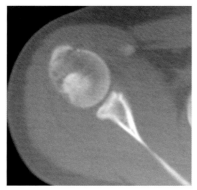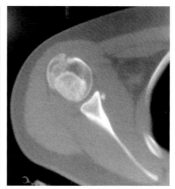

图 2.13.3　右肩关节脱位术后 CT 图　　图 2.13.4　右肩关节脱位并肱骨大结节撕脱性骨折术后 CT 图

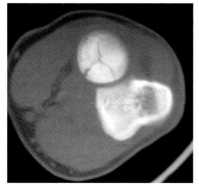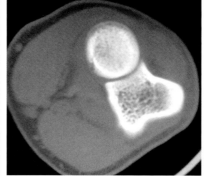

图 2.13.5　右侧桡骨小头骨折 CT 图　　图 2.13.6　CT 图示右侧桡骨小头皮质中断，断端略有分离

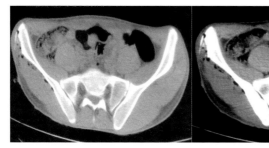

图 2.13.7　CT 图示右侧髂骨翼骨折，软组织间隙血气肿

成。不但支持负重，还可进行屈、伸、外展、内收、旋转等活动。髋臼深而大，为包容股骨头的窝，其开口向前、向下、向外。它由髂骨、坐骨、耻骨构成。临床为了描述方便，将其由前向后又分为2个骨柱，前柱又称髂耻柱——由耻骨支经髋臼窝的前上方，延伸至髂前上棘或髂棘；后柱又称髂坐柱——由坐骨大切迹，经负重区后侧臼面达坐骨结节。负重区为髋臼窝内侧壁与股骨头的吻合面，骨质较薄，在CT三维重建时可显示。髋臼窝内衬有纤维性脂肪垫，外覆骨膜，又有鞍形软骨覆盖，髋臼边缘为坚韧可动的软骨盂唇突起，使髋臼加深增宽，将股骨头65%包绕，加固髋关节并对抗、缓冲外力。

2.临床表现

创伤后患肢髋部疼痛、活动障碍，为屈髋屈膝的强迫体位，臀部皮肤隆起，髂前上棘或髂棘较健侧高数厘米。腹股沟中点压痛，骨盆分裂，按压实验阳性。髋关节屈曲、内收、外展、旋转功能全部丧失。

3.影像学检查

（1）DR 显示骨盆的闭孔、坐骨支形态不对称。小骨盆入口变形，股骨头移位。因组织重叠，密度对比不及CT。有时难以发现髋臼窝内小的骨折碎片及确切部位。

（2）CT 显示髋关节内外，髋臼窝内有低密度渗出，肌间隙模糊、肿胀，出血时囊腔内密度增高，还可见骨盆腔壁血肿等。对骨折小碎片显示更清晰。可见髋臼皮质及负重区骨皮质连续性中断，呈多个低密度透光区。关节囊及臼窝内碎骨片呈条状、斑片、斑点、不规则、多角形高密度影，

向四周移位游离。碎骨片数目、大小，股骨头骺骨折，股骨头脱位方向，程度均可显见。CT三维重建图冠状、矢状位观察髋臼与股骨头关系，为临床提供更详细的影像资料。

4.诊断与鉴别诊断

患儿有明确的外伤史、体检异常，结合X线检查、CT扫描进行诊断。无需进行鉴别诊断。

📋病例5

男性，13岁。车祸后伤及骨盆7h。查体：右下肢屈髋屈膝强迫位，右髂嵴高于左侧4cm，右臀可见圆形隆起，质硬如骨。骶髂关节压痛。骨盆挤压实验阳性。CT示小骨盆变形，耻骨联合、闭孔不对称，双侧髂骨翼、髋臼窝皮质连续性中断；髋关节囊、骨盆壁有混杂密度积血影；右侧髋臼窝内外有多个骨折碎片，股骨头向后上外方移位（图2.13.8）。诊断：右髋臼骨折。

📋病例6

男性，10岁。车祸伤及左髋10h。CT示骨盆内缘不对称，闭孔变小，左侧髋臼前缘皮质连续性中断（图2.13.9）。诊断：左髋臼骨折。

📋病例7

男性，14岁。车祸伤后右髋关节肿痛、活动受限2h。CT示骨盆变形，耻骨联合移位变形；右髋臼骨皮质中断，断端移位；股骨头向外上方移位（图2.13.10）。诊断：右侧髋臼骨折并股骨头移位。

📋病例8

男性，13岁。车祸伤及右股骨、骨盆骨折6d。在当地行右股骨上段内固定治疗。CT冠状位

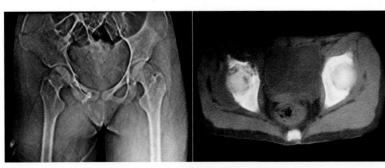

图2.13.8 CT图示右侧髋臼粉碎性骨折伴臼窝血肿，股骨头后上方移位

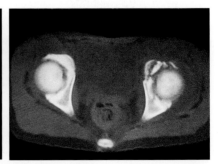

图2.13.9 CT图示左髋臼前后柱骨皮质连续性中断，并有多个骨碎片

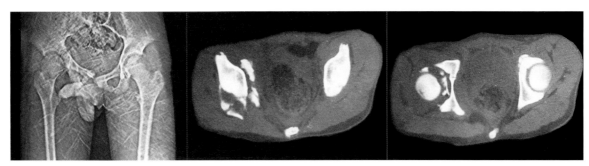

图 2.13.10　右侧髋臼多发性骨折 CT 图

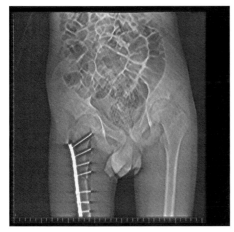

图 2.13.11　右侧髋臼、股骨上端多发性骨折 CT 图

可见右侧股骨上段金属内固定器；骨盆畸形，右侧髋臼呈横行透光线肠胀气明显（图 2.13.11 ～图 2.13.13）。诊断：右侧髋臼、股骨上端多发性骨折。

五、坐骨升支骨折

坐骨升支骨折是指骨盆创伤中累及坐骨升支，导致骨折。发生率低。临床特征有臀部直接受暴力作用后疼痛，拒按。影像学特征：骨盆变形，闭孔不对称。CT 横断面可清晰显示坐骨升支皮质连续性中断，骨折断端移位，骨折附近软组织肿胀。

🩺 病例 9

男性，7 岁。高处坠落臀部着地，左臀肿痛 5h。CT 示左侧坐骨升支骨皮质连续性中断，断端轻度移位（图 2.13.14）。诊断：坐骨升支骨折。

六、耻骨骨折

耻骨骨折是指骨盆骨折中创伤累及或髋臼骨折延伸至耻骨、耻骨弓骨性结构完整破坏，骨皮质连续中断，骨折碎片移位。本病在儿童骨创伤中十分罕见。

🩺 病例 10

男性，2 岁。外伤致左下腹疼痛 1d。CT 冠状位显示左侧耻骨弓骨性结构不完整（图 2.13.15）。诊断：左侧耻骨弓骨折。

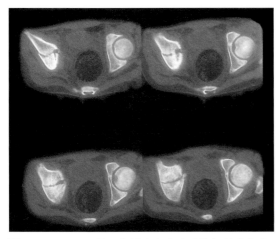

图 2.13.12　CT 图示右侧髋臼多层面骨折断面分离

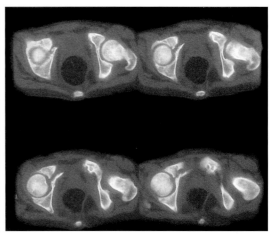

图 2.13.13　CT 图示右侧髋臼骨折线延伸至耻骨弓、近耻骨联合

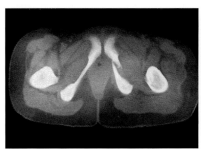 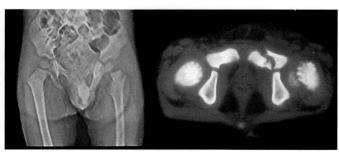

图 2.13.14　左坐骨升支骨折 CT 图　　　图 2.13.15　CT 图示左侧耻骨弓骨性结构不完整，皮质连续性中断，断端呈多个碎片向四周移位

七、股骨颈骨折

股骨颈骨折是指暴力或病理情况作用于股骨颈，所致骨折。本病少见，据文献报道，其发病率仅占儿童骨折的 1%，但合并症很多。发病年龄，据我院一组资料为 2~14 岁（共 26 例），性别无明显差异。

1. 解剖生理

胎儿出生后股骨颈仅为单一的骺板。约 4~6 个月股骨头骺独立形成。1 岁时内侧部位扩大形成股骨颈。大转子骨骺约在 4 岁时出现。股骨头骺板主要形成股骨颈干骺端。股骨干近端与大转子骺板约在 14~16 岁愈合。Chung 和 Ogden 研究发现，0~4 岁时股骨头血供由旋股内动脉供给。4 岁以后干端的血供很少，则由股骨颈后上、下方的旋内动脉形成网状血管系统，由被膜内供血。股骨头的血管吻合支少，旋外动脉与股骨头韧带动脉供血在该年龄组意义不大。8~9 岁，后股骨头韧带动脉供血尤为重要。

2. 临床表现

创伤后患髋疼痛，下肢呈外旋固定位。内旋、外展、屈曲活动均受限。仅有 20% 的患儿伴膝关节疼痛。

3. 影像学检查

（1）DR　根据 Delbet 分类法。分 4 型：1 型，股骨头骺滑脱型；2 型，经颈型；3 型，股骨颈基底型；4 型，股骨颈转子间型。另如骨囊肿、石骨症、骨纤维异常增殖症等，患者为病理性骨折。

（2）CT　显示患侧髋关节囊及周围软组织间隙有渗出、肿胀。骨窗示股骨颈骨性结构不完整，皮质中断，头骺滑脱。如髓腔内可见椭圆形低密度囊肿影，或骨质密度增高，或骨髓腔扩大，内有丝瓜瓤样改变者常为病理性骨折。

4. 诊断与鉴别诊断

（1）诊断要点　有外伤史，损伤累及髋关节、疼痛、活动障碍。结合 X 线检查及 CT 扫描即可确诊。

（2）鉴别诊断　患儿病史明确，一般无须鉴别。如果患儿原有病灶基础上发生病理性骨折，须行病理活检。

📋 病例 11

女性，10 岁。车祸伤及右髋疼痛 1d。X 线片示右侧股骨颈可见透光区，皮质连续性中断（图 2.13.16）。诊断：右侧股骨颈骨折。

📋 病例 12

女性，15 岁。摔伤致右侧髋部疼痛 12h。查体：神志清楚，心肺腹未见异常，右髋部压痛，活动受限。DR 示右股骨颈及小粗隆可见线样透亮

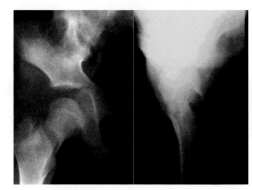

图 2.13.16　右侧股骨颈骨折 X 线片

影，股骨颈变短；余构成骨盆各骨形态、大小、骨密度正常；骨质结构完整。诊断：右侧股骨颈骨折。右髋关节 CT 示右侧股骨颈可见骨质断裂影，断端明显错位。周围有低密度渗出液。膀胱充盈良好，膀胱壁光滑、均匀，子宫大小形态正常，宫腔内膜厚度正常，呈均匀等密度，宫颈大小形态及密度正常，子宫直肠窝未见异常密度影，盆腔内未见肿大淋巴结。CT 诊断：右侧股骨颈骨折并软组织肿胀（图 2.13.17，图 2.13.18）。

八、骨骺损伤

骨骺损伤是指骨折创伤累及骨骺。其发病率为骨损伤的 15%。男性多于女性，因为男性接触致伤因素的机会多，且骺板闭合较女性晚。本病多见于 1 岁至青春前期。主要临床症状为局部压痛、肿胀，活动障碍，发热，贫血。

1. 病　因

新生儿骨骺损伤主要见于产伤。日常生活中见于儿童意外损伤，如摔倒、游戏、舞蹈训练，竞技性运动伤、车祸伤等。

2. 解剖生理

骺是位于长骨端的二次骨化中心，骺板为胚胎初级骨化中心的残余，也是软骨细胞生长区，对骨的纵向生长有作用。干骺端为海绵状骨区或形成新生骨区域。Ranvier 区为骨性生长区。骨膜与骨干的增粗有关。骨突（张力性骨骺）为肌腱附着点，影响骨的轮廓形成。

3. 临床表现

骺的解剖分区多，损伤后临床症状多而复杂。受伤后局部肿胀，因为儿童软组织松弛。筋膜富有弹性。伤及关节可出现局部压痛，活动障碍。发热因年龄愈小而体温升高越明显。贫血是由于损伤累及松质骨，此处因血管丰富，失血机会多。

4. 实验室检查

·红细胞和血红蛋白减少，呈小细胞低色素性贫血。

·白细胞增加，中性粒细胞升高。

5. 影像学检查

（1）X 线检查　为非特异性，如软骨骨折显示不清，仅可见骨骺骨折后软组织间隙及关节囊周围脂肪被推移的间接征象。

（2）CT　骨骺滑脱，部分游离或骨骺撕脱改变。关节囊内，肌肉、脂肪等软组织间隙内有出血、

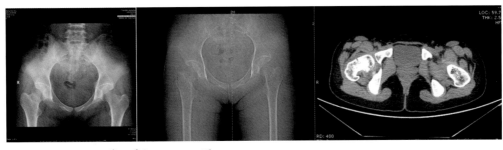

图 2.13.17　右侧股骨颈骨折 DR+CT 图

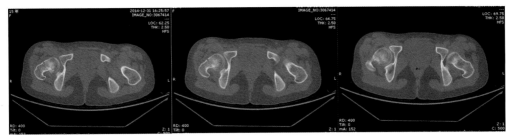

图 2.13.18　右侧股骨颈骨折 CT 图

渗出、肿胀。

（3）MRI　能发现 CT 难以显示的隐性骨骺损伤，髓腔水肿，尤其是半月板及韧带损伤，T1WI/T2WI 信号异常。

6. 诊断与鉴别诊断

儿童外伤后局部压痛、肿胀，功能受限。结合 DR、CT、MRI 检查确诊。

病例 13

男性，13 岁。车祸伤及右肩痛 3 个月。CT 示右侧肱骨头外缘骨骺撕脱后断端密度增高（图 2.13.19）。诊断：右侧肱骨头外缘骨骺撕脱骨折。

病例 14

男性，12 岁，奔跑中摔伤左肘并肿痛 2d。CT 示左肱骨内髁骺撕脱性骨折（图 2.13.20）。诊断：左肘关节、肱骨内髁撕脱性骨折。

病例 15

男性，14 岁。撞伤右髋关节，疼痛 2h。

CT 示右侧髂骨翼软骨骺板撕脱分离，周围软组织肿胀（图 2.13.21）。诊断：右侧髂骨翼骨骺损伤。

病例 16

女性，14 岁。与家人口角后由 5 楼坠落伤 1h。CT 示 L_5 椎体软骨板皮质连续性中断，中央有纵行透光带（图 2.13.22）。诊断：L_5 椎体软骨板爆裂型骨折。

病例 17

男性，9 岁。车祸伤致左髋关节疼痛 3h。CT 示左髋关节大粗隆骺板骨折分离（图 2.13.23）。诊断：左髋关节大粗隆骨骺骨折。

病例 18

男性，14 岁。左膝摔伤肿痛 2d。X 线片怀疑髌骨下缘骨折。CT 示左侧髌骨纵行透光带（图 2.13.24）。诊断：髌骨下缘骨折。

病例 19

男性，6 岁。车祸伤后左膝关节肿痛。CT 示

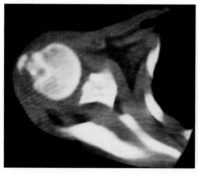

图 2.13.19　右肱骨头骨骺撕脱骨折 CT 图

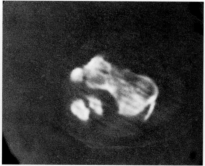

图 2.13.20　左肘关节、肱骨内髁撕脱性骨折 CT 图

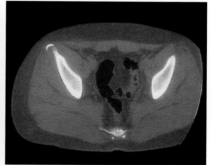

图 2.13.21　CT 图示右髂骨外缘皮质中断，骨骺向外上撕脱性骨折

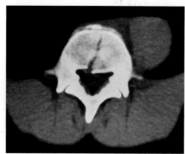

图 2.13.22　L_5 椎体软骨板爆裂型骨折 CT 图

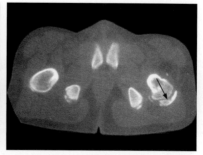

图 2.13.23　CT 图示左股骨粗隆间大转子骨骺撕脱、移位、肿胀

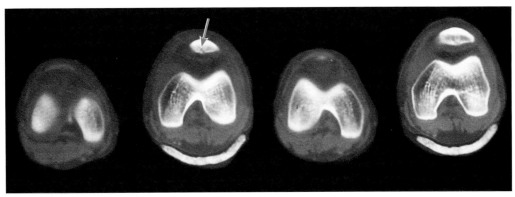

图 2.13.24　CT 图示左侧髌骨后缘前后纵行透光带，断端未完全断离，膝关节囊内软组织肿胀，有等密度积液

左股骨内外髁近关节面骨皮质连续性中断，断端呈龟裂状向周围移位，关节腔内肿胀（图 2.13.25）。诊断：左股骨髁间骺骨折。

病例 20

男性，14 岁。10 年前伤及右膝关节致骨骺骨折，跛行 10 年。10 年后 X 线片示骨盆倾斜，双侧髋臼不在同一水平，右膝关节畸形愈合（图 2.13.26）。诊断：陈旧性膝关节骨骺损伤。

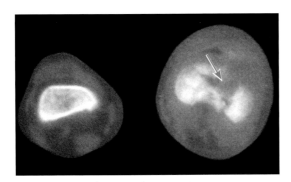

图 2.13.25　左股骨髁间骺骨折 CT 图

病例 21

男性，4 岁。游戏中被小朋友坐在左手，疼痛、肿胀 1h，急诊就医。查体：左手食指肿胀，肤色正常，屈曲功能活动受限。DR 示左手食指近节指骨远端皮质中断，可见横向线样透光影（图 2.13.27）。诊断：左手食指近节指骨远端骨折。MRI 示左手食指近节指骨皮质中断，其内信号异常，指骨远端韧带信号异常，关节软组织未见明显缺失，信号异常。食指掌指关节近端周围肌肉间隙软组织略有肿胀，并见信号增高（图 2.13.28）。诊断：左手食指近节指骨远端骨折并指骨远端韧带损伤、周围肌肉间隙水肿。

病例 22

男性，14 岁。右踝摔伤肿痛 6d。CT 示右跟骨骺、右距骨皮质连续性中断，断端碎片向四周移位伴周围软组织肿胀（图 2.13.29）。诊断：右侧跟、距骨骺损伤。

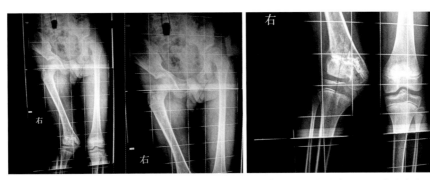

图 2.13.26　X 线片示右侧膝关节股骨内外髁、髁间窝骺板形态异常，断端骨质密度增高，并有膝关节成角，病变累及髋关节，骨盆发育畸形

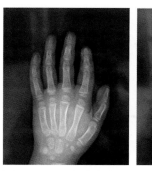 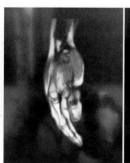 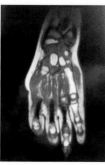 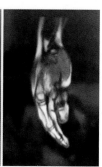

图 2.13.27　左手食指近 图 2.13.28　左手食指近节指骨远端骨折 MRI 图
节指骨远端骨折 DR 图

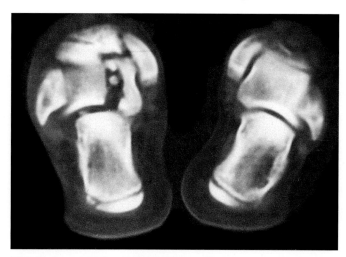

图 2.13.29　右侧跟、距骨骺损伤 CT 图

第 3 章

哭 闹

哭闹，是指儿童过度啼哭而难以中止的一种病态症状。本章阐述以哭闹为主要症状的症候群。

文献报告，哭闹在生后 6 周内的婴儿中持续存在，在某些儿童中还有加重，4 个月左右哭闹会逐渐缓解。新生儿期（出生 2 周），每天哭闹持续时间约 2h，6 周龄小婴儿可增加至 3h，3 个

月后逐渐下降至每天 1h。正常儿童哭闹常能被父母或其他人逗哄而终止。但颅脑先天畸形患儿，从新生儿期始到婴幼儿期，哭闹行为尤为异常，难以抚育。对哭闹过度的患儿，有必要进行 CT/MRI 检查，依次循证发现颅内异常，包括脑瘫、TORCH 综合征、丹迪 – 沃克（Dandy-Walker）综合征、积水性无脑畸形、苯丙酮尿病等。

第 1 节 脑 瘫

脑瘫也称脑性瘫痪，是指一组继发于胎内，围产期脑损伤后的非进行性中枢神经运动障碍症候群，可伴有感觉、语言、听力障碍，智力发育迟滞及癫痫发作等。本病的平均发生率为 2‰。30 年来，尽管各国学者在孕妇和新生儿护理方面取得了很大的进展，但其发生率仍居高不下，其详细病因仍然不清楚。

我们收集了 10 多年来自西安市儿童医院智力科、陕西省医院 CT 室、陕西省交通医院 CT 室的临床资料，共 582 例。发现本组资料中，30% 的儿童临床检查智力筛查符合脑瘫，而 CT 扫描显示颅内未发现形态学异常。而 CT/MRI 检出异常者包括：①脑部的各种畸形，如积水性无脑畸形、Chiari 畸形、丹迪 – 沃克综合征、灰质移位症伴脑穿通畸形。②感染，如 TORCH 综合征。③颅内出血、缺血缺氧性脑病后遗症。④脑白质变性、苯丙酮尿症等。

一、TORCH 综合征

TORCH 综合征，是指胎儿期感染了弓形虫、风疹病毒、巨细胞病毒、单纯疱疹病毒及其他病毒后，导致儿童颅内损伤的一组症候群。本综合征少见，一旦发生脑部损伤，在生后这种损伤仍继续存在，形成不可逆的慢性病毒感染过程。

1. 病 因

宫内 2~6 月龄胎儿或 2 岁前的儿童，这个年龄阶段是大脑快速生长期，如果脑组织感染了弓形虫、风疹病毒、巨细胞病毒、单纯疱疹病毒 Ⅱ 型后，会导致脑及全身各系统的畸形。

2. 病理改变

颅内大体所见：小头畸形，脑重量仅为正常儿的 1/4~1/3。额回小且融合，发育不全，脑回结构简单。灰质移位。颅内多形性，多发性钙化。脑穿通畸形。镜检：可见血管周围坏死区，炎症细胞浸润及室管膜下钙化。

3. 临床表现

20% 的患儿患 TORCH 综合征后，仅出现头颅狭小或巨颅。文献报道，85% 有智力低下，75% 有惊厥发作，5% 有视觉损害，10%~15% 有听力障碍，5% 有先天性心脏病及各种皮疹、肝脾肿大。

4. 实验室检查

·检出弓形体、风疹病毒、巨细胞病毒和单纯疱疹病毒 IgG、IgM 抗体滴定度升高，PCR 阳性。

·脑脊液常规和生化检查：细胞数增加，蛋白含量增高，偶可检出弓形体病原虫。

5. 影像学检查

（1）CT 头颅狭小、头顶尖或巨颅症。脑沟、脑回小而平滑。胼胝体缺如。脑实质内可见多发性的软化灶。脑穿通畸形，脑外性脑积水和（或）积水性无脑畸形等多种异常改变，同时有脑皮质变薄或脑室系统扩张。颅内有多发的钙化灶，呈薄片状，分布于在基底节区、脑室周围及室管膜下呈结节状。CT 值为 80HU 左右。

（2）MRI T1WI、T2WI 显示脑内钙化成低信号，尤其颅底病变区。

6. 诊断与鉴别诊断

（1）**诊断要点** 患儿出生既有小头或巨颅，特殊面容，智力低下。时有惊厥发作，伴肝脾肿大。

（2）**鉴别诊断** ①唐氏综合征：为儿童常见畸形，尤其在高龄初产妇中娩出的新生儿。其具有特征面容，通贯掌，染色体组型异常。CT 或 MRI 见枕叶、颞叶变圆，小脑变小，颞上面变窄。②苯丙酮尿症：患儿新生儿期表现正常，逐渐出现体味鼠臭味或霉变味。毛发稀少、发黄、质软。③缺血缺氧性脑病后遗症：患儿有出生缺氧窒息史。Apgar 评分在娩出后，1 评、2 评、3 评均有减低。或新生儿后期患迟发性维生素 K 缺乏致颅内出血，缺血缺氧性脑病。CT 或 MRI 上初表现为弥漫性脑水肿，颅内出血、脑梗死。会出现脑萎缩，脑实质内软化灶周有钙化，但室管膜下钙化少

见。④结节性硬化：皮肤－神经损害。CT 可见室管膜下呈结节状或斑块状的钙化灶，多突入脑室内。⑤化脓性室管膜炎：既往有发热、惊厥史等。脑脊液细胞计数增加，以中性粒细胞增多为主。在病程晚期 CT/MRI 平扫呈室管膜强化轮廓勾画出的线状、斑点状钙化。增强后呈室管膜强化。

病例 1

男性，4 月龄。反复惊厥，持续哭闹 4 个月。CT 示颅底层面散在有多个结节状的钙化，额叶脑沟回变平，第三脑室扩张明显（图 3.1.1）。诊断：TORCH 综合征。

病例 2

女性，9 月龄。反复发作性惊厥，哭闹个 9 个月，抬头、翻身、独坐神经运动发育迟滞，不识亲人，逗引无应答。CT 示颅底层面散在有多个结节状的钙化（图 3.1.2）。诊断：TORCH 综合征。

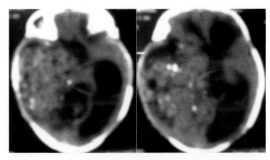

图 3.1.1 CT 图示颅内无正常脑结构，额顶广泛低密度影。双侧枕顶叶脑沟增宽加深，且见沿脑沟、脑回多个散在结节状的钙化，左侧侧脑及第三脑室明显扩张

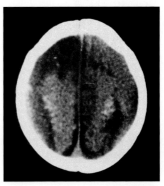

图 3.1.2 CT 图示双侧侧脑室前后角圆隆、扩大，第三脑室横径增宽，脑沟回变平滑，颅骨内板下广泛低密度影

第2节 脑膜膨出

脑膜膨出是指儿童由于先天性颅骨缺损，脑膜或脑实质由此疝出颅外。近年在妊娠早期使用叶酸预防神经管畸形，本病已较少见。本病仅占脊柱裂的10%。70%发生于枕骨，其次为额骨、鼻骨处。有脑膜膨出者多伴颅内的其他先天性畸形，如胼胝体缺如、Chiari畸形、灰质异位、脑积水等疾病。

1. 临床表现

患儿娩出就有额、枕、脊柱皮肤异常，色素沉着，有脐窝、皮毛窦分布，或覆盖在膨出的囊性肿物表面。患儿可有惊厥发作、肢体瘫痪、智力低下。如果囊壁破溃，可有囊内渗出液流出，或皮肤及囊内、脑内感染征象。

查体：患儿常有囟门隆起。膨出的肿物质地柔软，大小不一。有的仅为一层薄膜，可看清楚其内容物。有的表面覆盖有皮肤，肿物随患儿哭闹而增大，用手指按压时可缩小，或随呼吸、心跳有明显的波动感。

2. 影像学检查

CT可见沿颅骨向外突起的软组织密度影，呈球形或椭圆形，基底部宽窄不一。突出的肿物有的呈均匀一致脑脊液样密度，或伴有脑膜、脑组织密度。骨窗可明确显示骨缺损处，有囊性肿物由此疝出颅外。

3. 诊断与鉴别诊断

患儿有惊厥发作、肢体瘫痪、智力低下。如果有感染，局部皮肤破溃，流出分泌物，可出现颅内感染征象。

病例1

女性，出生3d。娩出后发现枕部囊性肿块3d。CT可见由枕部疝出的囊性肿块，其内少量脑实质；骨窗可见枕部囊性肿块，颅骨骨缝增宽（图3.2.1）。诊断：脑膜脑膨出。

病例2

男性，9月龄。后枕部囊性包块，哭闹时膨出体积较大，平静时变小，可部分回纳，包块随前囟门搏动变化。CT示枕部颅缝增宽，有一囊性肿物突出（图3.2.2）。诊断：脑膜脑膨出。

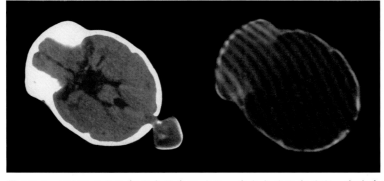

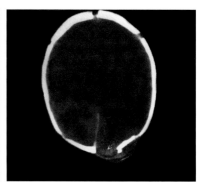

图3.2.1 CT图示由枕部疝出的囊性肿块，其内少量脑实质影。窄基靠颅骨外板，内为脑脊液样密度影。颅内可见双侧侧脑室后角扩张、第三脑室扩张

图3.2.2 脑膜脑膨出CT图

第3节　积水性无脑畸形

积水性无脑畸形，是指儿童双侧大脑半球完全或部分缺如，残存的皮质为胶质组织构成的薄层。患儿脑内仅有基底节、脑干和小脑。颅内的其余空间均被脑脊液充填。

1835年本病首先由 Cruveilher 在病理解剖中发现，并描述其异常形态。此后，Spielmeyer 将本病正式命名为积水性无脑畸形。

1. 病　因

确切原因不明。有两种观点：①颈内动脉闭塞，大脑中、前动脉受阻致脑发育畸形。有人作脑血管造影后否定了此说法。②胚胎发育5~10周，端脑受病毒感染、中毒等因素影响，发生缺氧、缺血、坏死、吸收、液化等造成大脑半球全部或部分缺如，而椎动脉供血区的脑组织发育良好。

2. 病理改变

畸形的大体形态分两种：一种双侧大脑半球的额、顶、颞叶完全或大部缺如，由充以脑脊液的囊性区域所取代，其内衬软脑膜。可残存少量的额、颞、枕叶脑组织。脑下的垂体、基底节、丘脑、中脑可大部分存在和（或）大部分破坏。小脑、脑桥、延脑可发育正常。侧脑室，第三脑室、脉络膜丛有时可保留完好。脑膜正常，包括大脑镰、天幕、蛛网膜、软脑膜。顶盖骨完整，头颅大小正常或增大。另一种积水性无脑畸形除两侧大脑半球缺如，而其基底节、部分中脑、脑桥、小脑发育正常。同时可见颅面、颅骨、脊柱等骨组织有多发畸形。镜检：残留的脑组织可见分化程度不等的神经胶质细胞、室管膜细胞等。

3. 临床表现

多数娩出时为死胎。幸存者出生时体重、头围正常或稍增大。生后头围增长迅速。表现为烦躁、哭闹、极难抚育，惊厥、四肢肌张力增高，认知能力、动作发育均较同龄儿迟滞。表情呆滞，不会注视，眼球不规则运动、斜视、落日眼、眼球震颤。严重者自主神经功能障碍，如体温、呼吸、循环、睡眠、觉醒等异常。4~6个月后仍存在拥抱反射、握持反射等原始反射动作。常伴颅缝裂开，前囟门扩大、饱满。颅骨透光试验阳性。患者多于3个月内夭折。但文献报道有存活至19岁者。

4. 影像学检查

（1）CT　显示颅内解剖细节变化。CT根据残存脑组织的程度，分为轻、重两种类型。轻型：颅骨、大脑镰存在，大脑半球额、顶叶大部分脑组织缺如。基底节、丘脑、第三脑室、枕、颞叶下极均存在。脑干、小脑、第四脑室形态正常。重型：颅骨、大脑镰正常，大脑半球、基底节均缺如，残存的颅内空间均被脑脊液密度填充。脑干、小脑、第四脑室正常。

（2）MRI　显示脑干、小脑、脊髓与大脑残基，颅腔内空间均充满脑脊液信号。

5. 诊断与鉴别诊断

（1）**诊断要点**　患儿出生即表现为烦躁、哭闹、难抚育，头围迅速增大。颅骨透光试验阳性，结合 CT/MRI 即可诊断。

（2）**鉴别诊断**　①丹迪-沃克畸形：患儿进行性头围增大、枕部凸出，颅骨透光试验阳性。CT显示第四脑室扩大，一侧小脑蚓部发育不全，第四脑室与枕大池相通。②胼胝体缺如：单独缺乏临床和（或）有症状，如伴有脑瘫、癫痫、智力低下。CT示双侧脑室前角呈"八"字形分离。③脑贯通畸形：颅内小囊腔无症状，大囊腔则有脑瘫，头围增大惊厥。CT示脑实质内有脑脊液样低密度囊腔影。

📋 病例1

男性，2月龄，系双胎的头胎。生后哭闹不止、反复惊厥、难抚育。CT 示双侧大脑半球完全缺如，大脑镰正常。枕叶下极、脑干、小脑发育正常。

颅内残腔均由脑脊液样密度填充，间以多个分隔的薄囊壁（图 3.3.1）。诊断：积水性无脑畸形。

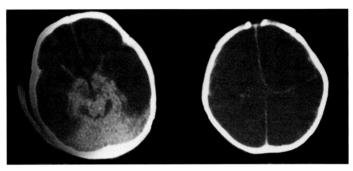

图 3.3.1　积水性无脑畸形 CT 图

第 4 节　胼胝体发育不全

胼胝体发育不全是指胼胝体缺如和（或）部分缺如，或伴随脑内的其他畸形。

1. 解剖生理

胼胝体为双侧大脑深部的纤维联合，连着左右大脑半球。正常情况下位于大脑半球纵裂底部。紧密排列形成一条宽阔厚板状，构成侧脑室顶部的大部分。由此又以放射状纤维向上到近颅顶的半卵圆中心。

2. 病　因

胼胝体的胚胎发育。由位于前神经孔附近的连合发育而来。由大脑前动脉供血。在胚胎第 12 周形成，第 18~20 周发育完善。发育顺序由前向后逐渐完成。在胚胎 12 周时，大脑前动脉缺血、缺氧、梗死、炎症都会导致胼胝体发育不全。约 70% 的异常发生在胼胝体压部、体部。在本病中有的病例为 X 连锁隐性和（或）常染色体显性遗传倾向，或伴 8 三体综合征、18 三体综合征。

3. 临床表现

本病的临床症状相差悬殊。单纯发育不全可以终生无症状，仅在 CT 扫描时意外发现。当胼胝体发育不全伴脑细胞移行障碍或伴有其他畸形时，临床症状即显得复杂，包括智力低下、小头

畸形、肢体瘫痪、癫痫发作、婴儿痉挛症等。

4. 脑电图

文献报道，可显示出各结构独立的脑电波。

5. 影像学检查

既往本病罕见，仅在尸检中发现。随 CT/MRI 检查的普及，本病例报道逐渐增多。

（1）CT　平扫可见双侧侧脑室前间距增宽，或呈“八”字形分离。侧脑室有时不扩大。第三脑室宽而大，甚至插入侧脑室之间，伴有灰质异位症或胼胝体周围脂肪瘤，经 MPR 图像处理后冠状位、矢状位观察图像效果可与 MRI 图像媲美。

（2）MRI　在矢状位、冠状位、轴位，不但发现胼胝体缺如，还发现中线结构的蛛网膜囊肿、脂肪瘤。图像较 CT 更直观。

病例 1

男性，9 岁。发热 3d，惊厥 2 次。CT 示胼胝体周围呈不规则的脂肪密度影，CT 值为 –68HU。同时可见双侧脑室呈“八”字畸形分离（图 3.4.1）。诊断：胼胝体缺如伴脂肪瘤。

病例 2

男性，8 月龄。反复惊厥 4 个月。CT 示双侧侧脑室呈“八”字形分离，且见脑室增宽（图 3.4.2）。诊断：胼胝体缺如。

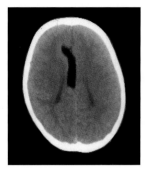

图 3.4.1　胼胝体缺如伴周围脂肪瘤 CT 图

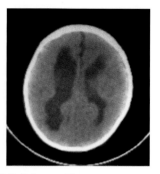

图 3.4.2　胼胝体缺如 CT 图

病例 3

男性，3 岁 8 个月。外伤后头痛、呕吐 3d。CT 示双侧侧脑室间距增宽，右侧侧脑室增大、畸形，后方内侧近中线处有 0.3cm×0.33cm×0.58cm 的等密度影，边界清、密度均匀（图 3.4.3）。手术病理证实胼胝体发育异常伴脑穿通畸形。

病例 4

女性，3 岁。右侧肢体活动不灵 2 年。MRI

轴位 T1WI 显示胼胝体缺如，左侧侧脑室穿通畸形，左侧额叶脑裂畸形处为脑脊液信号（图 3.4.4）。诊断：胼胝体缺如伴脑穿通畸形。

病例 5

男性，8 岁。头颅外伤 2d。MRI 示双侧侧脑室呈"八"字形分离。中线有边缘清楚的脑脊液信号（图 3.4.5，图 3.4.6）。诊断：胼胝体缺如伴脑穿通畸形。

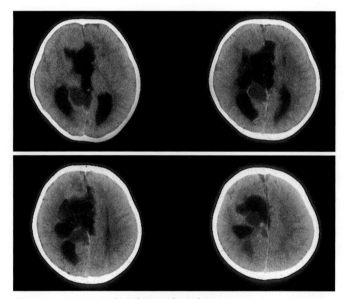

图 3.4.3　胼胝体发育异常伴脑穿通畸形 CT 图

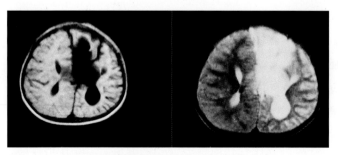

图 3.4.4　MRI 图示胼胝体缺如，左侧脑室穿通畸形，T1WI/T2WI 左侧额叶脑裂畸形处呈脑脊液高信号

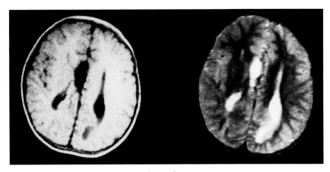

图 3.4.5 胼胝体缺如伴脑穿通畸形 MRI 图

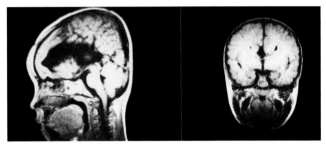

图 3.4.6 MRI 矢状位 + 冠状位 T1WI 示胼胝体缺如

第 5 节 丹迪 – 沃克综合征

丹迪 – 沃克综合征（Dandy-walker syndrome），又称第四脑室中、侧孔先天性阻塞。临床特征：婴儿头围进行性增大，枕部凸出，颅骨透光试验阳性。

1. 病 因

本病的确切病因不详。可能在胚胎 5 ~ 10 周时与弓形虫、巨细胞病毒感染致脑发育畸形有关，和（或）生后新生儿期有蛛网膜下腔出血、炎症等疾病导致室管膜上皮损伤，胶质增生致导水管阻塞。

2. 病理改变

病理解剖有 3 个畸形：①第四脑室正中孔、侧孔闭锁，第四脑室囊性扩张与枕大池相通；②脑室系统扩张；③小脑蚓部或小脑半球发育不良。约 60% 病例伴大脑或胼胝体发育畸形。小脑回和灰质异位，枕部脑膨出。除此之外，还有心脏发育异常，腭裂和多指（趾）畸形。

3. 临床表现

哭闹，间断惊厥，头围增大呈进行性，枕部凸出明显。精神、运动发育均较同龄儿迟滞。神经系统查体：前囟膨隆，落日眼，眼球震颤，颈项有阻力，双下肢肌张力增高，腱反射亢进，锥体束征阳性。颅骨透光试验阳性。

4. 影像学检查

（1）X 线检查 显示颅骨的骨缝增宽，骨缝间距≥ 2mm。

（2）B 超 经囟门 B 超探及双侧侧脑室、第三脑室有系统的扩张，以及后颅窝有液性暗区。

（3）CT 可见后颅窝扩大，枕骨受压变薄。颅骨骨缝分离，前囟膨隆。小脑蚓部变小，发育不全，并有前移，或部分或完全缺如；后颅凹脑脊液样密度填塞。第四脑室扩大，背侧与枕大池贯通，形成充满脑脊液的复合体。脑干前移，桥前池及桥小脑角池消失。90% 以上的病例伴有小脑幕（天幕）上第三脑室，双侧侧脑室扩张。75% 的病例伴脑积水。增强扫描可显示天幕窦汇、横窦均被挤压抬高，位于人字缝上。患儿发病年龄愈小，CT 表现畸形愈显著，同时伴有脑的其他畸形。

（4）MRI 矢状位显示小脑半球、脑干萎缩被挤向前，第四脑室与枕大池相通，侧脑室及鞍上池扩张。天幕上抬，窦汇升高。

5.诊断与鉴别诊断

（1）诊断要点 婴儿头围进行性增大，枕后部凸出，颅骨透光试验阳性。CT 显示小脑蚓部变小、缺如，第四脑室与枕大池相通，后颅窗为巨大的脑脊液样密度，伴幕上脑积水。

（2）鉴别诊断 ①后颅窝蛛网膜囊肿：小脑蚓部、小脑半球及第四脑室形态正常，囊肿与第四脑室不相通，无幕上性脑积水。②巨枕大池：位于脑外，平扫呈脑脊液样密度，对小脑半球挤压，第四脑室形态存在。亦无幕上性脑积水。③脑穿通畸形：本病位于脑实质内，第四脑室形态存在，幕上有蛛网膜下腔与侧脑室、第三脑室相通伴扩张。④小脑囊性星形细胞瘤：后颅窝内有巨大囊性变，其两侧形态不一，一侧边缘毛糙，囊内密度不均。⑤血管母细胞瘤：小脑囊性肿块，有囊壁结节（大囊小结节）。增强扫描囊壁结节有强化。本病儿童少见，其平均发病年龄为 32.4 岁。

📋 病例 1

男性，出生 83d。哭闹、频频呕吐，间断惊厥 2 个多月。CT 示右侧小脑半球缺如，第四脑室与枕大池相通；后颅窝被巨大的脑脊液样密度占据（图 3.5.1，图 3.5.2）。诊断：丹迪 - 沃克综合征伴幕上性脑积水。

📋 病例 2

男性，4 月龄。频发恶心、进行性头围增大。查体：头围 41cm、竖头困难，双眼睛呈落日眼，眼球震颤（+）。双手大拇指屈曲内收，双下肢肌张力增高，尖足，双足趾屈曲内收。CT 示右侧小脑半球被低密度影占据，幕上双侧侧脑室扩张明显（图 3.5.3）。诊断：丹迪 - 沃克综合征。

📋 病例 3

女性，出生 43d，哭闹、抽搐后伴恶心，喂养困难，无发热、呕吐。CT 示右侧小脑半球脑脊液影填充（图 3.5.4）。CT 诊断：丹迪 - 沃克综合征。

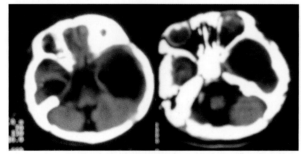

图 3.5.1 丹迪 - 沃克综合征伴幕上性脑积水 CT 图

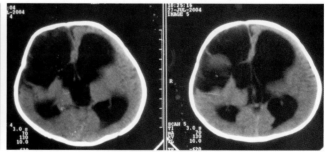

图 3.5.2 CT 图示第四脑室扩大及双侧侧脑室高度扩张

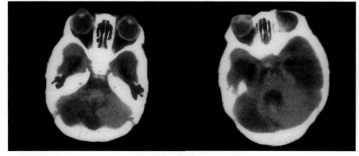

图 3.5.3 丹迪 - 沃克综合征 CT 图

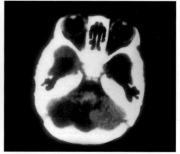

图 3.5.4 CT 图示右侧小脑半球缺如，由脑脊液影密度填充

第 6 节　Chiari 畸形

Chiari 畸形，又称小脑扁桃体下疝畸形，为儿童中少见的一种后脑发育畸形。患儿的临床特征因其发病年龄、病理改变部位而异，且复杂。

1. 病理改变

根据病理解剖将 Chian 畸形分为 4 型。Ⅰ型：小脑扁桃体伴延髓部分下疝，不伴脑积水。Ⅱ型：小脑扁桃体伴第四脑室部分或全部疝入，同时伴脊髓病变。Ⅲ型：小脑、第四脑室均疝入伴脑积水，脑膜膨出症等。Ⅳ型：小脑发育不全，第四脑室扩大，后颅凹脑沟、脑池增宽。

2. 临床表现

本病的病理分型中 Chiari Ⅱ型在婴儿期 10% 即有症状，重者爱哭闹、喘鸣、哭声微弱，甚至发生呼吸暂停。头围进行性增大，前囟增宽、膨出、落日眼、眼球震颤。后头部变短。颅骨透光试验阳性。头部叩诊如破壶声，Macewen 征阳性。轻者在学步时即有肢体僵硬，痉挛，步态异常等症状。体征主要有进行性脑积水和小脑扁桃体下移，第四脑室延长，脑干扭曲，脑桥延髓疝入颈段椎管。Ⅰ型主要在青春期和成人后出现症状。表现为头痛、颈部疼痛，尿急、尿频及进行性下肢痉挛。

3. 影像学检查

（1）CT　双侧侧脑室、第三脑室高度扩张。双侧侧脑室前后角、大脑白质区有斑片状低密度影。难以显示幕下的详细结构。脑积水征象，在多螺旋 CT 扫描后，以 MPR 进行图像后处理，冠状像、矢状像显示小脑扁桃体下移畸形的大小、范围，第四脑室、延髓形态，以及与枕骨大孔的关系。

（2）MRI　矢状位可清晰显示小脑扁桃体下移畸形的大小、范围，以及第四脑室、延髓形态。同时可见脊髓膜膨出、脊髓空洞症、脊髓纵裂等一系列畸形，并可对此进行分型。

4. 诊断与鉴别诊断

婴儿期即有爱哭闹、喘鸣发作、后头变短、头大、落日眼等颅内压增高征。多螺旋 CT 轴位示幕上性脑积水和（或）矢状位清晰显示小脑扁桃体下移畸形的大小、范围，以及第四脑室、延髓形态。MRI 可见脑积水伴小脑扁桃体疝入后各种畸形，一般可确诊，无需鉴别诊断。

📋 病例 1

男性，8 月龄。哭闹、头围增大、前囟膨出，四肢肌张力增高。CT 示双侧侧脑室、第三脑室高度扩张，白质区内渗出性低密度影（图 3.6.1）。诊断：Chiari Ⅱ畸形并幕上梗阻性脑积水。

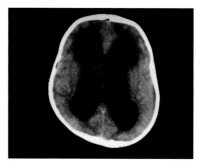

图 3.6.1　CT 图示双侧侧脑室、第三脑室高度扩张

第 7 节　神经元移行和脑回形成异常

一、脑穿通畸形

脑穿通畸形，是指儿童脑室或蛛网膜下腔与脑实质内相交通的囊性病变。导致相邻脑室被牵拉扩大，局部脑组织萎缩。本病是由 Heschl 于 1859 年从病理解剖中发现，并首先描述。

1. 病 因

本病可分为先天性和后天性。前者是由于胚胎时期脑血管损伤，发育异常与母体营养障碍有关。后者则与新生儿及婴儿早期颅内出血、缺氧、外伤、感染、脑梗死后有关。

2. 病理改变

脑实质内形成内含有脑脊液的囊腔。镜检下可见囊壁有内衬室管膜和瘢痕组织或增生的胶质细胞。

3. 临床表现

临床表现差别较大。小的囊腔患者可无症状。大的囊腔患儿于 6 个月内就出现惊厥，神经、运动发育迟滞，脑性瘫痪，头围增大。大的囊腔靠近颅骨表面时颅骨透光试验阳性。

4. 影像学检查

（1）CT 平扫显示脑实质内有边缘较光整、轮廓境界清晰的囊腔。腔内为均匀一致低密度影。CT 值为 0~20HU，呈脑脊液密度。囊腔与脑室或蛛网膜下腔相通。相邻的脑室扩大或局部脑组织萎缩。增强扫描后囊壁及囊腔内无强化。在多螺旋 CT 扫描后，以 MPR 图像后处理，冠状像、矢状像显示囊性肿块与颅内其他组织之间关系。

（2）MRI 多方位成像均显示边界清晰、光滑的囊腔，呈长 T1 长 T2 脑脊液信号。

5. 诊断与鉴别诊断

（1）**诊断要点** 婴儿早期即有惊厥、脑瘫、头大。CT 或 MRI 显示脑实质内境界清晰，与脑室或蛛网膜下腔相连的囊腔，脑室扩大，脑萎缩。

（2）**鉴别诊断** 脑内其他囊性病变，脑室受挤压、变形，有囊壁强化改变。①颅内大的炎性肉芽肿：如脑囊虫病、棘球蚴病等也可形成大的低密度囊腔。要结合患儿临床、化验检查及流行病学史进行排除诊断。②颅内转移瘤：多发病于灰白质交界处血流丰富部位，平扫 CT 特征为大小不等的类圆形低密度结节影。有时结节影可以较大，增强扫描后可见壁有强化。本病在儿童少见，亦要排除。

📋 **病例 1**

男性，19 岁。30min 前，患者突然意识不清，倒地，口吐白沫，四肢抽搐，颜面青紫，持续约 5min。类似抽搐多次发作。体征：脉搏 75 次 / 分，呼吸 16 次 / 分，血压 120/80mmHg，神志清，精神差，心肺腹未见异常，四肢活动正常。CT 示双侧大脑半球对称，灰白质对比正常，右枕叶可见不规则低密度影，大小约为 5.2cm×2.8cm×5.0cm；与脑脊液密度相同，其与右侧四叠体池相通，边缘光整，右侧侧脑室被牵拉扩大，右侧脑沟增宽，伸入至白质区，幕下小脑、脑干无异常（图 3.7.1）。骨窗：颅骨未见明显异常。诊断：右侧侧脑室扩张伴右枕叶贯通畸形。

📋 **病例 2**

男性，2 岁。步态不稳、易跌跤、惊厥 5 个月。CT 示左侧侧脑室前角有低密度囊性扩张与颅顶蛛网膜下腔相通（图 3.7.2）。诊断：左脑穿通畸形。

📋 **病例 3**

男性，1 岁 5 个月。外伤后左下肢无力 8 个月。CT 示右侧侧脑室扩张，右侧额颞部囊性灶相通（图 3.7.3）。诊断：右侧脑穿透畸形。

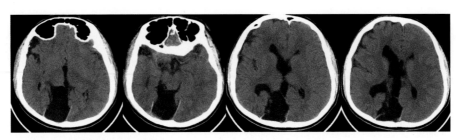

图 3.7.1 脑贯通畸形 CT 图

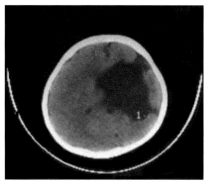

图 3.7.2 脑贯通畸形 CT 图

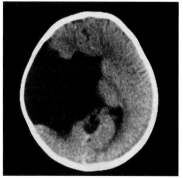

图 3.7.3 CT 图示右侧侧脑室扩张

病例 4

男性，4 岁。自幼抽搐 4 年，右下肢活动不便 3 年。CT 示左侧大脑半球有巨大低密度囊腔与双侧侧脑室前角相通（图 3.7.4）。诊断：左顶叶脑穿透畸形。

病例 5

男性，11 岁。头颅外伤后站立不稳、易摔倒 1 个月。CT 示左侧枕部、小脑半球后缘有一弧形低密度囊腔，第三脑室、双侧侧脑室均有扩张（图 3.7.5）。诊断：外伤后左枕部脑穿通畸形。

病例 6

男性，3 月龄。突发性面色苍白，惊厥 1d。CT 示颅内多处出血，左侧大脑半球弥漫性低密度。脑穿通畸形伴脑萎缩，治疗后 3 个月复查。复查 CT 示左颞部有不规则低密度囊腔，局部脑沟增宽加深，左侧侧脑室被牵拉扩张（图 3.7.6）。诊断：迟发性维生素 K 缺乏致颅内出血，缺血缺氧性脑病致脑穿通畸形。

病例 7

男性，出生 3d。出生后易激惹、哭闹不止。原始反射存在。CT 示双侧侧脑室宽大畸形，左脑实质内囊性灶与其相通（图 3.7.7）。诊断：双侧脑穿通畸形。

二、先天性心脏病（房缺）伴脑空洞畸形

病例 8

男性，2 月龄，系双胎中的二胎。因间断抽搐 7d 就医。查体：哭闹时鼻三角区明显青紫。口角有细小泡沫，心率速，可闻及 SM Ⅱ / Ⅵ，质地

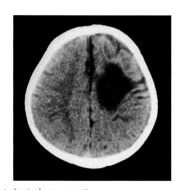

图 3.7.4 脑穿通畸形 CT 图

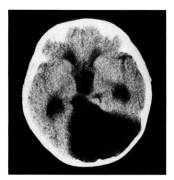

图 3.7.5 外伤性脑穿通畸形 CT 图

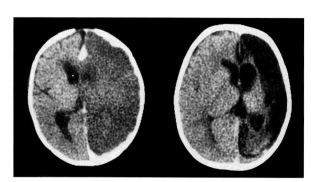

图 3.7.6 CT 图示左颞部有不规则低密度囊腔

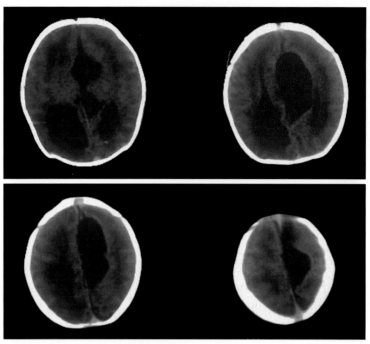

图 3.7.7　新生儿脑贯通畸形 CT 图

粗糙，向心尖区传导明显，两肺呼吸音粗，干湿性啰音不明显，脐疝。肝肋下 2.5cm。质地中等。右手通贯。心脏 B 超：房间隔可探及缺损，约 1.0cm。有部分静脉血由右心房返流入左心房。头颅 CT 示双侧枕顶叶脑实质内可见不规则形低密度影（图 3.7.8）。诊断：先天性心脏病（房缺）伴脑空洞畸形。

三、脑裂畸形

脑裂畸形，是指儿童脑表面和侧脑室之间有异常裂隙，并伴有皮层的灰质沿裂隙内折移行至室管膜下的其他畸形。

本病在 1887 年首次由 Wilmarch 报告，1946 年 Yakovlev 从系统病理解剖发现异常并详细描述。

随着 CT、MRI 检查增多，人们对本病的认识日益加深。

1. 病　因

胚胎早期大脑皮质的组织结构细胞、组织形态分化异常，放射状胶质纤维引导着这种含异常神经元的组织伸入白质与室管膜相接。

2. 病理改变

大体所见：可见大脑单侧或双侧形成明显的裂隙延伸入脑实质内。镜检神经细胞形态异常，周围有胶质纤维增生。

3. 临床表现

轻度畸形几乎无临床症状，或青春期有发作

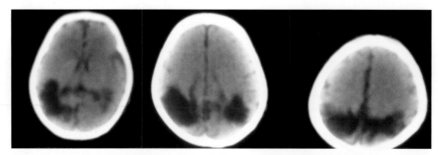

图 3.7.8　CT 图示双侧侧脑室三角区、海马回、双侧枕顶叶为对称性低密度囊性灶，边缘清，密度均

性头痛和（或）自幼即有癫痫发作。严重的畸形则可有脑瘫、癫痫发作、智力障碍。患儿出生即爱哭闹，精神、运动发育均落后于同龄儿。言语、感觉障碍，对侧肢体肌肉萎缩。

4.影像学检查

（1）CT 平扫可见单侧或双侧脑表面有裂隙贯穿至侧脑室。灰质团块或呈条带状相随内折入大脑白质区至脑室管膜下。CT 值为 30~34HU。裂隙多位于中央沟附近，裂隙内端、脑室外侧壁有风帆状被牵拉的突起，脑室变形。裂隙外端蛛网膜下腔有扩大如喇叭口状。常伴有灰质移位（异位）症或透明中隔发育异常。以 MPR 技术进行图像后处理，冠状位、矢状位像显示畸形的脑裂与颅骨、颅内其他组织形态关系。

（2）MRI 冠状位可显示发育畸形的脑裂伸入脑实质内。

5.诊断与鉴别诊断

（1）**诊断要点** 儿童发作性头痛、惊厥、智力低下、脑瘫等。CT 示单侧或双侧脑表面有裂隙延伸入脑实质内、侧脑室、灰白质，甚至室管膜下。

（2）**鉴别诊断** ①大脑外侧裂：在 3 个月至 2 岁的婴幼儿中，由于双侧颞叶、额叶脑组织尚未发育完善，CT 显示额叶、颞叶的脑沟、脑回增宽加深，同时可见大脑外侧裂池亦有前述改变，因脑组织随年龄增长逐渐丰满而消失。②脑穿通畸形：无灰质内折伸入室管膜下的脑裂畸形。可见脑实质内有低密度囊腔，或与脑室相通，或与脑表面、蛛网膜下腔相通。

病例 9

女性，3 岁。发作性惊厥 2 年余。MRI T1WI 示左侧额顶叶脑组织被畸形的脑裂割裂开，且见纵裂池增宽的低信号（图 3.7.9）。诊断：左侧额顶叶脑裂畸形。

病例 10

男性，17 岁。外伤后持续头痛，恶心。CT 示右侧颅顶脑实质由上至下裂隙样改变，双侧侧脑室间胼胝体缺如（图 3.7.10，图 3.7.11）。诊断：脑裂畸形并透明隔缺如。

四、脑灰质异位

脑灰质异位是指脑灰质的位置、形态发育畸形。由正常的脑皮层分布，呈团块状、结节状迁徙，漂移至皮层下白质区或脑室旁，或与室管膜相连。也是一种少见的脑先天发育异常。

1.病 因

在胚胎 7~24 周时，由于意外不明原因的刺激，使增殖的神经母细胞不能及时从脑室壁周围向大脑皮层移行障碍。小的灶性灰质异位一般无症状，但可有顽固性、难治性的癫痫发作。典型的灰质

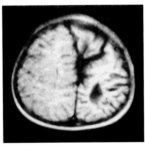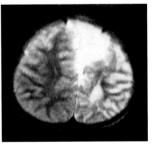

图 3.7.9 MRI 图示左侧额顶叶脑组织被畸形的脑裂割裂开，呈长 T1 长 T2 信号

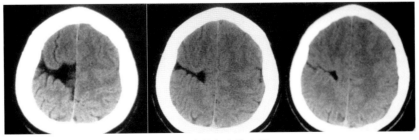

图 3.7.10 CT 图示右顶叶可见不规则低密度裂隙影

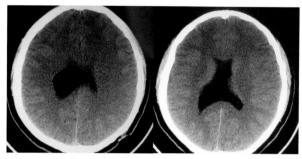

图 3.7.11　CT 图示双侧侧脑室间腔增宽透明隔缺如

小岛位于脑室周围，或悬于室管膜上病灶突入侧脑室；大的灶性灰质异位则位于半卵圆中心，具有占位效应。

2. 病理改变

肉眼所见：大脑实质内异位的灰质呈结节状，可以单发或对称性分布。位于白质内或与正常脑质相连。病理类型分为板层型、团块型、结节型等，呈条带状、板层状、体积较大，一端与正常灰质相连，另一端与脑室室管膜相连。可伴有脑的其他畸形，如胼胝体发育不良。镜下：在这两种灰质团块内均可检出神经细胞。

3. 临床表现

结节性灰质异位，或因头颅外伤查出异常，或自幼有癫痫发作、偏头痛。板层型灰质异位则有精神、运动发育迟滞、脑瘫、婴儿痉挛症等神经运动异常。

4. 影像学检查

（1）CT　结节型：异位的灰质位于室管膜下、脑室周围白质、半卵圆中心区散在、孤立分布灰质密度影，呈相对密度稍高 CT 值（38~40HU），或与正常脑灰质相连或密度相等。板层型：异位灰质体积较大，呈板层状或块状一端与脑室相连，另一端和正常脑灰质相连。密度与正常灰质相同。增强扫描后异位灰质与正常大脑皮质的强化一致。病变区域周围无水肿。可伴有神经系统的其他畸形，如小头畸形、胼胝体发育不良。以 MPR 图像后处理，冠状位像、矢状位像显示异位的灰质结节影与颅内其他组织关系显示清楚。

（2）MRI　T1WI、T2WI 异位灰质均与正常灰质信号相同。

5. 诊断与鉴别诊断

（1）**诊断要点**　临床症状常无特异性，仅根据 CT 密度和 MR 信号特点即可诊断。

（2）**鉴别诊断**　①淋巴瘤：位于脑室旁的淋巴瘤在儿童中罕见，CT 平扫呈等至稍高密度影，瘤周水肿明显，增强扫描病变区域无强化。②胶质增生：平扫显示与大脑皮质相同密度影，增强扫描有轻度强化，部分可见周围轻度水肿、钙化。

📋 **病例 11**

男性，14 岁。自幼癫痫发作。车祸后头颅 CT 发现左颞部半卵圆区有结节状团块影，CT 值与脑灰质相同（图 3.7.12）。诊断：脑灰质异位症。

📋 **病例 12**

男性，1 岁 8 个月。反复抽搐，智力下降。CT 示左侧侧裂池旁有稍高密度影深入外囊内；MRI 可见灰质信号伸入脑白质区（图 3.7.13，图 3.7.14）。诊断：脑灰质异位症。

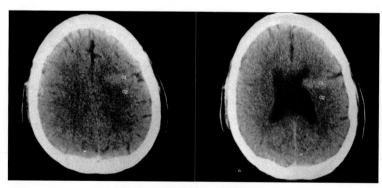

图 3.7.12　CT 图示左颞部半卵圆区及左侧侧脑室体部旁有结节状团块影，由外向内伸入侧脑室体部室管膜，CT 值与脑灰质相同

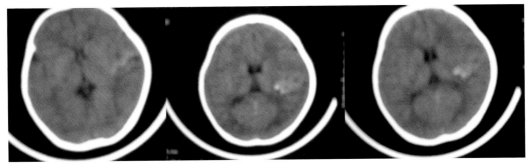

图 3.7.13　CT 图示左侧侧裂池旁有稍高密度影伸入外囊内

五、巨脑回畸形

巨脑回畸形是指脑沟回先天发育异常，解剖形态学脑沟回形态巨大异常。临床表现为许多行为异常，如多动、注意力不集中、言语发育迟滞（见第17章）。

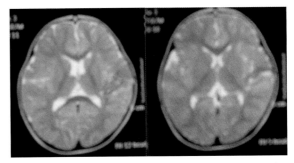

图 3.7.14　MRI 图示左侧侧裂池旁有稍高信号影伸入外囊

第8节　脑变性疾病

一、海绵状变性

海绵状白质脑病是发生于 Ashkenazi 犹太人群（其基因携带率 1∶36）和非犹太人群（为基因突变）的一种少见的天门冬氨酸遗传代谢性脑白质变性病。

1. 病　因

患儿体内先天性缺乏天门冬酸酰基转移酶，血、脑脊液和尿中有过量的 N- 乙酰天门冬氨酸堆积，继发脑白质病变。

2. 病理改变

肉眼所见：大脑半球剖面大脑白质区呈多发含液体的囊性空隙，酷似海绵状。晚期可见脑室系统扩张，大脑皮层萎缩。镜检：脑白质的星形细胞皱缩，肿胀有空泡形成。髓鞘形态尚可。电镜下：线粒体结构异常。

3. 临床表现

病变累及范围、程度不同，临床症状就不同。患儿出生正常或新生儿期因抽搐进行头颅 CT 或 MRI 扫描检出异常。生后 2~6 个月逐渐出现智力、运动发育迟滞。头围进行性增大。反复惊厥。四肢肌张力低下。失明、视神经萎缩。喂养困难。

4. 实验室检查

· 血、脑脊液、尿中 N- 乙酰天门冬酰胺酸增加。

· 培养的成纤维细胞天门冬氨酸酰基转移酶缺乏。

· 产前抽取羊水 N- 乙酰天门冬氨酸增多。

5. 影像学检查

（1）CT　可见头颅增大。两侧大脑半球侧脑室周围大脑白质区为对称性、弥散性低密度影，其边界尚能辨认。CT 值为 24~28HU。增强扫描无强化。颅骨骨缝增宽，前囟扩大。

（2）MRI　SE 序列可见长 T1 长 T2 信号。病灶分布可在大脑白质区，也可在枕叶或其他皮质区域。

6. 诊断与鉴别诊断

（1）诊断要点 儿童头颅进行性增大、惊厥、肌力低下、智力下降。实验室检查，CT 及 MRI 具有特征性表现，一般无需鉴别。

（2）鉴别诊断 苯丙酮尿症：患儿身上可闻及异常的体臭，毛发由出生时的黑色逐渐变为细柔的黄色毛发，皮肤白皙，常见患儿有姿势怪异、兴奋不安等表现。CT 也可见到海绵状变性改变。实验室检查尿三氯化铁试验阳性，血苯丙氨酸滴度增高。

二、苯丙酮尿症

苯丙酮尿症，为一种先天性苯丙氨酸羟化酶缺乏，致氨基酸代谢异常的较常见的遗传代谢疾病。临床特征为智力低下，肤色白皙，毛发柔软发黄，癫痫发作。患儿的尿液及体味中可闻及特殊的鼠臭味。

1. 历 史

1934 年 Folling 首先描述了同胞兄弟苯丙酮酸性精神幼稚病，后来证实为尿内苯丙酮所致。1939 年 Jervis 发现本病为苯丙氨酸羟酶缺乏所致，遗传方式为常染色体隐性遗传。1955 年，Bickel 用低苯丙氨酸饮食治疗此病获得成功。1963 年 Guhirie 首创用细菌抑制法测定苯丙氨酸定量，现在已大规模用于新生儿筛查。1982 年检测出基因异常，这些基因被克隆，也证实多形性。依次用于产前病例筛查。本病的发病率，法国的吉卜赛人中最高（2.5%），爱尔兰人为 1/4300，日本人为 1/60 000。1959 年我国才有报道，我国发病率为 1/14 000。

2. 病理改变

脑部表现为非特异性成熟障碍，且呈进行性。大体所见大脑、小脑皮层形态分化不全。脑实质呈囊性海绵状变性。镜检：髓鞘生成缺陷，胶质细胞增生。脑神经核团黑质和蓝斑色素消失。

3. 临床表现

患儿出生多正常，2~4 个月后逐渐出现动作、神经运动、应物能力较同龄儿落后。90% 毛发由黑色渐变成黄色，质地细软、稀少。肤色白皙，透红。虹膜色淡。早产儿生后 24~48h 进乳时有呕吐。婴幼儿神经 – 精神异常：智力低下，惊厥发作，婴儿痉挛。80% 患儿脑电图异常。年长儿有胡言乱语、怪脸、喉部怪声等异常行为。尿液及身体可嗅及鼠臭味或霉味。现在新生儿筛查，早发现，用特殊奶粉喂养可以避免智力改变。

4. 实验室检查

· 尿中三氯化铁试验阳性。

· 血苯丙氨酸 ≥ 3mg/dL。

5. 影像学检查

其临床症状与 CT 发现不成正相关，临床症状轻，CT 表现较为明显；临床症状明显，CT 则显示正常。主要有脑实质内密度异常和脑萎缩。

· 脑实质内密度异常：可见局限性或广泛性低密度影分布于额、颞、顶、枕叶皮层下大脑白质，脑室周围，半卵圆中心，有时小脑或脑干也有类似改变。低密度病灶其边界、轮廓模糊不清，CT 值 < 22HU，可能是髓鞘变性。若边界清，可能是白质囊性变。关于脑白质密度改变，目前观点很多，1993 年 Bick 提出脱髓鞘改变，而不是髓鞘发育不良；Thompson 则认为两者皆有；1994 年 Cleary 提出脑白质病变为白质空泡变性、髓鞘发育不良、脱髓鞘、血管性水肿 4 种病理过程导致 CT 图像中低密度影。

· 脑萎缩：呈局部性或大脑半球性，或全脑弥漫性的脑沟、脑回、脑池增宽加深，脑室系统扩张，包括幕下第四脑室、幕上第三脑室、双侧的侧脑室。

6. 诊断与鉴别诊断

（1）诊断要点 本病的 CT 表现为非特异性的，要结合临床表现、实验室检查来进行诊断。

（2）鉴别诊断 ①肾上腺脑白质营养不良：患儿多于 5~15 岁发病，早期有学习困难，行为和步态异常，癫痫发作。50% 的病例有肾上腺功能低下。皮肤异常色素沉着。CT 显示脑室周围大脑白质区有斑片状低密度的脱髓鞘改变。②海绵样变性（见本章第一节）。

病例1

　　男性，5岁。智力迟缓3年，肤色白、毛发黄2.5年。尿三氯化铁试验（+），血苯丙氨酸49mg/dL（正常值1~3mg/dL）。CT示双侧侧脑室三角区及顶后脑白质呈对称性低密度，CT值为10~20HU（图3.8.1）。诊断：苯丙酮尿症。

📋 病例2

　　女性，9月龄。反复呕吐、惊厥、哭闹、不识亲人9月余。尿三氯化铁试验（+），血苯丙氨酸27mg/dL。CT示双侧半卵圆中心、脑实质内可见斑片状、小结节状钙化影，双侧脑实质缩小，无脑沟回或脑沟回变平滑（图3.8.2）。诊断：苯丙酮尿症致脑先天发育畸形。

三、肝豆状核变性

　　肝豆状核变性，又称威尔逊病（Wilson disease），为一种常染色体隐性遗传病。先天性缺乏线粒体脂质过氧化酶，使铜代谢障碍，引起脑基底节、肝、肾变性。全球发病率为1/30 000~1/100 000。致病基因携带者约为1/90。收录于2018年5月我国发布的《第一批罕见病目录》。

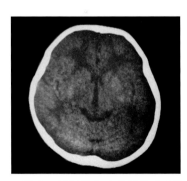

图3.8.1　CT图示双侧侧脑室三角区及顶后脑白质呈对称性低密度

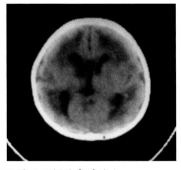

图3.8.2　CT图示双侧脑实质缩小

1. 病因及发病机制

　　主要因体内铜离子及结合蛋白代谢紊乱，在肝细胞内的溶酶体沉积，其排出、转运发生异常，进而累及脑基底神经节、肾脏及角膜。使细胞内线粒体脂质过氧化酶作用异常，引起肝脾肿大、急性重型肝炎、肾性佝偻病、神经精神症状、溶血性贫血等。

2. 病理改变

　　肝脏早期为脂肪变性，晚期则为结节性肝硬化，脾大。镜检：早期肝细胞呈气球样变性。脑组织大体所见：基底节萎缩，呈棕色，囊腔形成，以豆状核为著，其次为大脑皮质、髓质、小脑齿状核。镜检：神经元变性，数目减少，星形细胞增生。

3. 临床表现

　　多系统受累，临床症状复杂，早期极易误诊、误治。学龄前期或学龄期儿童，病初以急性肝炎起病，或反复发生溶血性贫血。10岁以上儿童常以神经系统症状起病，如进行性震颤、书写痉挛、字迹不整、动作不协调，但常不被人注意。后来发展为明显的震颤、流涎、言语表达不清、"面具脸"。神经症状出现愈早，病情进展愈快。未治疗者，脑部的病理损伤呈进行性加重，经治疗者临床症状可减轻得以改善。年长儿有的出现神经精神症状，表现为胡言乱语，具有挑衅行为。其他少见表现为溶血性贫血，急性重型肝炎可导致突然死亡。本病眼部特征性体征：角膜K-F环（+）。

4. 实验室检查

　　·血清游离铜、铜蓝蛋白、铜氧化酶水平降低。

　　·尿铜排泄定量增加。

　　·染色体检查 异常基因定位q14~21。

　　·当患儿有急性溶血性贫血时，红细胞计数、血红蛋白减少，网织红细胞＞5%。

5. 影像学检查

　　·脑实质异常低密度影：主要分布于基底节

区，尤其是豆状核、壳核、苍白球，其次是尾状核头部。丘脑、小脑齿状核、脑干，与病理解剖一致的低密度改变，其边缘、轮廓、境界显示不清。CT 值为 16~22HU。一般认为这种低密度影是由于铜离子沉积于血管周围，引起局部脑组织缺血、坏死、软化，甚至形成腔隙灶。CT 显示低密度影呈斑片状。经驱铜治疗后随访病例，CT 可见低密度影有所改善。

· 脑萎缩：初引起皮层性脑萎缩。好发于额、颞部，表现为脑沟、脑回、前纵裂池、侧裂池增宽加深。晚期则表现为全脑萎缩，脑皮层增宽加深及脑室系统扩张。

6. 诊断与鉴别诊断

（1）诊断要点 本病发生于学龄前期或学龄儿。多见以急性肝病起病。年长儿则有神经精神症状。结合眼科检查角膜 K-F 环（+）。实验室检查：铜蓝蛋白降低。CT 示神经基底节区、丘脑等对称性低密度改变。

（2）鉴别诊断 ①扭转痉挛：患儿有肢体抽动，面肌痉挛，但实验室检查（-），角膜 K-F 环（-）。头颅、颈部 CT/MRI 均无异常发现。②新生儿核黄疸：患儿出生不久出现黄疸，逐渐加重，可遗留脑瘫、智力低下。CT 示全脑萎缩。③缺血缺氧性脑病：多见新生儿，有娩出窒息史，CT 示急性期脑部为缺血缺氧、脑水肿、脑室系统受压，中线结构移位和各种颅内出血的表现。后遗症期 CT 可见脑萎缩、脑穿通畸形、脑内软化灶等，但各种铜代谢的化验均正常。④各种脑炎后遗症：病程中有高热、惊厥，脑脊液检查常规生化异常。CT 显示急性期为脑水肿，增强扫描可见病灶及脑沟回有强化。后遗症期出现脑萎缩或大脑半球白质区脱髓鞘改变。本组疾病角膜 K-F 环（-）。血清铜蓝蛋白正常。

病例 3

男性，12 岁。双膝疼痛，隐性血尿 3 年。角膜 K-F 环（+）。血清铜蓝蛋白降低。尿常规：隐血（++）。双腕部平片示干骺端增宽，杯口状改变，骺线模糊；经青霉胺治疗 10 年后复查 CT（图 3.8.3，图 3.8.4）。诊断：肝豆状核变性伴肾性佝偻病。

病例 4

女性，12 岁。震颤、流涎 2 年。游戏中跌伤左臂。其兄因肝豆状核变性急性重型肝炎死亡。该患儿角膜 K-F 环（+）。血清铜蓝蛋白降低。丘脑及双侧侧脑室前后附近脑白质为斑片状低密度影（图 3.8.5）。诊断：肝豆核变性伴左尺桡骨骨折畸形愈合。

病例 5

男性，27 岁。双手震颤，精细动作不能。铜蓝蛋白异常，眼角膜 K-F 环（+）。MRI 可见双侧脑桥、中脑、丘脑区呈对称性等 T1 长 T2 信号，FLAIR 呈稍高信号；豆状核可见对称性较短 T2 异常信号影，FLAIR 呈低信号影，各脑室、脑池大小形态正常，中线结构居中，幕下小脑无异常，矢状面扫描示垂体大小形态正常（图 3.8.6 ~ 图 3.8.8）。诊断：肝豆状核变性。

四、脑白质变性

脑白质变性是指中枢神经细胞的髓鞘损伤。临床可见视觉、运动、自主神经和认知功能障碍，

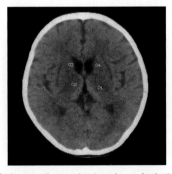

图 3.8.3 首次 CT 图示双侧豆状核、丘脑呈对称性低密度影，CT 值为 24HU，侧裂池附近脑沟增宽

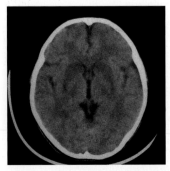

图 3.8.4 治疗后 CT 图示双侧基底节区对称性低密度影有所改善，但脑沟回增宽加深

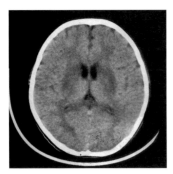

图 3.8.5　肝豆核变性伴左尺桡骨骨折畸形愈合 CT 图

共济失调，发作性神经症状，部分表现抽动症。

1. 实验室检查

- 白细胞计数、单核细胞轻度增高。
- 脑脊液总蛋白增高，IgG 指数增高。

2. 影像学检查

MRI 可见双侧侧脑室周围大脑白质区、对称性白质斑块状信号异常，T1WI 序列呈低信号，T2WI/FLAIR 序列呈高信号（见第 17 章）。

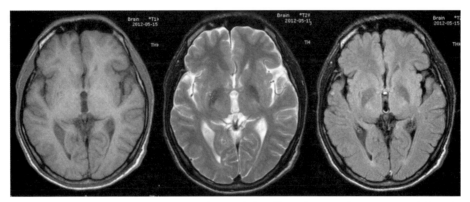

图 3.8.6　MRI 图示 T2WI 可见脑桥、中脑呈对称性等 T1 长 T2 信号，FLAIR 呈稍高信号

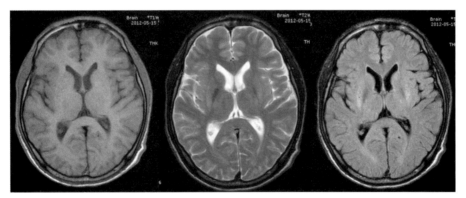

图 3.8.7　MRI 图示 T1WI 可见豆状核无异常信号影，T2WI 可见双侧丘脑区呈对称性等 T1 长 T2 信号。FLAIR 呈稍高信号，豆状核可见对称性较短 T2 异常信号影

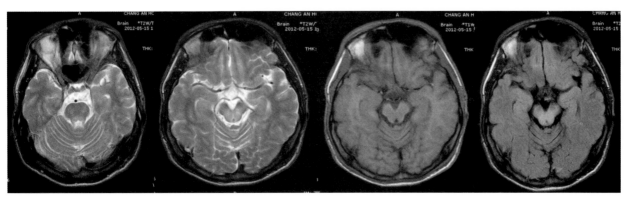

图 3.8.8　MRI 图示 T1WI 可见豆状核无异常信号影，T2WI 呈对称性较短 T2 异常信号影，FLAIR 呈低信号影

第9节 神经皮肤综合征

本组疾病以皮肤 – 神经和（或）皮肤 – 骨骼损害为主要表现的一组疾病，包括 40 多种疾病。本节主要讲述皮肤 – 骨骼损害的疾病。

一、结节性硬化症

结节性硬化症是指发生于儿童的一种常染色体显性遗传病，或基因突变所致神经皮肤综合征的一种。病变特征为累及全身及神经系统的错构瘤样发育障碍。

1. 病理改变

肉眼所见：大脑皮层有结节样增生。脑白质区内有异位细胞团和脑室的室管膜壁内的钙化小结节。

·室管膜下结节，最常见于侧脑室体部和枕角，有的病例在第三、第四脑室的室管膜上也可检出结节。这种结节有钙化，结节由神经胶质细胞和各种奇特的异常神经细胞组成。

·大脑皮层也可见到结节，多位于颞叶、枕叶，偶见小脑皮层。

·可有脑白质异位，簇状的类神经元巨细胞及肥大的多核星形细胞，呈放射状排列。镜检：髓鞘缺失，或类纤维神经胶质增生。

·脑、肾脏、肺、心脏、脾、消化系统、骨骼有多发错构瘤。皮肤结节可见皮脂腺、结缔组织过度增生血管扩张。少数病例病变波及肾脏、心脏、肺，也可见白色或灰黄色的病理性结节。

2. 临床表现

临床三大特征：癫痫发作、智力障碍和皮脂腺瘤。除此之外，儿童行为异常，表现为行为具有攻击性，以及胡言乱语等精神症状，既往文献报道不多。

（1）**皮肤损害** 皮肤呈鲨鱼皮样，白色叶状斑，皮肤纤维瘤。皮损为对称分布，数目不等；针尖大小，黄红色，质地坚硬伴毛细血管扩张性蜡状丘疹。有时可见口腔乳头状瘤，甲周纤维瘤。

（2）**智力下降** 约 70% 的患儿有不同程度的智力下降。5 岁前出现癫痫发作者，智力障碍约占 88%。

（3）**癫痫发作** 在 80%~90% 的患儿为首发症状。多在 2 岁内发病，发作形式：始为婴儿痉挛样发作或失神小发作，逐渐演变为局限性发作或大发作，癫痫持续状态。

（4）**其他症状** 中枢神经系统病损广泛，可出现肌张力减退或增高，手足徐动，小脑共济失调等症状。少数患儿因室管膜下小结节过度增生阻塞脑脊液循环通路而导致脑积水，颅内压增高。眼部有时可见特征性的视网膜晶状体瘤。

3. 影像学检查

（1）**X线检查** 可见颅骨钙化。发生率约 50%~80%。婴儿期少见，随年龄增长而增加。钙化多见脑皮层下区，脑室周围，呈簇状分布，结节样钙化点，也可见斑片状钙化。气脑造影室管膜下结节向脑室内突出，呈"烛泪状"表现。

（2）**CT** 颅内钙化 CT 检出率为 81.2%~90.9%。典型的室管膜下钙化为多发圆形的结节样钙化点，对称分布于室间孔和侧脑室外侧壁，并向脑室内突出。增强扫描，结节无强化，无占位，显示更清楚。此外，皮层或白质区内多发小结节状钙化，其密度比脑室壁钙化低，边缘不清楚。小脑广泛结节状钙化也可阻塞脑脊液通道，出现脑积水。以 MPR 进行图像后处理，冠状位、矢状位像显示颅内钙化和结节影，与颅内其他组织关系显示清楚。

（3）**MRI** 对脑内非钙化性结节比 CT 更敏感。T2WI 显示大脑皮层和皮层下脑室周围可见广泛散在分布的高信号，比 CT 显示的病灶多而清晰。① 室管膜下的结节在 T1WI 中非钙化结节表现为等信号，钙化结节为低信号。T2WI 前者为高信号，后者为等信号。② 皮层结节 T1WI 为等信号，T2WI 信号增高，局部显示大脑灰白质界限不清。③ 脑白质异位结节灶 T2WI 可见异位高信号，当合并有室管膜下巨细胞型星形细胞瘤时，瘤周水肿明显。

（4）PET/CT CT可显示室管膜下结节，最常见于侧脑室体部和枕角，有的病例在第三、第四脑室的室管膜上也可检出结节。这种结节常伴有钙化。PET图像中可见结节部位对于放射性核素低摄取。在PET/CT融合图像中，两者的影像学特征均可显示。

4. 诊断与鉴别诊断

（1）**诊断要点** 本病多见儿童期，有家族史。皮肤结节，智力下降，癫痫发作，视网膜晶状体瘤。颅脑平片可见钙化，应高度怀疑本病，CT扫描示室管膜下结节样钙化可确定诊断。

（2）**鉴别诊断** ①特发性基底节钙化，又称法尔（Fahr）病。本病有明确家族史，为常染色体显性遗传病。临床症状有头晕、眩晕发作，尿崩症等；CT表现为基底节区对称性及脑表面、小脑半球齿状核不规则性点状、波浪或斑片状钙化，不向脑室内突出（见第1章）。②弓形虫病，本病多见于新生儿和婴儿，为宫内感染所致，母亲妊娠期有宠物密切接触史。相关血清免疫学检查阳性。CT显示颅内钙化在脑室周围呈条状、线样，一般不突入脑室。

📋 **病例1**

男性，7岁。反复抽搐，智力下降2年。CT示双侧侧脑室体部、右侧侧脑室后角室管膜下对称性结节样密度增高影，CT值为84HU（图3.9.1）。诊断：结节性硬化。

📋 **病例2**

男性，9岁。反复惊厥，智力障碍进行性加重3年。CT示双侧脑室室管膜下对称性结节性钙化（图3.9.2）。诊断：结节性硬化。

📋 **病例3**

男性，13岁。抽搐10年，胡言、不自主抓空动作、打人5年。9年前在当地医院做头颅CT检查，可见侧脑室周围多发性钙化结节，来院复查并行PET/CT放疗前定位（图3.9.3，图3.9.4）。脑电图异常，经抗癫痫治疗无效。诊断：结节性硬化症。

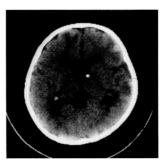

图3.9.1 结节性硬化CT图

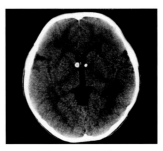

图3.9.2 CT图示双侧脑室室管膜下对称性结节性钙化

📋 **病例4**

女性，9岁。反复性抽搐8年，各种抗癫痫药治疗效果不佳。CT示双侧室管膜下、右侧小脑半球有点状高密度影，边界清晰（图3.9.5）。诊断：结节性硬化。

📋 **病例5**

男性，4岁4个月。语言、动作迟缓、走行易摔跤。1岁3个月时可独立行走。无咳嗽、腹痛。2年前反复呼吸道感染，高热惊厥反复发作，头部有外伤史。查体：体温37℃，神志清，精神欠佳，皮肤未见皮疹，浅表淋巴结无肿大，右额头可见瘀斑及包块，眼睛、咽部充血，肋缘无外翻，双肺呼吸音粗，未闻及干痰鸣及湿鸣，心音可，腹平软。肝脾肋下未触及。CT示双侧室管膜下、皮髓质间、左侧基底节区散在见点状钙化灶，各脑室、脑池大小形态正常，中线结构居中，幕下小脑、脑干无异常；骨窗可见右额部皮下软组织肿胀影（图3.9.6）。诊断：①右额部皮下软组织肿胀；②颅内多发性钙化，结合病史，考虑结节性硬化。

二、脑面血管瘤病

脑面血管瘤病，又称斯德奇 – 韦伯（Sturge-Weber）综合征。临床特征为癫痫发作、偏瘫、

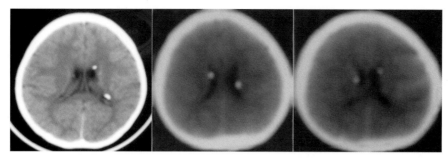

图 3.9.3　CT 图示双侧侧脑室体部、枕角室管膜有多发高密度结节影，突向脑室内

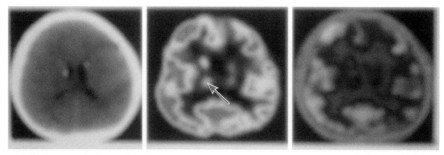

图 3.9.4（见彩插）　PET/CT 图示脑室管膜中有结节状软组织密度影钙化。室管膜上的结节影放射性核素呈低摄取（SUV 值为 1.3~2.0），且见双侧颞叶、海马回附近核素低摄取，提示海马回葡萄糖代谢降低

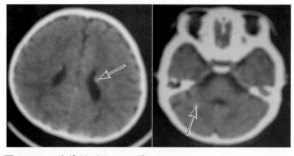

图 3.9.5　结节性硬化 CT 图

智力障碍，面部三叉神经支配区呈葡萄酒样血管痣。本病为家族性遗传病。呈散在发病。患病率约 1/5000。

1879 年 Sturge 首先描述 1 例有癫痫发作的患者伴颜面部色素痣、同侧眼球突出和对侧偏瘫。

之后，Kalischer 描述了同侧脑膜血管瘤。1910 年，Durk 首先报道了本病脑内钙化灶。Weber 等用 X 线平片描述了颅内典型的灰质团块状、皮质呈波纹状、脑沟回状钙化。

1. 病　因

在胚胎 4~8 周时，脑血管形成早期，端脑、眼与上颌面部皮肤血管相邻，这个阶段脑、脑膜、颜面血管床发育异常，外胚层的血管分化，并长入颜面上部、脑枕叶。

2. 病　理

肉眼所见一侧颜面部三叉神经分布区毛细血管扩张。巩膜色素沉着。同侧脉络膜及枕叶的软

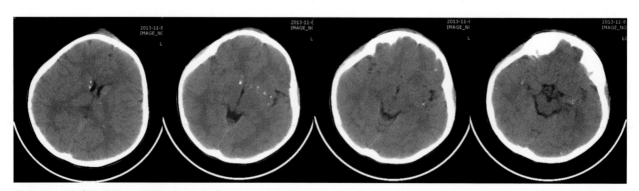

图 3.9.6　结节性硬化 CT 图

脑膜上有微小血管瘤。病灶可以累及顶叶、颞叶、额叶或一侧大脑半球。患侧脑萎缩，钙化。脑灰质、白质、小动脉均可受累。镜检：软脑膜血管瘤为胚胎样毛细血管 – 静脉性畸形，弹力纤维及血管平滑肌缺乏。血管瘤附近神经细胞或神经纤维减少、变性、增生、钙化。

3. 临床表现

患儿出生既有一侧颜面部呈葡萄酒色血管痣，不高出皮肤，与三叉神经分布范围一致。少数血管痣同侧脉络膜血管畸形，患儿有视力障碍（婴儿型青光眼）。80% ~ 90% 的患儿在 1 岁内有癫痫发作，表现为血管痣对侧肢体抽动，或偏瘫、轻瘫、进行性智力下降和精神障碍。

4. 脑电图

癫痫发作 2 周内，检出中度异常波。

5. 影像学检查

（1）DR 显示颅内枕顶区有多发性钙化，呈"蛇行"或"双轨形"。2 岁以后钙化逐渐增多。

（2）CT 颅内多发性，多形性的钙化灶。多位于枕叶，也可见颞、顶、额叶，偶尔见于双侧。病理损害位于皮层表面，甚至延伸至大脑半球。广泛的斑点状、锯齿状、脑沟回状、迂曲、波浪状钙化。CT 值为 86~120HU。

在患侧可见脑萎缩，大脑皮层局部脑沟、脑回、脑池增宽加深。增强扫描后，可见软脑膜的血管呈脑回状强化，异常引流静脉出现弧形强化。有的病例可伴动静脉畸形。

骨窗：患侧颅骨穹隆较对侧小，颅骨板障增厚，蝶骨嵴上抬。

（3）MRI 显示患侧大脑半球顶枕区呈弧状低信号，软脑膜上有血管流空征及团簇状高信号。

（4）数字减影血管造影（DSA） 患侧颞部皮质静脉减少，毛细血管静脉期弥漫性密度增高。

6. 诊断与鉴别诊断

（1）诊断要点 本病主要有癫痫、智力低下、面部三叉神经支配区血管痣、轻瘫。CT 示颅内多形性的钙化灶与局部脑萎缩。

（2）鉴别诊断 ①结节性硬化：癫痫发作，智力障碍，皮肤有咖啡牛奶斑，皮质腺瘤。颅内钙化见于基底节区、室管膜下，为结节状钙化。②神经纤维瘤：皮肤可见咖啡牛奶斑，虹膜 Lisch 小结节，皮肤神经纤维瘤，骨损害。颅内 CT 示颞角脉络丛或延脉络丛钙化；蝶骨大翼发育不全，脑膜瘤，神经鞘瘤。③甲状旁腺功能减退：也有癫痫发作，低钙抽搐，血钙降低。CT 示颅内基底节区对称性钙化。④假性甲状旁腺功能减退：癫痫发作，智力下降，血钙正常。CT 示颅内对称性基底节钙化。

📋 **病例 6**

男性，10 岁。孪生二胎。发作性头痛、惊厥、智力迟滞、轻瘫 5 年。查体：左侧额面上眼睑、面颊、口腔黏膜呈葡萄酒样血管痣。巩膜呈褐色斑。CT 示大脑皮层多发性钙化，伸入大脑半球，呈广泛的斑点状、锯齿状、脑沟回状、迂曲、波浪状、蛇形钙化，CT 值为 86~120HU（图 3.9.7）。DSA 示颈总动脉造影远端动脉期血管网丰富（图 3.9.8）。转归：出生 2h 入儿科抢救室抢救，随访 23 年后因癫痫持续状态抢救无效死亡。

📋 **病例 7**

男性，17 岁。反复抽搐、右侧肢体活动障碍 13 年。查体：神志清楚，左侧颜面可见葡萄酒样斑痣。心肺听诊未检出异常。腹平软，肝脾肋下未触及。脊柱四肢关节未见异常。右侧膝腱反射亢进，右侧巴宾斯基征（+）。头颅 CT 示左侧颅板下脑沟回增宽加深，左侧枕顶叶皮层呈多发、宽大的锯齿状、迂曲样钙化，附近脑萎缩，表面可见粗大钙化，局部颅板增厚（图 3.9.9）。CT 诊断：脑面血管瘤病。

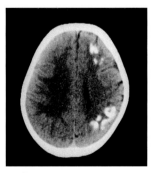

图 3.9.7 脑面血管瘤 CT 图

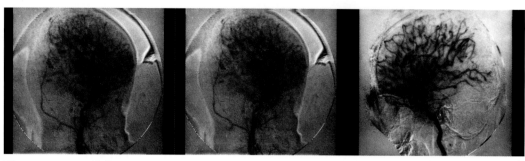

图 3.9.8　脑面血管瘤 DSA 图

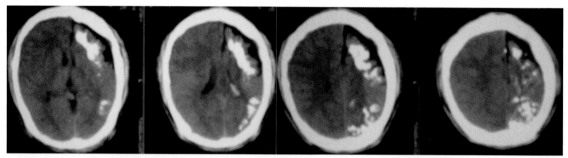

图 3.9.9　CT 图示左侧枕顶叶皮层呈多发、宽大的锯齿、迂曲状钙化、左侧大脑半球萎缩

三、无痛无汗症

先天性无痛无汗症，也称无汗性外胚叶发育不良，为罕见的常染色体隐性遗传神经皮肤综合征。具体病因不详。1932 年 Dcarbom 首先报道，近期基因检测为 *NTRK* 1 基因突变所致外胚叶发育异常。男性发病多于女性，女性可能为基因携带者。

临床特征：患儿皮脂腺、汗腺、毛发、牙齿和指甲发育不良或缺如，软骨和角膜也可表现为营养障碍。由于神经发育不全，因此患儿无痛觉，发生多次骨折而不自知，临床仅见到骨折后畸形愈合。

1. 病　理

皮肤活检镜下：可见表皮的角化过度增生。皮下、皮内的汗腺、毛囊腺等皮肤附件缺乏。

2. 临床表现

患儿无汗腺，当气温超过 30C° 时，体表无散热功能。夏天外界温度增高，患儿常有无故发热。当进入空调房间后，发热不经治疗，可自行下降。查体：患儿毛发稀少、色黄、柔软并干枯。半数患儿有指（趾）甲薄、脆。甲床表面有条纹状白色的突起，有时可见甲床表面有细小的脱屑。少儿恒齿缺如，并有特殊面容。前额及下巴隆凸，面颊凹陷，朝天鼻，唇厚而外翻，耳大如扇风耳。神经系统检查智力低下者占 30%~50%。我们有一组 7 例患儿均合并痛觉、温觉障碍，其中有 1 例患儿先后 8 次骨折，由于缺乏痛觉，骨折后一直未发现，当患儿肢体畸形愈合后，出现跛行、行走困难才被家人发现。

3. 肌电图检查

双下肢均无异常电位信号引出。

4. 实验室检查

·白细胞计数、分类均正常。

·红细胞总数和血红蛋白检查正常，偶可见降低。

·汗腺功能测定（印三酮试验）阴性。

5. 影像学检查

（1）DR　患肢正、侧位拍片显示骨折的发生，并有畸形的愈合。

（2）CT　可见骨折后骨痂形成，损伤局部伴有软组织的肿胀。骨窗所示：患肢或患部的骨骼发生畸形。例如，皮质连续性中断，其骨折断端的碎骨片发生移位和游离，或断端骨质密度增高，皮质不光滑，有成角现象。

（3）MRI 中枢神经系统、脊髓、颅骨及脊柱均未见异常。仅显示骨骼畸形愈合部位的信号异常。

6. 诊断与鉴别诊断

（1）**诊断要点** 患儿有无痛、无汗及夏季无故发热而经对症治疗后无效的病史。并有多次骨折或畸形愈合，皮肤检查见真皮内缺乏皮肤附件结构。

（2）**鉴别诊断** 与其他类型的神经皮肤综合征相鉴别。

📋 病例 8

女性，9 岁。多次骨折后不自知，下肢行走困难，无诱因发热 2 年。患儿生性活泼、好动。3 岁时玩耍中摔倒，自行爬起，数周后家人发现患儿行走姿势反常。拍片发现踝关节、胫骨下段、股骨上 / 下段、右侧股骨颈骨折并有骨痂形成（图 3.9.10~ 图 3.9.13）。夏天无明显原因发热，出行时车无空调，不久便出现发热，很少出汗。一旦进入空调房，体温自行下降。诊断：无痛无汗症并多发性骨折。

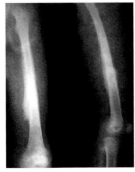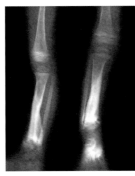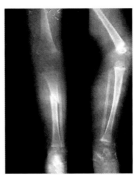

图 3.9.10 X 线平片示股骨中下段、胫骨中上段、胫骨中下段、踝关节、跟骨骨折，并有骨痂形成

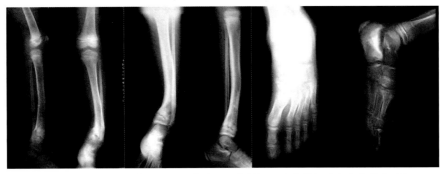

图 3.9.11 X 线平片示胫骨下端近踝关节、跟骨骨折，并有骨折后高密度骨痂形成

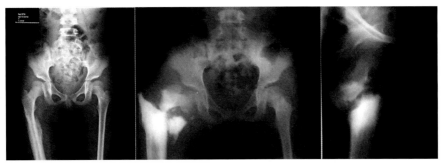

图 3.9.12 X 线平片示双侧侧股骨颈形态正常，右侧股粗隆间、中上段骨折后骨皮质骨痂形成且畸形

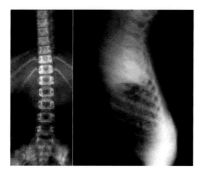

图 3.9.13 X线平片示脊柱椎体形态,骨密度正常

📋 病例 9

男性,7 岁。逢酷暑无诱因发热,进入低温房间后体温自然降低。家人发现其跛行,在医院检出足跟陈旧性骨折。冠状位 CT 可见跟骨骨质密度增高(图 3.9.14)。诊断:先天性无痛无汗症。

四、神经纤维瘤病 II 型

神经纤维瘤病 II 型,致病基因定位于常染色体 22q11.2,该基因为肿瘤抑制基因。缺失该基因时,皮肤咖啡牛奶斑少见,颅内可见双侧听神经瘤、多发性脑膜瘤、非肿瘤性脉络膜丛钙化、多节段梭形神经鞘瘤、脊髓室管膜瘤和星形细胞瘤(见第 14 章)。

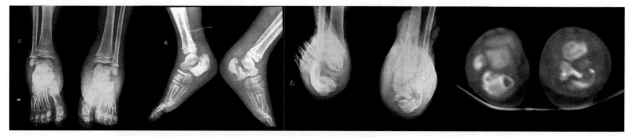

图 3.9.14 CT 图(正、侧、切线位)示双跟骨断裂,骨碎片骨质密度增高

第 10 节 中线结构发育异常

一、中线结构内脂肪瘤

中线结构内脂肪瘤,也是颅内一种少见的先天性发育畸形。一般无临床症状,但也有以多次惊厥起病,影像学图片可见中线结构内有脂肪密度,形态可大可小。

📋 病例 1

女性,5 岁。发热 1d,突然抽搐 1 次,持续时间 10min,既往多次惊厥发作。查体:神志清楚,精神差,咽腔充血(+++),颈软,心脏听诊未闻及异常。两肺听诊呼吸音粗,未闻及干湿啰音。腹平软,全腹未触及疼痛。神经系统未见异常。急诊 CT 示第三脑室右侧、大脑大静脉池旁可见低密度脂肪影,边界清,CT 值为 19HU(图 3.10.1)。MRI 示松果体右旁可见长 T1、长 T2 异常信号(T1 加权像低信号、T2 加权高信号)抑水序列呈低信号,病灶边界清,最大径 13mm,

胼胝体周围脂肪沉积(图 3.10.2)。诊断:松果体右旁囊肿,胼胝体周围脂肪沉积。

📋 病例 2

女性,14 岁。头痛,行 CT 检查。CT 示左侧环池旁可见低密度脂肪影,边界清,CT 值为 29HU(图 3.10.3)诊断:中线结构脂肪瘤。

二、透明隔发育畸形

透明隔发育畸形,是指儿童脑中线的形态发育异常。既往文献报道认为其属于先天变异。近

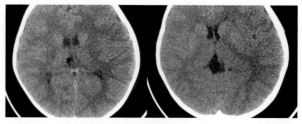

图 3.10.1 中线结构脂肪瘤 CT 图

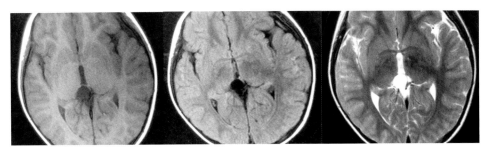

图 3.10.2 中线结构脂肪瘤 MRI 图

期研究指出，脑中线结构异常的患儿多有心理行为异常或继发性脑积水改变。

1. 解剖生理

位于双侧侧脑室之间有一狭窄的腔隙，其上方为胼胝体，下方有穹隆。由前向后依次有 3 个潜在腔，包括透明隔腔（既往也称第五脑室），Vergae 腔（也称第六脑室）。这些腔不属于脑室系统，内壁未衬有室管膜组织，但其腔隙又与脑室相通，如腔内液体增多，向外膨大，形成透明隔囊肿。Vergae 腔向后为中间帆腔，也称脑室间腔，由中间帆池扩张形成。解剖空间位于 Vergae 腔下方，第三脑室的上方，两侧为丘脑，向后与四叠体池相通。2016 年，影像专家提出应称其为"终室"，腰椎 MRI 显示第五脑室是位于脊髓圆锥内且囊壁光滑的囊腔，而不在颅内。

2. 临床表现

患儿自幼出现惊厥发作，生长发育迟滞，头围增大。有多动、学习困难，视力障碍，进行性头痛（晨起尤重），恶心、呕吐等颅内压增高症状。有的人症状轻微而易忽视，或在头颅 CT 检查时意外发现异常。

3. 影像学检查

（1）CT　位于双侧侧脑室前角之间，有圆形、类圆形的脑脊液样密度的腔壁影，为透明隔腔，当脑脊液潴留过多，因其向后压迫侧脑室室间孔，不但形成有向外弧形压迹的透明隔囊肿，还继发侧脑室脑积水。Vergae 腔在第五脑室后方，CT 显示烧瓶状。中间帆腔位于 Vergae 后方显示为三角形或斜方形脑脊液样密度。在多螺旋 CT 扫描后，以 MPR 技术进行图像后处理，冠状位、矢状位像

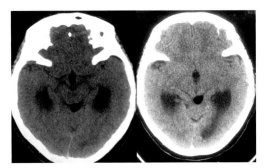

图 3.10.3 中线结构脂肪瘤 CT 图

显示增大的囊肿与双侧侧脑室的前后角关系。

（2）MRI　矢状、冠状、轴位层面均显示 T1WI 和 T2WI 为脑脊液信号。

4. 诊断与鉴别诊断

终室（透明隔囊肿）CT、MRI 显示清楚，一般无需鉴别。

病例 3

男性，13 岁。头疼、间断抽搐。CT 检出中线有透明隔囊肿。MRI 各个序列均见双侧侧脑室之间有囊性膨胀，长 T1 长 T2 信号，呈脑脊液信号（图 3.10.4，图 3.10.5）。诊断：终室透明隔囊肿。

病例 4

男性，14 岁。车祸伤及头部。CT 检查发现双侧侧脑室之间有类圆形的脑脊液样低密度（图 3.10.6）。诊断：终室透明隔囊肿。

三、Vergae 腔囊肿

病例 5

女性，12 岁。发作性头痛、恶心 2 年。CT 示侧脑室之间有不规则低密度影，CT 值为水样密度（图 3.10.7）。诊断：Vergae 腔囊肿。

四、四叠体囊肿

📋 病例 6

女性，17 岁。因发作性头痛待查行 CT 检查。CT 示四叠体池内可见囊性肿物，边缘轮廓清楚，密度均匀（图 3.10.8）。诊断：四叠体囊肿。

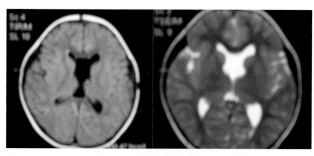

图 3.10.4　MRI 图示双侧侧脑室间有长 T1、长 T2 信号

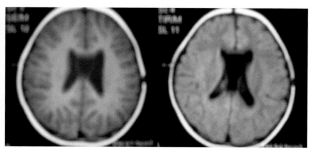

图 3.10.5　MRI 图示双侧侧脑室间长 T1 低信号

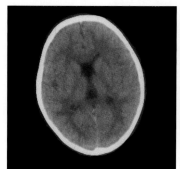
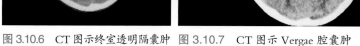
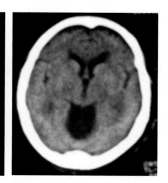

图 3.10.6　CT 图示终室透明隔囊肿　　图 3.10.7　CT 图示 Vergae 腔囊肿　　图 3.10.8　CT 图示四叠体池囊肿

第 11 节　颅内其他囊性病变

一、蛛网膜囊肿

蛛网膜囊肿在日常影像检查中出现率较高，有的位置造成患儿步态不稳，易摔跤。行 CT/MRI 检查可发现异常（图 3.11.1 ~ 图 3.11.9），有的病例先天发育异常，有的从外伤动态观察发现是创伤后造成的。

📋 病例 1

男性，14 岁。头颅外伤 CT 检查中偶尔发现异常。CT 示右侧中颅窝有方形低密度影，边缘清密度均，CT 值呈水样密度（图 3.11.3）诊断：右中颅窝蛛网膜囊肿。

📋 病例 2

男性，13 岁。外伤后 6 个月。CT 发现右侧脑室后方方形低密度影，边界清，呈脑脊液样密度（图 3.11.4）。诊断：外伤后中颅窝蛛网膜囊肿形成。

📋 病例 3

女性，5 岁。半年前头顶部砸伤。CT 示左顶叶靠中线有边缘整齐、密度均匀的囊性灶（图 3.11.5）。诊断：外伤后左顶部蛛网膜囊肿。

📋 病例 4

男性，16 岁。外伤后头痛 2d，行头颅 CT 发

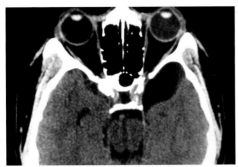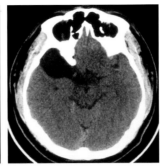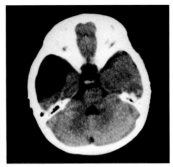

图 3.11.1 CT 图示左侧侧裂池可见方形低密度囊性灶，边界清，密度均匀

图 3.11.2 CT 图示右侧侧裂池可见方形低密度囊性灶，边界清，密度均匀

图 3.11.3 CT 图示右侧颞部蛛网膜囊肿

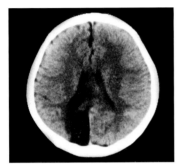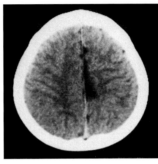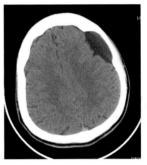

图 3.11.4 CT 图示右侧脑室后蛛网膜囊肿

图 3.11.5 CT 图示左顶部蛛网膜囊肿

图 3.11.6 CT 图示左额顶蛛网膜囊肿

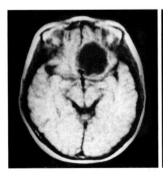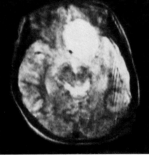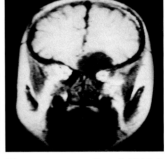

图 3.11.7 MRI 图示左额极蛛网膜囊肿

图 3.11.8 MRI 图示左侧额叶下蛛网膜囊肿

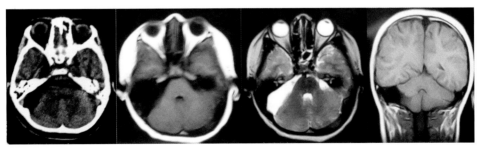

图 3.11.9 CT 图示右侧桥小脑角蛛网膜囊肿

现左额顶颅板下有椭圆形低密度影，边缘轮廓影清楚，密度均匀；局部脑实质受压，骨窗示颅骨受压内外板障变薄（图3.11.6）。诊断：左额顶蛛网膜囊肿。

病例5

男性，12岁。低头弯腰时感觉头顶不适2年。MRI示左侧额极有类圆形影，长T1低信号，边缘清，信号均匀（图3.11.7）。诊断：左额极蛛网膜囊肿。

病例6

女性，7岁。外伤后发作性头疼1年。MRI示左额叶下有类圆形的脑脊液样低信号（图3.11.8）。诊断：左额叶下蛛网膜囊肿。

病例7

女性，9岁。频繁跌倒3个多月。CT示右侧桥小脑角有一长方形低密度影，边界清，密度均匀，为脑脊液密度（图3.11.9）。MRI示右侧桥小脑角有一长方形低密度影，边界清，信号均匀，呈长T1、长T2脑脊液信号。诊断：右侧桥小脑角蛛网膜囊肿。

病例8

女性，12岁。因矮小症行垂体MRI检查，可见左侧侧裂池内有长T1长、T2信号，边界清，信号均匀（图3.11.10）。CT扫描图像后处理显示左颞叶下极低密度影，局部骨板变薄（图3.11.11）。诊断：左颞叶蛛网膜囊肿。

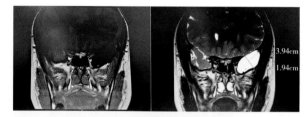

图3.11.10　MRI图示左颞叶蛛网膜囊肿

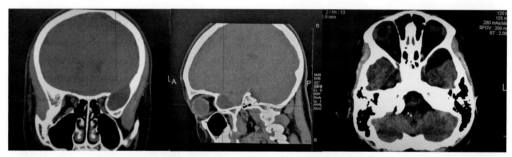

图3.11.11　CT图示左颞叶蛛网膜囊肿

第12节　颅内血管先天畸形

一、脑动静脉畸形

脑动静脉畸形（AVM），是指先天性脑血管发生、发育异常。病变部位脑动静脉之间缺乏毛细血管，形成动静脉之间短路。临床特征有抽搐、短暂性脑缺血发作、出血、神经功能障碍，前述症状体征维持终生。患儿在婴儿期就有症状，易被忽视或误诊。男性发病为女性的2倍。

1.病　因

胚胎发育过程中，毛细血管床发育异常导致动静脉畸形。文献报道局部胶原蛋白缺乏可发生本病。

2.病　理

大体所见：大脑半球大脑中动脉供血区灰白质交界处呈锥状的血管团。广基位于皮质，尖端指向白质深部。有1支或多支增粗的供血动脉。畸形血管内有变性的脑组织，以颞顶叶多见。脑白质局部水肿、出血、凝血块、胶质增生，局部皮质萎缩。镜检：动脉中层的弹力纤维较薄。血管内膜增生、肥厚，管壁有凝血块，血管扩张。血管之间有变性脑组织出血，含铁血黄素沉积，黄染。

3. 临床表现

面部静脉曲张，视盘水肿，头部闻及血管杂音。学龄前及学龄期儿童可诉头痛、恶心、呕吐。患儿反复抽搐，鼻涕带血，精神运动发育迟缓，偏瘫，失语等。但儿童期难检出，多于成人期症状明显。

4. 影像学检查

（1）CT 显示靠颅骨内板下，颞顶部有不规则形高—等—低混杂密度区，呈团块形、点线状，边界不清，偶尔有轻度占位效应。对比增强后可见团块形强化，有时可伴迂曲的血管影或偶见供血动脉及引流静脉。

（2）MRI 动静脉畸形具有血管"流空效应"，因此回流静脉因血流缓慢 T1WI 呈低信号，T2WI 则有高信号。供血动脉及蔓状钙化 MRI 表现为低信号或无信号，当有血栓形成时 T1WI 和 T2WI 低信号病灶区夹杂着等或高信号。

（3）MRA 直接可显示动静脉畸形部位病变形态特点。

（4）DSA 血管造影检查可清楚显示畸形血管病变部位、病变特征，以及供血动脉和引流静脉。

5. 诊断与鉴别诊断

（1）诊断要点 患儿发作性抽搐、头围增大、头皮静脉扩张、头颅闻及血管杂音，以及不明原因的颅内出血、头痛、感觉运动障碍，结合 CT，MRI 检查可诊断。

（2）鉴别诊断 ①海绵状血管瘤：临床表现与动静脉畸形相似。无颅内出血时，无症状，DSA 检查正常。CT 显示病变区呈蜂窝状混杂密度影，有钙化；增强扫描有轻度强化，但无供血动脉及或扩张的引流静脉。②大脑大静脉瘤：大脑大静脉平扫呈扩张，增强扫描 + 颅内血管成像 CTA 显示大脑大静脉瘤样扩张。

📋 病例 1

男性，31 岁。头痛、头晕 3d。查体：血压 160/90mmHg；意识清楚，对答切题；头颅无异常，心肺听证未见异常；腹部平软，肝脾未触及。脊柱四肢未见异常；左侧肢体活动受限，肌力 Ⅰ~Ⅱ级，膝腱反射亢进，左侧巴宾斯基征（+），奥本海姆征（+）。头颅 CT 示右侧丘脑可见异常血管影，并见高密度出血灶破入脑室系统，同侧内囊后受压、截断（图 3.12.1）。头颅 MRA 示右侧丘脑动静脉畸形出血破入脑室系统。

二、颅内海绵状血管瘤

（一）左侧小脑半球海绵状血管瘤

海绵状血管瘤，又称静脉畸形，是指由众多薄壁血管组成的海绵状异常血管团。如果无症状、不出血，一般平扫 CT 检查难以发现。其发生率约为 0.5%~0.7%，占所有脑血管畸形的 8%~15%。儿童期检出率低，多于成人期检出，好发年龄 20~50 岁。

1. 病 因

（1）先天性 血管组织异常或胚胎发育异常，出生不久或小婴儿发病。近年研究发现多为不完全外显性的常染色体显性遗传性疾病，基因位点于 7 号染色体 q11 和 q22 上。

（2）后天性 服用雌激素、常规放疗、病毒感染、

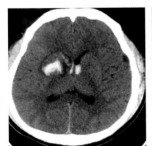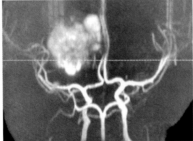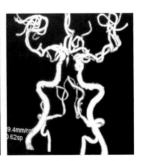

图 3.12.1 CT+MRA 图示右侧丘脑异常血管影，并见高密度出血灶破入脑室系统，同侧内囊后受压、截断。MRA 显示右侧丘脑异常血管网，并见高密度出血灶

外伤、手术、出血后血管反应性增生，诱发海绵状血管瘤形成。

2. 临床表现

患儿有癫痫、婴儿痉挛症发作（35.8%）、突然颅内出血（25.4%）、神经功能障碍（20.2%）、头痛（6.4%），无症状者占12.1%。

3. 影像学检查

（1）CT　颅内有等密度或稍高密度影，内有点状钙化，边缘境界清楚。急性出血病灶内密度增高，周边可见低密度水肿。增强CT示瘤内强化。

（2）MRI　瘤内有条带状长T1、短T2信号分隔及病灶内有爆米花或网格状混杂信号，T2图像可见病灶周围低信号水肿带。

（3）DSA　隐匿性海绵状血管瘤易漏诊。

病例2

男性，5月龄。呕吐频频伴咳嗽3d。查体：前囟门增宽，张力稍有增高；脑膜刺激征阴性，克尼格征阴性。CT示左侧小脑半球可见稍高密度影，CT值为57HU，出血量约12mL（图3.12.2）。CT诊断：左侧小脑半球出血。

行颅内探查：从左枕部骨瓣开窗，由小脑左缘入颅，骨瓣去除后，直视下可见左侧小脑半球表面布满蛛网状血管，部分可见点状波动性出血点。电凝止血后，取活检时颅内出血量增大，术区视野模糊。颅内探查后，即行关颅，转入ICU抢救72h后死亡。

术后最终诊断：左侧小脑半球海绵状血管瘤出血并呼吸衰竭、心力衰竭。

（二）颅内多发性海绵状血管瘤

颅内海绵状血管瘤是一种低流速的海绵状血管畸形，其中约50%为多发性海绵状血管瘤，畸形血管壁缺少肌层及弹力层，导致病灶有自发性反复出血的倾向，几乎100%有瘤内出血。海绵状血管瘤的供血动脉及引流静脉均不扩张，因此，DSA及CTA检查一般为阴性，因此MR检查是本病诊断的重要手段。

病例3

女性，6岁9个月。因呕吐、昏睡、抽搐就诊。CT示双侧大脑多发点状及小环状高密度影，脑干斑片高密度影（图3.12.3）。诊断：考虑大脑及脑干多发出血灶，建议行MR检查。MRI检查（包括MR平扫T1WI/T2WI/FLAIR序列、DWI及SWI序列）T1WI示脑干病灶较大，呈高低混杂信号，第四脑室受压变形；大脑内多发小灶性低信号，部分低信号内可见点状高信号（图3.12.4）。T2WI序列示脑干病灶前半部呈高信号，后半部呈低信号，呈高-低液液平面，病灶周围可见高信号水肿带；大脑内多发病灶呈低信号，部分病灶内可见点状高信号（图3.12.5）。FLAIR病灶显示更清晰，脑干病灶前半部呈高信号，后半部呈低信号，呈高-低液液平面，病灶周围可见高信号水肿带；大脑内多发病灶呈低信号，部分病灶内可见点状高信号（图3.12.6）。DWI病灶呈多发小灶性低信号（图3.12.7）。ADC图多病灶呈低信号（图3.12.8）。SWI序列对本病显示更敏感，多病灶均呈低信号（图3.12.9）。

行开颅手术，切除脑干部最大病灶。术后病理：脑组织内可见大小不一，迂曲扩张的薄壁血管，局部出血，血栓形成，周围肉芽组织增生，急慢性炎症细胞浸润（图3.12.10）。病理诊断：（脑干）海绵状血管瘤伴出血。出院诊断：颅内多发性海绵状血管瘤伴出血。

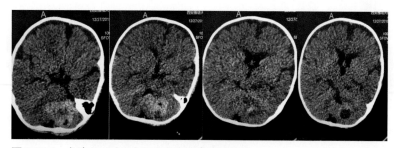

图3.12.2　术前CT图示左侧小脑半球高密度出血

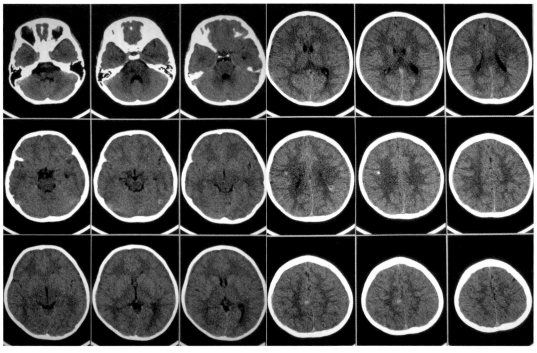

图 3.12.3　颅内多发性海绵状血管瘤伴出血 CT 图

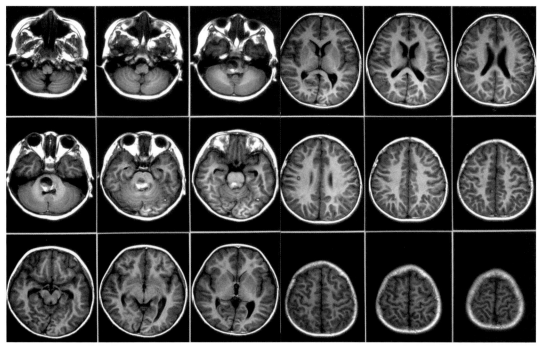

图 3.12.4　MRI T1WI 示大脑内多发病灶呈低信号，部分病灶内可见点状高信号

三、大脑大静脉动脉瘤样畸形

大脑大静脉动脉瘤样畸形（aneurysmal malformation of vein of Galen）是一种血管畸形，1937 年 Jaeger 首先描述和治疗本病，之后许多学者相继进行了研究和报道。在 CT、MR 及 DSA 问世之前，人们对此病认识较浅，病例罕见报道。目前随着 CTA、MRA 技术的开展，本病的报道逐渐增多。

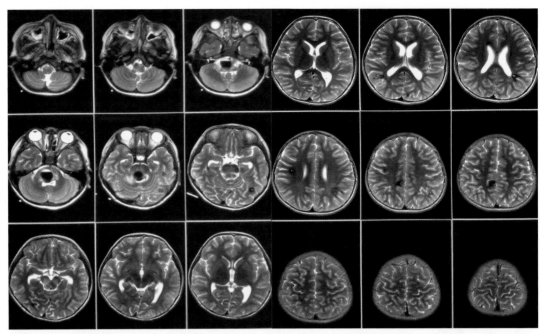

图 3.12.5　MRI T2WI 示大脑内多发病灶呈低信号，部分病灶内可见点状高信号

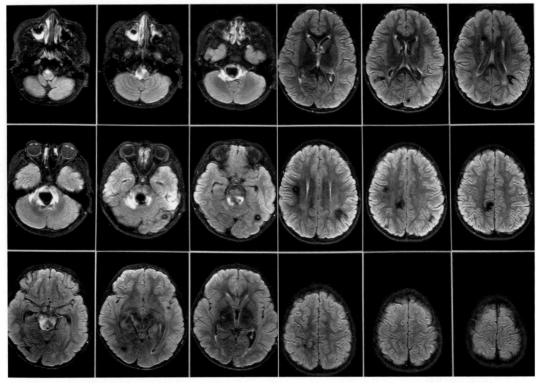

图 3.12.6　FLAIR 病灶显示更清晰

1. 病　因

大脑大静脉瘤样畸形可分为先天性和后天性两种。前者为真性 Galen 静脉动脉瘤中央静脉扩张所致，在胎儿正常发育过程中，该静脉于胚胎第 8 周（体长 40mm）时消失；后者为后天性，为动脉畸形伴有 Galen 静脉动脉样扩张，为假性 Galen 静脉动脉瘤样畸形，静脉扩张是继发或输出静脉栓塞所致。

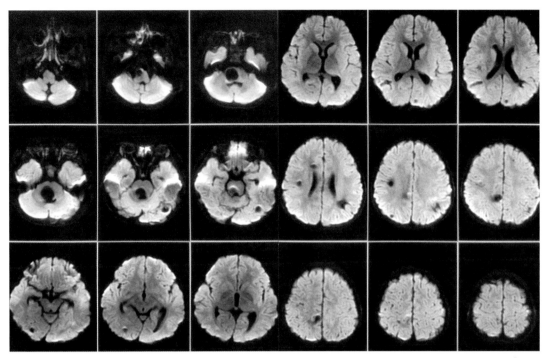

图 3.12.7 DWI 病灶呈多发小灶性低信号

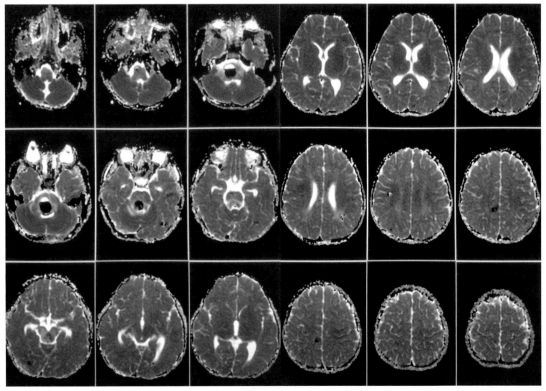

图 3.12.8 ADC 图多病灶呈低信号

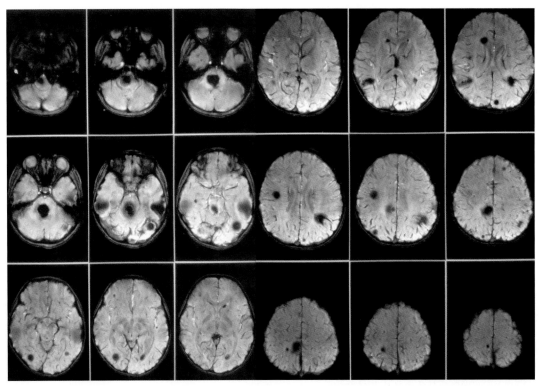

图 3.12.9　SWI 序列对本病显示更敏感，多病灶均呈低信号

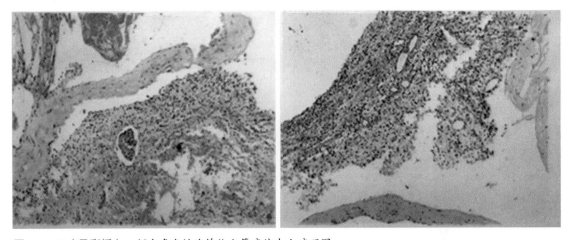

图 3.12.10（见彩插）　颅内多发性海绵状血管瘤伴出血病理图

2. 病　理

由于血管畸形或动静脉瘘，造成 Galen 静脉长期在高压的动脉血流冲击下，使静脉壁动脉化而形成动脉瘤样改变，故有人认为 Galen 静脉动脉瘤样改变不单是一种病，而是一系列血流动力学改变的结果。无论是先天性还是后天性，引起本病的基本机制都是动静脉短路造成高血流冲击及硬膜静脉窦的闭塞。

3. 临床表现

（1）**新生儿**　以严重的充血性心力衰竭为主要症状，患儿可有发绀，头颅可闻及血管杂音，预后极差，常在出生后数天内死亡。

（2）**婴儿**　以脑积水、抽搐为主要症状。

（3）**儿童及成人**　以蛛网膜下腔出血、头痛、智力障碍和神经缺失（视力减退、共济失调、偏瘫）为主要症状。

4.影像学检查

本病可通过 CT、MR 和全脑血管造影（DSA）来确诊。

（1）CT 在第三脑室后部和四叠体池有圆形肿块影，密度较灰质略高，有时可有周边高密度影，也可以伴有广泛点状钙化，提示脑室周围白质软化及钙化。增强后肿块影更加清楚，直径可达 3~4cm，可见扩张的代血动脉，特别是在三维重建时，可显示皮层、脑内、室管膜下的静脉扩张。

（2）MRI 多方位成像，其特征性血管流空效应，可见扩大的硬膜静脉窦，异常镰窦；横窦缺如、狭窄；引流静脉入上矢状窦，皮层静脉，海绵窦及眼静脉，胼胝体异常，脑室扩大。

（3）DSA 动脉期可见供血动脉来自脉络膜后动脉（主要为外侧支、内侧支）、脉络膜前动脉、大脑前动脉、大脑中动脉。静脉可见正常脑引流静脉系统、大脑静脉系统及深静脉系统，其中深静脉系统前部入海绵窦，后部入基底静脉，回流入硬膜窦；静脉窦扩大、狭窄及缺如。

病例 4

男性，2 岁 8 个月。频繁头痛、恶心、呕吐 2 周。CT 发现第三脑室及四叠体池附近有 3cm×4cm 大小的等密度肿块影，伴双侧侧脑室继发性脑积水；增强后可见畸形的大脑大静脉及供血血管均有强化（图 3.12.11）。诊断：大脑大静脉动脉瘤样畸形。

病例 5

男性，8 岁。头痛、意识障碍、反复抽搐 3 个月。查体：精神智力较同龄儿差，神经系统生理反射存在，病理反射存在，右侧腱反射亢进。CT 示四叠体池、大脑大静脉区内可见一卵圆形高密度影，双侧外囊区有沙粒状钙化点；脑沟增宽，脑池扩大，额骨骨板增厚。MRI 示大脑大静脉有 2cm×2.5cm×1.5cm 类圆形低信号灶，边界清；在病灶周围的脑干，两侧丘脑及颞深部右侧基底节区有丰富的迂曲小血管呈条状底信号（图 3.12.12）。DSA 示大脑大静脉扩张、迂曲及短路血管丰富、如网状；栓塞前大脑大静脉呈动脉瘤样改变（图 3.12.13）。经部分栓塞后，颈内动脉造影显示大脑大静的供血量减少，侧支供血动脉血流增加（图 3.12.14）。DSA 诊断：大脑大静脉动脉瘤样畸形。

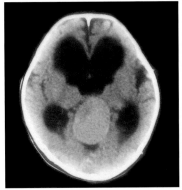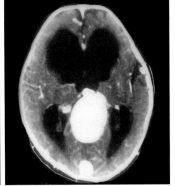

图 3.12.11 大脑大静脉动脉瘤样畸形平扫＋增强 CT 图

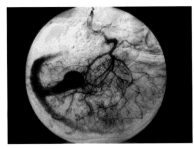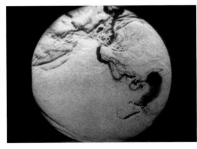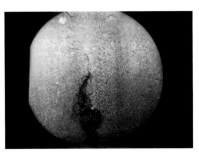

图 3.12.12 MRI 图示大脑大静脉动脉瘤样畸形　　图 3.12.13 DSA 图示栓塞前大脑大静脉动脉瘤样畸形　　图 3.12.14 DSA 图示经部分栓塞后大脑大静脉动脉瘤样畸形

第 13 节 烟雾病

烟雾病，又称多发性进行性颅内动脉闭塞症，是指颈内动脉虹吸段及大脑前、中动脉狭窄或闭塞和基底动脉区穿支动脉软膜和硬膜形成广泛的网状毛细血管性侧支循环为特征的血管性疾病。本病最先由日本学者提出，因脑底的异常血管网在脑血管造影上似"烟雾状"或"朦胧状"（日文"Moyamoya"）而得名，本病多发生于南亚地区，在欧美极少见。

1. 病 因

目前尚不清楚，有先天性、获得性和先天合并获得性 3 种说法。部分病例与细菌、病毒、结核和血吸虫感染有关，本病占蛛网下腔出血的 6.2%。

2. 病理改变

血管的纤维组织增生、内膜增厚、内弹力膜部分或全部缺如引起动脉狭窄和闭塞。病变呈进行性发展，由于长期缺血刺激使 Willis 动脉环及其周围主干动脉与周围大脑皮层基底节、丘脑和硬脊膜间广泛的侧支代偿血管网。

3. 临床表现

本病发病年龄呈双峰样，第一高峰为 10 岁内的儿童，第二高峰在 40~50 岁的成人。在儿童期，主要表现为脑缺血症状，如短暂性脑缺血发作（TIA），缺血性脑卒中和脑血管性痴呆等，可反复发作，进行性加重。在成人期，主要表现为脑缺血症状，以蛛网膜下腔出血为主，可伴有头痛、昏迷、偏瘫及感觉障碍。当中脑 60% 的细胞坏死时，帕金森病的临床表现就会非常明显。

4. 影像学检查

（1）DSA 双侧颈内动脉末端（虹吸段）、大脑前动脉和大脑中脉起始段狭窄、闭塞，脑底部位有异常扩张血管网，有时可见假性和真性动脉瘤。

（2）CT 本病有 5 个表现，包括 4 个非特异改变。①脑萎缩：双侧大脑额叶、颞叶、顶叶呈脑沟脑裂扩大及侧脑室扩大。②脑梗死：由于双侧颈内动脉末端（虹吸段）大脑前、中动脉起始段狭窄，造成脑底动脉环缺血或闭塞，CT 可见基底节、大脑白质区额、颞部脑灰质有多发性、低密度缺血、梗死灶。同时可见出血灶，CT 值为 50~68HU，量大小不等，出血灶周围有水肿带，占位表现，血肿吸收时边缘模糊；有的表现为蛛网膜下腔出血，脑沟脑池铸形高密度。③脑软化灶：边界清晰的低密度灶，CT 值为 0~20HU，其为脑梗死和脑出血囊变后遗留的残迹。④双侧基底节区可见粗大的异常血管走形影，呈等密度的串珠状、蚯蚓状。

（3）CTA ①基底节区有异常血管网像，呈不规则的点状、线状、线网状血管影。②脑底动脉环，尤其是大脑前、中动脉近端充盈不良。

（4）MRI 主要有 3 个特征性改变：①患侧大脑中动脉血管流空减弱。②基底节区、下丘脑等区多个点状、结节状、条状低信号，为流空的侧支血管。③灰质和白质的对比不清晰，可有梗死后软化灶。MRI 能够显示出颈内动脉分叉处狭窄或阻塞性变化及烟雾血管，通过 MRA 能够确认儿童烟雾病，不需再行 CTA。但在成人中，MRA 诊断烟雾病需仔细考虑，因为成人烟雾病病程长，烟雾病血管显影率低，可能是烟雾血管不如儿童明显，而成人 MRA 图像质量因动脉硬化和湍流而不如儿童。

5. 诊断及鉴别诊断

（1）诊断要点 诊断主要依靠 DSA 及 MRA、CT 平扫 +CTA 动脉期、静脉期的血管征象确诊。在儿童期 CT+MRI 显示颅内萎缩 +MRA 可见颅内多发异常血管网确诊。

（2）鉴别诊断 动静脉畸形或动脉瘤引起的蛛网下腔出血鉴别。

📋 病例 1

男性，35 岁。反复发作右侧肢体麻木、无力 1 周，加重 5h。1 周前右上肢体短暂性麻木，伴言语欠流利，很快缓解，未介意。又有右下肢拖曳，右手不能持筷，右肩下垂。自主活动、按摩治疗无缓解，急诊来院。查体：血压 129/85mmHg，意识清楚，精神欠佳，言语欠流畅；双侧瞳孔等大等圆，直径 3mm，对光反应灵敏；口角无歪斜，伸舌居中；右上肢肌力 0 级，右下肢 Ⅳ 级，左侧肢体肌力 Ⅴ 级。肌张力正常；双侧巴宾斯基征阴性。急诊 CT 检查示双侧半卵圆中心腔梗，以右侧为著。否认高血压病、糖尿病。经用抗血小板聚集、活血化瘀，对症治疗后病情平稳。

第一次复查 CT 示右侧放射冠区、半卵圆中心区腔隙性脑梗死、左枕顶叶低密度，多考虑脑梗死。第二次复查 CT 示左额叶出现大片更低密度影，考虑大脑中动脉供血区脑梗死。

MRI+MRA：可见左侧基底节、侧脑室后角旁、顶枕交界皮层及额叶皮层下脑白质有多发点状、斑片状长 T2、等 T1 信号；右侧基底节、尾状核头部小片状长 T1、T2 信号。MRA 可见左侧颈内动脉末端和大脑前、中动脉水平呈纤细不连续；左侧大脑中动脉末梢较对侧细、分支减少。左侧大脑后动脉明显增粗。余动脉（右侧大脑中动脉、颈内动脉、基底动脉）及其分支、走行均正常。CTA 示双侧大脑前动脉网状畸形血管团（图 3.13.1）。

诊断：右侧基底节、尾状核头部、左侧基底节、左顶枕交界区脑梗死伴出血。右额叶皮层下脑梗死。左侧颈内动脉末端和大脑前、中动脉水平段狭窄。考虑不典型性烟雾病。

病例 2

女性，34 岁。发作性搏动性头痛伴右眼睛胀痛 20 余年。MRI 示双侧基底节区可见多个粗大血管走形影，左侧颞枕叶可见脑沟回状钙化（图 3.13.2）。CTA 示双大脑前动脉粗大、迂曲（图 3.13.3）。诊断：烟雾病。

（感谢西安市中心医院影像中心高德宏副主任医师提供病例）

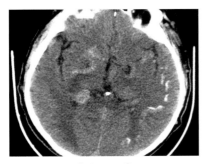

图 3.13.1 CTA 图示烟雾病脑血管

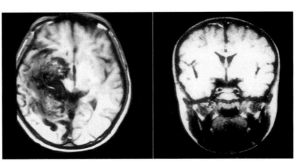

图 3.13.2 MRI 图示颞枕部靠中线有异常的"血管流空效应"

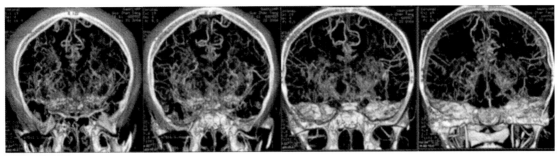

图 3.13.3（见彩插） CTA 图示脑萎缩

第4章

颅内压增高

第1节　高热惊厥或无热惊厥

惊厥是指中枢神经系统因器质性或功能性病变所引起的常见急诊症状。以 2~3 岁的儿童多见。

· 新生儿期：娩出窒息、颅内出血、缺血缺氧性脑病、新生儿一过性甲状旁腺功能减退（简称甲减），以及各种脑的先天畸形。

· 新生儿后期、婴儿期：新生儿化脓性脑膜炎、迟发性维生素 K 缺乏致颅内出血症、脑发育异常、中毒性脑病、颅脑外伤、脑外性脑积水、假 – 假性甲状旁腺功能减退。

· 幼儿期、学龄期：颅脑外伤，神经皮肤综合征、梗阻性脑积水、烟雾病、脑灰质异位症、颅内肿瘤、甲减、假 – 假性甲状旁腺功能减退。

1. 病理生理

各种病因导致神经细胞功能紊乱，产生神经细胞异常放电现象。

2. 临床表现

突然意识不清，面色苍白、青紫。全身或肢体急骤发生强直性、阵发性抽搐，伴双眼上翻、凝视，口吐白沫。新生儿可有撮嘴、口角歪斜、面肌抽动、肢体抽动、呼吸节律不整、面色发绀。

3. 影像学检查

因惊厥进行 CT 检查在儿童急症最多见，不同年龄段表现有所不同。从我们一组高热惊厥病例分析 CT 扫描发现异常仅有 7.5%。因"高热惊厥"行 CT 检查，一般意义不大。而脑电图、脑地形图在发作后 2 周之内的检测优于 CT。无热惊厥，CT 检出的阳性率较高。

第2节　颅内肿瘤与囊肿

一、白血病

白血病是以骨髓造血器官中原始或幼稚白细胞异常增殖为特征的血液系统恶性肿瘤。为儿童常见的恶性肿瘤，其发病率占各种恶性肿瘤之首，是 5~14 岁儿童死亡的主要疾病。男性多见，男女之比为 2：1。急性化疗后缓解病例，可发生中枢神经系统白血病（脑膜白血病），发生于白血病的任何时期。据文献报道，脑膜白血病的发病率在国外为 6%~70%，国内为 5.9%~35%；在患病 1 年内为 3.8%，其中急性粒细胞白血病并发脑膜病变为 27%，急性淋巴细胞白血病为 74%。临床表现为进行性头痛、呕吐、嗜睡、惊厥、昏迷，脑神经麻痹，累及脊髓可致截瘫。

1. 病理改变

大体所见：脑膜轻度增厚，呈暗灰色。脑组织以结节状和血管周围浸润较多。白质改变多于灰质。镜检：神经组织局部充血、浸润、坏死，软脑膜可以不同程度浸润水肿和脑脊液增加。在脑实质结节样增生内和脑脊液可检出白血病细胞。

2. 临床表现

常见头痛、呕吐，呈进行性加重。视物不清、斜视，面瘫。突然惊厥、昏迷、共济失调、偏瘫或全瘫。累及脊髓可出现周围神经症状，如躯干、四肢放射性疼痛，下肢无力，排便困难等。当下丘脑和垂体受侵可导致内分泌失调，出现多食、肥胖、库欣综合征等。

查体：意识清楚或嗜睡、谵妄、昏迷。脑神经、脊神经、脑膜刺激征（+），腱反射亢进，病理体征（+）。

3. 实验室检查

· 脑脊液：腰穿脑脊液压力大于 200mm H_2O；白细胞计数高；涂片偶有检出白血病细胞；蛋白＞ 45mg/dL 或潘氏试验阳性。

· Mavilght 提出脑脊液微球蛋白升高对本病的诊断有意义。

4. 影像学检查

（1）X 线检查 可见颅骨有溶骨样破坏，病变呈穿凿样。

（2）CT 脑部表现为非特异性：①脑积水。②脑实质内异常密度结节，较少见，脑实质内浸润灶位于皮质下或脑室附近，也可在大脑半球的白质区及小脑半球，呈低密度或稍高密度结节，其边缘、轮廓尚清楚。CT 值为 27~43HU。增强扫描可见环状强化或均匀一致轻、中度强化，瘤周水肿轻，占位效应不明显。当脑膜白血病细胞浸润时，脑沟回、侧裂池增宽加深，脑室系统轻度扩张。③脑组织血管源性渗出水肿，脑沟回变窄、消失，第三脑室呈细缝样或消失。增强扫描脑沟回、脑膜强化，脑皮质呈脑回样、斑片状、线样或小结节样强化。④骨窗示颅骨有溶骨样破坏。

5. 诊断与鉴别诊断

（1）诊断要点 本病有颅压增高、脑神经受压及脑膜刺激征。脑脊液压力高，蛋白含量增加，白细胞计数增加或涂片检出白血病细胞。结合临床病史和 CT 表现：①脑沟回增宽加深或脑池脑沟回消失，增强后呈斑片状或脑回样强化。②脑实质内有肿块影，呈轻至中度强化，考虑中枢神经系统白血病的诊断。

（2）鉴别诊断 ①化脓性脑膜炎、结核性及病毒性脑膜炎，三者 CT 表现为脑实质炎性肉芽肿。结合临床及实验室检查不难鉴别诊断。②脑脓肿：脓肿多见大脑凸面，增强后呈环状强化，壁光滑，无壁结节。③脑梗死：大片低密度影，广基靠近颅骨内板，尖端指向颅内，与大脑供血区的血管走行吻合，增强扫描也呈脑回样强化。④原发性淋巴瘤：儿童罕见，平扫在大脑半球、基底节区呈高密度影，增强扫描明显强化。⑤脊髓白血病要与感染性多发性神经根炎、外伤性截瘫鉴别。

📋 病例 1

男性，14 岁。头痛、颈项强直，左侧睾丸硬肿、下坠疼半个月入院。脑脊液细胞计数增高。行头颅 CT 示脑沟回、脑池增宽加深，呈皮层型脑萎缩征象（图 4.2.1）。临床诊断：急性淋巴细胞型白血病（急淋）缓解 8 年后并发睾丸、脑膜白血病。

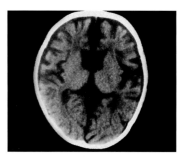

图 4.2.1 CT 图示脑沟回、脑池加深

📋 病例 2

男性，6岁。头痛、喷射状呕吐1周。曾患急性粒细胞白血病1年，经化疗后病情缓解。此次脑脊液压力增高，蛋白及细胞数增高。CT显示右侧小脑半球有斑片状、结节样略高密度影，幕上脑室扩张（图4.2.2）。临床诊断：急性粒细胞白血病伴脑实质白血病、梗阻性脑积水。

二、髓母细胞瘤

髓母细胞瘤是儿患中枢神经系统原发性、恶性度最高的神经上皮性肿瘤之一，来源于胚胎细胞的残余。发病占儿童颅内肿瘤15%~20%，男性多于女性（2:1~4:3）。发病年龄高峰在10岁以下，69%的患者于8岁以前发病，发病部位小脑蚓部或后髓帆突入第四脑室，甚至充满小脑延髓池。由于肿瘤生长迅速，手术不易彻底切除并沿脑脊液向椎管内播散，甚至向脑室、脑池、脑表面、脊髓播散，个别可转移至肺、骨及淋巴结内。术后平均生存1年，本文作者随访术后病理证实的1例术后已健康存活3年。

1. 病 理

大体所见：肿瘤呈实质性，边界不清，粉红色或灰红色，浸润性生长，质地软而脆。切面呈均质性鱼肉状，中央可有小坏死灶，但出血、囊性变和钙化均少见。镜检：瘤细胞丰富，大小不一，常呈圆形、椭圆形、长椭圆形，排列紧密，少数形成环状或半环状的菊花形团，胞浆少，核圆或卵圆形。电子显微镜下：胞浆内含有少量粗面内质网、聚核蛋白体及线粒体，其他细胞器较少。免疫组化NSE（+），向胶质细胞分化，瘤内有胞浆粉染色的较大细胞，GFAP（+）。

2. 临床表现

患儿表现为头痛、呕吐、步态不稳、共济失调、复视和视力下降，其中呕吐是最常见、早期唯一症状。还有强迫头位和呛咳。查体：眼球震颤、视盘水肿、外展神经麻痹、面瘫、共济失调、病理体征（+）。头围逐渐增大，颅缝增宽，叩击头颅可闻及破罐音。严重时患儿突然意识丧失、呼吸变慢和血压升高，甚至去大脑强直，短期内死亡。有的合并蛛网膜下腔出血。

3. 实验室检查

· 当颅内压增高时，末梢血白细胞增高的假象。

· 脑脊液蛋白及白细胞增高者近占20%，脑脊液中偶尔发现肿瘤细胞。

4. 影像学检查

（1）X线检查　X线片显示正常，如提示颅内压增高，表现为颅骨变薄、颅缝分离，鞍底脱钙或后床突骨质吸收，肿瘤钙化少见。

（2）CT　肿瘤边界清楚、瘤灶略高 - 等密度，密度不均匀。灶内有坏死、囊变时可表现为低密度或混杂密度，瘤内出血密度增高。增强扫描后肿瘤实质呈均匀增强或不均匀强化。瘤周围可见薄的水肿带。第四脑室常被推压向前移。室管膜下转移时，可见脑室周边略高密度影，呈带状强化；脑膜转移时呈结节状强化；幕上转移灶与原发病灶表现相同。

（3）MRI　髓母细胞瘤无明显特征，间接征象为位于上蚓部肿瘤致中脑导水管受压、变窄，向前

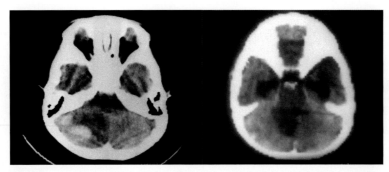

图4.2.2　CT图示右侧小脑半球有斑片状、结节样略高密度影并双侧侧脑室下角、第四脑室扩张

方移位；居于第四脑室顶肿瘤，可见导水管被撑开且向上移位，接近四叠体水平位。瘤周可见新月形脑脊液残留。T1WI 呈等或略高信号；T2WI 为高信号，信号均匀；如囊变、坏死，则呈现 T1WI 更低信号，T2WI 更高信号。

5. 诊断与鉴别诊断

（1）**诊断要点** 3~10 岁男性，出现原因不明的头痛、呕吐、步态不稳，首先考虑髓母细胞瘤的可能。查体：视盘水肿、躯干性共济失调、眼球震颤或强迫头位，更应高度怀疑本病。CT/MRI 可见后颅凹，第四脑室附近有混杂性肿块影，边缘不清，密度不均匀。伴有幕上性梗阻性脑积水。

（2）**鉴别诊断** ①第四脑室室管膜瘤：早期也有呕吐，病程较髓母细胞瘤长，小脑实质性损伤不如髓母细胞瘤严重，部分病例无明显的小脑受损体征。CT 示中线部位呈等或略高密度影，MRI 示瘤区呈 T1WI 低或等信号，T2WI 高信号，瘤内低信号钙化多见，瘤周水肿少见，瘤周无新月形脑脊液信号。②小脑星形细胞瘤：多见于小脑半球，病程长，临床表现颅内压增高及共济运动障碍。CT 呈低密度影伴钙化，瘤周水肿少见。③脉络丛乳头状瘤：好发于第四脑室和侧脑室，10 岁以下儿童约占 33%，病程长短不一，早期有颅内压增高。晚期有共济失调、眼球震颤，强迫头位。CT 示肿瘤高密度，边缘不规则，强化后增强明显，钙化多见。

📋 病例 3

女性，3 岁。呕吐、步态不稳 2 个月，CT 示颅底中线有 6cm×4cm×2cm 大小肿块，幕上梗阻性脑积水；第四脑室被推挤向后移位（图 4.2.3）。术后病理诊断：颅底恶性髓母细胞瘤。CT 诊断：恶性髓母细胞瘤并梗阻性脑积水。转归：术后 3 个月因反复发作性抽搐、肿瘤复发死亡。

📋 病例 4

女性，7.5 岁。因恶心、呕吐、步态不稳住院。术前 CT 发现小脑蚓部有 7cm×8cm×5cm 等密度肿块，瘤周无水肿；第四脑室受压变形，第三脑室、双侧脑室下角扩张。

术中可见肿瘤大，不易切除。于肿瘤右下方

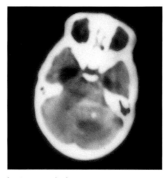

图 4.2.3 颅底髓母细胞瘤 CT 图

插入引流管，抽吸出鱼肉样组织碎片，约 20mL。术中又行脑积水行脑室 – 腹腔脑脊液分流术（图 4.2.4 ~ 图 4.2.6）。术后病理：髓母细胞瘤。转归：术后进行全脑及脊髓放疗。术后随访 2 年，复查头颅 CT，未见肿瘤复发。

三、室管膜瘤

室管膜瘤源于脑室系统的室管膜细胞及胶质上皮细胞，生长较慢，浸润性较低，为胶质瘤中接近良性的肿瘤。其发病率在颅内肿瘤中占 7.6%，在胶质瘤中占 18.2%。男性多于女性，男女之比约为 3.7：1。约 80% 位于脑室内，另 20% 在脑

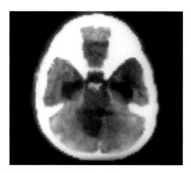

图 4.2.4 髓母细胞瘤术前 CT 图

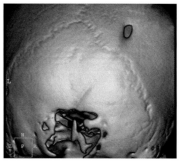

图 4.2.5 术后 CT 图示枕部颅骨缺如，顶后部有脑脊液引流管穿出

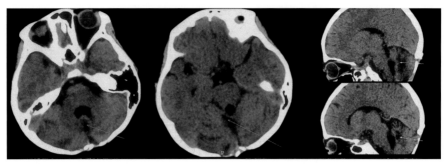

图 4.2.6　术后 CT 图示术区软化灶形成，脑沟回增宽加深，术前梗阻性脑积水消失

实质内，多见于儿童，6~15 岁发病最高，约占 1/3。部位以第四脑室内多见。

1. 病　理

肉眼所见：肿瘤多为实质性，大者呈囊性、球形、乳头状或分叶状、菜花样，淡红色或灰白色，质软或稍硬。部分似有包膜，边界清楚，呈扩张性生长。切面呈均质性灰白色或粉红色颗粒状，血管丰富，常有灶性出血。镜检：由室管膜上皮细胞组成，细胞多较致密，菱形、卵圆形或立方形，含中等量细胞质，核圆形或卵圆形。细胞围绕血管形成假菊形团状结构，间质为胶质纤维形成的网状结构。电镜下瘤细胞镶嵌排列，有 2 个以上相邻细胞形成微菊形团。纵切面上微管为"9+1"环形结构，细胞内有微丝束。免疫组化：GFAP（+），Vimentin（+），S-100（+）。

2. 临床表现

第四脑室肿瘤病程短，患者早期有头痛、呕吐、眩晕、脉搏呼吸改变、意识丧失和复视、眼球震颤等颅内压增高及外展神经受损症状。并有第 V ~ XII 脑神经损伤、小脑症状，出现眼球运动偏斜扭转、呕吐、呃逆、吞咽困难、声音嘶哑、呼吸困难、耳鸣、视力减退、步态不稳、眼球震颤、共济失调和肢体无力、肌张力减低、腱反射低下或消失等。侧脑室内肿瘤病程较长，当肿瘤增大，脑脊液循环障碍，有偏瘫、偏身感觉障碍和中枢性面瘫、癫痫。第三脑室肿瘤可出现垂体、下丘脑症状。

3. 实验室检查

50% 脑脊液蛋白增高，近 1/5 的患者细胞数增高，偶可检出肿瘤细胞。

4. 影像学检查

（1）DR　多数表现为颅内高压症状，儿童常见骨缝分离。约 10% 的患者显示瘤区异常钙化。

（2）CT　肿瘤实质部分呈等或稍高密度，内有低密度囊变，以囊性变为主的室管膜瘤，瘤周无水肿少量水肿带。发病部位多见于颞、顶、枕交界区或额叶，紧贴脑室或突入脑室。瘤内实质性混杂密度，可有出血、钙化。肿瘤外形不规则、分叶状、边缘不光滑。增强可见肿瘤实质部分及囊壁强化，或不规则强化。第四脑室内肿瘤较小时，等密度或稍高密度病灶，周围有低密度的脑脊液腔隙；肿瘤较大时占位效应明显。有的发生小脑扁桃体疝；第三脑室肿瘤多位于后顶部，压迫丘脑、界限不清，阻塞压迫中脑导水管，第三脑室和两侧侧脑室扩大引起脑积水。

（3）MRI　T1WI 呈低至等信号，T2WI 明显高信号，瘤周、瘤内有血管流空信号。瘤内钙化或间变信号不均匀。增强后瘤内实质或囊壁异常强化，瘤周水肿带。瘤内出血，亚急性期 T1WI、T2WI 均为高信号。

5. 诊断与鉴别诊断

（1）**诊断要点**　当儿童出现头痛、恶心、呕吐，或脑神经症状及共济失调时应想到本病，结合影像学检查诊断。

（2）**鉴别诊断**　①髓母细胞瘤：见于儿童，多起源于小脑蚓部，肿瘤常向前突入第四脑室，与脑干有分界线，瘤内钙化少见，CT 增强密度比室管膜瘤强化明显，MRI 可见肿瘤上方、前方和后方有脑脊液包绕，质子像上可见环形高信号影。

②脉络丛乳头状瘤：CT 平扫呈高密度，强化后均匀增强。MRI 表现在 T1WI 低信号，T2WI 为高信号，与脑脊液分界清楚，肿瘤轮廓不整，本瘤钙化更明显。

📋 病例 5

女性，3 岁。头痛、呕吐、步态不稳 2 月余。CT 示第四脑室旁有 1.7cm×1.2cm 大小的混杂密度影，边界清（图 4.2.7）。手术切除，术后病理：第四脑室室管膜瘤。诊断：第四脑室室管膜瘤。

四、小脑星形细胞瘤

小脑星形细胞瘤多见于儿童，占儿童颅后窝肿瘤的 1/3，高峰年龄在 10 岁前。肿瘤可发生于小脑的任何部位，但绝大多数起源于小脑蚓部，约 15% 发生于小脑半球。

1. 病　理

肉眼：肿瘤呈大的囊，有囊壁结节，囊液为淡黄透明，蛋白含量高，放置易凝固。少数为实质性，呈浸润性生长，边界不清。镜下原浆型肿瘤细胞体积较大，胞浆饱满。核呈圆形，大小一致，核分裂少见。细胞的形态和分布均匀；纤维型瘤细胞小，排列稀疏，胶质纤维丰富，胞核形态多变；肥胖细胞型瘤细胞体积肥大，呈多角形或类圆形，胞浆丰富，突起粗而短。电子显微镜下：核周胞质和突起没有或很少有胶质丝，细胞形态以原浆型星形细胞瘤为主。纤维型瘤细胞外形不定，核呈清亮泡状，异染色质很少；肥胖细胞型瘤细胞胞浆内充满数量不等的内质网，线粒体和胶质纤维束，也可见到致密体。

免疫组化：GFAP（+），NF（−）。

2. 临床表现

有头痛、呕吐、视盘水肿、视力减退、复视、眼球震颤、头围增大等。位于小脑半球者动作笨拙、持物不稳、肌张力和腱反射低下等共济失调。位于蚓部或近中线时，出现静止性共济失调、小脑步态和平衡失调，小脑扁桃体疝时颈抵抗、强迫头位或小脑危象。

3. 实验室检查

· 脑脊液常规：白细胞多数正常。
· 生化检查：蛋白含量增高。

4. 影像学检查

（1）CT　小脑蚓部混杂密度灶影，部分有钙化，瘤壁有结节。增强扫描后肿瘤增强不均匀，瘤壁及壁结节强化。瘤周水肿带。1/3 病灶无增强，2/3 有不同程度的增强。与病理分级有关：Ⅰ级星形细胞瘤无强化或仅轻度强化。Ⅱ、Ⅲ级则有明显强化，强化多为环形，形态与厚度不一，是星形细胞瘤的特征。有时可呈边界不清或清楚的弥漫性或结节状强化。Ⅳ级则较Ⅱ、Ⅲ级强化更为明显，形态更不规则。

（2）MRI　与肿瘤分级关系：Ⅰ级星形细胞瘤多为边界清楚均匀的 T1WI 低或等信号，T2WI 明显高信号，占位征象轻，瘤周水肿轻或无，增强后肿瘤不强化。Ⅲ、Ⅳ级星形细胞瘤边界不清，信号不均匀，瘤内坏死囊变伴瘤周水肿显著，占位征象明显。

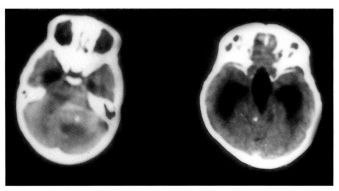

图 4.2.7　CT 图示第四脑室旁有 1.7cm×1.2cm 的混杂密度影，
边界清；第三脑室扩张，双侧侧脑室下角也扩张

5.诊断与鉴别诊断

（1）诊断要点 小脑星形细胞瘤患儿多表现为颅内压增高征象和小脑型共济失调，结合影像学特点发病部位、肿块密度和形态及伴随体征诊断。

（2）鉴别诊断 ①小脑半球出血：多于颅脑外伤后小脑半球高密度出血灶，密度均匀。小脑星形细胞瘤多见青少年。密度欠均匀，边界清。②髓母细胞瘤：见于小脑蚓部，常侵入第四脑室，病灶多为略高密度，边界清楚，强化后肿瘤均匀强化，髓母细胞瘤可有坏死囊变。③室管膜瘤：起源于第四脑室的室管膜瘤、小脑蚓部或小脑半球相连，瘤内囊变率低，有分叶状，可有斑点状钙化。发病年龄在 20 岁以后。③血管母细胞瘤：小脑半球低密度影，边界清，囊内坏死，瘤内壁结节。增强后壁结节明显强化。发病年龄平均 34 岁，比星形细胞瘤形态大，患者有家族史或伴发其他部位的血管瘤。

📋 **病例 6**

男性，11 岁。晨起头痛、呕吐、步态不稳 3 月余。MRI T1WI 双侧小脑半球低信号，T2WI 可见双侧小脑半球信号增高（图 4.2.8）。手术病理证实：小脑星形细胞瘤。转归：术后放疗，随访 21 年健康存活。

五、颅咽管瘤

颅咽管瘤是指位于中颅凹常见的先天性颅内肿瘤，源于胚胎期的颅咽管的残余上皮细胞。占儿童鞍区肿瘤发病第一位。多见于男性，男女比约为 2∶1。占儿童颅内肿瘤的 13% ~17%，鞍区肿瘤的 30%，幕上肿瘤的 40%。发生部位以蝶鞍为中心，85% 位于鞍上区，向前突于额叶底部、向后下浸入第三脑室、斜坡。4% 位于鞍内，由鞍内向鞍上蔓延，突向下丘脑、鞍旁或脚间池，破坏颅底。垂体腺、下丘脑和颈内动脉等重要结构，产生严重影响。

1.病 理

根据肿瘤的大小分为：小型 < 2cm，中型 2~4cm，大型 4~6cm，巨型 > 6cm。肉眼所见：肿瘤为实质性、囊性或囊实肿块。界限清楚，包膜完整。剖面囊壁光滑、厚薄不等，呈灰白色，内有散在钙化小点，常有钙质沉着，形成黄白色扁平斑块。与周围组织粘连紧密。囊液澄清或淡黄色。镜检：细胞多呈乳头状或索状排列，也可团片状分布，中心有角化物质或角化珠上皮变性。囊液的外溢有玻璃样变。电子镜检：可见细胞表面有大量绒毛状突起，细胞间距较宽，突起间有桥粒。胞浆含核蛋白体、粗面内质网及张力原纤维。

免疫组化：Cytokeratin（+），EMA（+）和 S-100（+）。

2.临床表现

①下丘脑症状：表现为尿崩症、贪食、肥胖、儿童性腺发育及一侧外展神经麻痹。②垂体功能障碍：甲状腺功能减退及代谢障碍等。抗利尿激素分泌障碍可致多饮、多尿。③视交叉受压：双颞侧偏盲或单侧视野缺损；高颅压症状（头痛、呕吐及眼底视神经、视盘水肿）。④其他症状：额叶、颞叶受压产生精神症状，颞叶有癫痫发作。肿瘤向后后颅窝引起多组脑神经（三叉、面、听、舌咽及迷走神经）损伤。

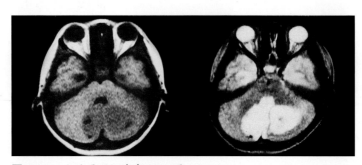

图 4.2.8 小脑星形细胞瘤 MRI 图

3. 实验室检查

·血清促生长素（GH）、黄体生成素（LH）、卵泡刺激素（FSH）、促肾上腺皮质激素（ACTH）均可降低，有时催乳素（PRL）增高。

·垂体功能减退者，基础代谢率降低。

·糖耐量常呈低平曲线或下降延迟。

·血生化胆固醇可升高，磷可偏低。

·周围嗜伊红细胞可增多，肾上腺素试验注射后 4h 嗜伊红细胞减少。

·T3、T4 亦减少。

·脑脊液除压力常增高外，蛋白量及白细胞均可轻度增多。

4. 影像学检查

（1）DR 显示鞍上有钙化灶，呈不规则斑块状、点状或蛋壳状。约 35% 患者的后床突变尖、钙化、变薄或消失，蝶鞍扩大。慢性颅内压增高者，可见脑回压迹等颅内压增高征象。

（2）CT ① 鞍上区呈单房性，密度均匀囊肿，含胆固醇，CT 值为脂肪密度。② 多房性，可见多灶性低密度影，内有间隔，边界清，呈圆形、卵圆形或分叶状。壁有弧线状钙化，瘤内为点片状钙化。③ 实质性肿瘤，均匀的等密度或略低密度病灶，伴随体征有肿瘤向鞍上生长，鞍上池受压消失，第三脑室变形，双侧侧脑室扩大。④ CT 增强，瘤灶囊壁呈环状强化或多环状强化，中心无强化。实质性肿瘤则为均匀强化。混合密度病灶，除钙化和囊肿区外，实质部分呈均匀性增强。

（3）MRI 肿瘤信号强度与肿瘤的成分有关。实质性者则在 T1WI 为等信号影，T2WI 呈高信号影。囊性肿瘤位于蝶鞍上方，T1WI、T2WI 均为境界明确高信号；瘤内钙化，则在 T1WI、T2WI 极低信号。冠状位、矢状位可见瘤周受压。

5. 诊断与鉴别诊断

（1）**诊断要点** 根据好发年龄、症状表现及影像学检查确诊，青少年、儿童生长发育迟缓，伴头痛、视力障碍，结合影像学，应考虑本病。

（2）**鉴别诊断** ①垂体腺瘤：多见 15 岁以上，颅内压增高少见，无生长发育迟滞，常有两颞侧偏盲、视神经萎缩，CT 示瘤区呈等密度，MRI 呈等信号。少有钙化。②生殖细胞瘤：表现尿崩症，性早熟。X 线片示蝶鞍无变化，肿瘤钙化者少见。CT 示边界清楚的类圆形等或高密度肿块，增强后肿瘤明显增强，密度不均匀。MRI T1WI T2WI 均为等信号，增强明显。③胶质瘤：视神经或视交叉胶质瘤和第三脑室前部胶质瘤有时易与颅咽管瘤混淆。前者表现为一侧或两侧视力下降、失明，后者早期就有颅内压增高症状。CT、MRI 显示视神经孔常增大。

📋 病例 7

男性，14 岁。头痛、视野缺损 6 个月，加重伴呕吐 2 周。CT 示鞍上区有类圆形囊性肿块，周边呈蛋壳状高密度钙化（图 4.2.9）。诊断：颅咽管瘤。

📋 病例 8

男性，1 岁 6 个月。发作性哭闹，自行敲头。MRI 示 T1WI 鞍上区呈等信号，T2WI 鞍上区呈高信号（图 4.2.10）。手术病理证实：颅咽管瘤。

📋 病例 9

女性，4 岁。头疼、恶心、呕吐、视物不清 6 个月，加重 1 周。CT、MRI 平扫 + 增强示鞍上池有蛋壳状高密度影占位，伴第三脑室、双侧侧脑室扩张，侧脑室前角低密度影（图 4.2.11）。手术病理证实：颅咽管瘤。

六、垂体腺瘤

垂体腺瘤是指发生于垂体前叶的腺瘤，无内分泌改变，儿童罕见。根据形态大小分为微腺瘤（<1cm）和大腺瘤（≥1cm），前者临床多伴

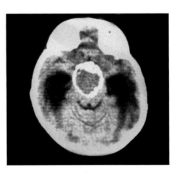

图 4.2.9 CT 图示鞍上区有类圆形囊性肿块

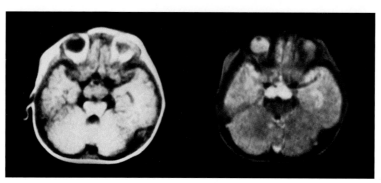

图 4.2.10　颅咽管瘤 MRI 图

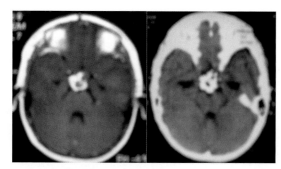

图 4.2.11　颅咽管瘤 CT 图

有内分异常。垂体瘤生长很大时出现邻近组织受压的临床症状而被发现。

1. 临床表现

头痛，初为晨起头痛，后为渐进性疼痛，随咳嗽、打喷嚏、排便时加重。视力减退，且呈进行性加重、视野缺损。晚期颅内压增高、呕吐频繁、不能进食、消瘦、功能衰竭。

2. 影像学检查

（1）CT　鞍区有类圆形混杂密度影，呈等或略高密度影，间以低密度区，边界尚清。文献报道包膜钙化仅占 3%。骨窗可见蝶鞍扩大，鞍背骨质变薄。增强后除坏死、囊变、钙化外，肿瘤均有强化，其边缘轮廓光滑、锐利、清晰。肿瘤较大时常伴占位效应明显，鞍上池前缘受压出现部分充盈缺损。大腺瘤可挤压第三脑室，导致梗阻性脑积水。

（2）MRI　矢状位、冠状位图像显示肿瘤 T1WI 呈低或等信号，T2WI 高信号；并可见肿瘤向海绵窦区延伸，T1WI、T2WI 均为高信号。

3. 诊断及鉴别诊断

（1）**诊断要点**　患儿有头痛、视力障碍，CT 平扫及增强扫描确诊。

（2）**鉴别诊断**　①颅咽管瘤：也有视力减退，颅内压增高征，CT 示鞍上及鞍内为瘤样低密度影，周边有壳状钙化，增强后肿瘤无强化。②表皮样囊肿：临床症状类似，CT 平扫可见鞍上区有瘤样低密度影，包膜偶有弧形或壳状钙化，肿瘤增强无钙化。

病例 10

女性，12 岁。头痛、视物不清 10 个月，加重 1 个月。CT 冠状位可见鞍上、鞍区内有类圆形的混杂密度影，周边呈壳状钙化，其大小约 2.7cm×1.8cm×0.8cm。CT 增强后可见瘤体及边缘有部分强化，同时可见瘤周供血脑血管亦有强化（图 4.2.12）。术后病理证实：垂体腺瘤。转归：术后 13 年，平卧无症状，直立后眩晕、恶心。

七、颅骨骨肉瘤

颅骨骨肉瘤是指发生于儿童颅骨板障的恶性骨肿瘤，十分罕见。骨肉瘤一般好发于长管状骨的干骺端。肿瘤源于骨外膜、骨内及附近结缔组织的间胚叶细胞。临床表现为颅骨骨性隆起，局部皮肤温度高，压痛明显。

1. 影像学检查

（1）DR　可见头皮肿胀。颅骨内外板障有溶骨样、虫蚀样破坏。

（2）CT　颅骨内外板障骨膜增生，骨质破坏，皮质有连续性中断。肿瘤突破板障内外骨皮质，似颅骨内外软组织肿胀，内可见有斑点状高密度钙化。CT值为20～60HU。肿块内见不规则形低密度坏死区。

2.诊断与鉴别诊断

（1）**诊断要点** X线平片、CT示骨破坏、软组织肿块，由于发病部位罕见，必须手术病理检查，方可诊断。

（2）**鉴别诊断** ①颅骨朗格汉斯组织细胞增生症：颅骨可见多个大小不等结节样隆起。X线平片、CT见溶骨样破坏。发热伴皮疹，病理活检证实本病。②神经母细胞瘤颅骨转移：患儿发热、贫血、腹部肿块、颅骨病变为颅骨外板呈日射状新骨，或广泛斑状骨破坏、颅缝加宽。CT检出原发肿瘤，骨穿检出肿瘤细胞。③髓母细胞瘤瘤：源于第四脑室管膜肿瘤，引起梗阻性脑积水，结合CT、MRI不难诊断。

📋 病例 11

女性，1岁。右枕部肿块3个月。局部皮温增高，拒压。CT示右枕部皮下有隆起，质地硬，大小约4cm×3cm×1.3cm。经手术病理证实：右侧枕骨骨肉瘤（图4.2.13）。

八、颅内畸胎瘤

颅内生殖细胞瘤包括颅内生殖细胞瘤、颅内畸胎瘤等，是指发生于颅内罕见的原始胚胎性肿瘤。据文献报告，发生率约为0.5%～2%。肿瘤组织细胞来源于颅内残留生殖细胞。发生部位近中线结构，以松果体最多见，鞍区次之，后颅凹及颅内其他部位也有发病。男性居多。

1.病 理

成熟畸胎瘤又分为囊性、实性两种。①囊性成熟畸胎瘤，又名皮样囊肿，肉眼所见：单房、多房性囊肿，包膜光滑。切面可见囊壁，囊腔内可见黄色油脂状液体，皮脂样物，夹杂毛发。镜检：囊壁附有复层鳞状上皮、毛囊、皮脂腺及成熟的神经节细胞，瘤内有脂肪、软骨、骨、淋巴组织及消化道腺上皮，有的可见胰腺结构。②实性成熟畸胎瘤，肉眼所见：呈实性包块。切面可见包

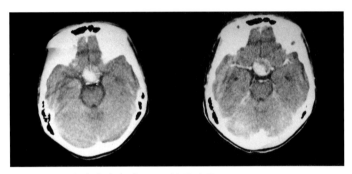

图 4.2.12 垂体腺瘤术前 CT+ 增强后图

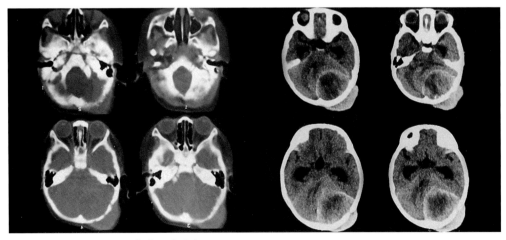

图 4.2.13 CT 图示右枕部皮下有隆起

膜完整，囊壁较厚，瘤内有出血、坏死、囊性变。镜检：有内、外、中胚层的各种组织成分，如皮肤、毛发、骨、牙齿，以内胚层为主，消化道上皮少见。③未成熟畸胎瘤，实体性居多。肉眼所见：瘤体包膜不完整，囊壁薄厚不均。切面瘤内呈灰白色、鱼肉样，亦见出血、坏死、囊性变。镜检：多为未分化的胚胎性组织。有原始的上皮排列、腺泡乳头状或乳头状，间质为排列疏松的上皮、神经组织、未分化牙齿。

2. 实验室检查

·肿瘤标志物 CEA 轻 – 中度增加，血清甲胎蛋白增加。

·脑脊液细胞计数高，生化蛋白增高。

3. 临床表现

有进行性颅内压增高，头痛、恶心、呕吐进行性加重，晨起明显，午后略有缓解。查体：精神萎靡、消瘦、口腔黏膜干燥、眼球结膜水肿。颈项强直。心肺无异常。舟状腹。脑膜刺激征：布鲁津斯基征（+）、克尼格征（+）、腱反射亢进、巴宾斯基征（+），自主神经正常。

病例 12

男性，8 岁。头痛、呕吐 3 月余，加重 2 周伴右侧偏瘫。CT 示左侧基底节区有 5cm×5.4cm 混杂密度影，边缘模糊，周围水肿，同侧内囊被截断；MRI T1WI、T2WI 均呈混杂信号（图 4.2.14）。临床诊断：畸胎瘤。术后病理：畸胎瘤。

病例 13

男性，13 岁。性早熟 5 年，视力减退 3 年，

行为异常 8 个月。患儿 5~6 岁出现胡须，7 岁变声，9 岁始有遗精，8~9 岁对异性追求，并出现食量大增，11 岁有视力减退。1 年 7 个月前头颅 CT、MRI 检出生殖细胞瘤，行开颅手术切除。术后 6 个月突然持续性抽搐 15min。

3 个月前行伽马刀治疗后，记忆减退，食欲增加，体重减退，视力无改善。

内分泌全套检查：生长激素运动前 1.18ng/mL，运动后 1.56ng/mL；促卵泡成熟激素 3.42mIU/mL；促黄体成熟激素 8.98mIU/mL；催乳素 12.8ng/mL；雌二醇 10.6pg/mL；孕酮 0.12ng/mL；睾酮 329.0ng/mL。

治疗后对肿瘤再评估，行 PET/CT、增强 MRI 检查。CT 平扫示右颞顶骨术后改变，右额枕顶部颅板下方可见弧带状水样密度影，相应脑皮质移位；病灶部分与右侧侧脑室相通，脑室系统扩大，以左侧侧脑室为著，双侧侧脑室旁可见片状低密度影；中线未见明显移位（图 4.2.15）。

诊断：①颅内生殖细胞瘤术后改变；②术区与右侧侧脑室贯通畸形。

MRI 直接增强检查示右颞顶骨术后改变，右额顶部颅板下方可见带状水样异常信号影，相应大脑半球凸面受压变平，脑沟变平，脑皮质向内移位，病变与右侧侧脑室前角相通，边缘可见条状异常强化；右侧侧脑室前角呈尖角样改变，鞍上池内及右侧侧脑室前角可见结节状强化影，脑室系统扩大，以左侧侧脑室为著，双侧侧脑室旁可见片状长 T2 异常信号；中线未见明显移位。视交叉显示模糊，垂体变薄，垂体柄居中。现大脑白质、室管膜下、左侧颞叶多发的、不规则形的

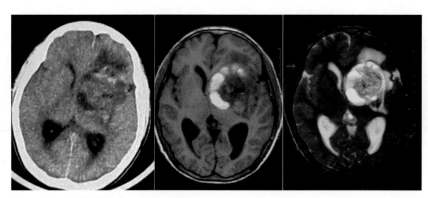

图 4.2.14　颅内畸胎瘤 CT+MRI 图

长 T1、长 T2 异常信号，与原片比较病灶增多（图 4.2.16，图 4.2.17）。

PET/CT 松果体区可见一类圆形高低混杂密度，无放射性核素异常摄取，致第三脑室、双侧侧脑室扩张、积水，侧脑室壁明显不均匀性增厚；双侧侧脑室内、室管膜下、胼胝体膝部、双侧基底节区、丘脑、左颞叶可见多发结节样稍高密度影，边界尚清，放射性核素高度摄取，以左侧基底节区为著；左侧额、颞叶可见中度低密度水肿，左额、颞叶皮层放射性核素摄取较对侧明显减低，累及枕叶；双侧小脑半球放射性核素大致对称（图 4.2.18，图 4.2.19）。

松果体生殖细胞瘤伴脑室、脑内转移伽马刀

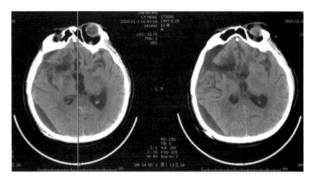

图 4.2.15　CT 图示右颞顶骨术后改变，右额枕顶部颅板下方可见弧带状水样密度影，相应脑皮质移位

放疗后松果体区病灶无葡萄糖异常代谢；其余脑内播散灶葡萄糖代谢明显增高，提示放疗后肿瘤病灶仍有活性。

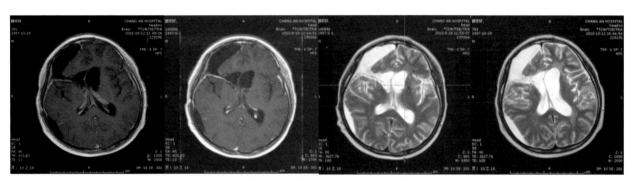

图 4.2.16　MRI 增强后可见左侧大脑半球病灶多发、室管膜上也可见颅内转移瘤的高信号强化，病变累及海马回附近

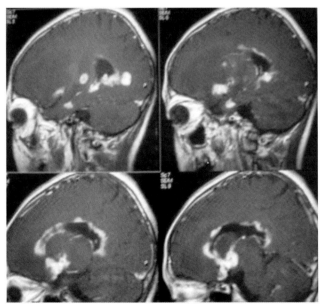

图 4.2.17　MRI 增强后显示左侧大脑半球病灶多发、室管膜上也可见颅内转移瘤的高信号强化，病变累及海马回附近

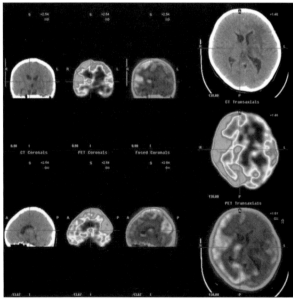

图 4.2.18（见彩插）　在肿瘤分布多的一侧大脑半球，CT 仅显示多发、大面积水肿；同层面 PET 图像可显示脑功能受损，受损区域仍可见斑片状放射性核素高摄取，提示肿瘤细胞仍有活性

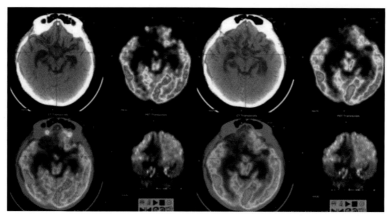

图 4.2.19（见彩插）　颅内生殖细胞瘤 PET/CT 图

第 3 节　颅内出血性疾病

一、新生儿颅内出血及缺血缺氧性脑病

（一）新生儿颅内出血

新生儿颅内出血，是指胎儿娩出过程中因缺氧、窒息、产伤、早产等所致的颅内出血。量少或蛛网膜下腔出血能很快吸收，量多时则会成为新生儿死亡、致残的主要原因之一。

1.病　因

（1）**缺氧**　多见早产儿，患儿侧脑室前角室管膜下的胚胎发生层中有密集的毛细血管床，此处血管为终端供血，其内皮细胞中线粒体含量多，对氧的需求高。当缺氧时，毛细血管通透性增加，极易由此破入脑室。

（2）**产伤**　在足月儿中，见于正常产、胎头与母体骨盆不称、高龄孕妇初产及难产等异常分娩。

2.病　理

（1）**硬膜下出血**　产伤引起胎儿颅骨重叠错位，大脑镰游离缘撕裂致上下矢状窦、横窦、直窦出血，出血量较大。

（2）**蛛网膜下腔**　产伤和缺氧均可致。出血主要积聚在前后纵裂池、侧裂池、环池、四叠体池间隙。

（3）**脑室出血**　多见早产儿，胚胎生发层出血破入脑室内。

（4）**脑实质出血**　呈点状或局灶性出血，又称"紫癜脑"。

（5）**混合性出血**　见于颅内多个部位。

3.临床表现

少量出血，意识可正常或轻度嗜睡。大量出血早产儿呈无欲状态。足月儿有哭闹、不安、尖叫、惊厥，甚至嗜睡、昏迷。

查体：前囟饱满，四肢肌张力增高，原始生理反射，如觅食反射、吸吮反射、拥抱反射亢进或消失。如伴脑水肿、缺血缺氧性脑病，患儿有面色苍白，呼吸节律不整，脑性尖叫。

4.影像学检查

CT 显示与病理改变几乎相同。CT 可确定出血部位、出血量，以及伴随的脑水肿、缺血缺氧性脑病、脑梗死。足月新生儿中，巨大儿颅内出血依次见于蛛网膜下腔、硬膜下、脑实质内出血，脑室内少见。早产儿、足月儿、低体重儿常见室管膜下、脑室内出血，继发性蛛网膜下腔出血，伴缺血缺氧性脑病。新生儿窒息、缺氧，娩出后 Apgar 评分低，2~3 次复评仍未恢复正常。CT 显示颅内出血呈多部位伴缺血缺氧性脑病。根据 Papile 分级法将各种颅内出血分 4 四级：Ⅰ 级仅为单纯室管膜下出血，侧脑室前角室管膜与尾状核头部出血，未进入脑室。CT 显示线样高密度改变，经 MPR 图像后处理可发现。Ⅱ 级为室管膜下伴脑室出血，量少无脑室扩张，CT 显示侧脑室呈水平状高密度铸形影。但侧脑室前、后角、体部正常形态存在。Ⅲ 级脑室内出血伴脑室扩大。CT 显示一侧或双侧侧脑室扩张、膨隆，体部失去正常形态。Ⅳ 级为脑室内出血合并脑实质病变。CT 显示脑室内、脑实质出血灶外，还合并脑梗死，基底节区丘脑 CT 反转征等，患儿的预后极差。有文献报告，新生儿脐带血血气分析 pH 值、血氧饱和度持续降低，诊断 IHE 客观、准确。

5. 诊断与鉴别诊断

新生儿有窒息、缺氧，羊水污染。娩出后 Apgar 评分低，2~3 次复评，均未恢复正常结合新生儿脐带血血气分析 pH 值、血氧饱和度持续减低。临床症状有嗜睡，哭闹，惊厥，昏迷，要怀疑颅内出血，结合 CT 扫描不难诊断，一般无须鉴别。

病例 1

男性，出生后 3d。产钳助产娩出，出生时有窒息，Apgar 评分 6 分。经抢救复苏后 2 评为 8 分，3 评达 10 分。CT 示左枕部颅骨内板下乙状窦、直窦呈弧线状高密度影，CT 值为 78HU。双侧颞叶下极大片低密度影，其边界模糊不清，CT 值为 16HU（图 4.3.1）。CT 诊断：新生儿颅内出血并缺血缺氧性脑病。

病例 2

男性，出生后 48h。娩出后嗜睡，呼吸节律不整，新生儿原始反射减弱。MRI 示双侧额叶脑

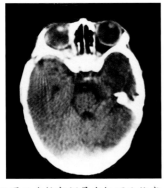

图 4.3.1　CT 图示左枕部颅骨内板下乙状窦、直窦呈弧线状高密度影

白质、双侧侧脑室三角部旁多发斑点长 T1、长 T2 异常信号（图 4.3.2）。DWI 和 ADC 图可见双侧额叶脑白质、双侧侧脑室三角部旁多发斑点及胼胝体压部呈高信号，ADC 图呈低信号（弥散受限）（图 4.3.3）。MRI 诊断：新生儿缺血缺氧性脑病（中度）。

病例 3

男性，出生后 2d。娩出苍白窒息。复苏后 Apgar 评分小于 5 分。反复发作性呼吸暂停，原始反射减弱。CT 示脑室系统、四叠体池、左侧裂池呈铸形高密度影，右枕部颅板下斑片状高密度影，脑实质弥漫性密度降低（图 4.3.4）。诊断：新生儿脑室内、蛛网膜下腔出血伴缺血缺氧性脑病。

（二）新生儿颅内出血伴缺氧缺血性脑病

新生儿颅内出血伴缺氧缺血性脑病（HIE），是指围生期窒息导致的缺氧缺血性脑损伤，是新生儿死亡的首要原因，存活患儿多留有不同的精神神经后遗症。

1. 病　因

脑缺氧缺血可发生在围生期的任何阶段，原因有：①宫内窒息，生后无呼吸或呼吸微弱；②出生后患呼吸窘迫综合征或肺部其他严重疾病伴呼吸衰竭；③先天性心脏病，右至左分流量较大者。

2. 临床表现

急性期症状除 Apgar 评分低等新生儿窒息表现外，早期新生儿的症状包括神经系统兴奋性增强（包括易激惹、肌张力增高、抽搐、尖叫、凝视等）或抑制状态（对刺激反应低下或无反应，肌张力低，呼吸暂停等），可持续 7~10d。根据意识状态（过度警觉或易激惹，嗜睡或迟钝、昏迷）惊厥的有无和肌张力情况等，按 1989 年济南会议标准分为轻、中、重度。2013 年《新生儿窒息诊断与分度标准建议》指出：娩出后 1min 或 5min Apgar 评分 < 7 分，仍未建立有效自主呼吸，脐动脉血气分析 pH 值 < 7.15，可反映患儿体内缺氧和高碳酸血症。

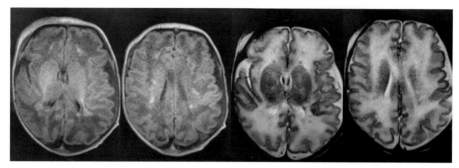

图 4.3.2　MRI 图示双侧额叶脑白质、双侧侧脑室三角部旁多发斑点长 T1、长 T2 异常信号

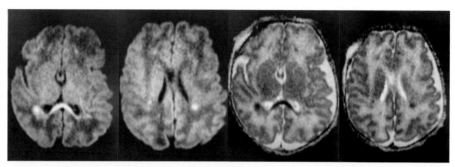

图 4.3.3　新生儿缺血缺氧性脑病 MRI 图

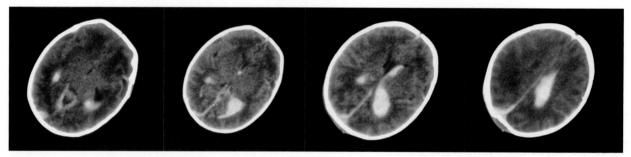

图 4.3.4　CT 图示脑实质弥漫性密度降低

3. 影像学检查

（1）CT　脑室、脑池变窄或消失，脑实质弥漫性脑水肿；大脑密度普遍降低，灰白质密度分辨度差，分界模糊或消失，而丘脑、脑干和小脑密度相对较高，呈 CT 反转征。局限性脑水肿：表现为相应部位的低密度区，以脑动脉边缘带。脑室周围白质最常见，亦可见于丘脑和小脑。缺氧性颅内出血可表现为脑实质出血、脑室周围和脑室出血、蛛网膜下腔出血、硬膜下出血。晚期可出现脑萎缩、脑软化灶、脑穿通畸形。

（2）PET　新生儿缺血缺氧性脑病脑部损伤可见矢状旁区低灌注，脑血流量＜ 10mL/（100g·min）时，但神经仍可正常发育。HIE 的分级标准：① 轻度，散在、局灶白质低密度影分布于 2 个脑叶。

② 中度，白质低密度影超过 2 个脑叶，白质灰质对比模糊。③ 重度，弥漫性白质低密度影，灰质白质界限消失，但基底节、小脑尚有正常密度，侧脑室受压狭窄。中、重度常伴有蛛网膜下腔出血，脑室内出血或脑实质出血。

4. 诊断与鉴别诊断

（1）诊断要点　娩出后 1min 或 5min Apgar 评分＜ 7 分，仍未建立有效自主呼吸，临床缺氧，患儿神经系统抑制、兴奋等。

（2）鉴别诊断　缺氧缺血性脑病时前角周围低密度灶，应与新生儿出生 3d 内短暂性脑水肿、脑积水时脑脊液外渗所致前角周围低密度灶鉴别，后者脑室扩大，前者脑室不但不扩大，反而缩小。

病例 4

女性，出生 12h。出生青紫窒息，呼吸浅表。CT 示左侧颞叶颅骨内板下双凸性高密度影，双侧额叶广泛低密度影，灰白质界限模糊（图4.3.5）。诊断：新生儿硬膜外血肿、蛛网膜下腔出血、左枕部皮下血肿并缺血缺氧性脑病。

病例 5

男性，出生 48h（其母亲妊娠 43 周时分娩）。生后嗜睡、呼吸节律不整，新生儿原始反射未引出。CT 示颞叶、枕叶大片低密度影，广基靠近颅骨内板，边界不清，CT 值为 16HU；侧裂池、乙状窦内有高密度影（图4.3.6）。诊断：新生儿（胎龄＞40 周）颅内出血并缺血缺氧性脑病。

病例 6

男性，足月儿，娩出 3d。出生青紫窒息，1 评＜5 分。CT 示大脑半球额、颞叶弥漫性低密度影，以

双侧侧脑室三角区旁大脑白质为主，双侧小脑密度相对增高；双侧颅骨内板下有新月形高密度，左侧裂池铸形高密度影（图4.3.7）。诊断：新生儿颅内出血并缺血缺氧性脑病。

病例 7

男性，出生 45min。娩出窒息复苏后 45min 行头颅 MRI 检查。MRI 示双侧侧脑室前角周围呈长 T1、长 T2 信号，右枕顶部脑实质信号增高，DWI 序列呈高信号（图4.3.8，图4.3.9）。诊断：新生儿颅内出血缺血缺氧性脑病。

病例 8

女性，出生 3h。娩出全身苍白，四肢松软，反复呼吸暂停 3h。Apgar 1 评 3 分；5min 后评分 5 分。经临床复苏后前症仍不缓解。CT 示双侧大脑灰白质界限不清，全脑各叶脑实质内均可见弥漫性低密度影，以额叶、颞叶为主，小脑 - 基底节密度

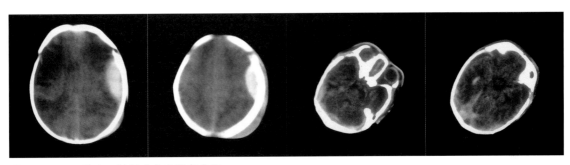

图 4.3.5　CT 图示双侧额叶广泛低密度影

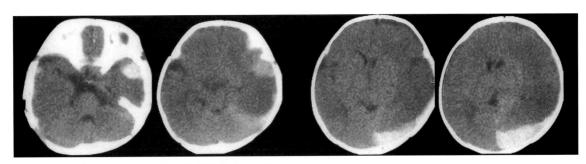

图 4.3.6　新生儿颅内出血伴缺血缺氧性脑病 CT 图

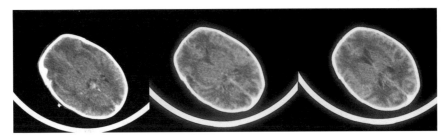

图 4.3.7　新生儿缺血缺氧性脑病 CT 图

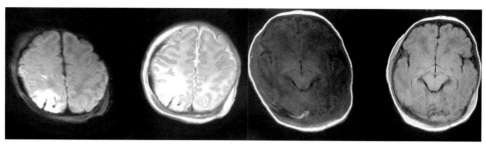

图 4.3.8　新生儿缺血缺氧性脑病 MRI 图

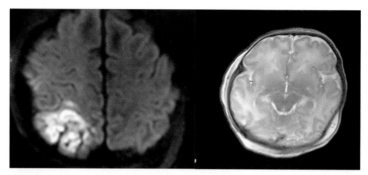

图 4.3.9　新生儿缺血缺氧性脑病 MRI 图

增高，呈 CT 反转征。脑沟回均消失（图 4.3.10）。诊断：新生儿窒息致缺血缺氧性脑病。

病例 9

男性，4d。出生青紫窒息，经复苏后，Apgar 1 评 3 分；5min 后评分 5 分。近 10min 后出现自主呼吸，抢救中多次发生呼吸暂停，进乳量少。四肢肌张力松软，脑膜刺激征（−），觅食反射（−），拥抱反射（−）。CT 示双侧额、颞、部分枕叶均呈弥漫性低密度影，基底节区密度增高，呈 CT 反转征；纵裂池、侧裂池内呈线样高密度影（图 4.3.11，图 4.3.12）。诊断：新生儿出生窒息致缺血性脑卒中并蛛网膜下出血。

转归：本例患儿经抢救存活，3、12 个月后复查头颅 CT 示双侧额、颞叶脑萎缩，大脑白质变性、

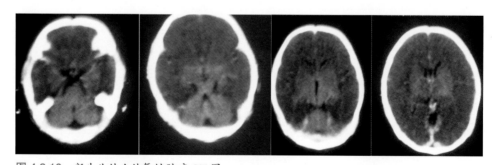

图 4.3.10　新生儿缺血缺氧性脑病 CT 图

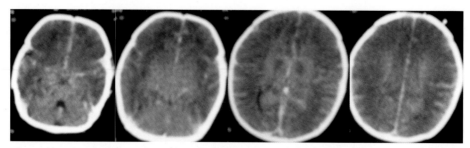

图 4.3.11　新生儿致缺血性脑卒中并蛛网膜下出血 CT 图

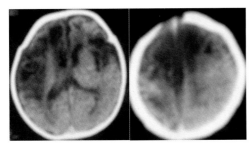

图 4.3.12 复查 CT 示双侧额、颞、部分脑沟回萎缩，脑空洞畸形

双侧侧脑室前角被牵拉扩张。动作能、应物能均落后。遗留反复惊厥。智力测评：低下（＜60 分）。

二、迟发性维生素 K 缺乏症致颅内出血

迟发性维生素 K 缺乏症致颅内出血，也称获得性低凝血酶原血症。发生于新生儿后期、婴儿早期，多见母乳喂养儿中的出血性疾病。以颅内出血为主，伴皮肤黏膜瘀斑、渗血。

Repopart 于 1946 年首先描述此病，后经实验室检查证实出血与维生素 K 缺乏有关。早先文献报道罕见，Goldman 于 1966 年再次报道 5 例时，才引起大家的关注。本病在国外的发病率为 0.25‰~0.5‰。20 世纪 90 年代，随着国内 CT 检查的普及，对本病的报道陆续增多。男性发病多于女性，男女性别比为 1.27∶1。

1. 病　因

维生素 K 的摄入与吸收不足，或婴儿肝功能不健全，不能利用维生素 K 合成凝血酶原。主要包括：① 新生儿后期肝脏功能较差，其凝血因子 Ⅱ、Ⅶ、Ⅸ、Ⅹ 仅为正常成年人的 30%~60%，至生后 6~8 周才接近成人水平。② 新生儿及婴儿合成维生素 K 的肠道细菌量不足，难以满足其生理需要的维生素 K。③ 母体内的维生素 K 难以通过胎盘，母亲血液中维生素 K 的浓度一般为 1μg/mL 左右，而脐带血中维生素 K 仅为母血的几十分之一或测不到，所以新生儿及 3 个月以内的婴儿血中维生素 K 水平很低。母乳含维生素 K 1.5μg/dL，而新鲜牛乳中的含量为 6μg/dL。但母乳中含有多种抗体，这些抗体能抑制肠道内合成维生素 K 的正常细菌，如脆弱杆菌和某些大肠杆菌的生长。④ 疾病，例如，患有腹泻，尤其慢性腹泻的婴儿；完

全性胆道梗阻，如先天性胆总管囊肿致长期消化功能紊乱，妨碍维生素 K 吸收；影响凝血酶原合成；TORCH 或婴肝综合征等使患儿肝功能受损；长期抗生素治疗，抑制肠道正常菌群影响维生素 K 合成障碍，加之感染诱因易发生出血。

2. 临床表现

据我们资料分析，本病全年皆发，以夏秋多见。98.8% 的病例来自农村。90% 的患儿为母乳喂养。患儿病前营养状况、发育均好。突然惊厥、发绀、面色苍白、恶心、呕吐、嗜睡，皮肤黏膜出血、瘀斑、肌肉注射部位、化验采血处渗血不止。不典型者有烦躁，哭闹，夜间睡眠差，多汗。

查体：前囟膨隆。眼结膜水肿，可见针尖状出血点。神经系统：脑膜刺激征阳性。颈项强直，克尼格征阳性，布鲁津斯基征阳性，巴宾斯基征阳性。生理反射减弱或消失。

本病的临床诊断标准：

·母乳喂养为主，发病年龄为 1~3 月龄。

·突发出血倾向和急性贫血。

·颅内出血有神经系统症候群，意识障碍。早期有呼吸衰竭表现，但无脓毒血症的临床特征。

·实验室检查有凝血酶原时间延长，出血时间延长。

·CT：检出颅内出血及伴随脑水肿、缺血缺氧性脑病的征象。

·用维生素 K 治疗 6h 或补充新鲜血后，活动性出血停止。

3. 实验室检查

·红细胞及血红蛋白均减少，为小细胞低色素性贫血。

·凝血时间延长，凝血酶原时间延长。病变及其采血部位不易凝血。

4. 影像学检查

CT 显示颅内多部位、多形态出血，出血量 2.7~28mL。伴随急性脑水肿、缺血缺氧性脑病、脑梗死。

·颅内出血：①蛛网膜下腔出血最常见。②脑实质出血，多见于额顶、颞枕、小脑等。血肿可

以是单发或多发。可见脑实质内血肿伴蛛网膜下腔出血或硬膜下出血或硬膜外出血。③脑室系统内出血，CT示一侧或双侧侧脑室后角呈水平状高密度影，或第四脑室内出血伴梗阻性脑积水。

·缺血缺氧性脑病、急性脑水肿、脑梗死：CT显示在出血同侧的大脑半球，甚至全脑弥漫性低密度改变，CT值为16~22HU；或双侧额叶，侧脑室三角区周围的大脑白质区域、广泛的弥漫性低密度影，边界不清，脑灰、白质界限模糊，而丘脑、基底节区相对密度增高，出现CT反转征。同时显示脑室，脑沟回受压变形、变窄，尤其第三脑室最为明显，甚至消失。中线结构移位。少数患儿CT显示大脑中动脉供血区域大片边缘境界清晰的低密度改变，广基底靠颅骨内板，尖端指向颅内，类似成人缺血性脑血管病造成的脑梗死表现。骨窗显示前囟膨隆，颅骨缝分离。

5. 诊断与鉴别诊断

（1）诊断要点　突发性出血倾向，急性失血性贫血，伴颅内压增高症状和体征。红细胞及血红蛋白减少，凝血时间延长。CT示颅内出血、急性脑水肿、脑梗死、缺血缺氧性脑病。

（2）鉴别诊断　①急性中枢神经系统感染。②各种中毒性脑病。③佝偻病活动期：本病冬春季散发，病初易混淆。患儿多汗，夜间睡眠差，易惊，但无急性失血性贫血，颅内压增高症要考虑排除迟发性维生素K缺乏症致颅内出血，否则抗佝偻病治疗后会加重颅内出血。

病例 10

女性，出生50d。哭闹3d就医。当地医院抗佝偻病治疗后，患儿哭闹加重，面色苍白1d。在西安市儿童医院门诊化验血常规时，针刺部位按压后出血不止。CT示左侧枕叶脑实质、硬膜下、乙状窦、侧裂池高密度出血影伴中线结构向右侧移位1.2cm（图4.3.13）。

诊断：迟发性维生素K缺乏致颅内出血并缺血缺氧性脑病。转归：4个月后复查CT显示左侧大脑半球脑萎缩及蛛网膜下腔扩大，同侧侧脑室被牵拉扩张（图4.3.14）。

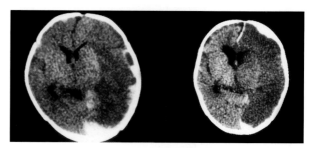

图 4.3.13　CT图示左侧枕叶脑实质高密度出血影

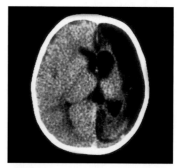

图 4.3.14　后遗症期CT图

病例 11

男性，出生38d。反复惊厥，面色苍白2d。CT示第四脑室内高密度出血影，双侧侧脑室下角因急性梗阻性脑积水扩张明显（图4.3.15，图4.3.16）。诊断：迟发性维生素K缺乏致脑室内出血，伴急性梗阻性脑积水。转归：4个月后复查CT完全恢复正常。

病例 12

男性，2月龄，母乳喂养儿。反复惊厥、呕吐、面色苍白3d。CT显示：①纵裂池，四叠体池，双侧侧裂池内呈铸形密度；②左额部呈双凸形高密度；③左侧大脑半球广泛低密度影，中线结构移位，左侧脑室形态异常（图4.3.17）。诊断：迟发性维生素K缺乏致颅内出血伴缺血缺氧性脑病。

病例 13

男性，3月龄，母乳喂养儿。惊厥、呕吐2d。针刺部渗血不止，球结膜可见针尖样出血点。CT示右枕部、顶部硬膜下弧形高密度影，右侧大脑半球、左侧额叶广泛低密度影，其边界清，CT值为22HU（图4.3.18）。诊断：迟发性维生素K缺乏症致颅内出血伴缺血缺氧性脑病。

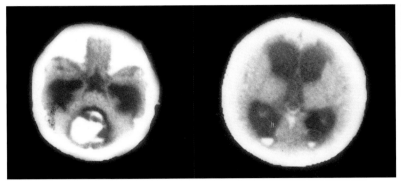

图 4.3.15 CT 图示脑室内出血伴急性梗阻性脑积水

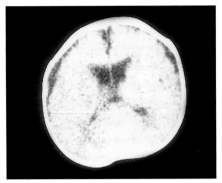

图 4.3.16 复查 CT 示脑室系统完全恢复正常

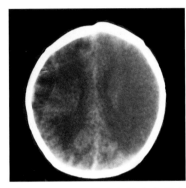

图 4.3.17 CT 图示左侧脑室形态异常

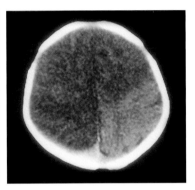

图 4.3.18 颅内出血伴缺血缺氧性脑病 CT 图

三、骨髓增生异常综合征致颅内出血

骨髓增生异常综合征（MDS）的临床特征为贫血，发热，肝脾肿大。血象呈全血细胞或红细胞系、粒细胞系或血小板系的某一系列减少。骨髓象则为 70%~90% 有核细胞增生活跃，且为病态造血。患儿轻微损伤即有皮肤黏膜出血，重则因颅内出血致死。CT 示非特异的出血征象。

1. 临床表现

起病隐匿，患者长期有面色苍白、乏力，易有发热，感染。20% 的患儿有皮肤黏膜瘀斑、鼻衄，1% 仅有颅内出血，一旦出现异常可致命。30%~50% 有肝脾肿大，主要为儿童骨髓外造血旺盛。少数有胸骨触痛。

2. 实验室检查

· 血象：中—重度贫血，红细胞形态异常；粒细胞系增多或减少，中性粒细胞减少；血小板正常或增生。

· 骨髓象：红细胞系增生旺盛或减少。粒细胞系增生。巨核细胞正常或增生。红细胞动态检查发现为无效造血。有的学者认为本病是白血病前期。

3. 影像学检查

CT：颅内有大量新鲜出血。出血部位以脑实质为主，也可见于硬膜内外或蛛网膜下腔，或脑室系统。出血量 10~50mL。伴随征象：一侧大脑半球急性脑水肿，大脑镰疝或小脑幕切迹疝形成。中线结构移位，第三脑室一侧侧室受压、变形。脑沟回、脑池受压变浅或消失等。提示临床患儿随时均有危及呼吸、心跳、循环等生命体征的征象。

4. 诊断与鉴别诊断

（1）**诊断要点** 患儿贫血，出血、发热、肝脾肿大。血象为中—重度贫血。骨髓象呈各系增生活跃的病态造血。CT 示颅内出血。

（2）**鉴别诊断** ①再生障碍性贫血：贫血、出血、无肝脾，淋巴结肿大。血象、骨髓象呈三系减少。

②血小板减少性紫癜：贫血、出血，无肝脾、淋巴结肿大。血象示血小板计数减少。骨髓象示巨核细胞成熟受抑制。

病例 14

男性，2.8 岁。外伤后头痛、呕吐 1d。查体：贫血貌，右眼眶、枕顶部皮下瘀斑。肝脾肿大。1 年前诊断为骨髓增生异常综合征。CT 示左侧颞枕部脑实质内大片高密度出血影，颅内出血量约 84mL，并破入同侧侧脑室内；左侧侧脑室受压变形；中线结构向右侧移位；同侧脑沟回，脑池均消失（图 4.3.19）。诊断：骨髓增生异常综合征并颅内出血、脑肿胀。转归：抢救无效死亡。

四、血小板减少性紫癜致颅内出血

血小板减少性紫癜是指血小板减少所致的出血性疾病。临床分为特发性和继发性血小板减少性紫癜。为临床最常见的出血性疾病。颅内出血是本病最严重的并发症，常是致死的主要原因。

1. 病　因

国内外文献一致认为此病 70%~80% 与病前 3 周病毒感染有关，如风疹、水痘、腮腺炎病毒；1% 与活疫苗接种有关，引起血小板表面免疫复合物沉积，血小板破坏增加。

2. 临床表现

婴幼儿（3 岁前）多见急性血小板减少性紫癜。四季均有发病，春秋季高发。病前有上呼吸道感染等诱因。突发性皮肤黏膜出血，多见位于皮内、

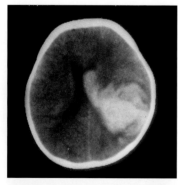

图 4.3.19　骨髓增生异常综合征伴颅内出血、大脑镰疝、急性脑水肿 CT 图

皮下散在的针帽大小出血点、瘀斑。30% 有鼻衄，偶见尿血、便血。1% 有颅内出血，或肺内出血。主要表现为患儿烦躁，喷射性呕吐，头痛、嗜睡、昏迷、惊厥，急性颅内压增高症。

婴幼儿大部分见于急性期。年长儿多见于慢性期，呈反复发作。

3. 实验室检查

·血小板计数 $< 100 \times 10^9/L$，急性期为 $30 \times 10^9/L$。

·红细胞及血红蛋白因急性大量出血而减少。

·粒细胞系正常或增多。

·出血时间延长，血块收缩不良。

·骨髓穿刺涂片可见巨核细胞正常或增高，而成熟期巨核细胞少见，血小板产生减少。

·血小板表面抗体（PAIgG）增高。

4. 影像学检查

CT 表现为非特异性颅内出血，急性脑水肿征象。CT 可测出血量，确定出血部位，显示伴随的危重体征，如大脑半球或全脑急性脑水肿、脑室受压、中线结构移位、大脑镰或小脑幕切迹疝等。

5. 诊断与鉴别诊断

（1）诊断要点　患儿皮肤黏膜出血，无肝脾、淋巴结肿大。血小板计数 $< 100 \times 10^9/L$。骨髓象：巨核细胞增加或正常，血小板抗体增加。

（2）鉴别诊断　①再生障碍性贫血：患儿有发热、贫血、出血现象，无肝脾、淋巴结肿大。末梢血象及骨髓象示红细胞系、粒细胞系、巨核细胞系均减少。②急性白血病：发热、贫血、出血。肝脾、淋巴结肿大。血象及骨髓象可见大量不成熟白细胞。③过敏性紫癜：双下肢伸侧对称性出血性斑丘疹，血小板计数正常。

病例 15

男性，6 岁。紫癜 3 周，头痛、呕吐、烦躁 3d。患血小板减少性紫癜 4 年。血小板计数 $20 \times 10^9/L$。头颅 CT 示左颞枕部脑实质内出血，出血量约 59mL，血肿周围脑水肿（图 4.3.20）。诊断：血小板减少性紫癜致颅内出血。抢救无效死亡。

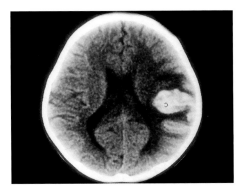

图 4.3.20　CT 图示左颞枕部脑实质内出血

五、血友病致颅内出血

血友病致颅内出血，是指体内终身缺乏凝血因子Ⅷ（见第 8 章第 1 节），当头颅外伤时，致颅内出血。

诊断与鉴别诊断：患儿自幼有反复出血史。实验室检查结合头颅外伤史及头颅 CT 扫描所见，或临床用Ⅷ因子治疗后出血停止即可诊断，无需鉴别诊断。

📋 病例 16

男性，4 岁。外伤后头痛、呕吐、面瘫、抽搐 3d。头颅 CT 示左颞顶部硬膜外双凸形高密度影伴右颞顶部局灶性脑水肿，出血量约 2.9mL（图 4.3.21）。诊断：血友病致左颞顶部硬膜外血肿。

六、蛛网膜下腔出血

蛛网膜下腔出血（SAH），是指颅内微小血管破裂或室管膜下出血破入脑室系统，随脑脊液循环流入蛛网膜下腔。其发生率在儿童颅内出血性疾病中较高。我们资料中的检出率为 94%，男女性别比为 15∶1。发病年龄为出生 2h 至 4 个月。

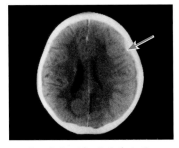

图 4.3.21　CT 图示左颞顶部硬膜外血肿

1. 病　因

· 围生期：新生儿出生窒息，其母分娩时有产钳损伤、胎吸、产伤等异常分娩史。

· 早产儿：先天畸形，宫内、产程中感染等。

· 新生儿后期：多为迟发性维生素 K 缺乏致颅内出血。

· 婴儿：头颅外伤。

2. 病　理

大体所见脑表浅血管破裂，出血积聚在蛛网膜下腔，脑底部、基底池、侧裂池下、大脑、小脑凸面大量出血伴脑水肿，脑沟回变浅，脑部重量增加。

3. 临床表现

宫内缺氧表现为胎动增加，胎心改变。出生窒息经抢救，Apgar 评分低，1~5min 后仍未恢复正常。患儿哭声弱，苍白，呼吸浅表不规则，反应迟钝，抽搐；或母乳喂养儿发育营养佳，突然惊厥，面色苍白，贫血，前囟膨隆，针刺部位渗血不止。

4. 实验室检查

· 血液：血红蛋白减少，呈小细胞低色素性贫血。

· 脑脊液：呈血性。

5. 影像学检查

病初 2~3d 的 CT 检出率为 80%~100%，此后检出率逐渐下降，超过 1 周难以发现异常。出血急性期，CT 检查为首选检查。CT 显示：基底池、侧裂池，前后纵裂池及其脑池附近的脑沟回内呈解剖铸形高密度影。大脑镰密度增高，增宽。由于蛛网腔下腔为颅内很广泛的潜在腔隙，加之脑脊液循环压力梯度差影响，在此出血很难精确测量出血量。蛛网膜下腔出血有时伴脑血管痉挛。与血管痉挛严重或同时伴血管壁内缺氧、出血，通透性增高，血管闭塞，造成局部脑实质出血或缺血、水肿、栓塞。基底靠颅骨内板，尖端指向颅内的大片低密度区域，与脑血管供血区域吻合，多见大脑中动脉供血区脑梗死。

病例 17

女性，14 岁。外伤后剧烈头痛、呕吐 20min。CT 示纵裂池、双侧侧裂池、环池呈铸形高密度影，双侧侧脑室后脚呈水平状高密度影（图 4.3.22）。诊断：外伤性蛛网膜下腔出血。

病例 18

男性，8 个月。由床上坠地 2h。查体：右颞枕部头皮外伤，多处渗血。CT 可见右侧外侧裂池附近呈解剖铸形高密度出血影（图 4.3.23）。经治疗后 CT 示与上述同层面出血明显减少。诊断：外伤性蛛网膜下腔出血。

病例 19

男性，出生 1h。32⁺⁴ 周早产，生后无窒息，Apgar 评分 9/10/10，出生体重 2300g，生后约 10min 出现呼吸困难、呻吟、吐沫。配方乳喂养，频繁呕吐，觅食反射减弱，吸吮反射减弱。患者体征：呼吸平稳，三凹征阴性，双肺呼吸音略粗，未闻及干湿性啰音，腹软，肝脾肋下未及，肠鸣音正常，末梢温暖。实验室检查：经皮测氧饱和度 99%。

CT 示双侧枕部颅骨内板下横窦、乙状窦、大脑镰、小脑幕、四叠体池内均呈铸形高密度影；脑沟回变窄，半卵圆中心区弥漫性低密度；骨窗示前后囟门未闭合，颅骨骨缝增宽（图 4.3.24，图 4.3.25）。CT 诊断：早产儿脑损伤并蛛网膜下腔出血、硬膜下出血、脑肿胀。

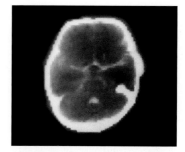

图 4.3.22　CT 图示双侧侧裂池、环池呈铸形高密度影　　图 4.3.23　外伤性蛛网膜下腔出血 CT 图

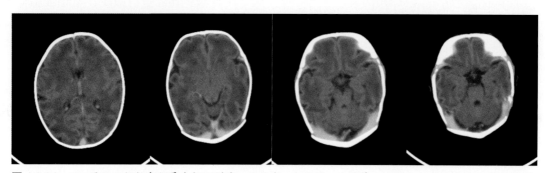

图 4.3.24　CT 图示双侧枕部颅骨内板下横窦、乙状窦、大脑镰、小脑幕、四叠体池内均呈铸形高密度影。

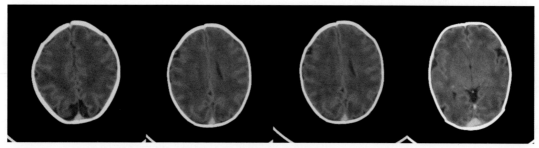

图 4.3.25　CT 图示脑沟回变窄，半卵圆中心区弥漫性低密度

第4节　脑积水

一、概　述

脑积水是指脑脊液分泌过多，流出道梗阻，或吸收减少而产生的脑脊液异常增多，使脑室系统、蛛网膜下腔扩张，压迫脑实质的一种疾病。临床特征：婴儿有哭闹、阵发性脑性尖叫，年长儿可诉头痛、恶心、呕吐、视力减退。CT及MRI示脑室系统高度扩张，或蛛网膜下腔增宽、脑池扩大。

1. 病　因

在脑脊液生成、循环、吸收任何过程的动态平衡紊乱，均可导致脑积水。主要原因：①先天畸形，例如中脑导水管发育异常、脊柱裂、脑膜膨出症、丹迪-沃克综合征、Chiari综合征。软骨发育不全、枕骨大孔狭窄致脑脊液循环通路受阻。②感染：脑囊虫病，结核性脑膜炎导致中脑导水管粘连，或脑实质炎症时致使毛细血管内皮分泌脊液量增多，或蛛网膜颗粒吸收减少。③出血：新生儿及婴儿患迟发性维生素K缺乏致蛛网膜下腔、脑室内出血，未及时诊断，正规治疗导致蛛网膜下腔、中脑导水管等粘连。④肿瘤：如第四脑室的室管膜瘤，挤压第四脑室产生正中孔、外侧孔阻塞，使脑脊液循环通路梗阻。脉络丛乳头状瘤，刺激脑脊液分泌亢进。⑤头颅外伤也可造成脑脊液暂时性分泌增多，或蛛网膜下腔出血导致中脑导水管狭窄或不通。

2. 病　理

脑室内极度扩张，脑实质受压变薄。镜检：神经细胞变性、坏死。脑白质脱髓鞘改变，胶质增生。

3. 临床表现

婴幼儿囟门、骨缝未完全闭合，主要症状有易哭闹，烦躁，嗜睡，阵发性突然的尖叫，食欲差，恶心，呕吐，消瘦。查体：头围增大，超过同龄儿正常头围行标准差。前囟膨隆，头皮静脉怒张，前额增宽，"落日眼"。颅骨透光试验阳性。视盘水肿。儿童诉头痛，晨起加重，性格改变、视力减退、学习成绩下降。恶心，呕吐，呈喷射状，进食、饮水即吐，有的患儿出现极度消瘦、营养不良、贫血、功能衰竭等表现。颈项强直，脑膜刺激征及病理体征阳性，腱反射亢进。眼底视盘水肿。

4. 影像学检查

（1）CT　脑室系统扩张，与蛛网膜下腔的大小不成比例。在脑积水时第三脑室扩张明显，呈球囊状，挤压丘脑下移。胼胝体向前抬高。双侧侧脑室前后角变钝，呈穹隆状膨出。脑室周围大脑白质可见斑片状低密度水肿带。这是由于脑室内压力过高，脑脊液经室管膜向外渗出。脑池、脑沟回、脑裂均受压变平、变浅，脑实质变薄。骨窗显示：患儿前囟未闭合，向前膨隆明显，颅骨缝分离。

（2）MRI　轴位像与CT相似。对脑积水脑室系统扩张，脑白质、间质内水肿显示比CT更清楚。矢状位可清楚显示中脑导水管梗阻部位。可与CT互补。

对影像诊断医生来讲，脑积水的诊断很简单。初学看图像的临床医生，可根据表4.1.1中的数据作出判断。我们一组资料表明，第三脑室横径测定，侧脑室侧角及第四脑室形态观察简单易学。

表4.4.1　脑积水的影像判断标准

	脑室横径线平均值（mm）	脑积水（mm）
双侧侧脑室前角间距最大值	33	＞45
第三脑室宽度	3～4	＞6
第四脑室宽度	12	＞20

二、分 类

（1）梗阻性脑积水 又称脑室内型梗阻性脑积水。是指第四脑室以上任何部位脑脊液流出道受阻产生的脑积水。CT 显示：在第三脑室之前的室间孔受阻，双侧侧脑室扩张，双侧侧脑室前角间距大于 45mm。梗阻部位位于中脑导水管，第三脑室呈球囊状扩张，第三脑室宽度大于 6mm，双侧侧脑室同时也有扩张。四脑室正中孔、外侧孔受阻，则脑室系统均表现扩张。

（2）脑外性脑积水 也称外部性脑积水，是指 1 岁半以前，幼儿囟门未闭合时，颅内压增高，蛛网膜下腔增宽，基底池、鞍上池增宽，伴或不伴脑室系统扩张。

本病首先由 Dandy 于 1917 年描述。临床特征为颅内压增高，尸检发现蛛网膜下腔间隙增宽。1978 年以来，CT 在儿科领域广泛应用后，Robenat Son 再次引用本名。1990 年我国学者曾幼鲁系统地报告了本病。随着 CT 应用的普及，儿科医生接触本病日益增多。本病的病因很多，病理生理改变基础是脑脊液的产生分泌增多而吸收减少，致使脑脊液循环的动态平衡发生暂时性紊乱，多数患儿的临床症状随着囟门闭合减轻，本病为自限性疾病。CT 平扫软组织窗显示：① 额顶区、蛛网膜下腔增变≥6~10mm；② 前纵裂池增宽；③ 基底池主要是鞍上池扩大；④ 额顶部脑沟回增宽加深；⑤ 脑室有轻度或无扩张。骨窗显示：小儿囟门未闭合，前囟突出，颅骨骨缝轻度分离。

我们对 45 例患儿（8 个月至 5.5 岁）进行了临床、CT 追踪观察。3 例患儿前囟闭合后仍超过正常头围 3 个标准差。43 例智力测试正常。2 例 CT 图像显示正常，患儿有脑瘫，智力低下。8 例多次进行前囟穿刺减颅压，3 次复查 CT 无变化。

1 岁半以后随儿童囟门闭合，脑外性脑积水吸收，脑形态学改变恢复正常。

🩺 **病例 1**

女性，7 岁。头痛，视力减退 4 个月，误诊为"弱视"，经眼科治疗无效。术前 CT 示双侧侧脑室高度扩张，双侧侧脑室前后角大脑白质区有斑片状低密度影；经脑室内置管引流，脑积水较术前略有改善，侧脑室内引流管为高密度影；双侧脑室白质区渗出的低密度影消失，说明引流较畅通（图 4.4.1）。CT 诊断：梗阻性脑积水。

🩺 **病例 2**

男性，出生 83d。哭闹，惊厥 2 个月。CT 示后颅凹右侧被脑脊液样密度占据，第四脑室与枕大池相通。同侧小脑半球缺如，双侧侧脑室下角扩张（图 4.4.2）。诊断：丹迪－沃克综合征。

🩺 **病例 3**

女性，3 岁。头痛，呕吐，步态不稳 3 个月。CT 示小脑近中线有 2.4cm×3cm 的混杂密度影，幕上双侧侧脑室高度扩张（图 4.4.3）。手术病理为小脑室管膜瘤。诊断：大脑大静脉瘤并梗阻性脑积水。

🩺 **病例 4**

男性，2 月龄。突然惊厥，面色苍白 2d。初误诊为迟发性维生素 K 缺乏致颅内出血症。CT 示双侧额顶区颅骨内板下 10mm，脑沟增宽加深，基底池增宽，经前囟穿刺治疗 4 次，前症消失（图 4.4.4）。转归：随访到 2 岁 6 个月，复查 CT 完全恢复正常。诊断：脑外性脑积水。

🩺 **病例 5**

男性，14 岁。2 年前曾因车祸诊断为重型颅脑损伤，现头痛、视力减退。CT 示第三脑室横

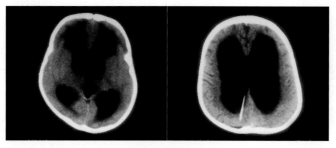

图 4.4.1 梗阻性脑积水术前和术后 CT 图

径扩大，双侧脑室前后角圆钝，双侧侧脑室前角旁可见低密度影（图 4.4.5）。诊断：梗阻性脑积水并脑肿胀。

病例 6

男性，11 岁。头痛、恶心 7 个月，加重 1 周。囊虫病循环抗体和补体结合试验阳性，确诊脑囊虫病。MRI 示第三脑室中脑导水局部呈漏斗状变窄，双侧侧脑室明显扩张（图 4.4.6）。诊断：脑囊虫病并梗阻性脑积水。

病例 7

女性，11 岁。因"矮小症"检出"软骨发育不全并脑积水"，行脑室－腹腔分流术后复查 CT 显示：颅盖骨大，前额突，顶枕骨隆突，颅底短小，

枕骨大孔变小或呈漏斗形，其直径仅为正常同龄儿的 1/2~2/3，伴发脑积水。行脑积水脑室－腹腔分离术后引流管通畅（图 4.4.7）。诊断：软骨发育不全并枕骨大孔狭窄、脑积水。

病例 8

女性，4 岁。头痛、恶心、呕吐、视物不清。CT 示鞍上池有蛋壳状高密度影占位，伴第三脑室、双侧侧脑室扩张，侧脑室前角后角白质区低密度影（图 4.4.8）。手术病理证实：颅咽管瘤。

病例 9

男性，10 岁。出生 6 个月时因"高热不退，进行性头围增大"诊断为病毒性脑膜炎，内科保守治疗后转行脑室灌洗术后体温正常，头围增大，

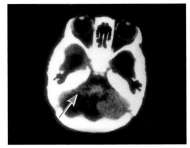
图 4.4.2　CT 图示双侧侧脑室下角扩张

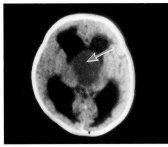
图 4.4.3　CT 图示大脑大静脉瘤伴梗阻性脑积水

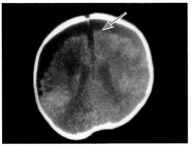
图 4.4.4　CT 图示脑外性脑积水

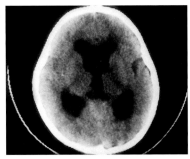
图 4.4.5　外伤后脑积水 CT 图

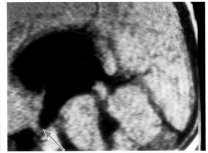
图 4.4.6　MRI 图示脑囊虫病性脑积水（脑室型）

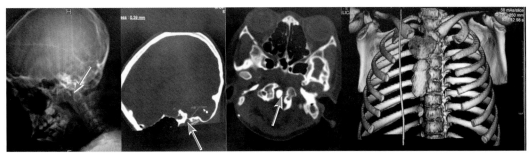
图 4.4.7　软骨发育不全枕骨大孔狭窄致脑积水脑室－腹腔引流术后 CT 图

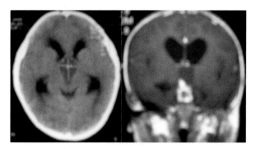

图 4.4.8　颅咽管瘤并梗阻阻性脑积水 CT 图

眼球震颤不缓解。10 个月时行脑室 – 腹腔分流术，术后智力、动作发育仍有迟滞，1 岁 7 个月会爬，2 岁可独自站立，2 岁 6 个月独立行走。近 9 年来出现左侧肢体抽搐。口服"德巴金"治疗。间断仍有前症发作。术后根据头颅 CT 复查调整"分流阀档位"（图 4.4.9）。

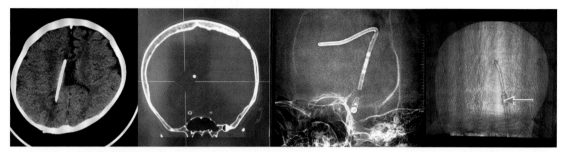

图 4.4.9　CT 图示右侧侧脑室内置高密度引流管，经右侧顶枕部通向脑外。枕部皮下可见金属阀门影。右侧大脑半球饱满，脑沟裂轻度变浅。脑室系统、脑沟回及脑池未见异常。小脑、脑干、中线结构未见异常

第 5 节　中毒性脑病

中毒性脑病，是指因不同中毒原因所致脑部病理改变相似的一组疾病。急性期表现为颅内压增高；慢性期则表现为惊厥、脑瘫、智力低下等。随着工业化的发展，各种化合物（包括药物）种类日益增多，中毒病例与日俱增。在美国，儿童中毒事件呈上升趋势。国内各种中毒所致死亡人数仅次于交通事故，涉及儿童急性中毒的病例约占 90%。近年来我国儿童意外死亡报道渐多，其中各种中毒病例约占所有病例的 85%。据统计，中国因损伤与中毒而死亡约占全部疾病死因的第 5 位。2016 年，全国中毒死亡率约为 9.06~16.63/10 万人。高于传染病，泌尿生殖系统和内分泌系统疾病的死亡率。急性中毒性脑病死亡率较高。慢性中毒性脑病虽发病率较低，但个体危害很大，对家庭、社会造成严重的精神和经济负担。目前这类疾病已引起世界各国儿科界的广泛关注。

1. 病　因

主要原因是儿童好奇心重，但又缺乏生活经验。婴儿有手拿东西即入口的习惯，另外亦缺乏自我保护意识。据文献报道，中毒原因中以一氧化碳中毒居多，其次为霉变甘蔗中毒、铅中毒、敌鼠药（氟乙酰胺）中毒、食物中毒、酒精中毒。急性呕吐、腹泻伴严重脱水及青霉素过敏性休克等均可导致急性中毒性脑病的发生。

2. 病　理

肉眼所见：大脑表面充血、水肿，大脑半球脑组织区域性坏死：①苍白球变性，坏死；②脑白质脱髓鞘改变；③大脑白质呈"海绵状"改变；④海马结构变性，坏死；⑤小脑也可见到变性坏死及脱髓鞘改变。以上病理改变以大脑皮层下白质及苍白球最重，海马及小脑较轻。

3. 临床表现

均有中毒或过敏后脑部损伤病史。据文献报道，此病多发生在婴儿、幼儿及学龄前期儿童，发病年龄 3 个月至 14 岁。男性多于女性。急性期有头晕、嗜睡、意识不清、昏迷、突然惊厥、呕吐、腹痛、腹泻。后遗症期或慢性期则有反复癫痫发作、肢体运动障碍、共济失调、记忆力减退、表情呆板、流涎等核麻痹症状。

4. 影像学检查

在本组疾病中 CT 和 MRI 表现均为非特异性。可为中毒性脑病的诊断、鉴别诊断及疾病转归、预后提供依据。MRI 较 CT 更为敏感。

（1）急性期　①轻度在 CT 基本表现正常。极少数病例基底节区密度减小，预后尚可。②中度在 CT 表现为大脑皮质广泛水肿，脑沟、脑回变浅，脑池消失。第三脑室形态变窄（CT 测定 ≤ 3mm）。大脑白质区与灰质界限不清，脑实质密度减小，CT 值 ≤ 20HU。基底节区单侧或双侧苍白球呈圆形或类圆形低密度影，边缘模糊不清。如果低密度范围 ≤ 5mm，预后则好；> 5mm，预后则差。③重度在 CT 显示脑水肿，苍白球变性，大脑白质区广泛缺血。缺氧性脱髓鞘改变，表现为侧脑室前后角、半卵圆中心区斑片状低密度影，以额、顶部为著。苍白球对称性低密度灶为中毒性脑病特征性表现，也可见于其他中毒性脑病。同时尾状核、丘脑等可发生类似改变。CO 中毒的病例，病程初期影像学改变不明显，文献报告随访病例可见到双侧苍白球变性。

（2）慢性期　后遗症期 CT 显示广泛的脑萎缩。脑沟、脑回增宽加深，脑室系统扩张。基底节、脑白质软化灶。大脑白质区斑片低密度影脑白质脱髓腔改变。预后很差。

5. 诊断与鉴别诊断

（1）诊断要点　本组疾病的病因很重要，有吸入、食入、接触中毒的致病原是关键。如突然出现嗜睡、惊厥、呕吐、腹痛等颅内压增高的体征，要考虑急性中毒性脑病。结合实验室毒理分析结果，方可诊断。

（2）鉴别诊断　①中毒性脑病之间进行鉴别。主要为实验室检查中毒毒理分析的鉴别，请结合各节内容进行鉴别。②中枢神经系统急性感染，患儿有高热、惊厥、意识不清。脑脊液常规和生化检查异常。CT 可见大脑白质或灰质有片状低密度影，其边缘境界模糊不清，CT 值 < 20HU。③重症肺炎、急性重症肝炎、中毒性细菌性痢疾所致中毒性脑病，患儿有原发感染病灶，表现为嗜睡、

神志恍惚、高热、惊厥。CT 示颅内弥漫性低密度影，灰白质界限不清，CT 值 < 22HU。脑沟、脑回、脑池均变浅或消失。

一、霉变甘蔗中毒性脑病

霉变甘蔗中毒性脑病，是指儿童食用被致病霉菌污染甘蔗后，进入体内的霉菌释放出强烈的嗜神经毒素，导致急、慢性脑部损害。近年本病发生率逐渐升高。急性中毒者死亡率极高。即使幸存，慢性中毒也会导致严重的惊厥、智力障碍、脑瘫等，也有发生癌变的报道。

1. 病　因

致病霉菌种类很多，少见的有根霉菌、毛霉菌、青霉菌、曲霉菌、支链孢霉菌，常见的有串珠镰刀霉菌和节菱孢霉菌。这些霉菌均产生神经毒素，可引起中枢神经系统损害。文献报道，节菱孢霉菌毒素在人体内蓄积时间长，潜伏期也长，对脑组织破坏更严重。

2. 病　理

大体所见，脑内瘀血呈暗红色，水肿、变硬，重量增加。镜检：小血管充血、水肿、渗出。静脉和毛细血管扩张，血液淤滞。导致基底节区的豆状核、尾状核、视丘、中脑、小脑、前庭系统，锥体束因缺血缺氧而发生变性、坏死、小灶性出血、脱髓鞘等一系列病理改变。

3. 临床表现

北方地区冬春季高发，尤其在 2 ~ 4 月份多见。霉变甘蔗的根梢部发红，有酒糟味。食入后潜伏期 15min 至 7h。多数患者于食后 2 ~ 5h 内发病。症状有恶心、呕吐、腹痛、头痛，严重者有视物不清、惊厥、昏迷、双目凝视，颈项强直等，病理反射阳性。急性期经抢救后可能遗留有惊厥、脑瘫、智力低下等神经系统后遗症。

4. 实验室检查

·外周血白细胞计数增高，分类淋巴细胞增多。

·脑脊液常规及生化异常。

5. 影像学检查

（1）CT　急性期双侧基底节区的豆状核、苍白球呈对称性扇形低密度影，其轮廓、边界不清，CT值为22HU。同时可见高密度出血灶，出血量小于10mL。有患儿病后11d头颅CT显示额叶深部大脑白质半卵圆中心区有大片低密度影呈对称性分布，病变区密度均匀，边界尚清，CT值为15~25HU。幸存者或慢性期CT示双侧大脑半球白质区半卵圆中心，基底节、丘脑等广泛的脱髓鞘样斑片状低密度影，CT值为22 ~ 26HU。脑萎缩改变。

（2）MRI　显示基底节区苍白球、尾状核对称性改变。T1WI呈低信号，T2WI则为高信号。

6. 诊断与鉴别诊断

（1）**诊断要点**　患儿有食用甘蔗，尤其是霉变甘蔗史。但往往在急诊抢救时难以问出食用霉变甘蔗史。结合临床表现和头颅CT扫描进行诊断。

（2）**鉴别诊断**　①急性脑炎：急起高热、惊厥、恶心、呕吐、神经系统异常。白细胞总数增多，中性粒细胞增高。脑脊液常规及生化检查均异常。CT示弥漫性脑水肿。②有机磷中毒：患儿有接触史。流涎、多汗、呼吸有蒜臭味、惊厥、意识不清、瞳孔呈针尖样，CT示头颅正常。

📋 **病例 1**

女性，9岁。食用有霉味甘蔗约70cm。约50min后出现恶心、呕吐、头痛、视物不清，持续12h。病程中惊厥不止、昏迷、血尿、柏油样便。48h后经抢救无效死亡。CT示双侧基底节区对称性低密度影，双侧额颞叶弥漫性低密度。左侧豆状核有高密度出血，出血量约6mL（图4.5.1）。诊断：急性霉变甘蔗中毒性脑病并左侧豆状核出血。

📋 **病例 2**

女性，12岁。食用霉变甘蔗后经抢救幸存，但时有惊厥，智力低下，脑瘫6年，抗癫痫治疗无效。CT示苍白球对称性低密度影，边界清，CT值为22~25HU（图4.5.2）。诊断：霉变甘蔗中毒性脑病后遗症。

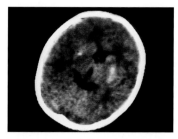

图4.5.1　CT图示双侧基底节区对称性低密度影

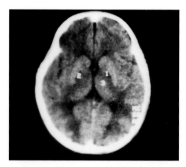

图4.5.2　CT图示苍白球对称性低密度影

二、一氧化碳中毒性脑病

一氧化碳（CO）中毒性脑病，也称煤气中毒，因儿童生活环境被高浓度CO污染导致，如居室内生煤炉或使用直排式燃气淋浴器而排风不畅，或过量吸入汽车尾气。北方冬天寒冷季节，尤其在冬春交替时期CO中毒性脑病高发，是常见的窒息性中毒。

1. 毒 理

CO由肺泡进入血液后，迅速与血红蛋白结合形成碳氧血红蛋白（HBCO）。因其亲合力比氧合血红蛋白高200~300倍，而氧合血红蛋白的析离速度是其3600倍。碳氧血红蛋白失去携氧能力，还影响氧合血红蛋白的析离，阻碍氧的释放、传递，造成体内低氧细胞窒息。空气中含0.1%的CO可与氧竞争50%的血红蛋白转变成碳氧血红蛋白，且有致命危险。脑组织对缺氧最敏感。急性中毒后脑血管痉挛、渗出，神经细胞能量消耗，钠泵失效，细胞内水肿。缺氧可导致细胞间质水肿，产生缺血缺氧性脑病及苍白球梗死，软化灶，白质区脱髓鞘。晚近文献报道CO中毒有迟发性脑损伤。

2. 病理改变

急性中毒 24h 内死亡者，血液呈樱桃红色。死亡 48h 后大脑尸检肉眼所见：苍白球坏死。昏迷数日后死亡者，可见大脑充血、水肿，苍白球呈软化灶，大脑白质镜检示胶质细胞增生，在海马区显著。小脑细胞变性，脑白质广泛脱髓鞘改变。

3. 临床表现

轻者头晕、恶心、呕吐、眼花、乏力、胸闷、虚脱等症。重者出现意识不清、嗜睡、昏迷惊厥，唇呈樱桃红色。经抢救临床症状好转，不久又出现嗜睡、惊厥、意识障碍。考虑迟发性脑病。

4. 实验室检查

患儿血呈樱红色。取患儿血加 10% 氢氧化钠数滴即呈粉红色，正常人为绿色。

5. 影像学检查

（1）CT 急性期：CO 轻度中毒表现基本正常，少数可见基底节区低密度影。48h 后多见中度中毒。CT 示双侧或单侧基底节区苍白球类圆形、八字形或椭圆形低密度影，边缘模糊不清，CT 值为 $27.48 \pm 1.85HU$，范围 $\leqslant 5mm$，临床预后好；范围 $> 5mm$ 则预后差（正常苍白球密度 CT 值 $39.98 \pm 3.3HU$）。国外众多学者认为，苍白球低密度影为 CO 中毒最常见的 CT 表现，约占 72%。其他可见大脑白质区低密度影。重度表现为白质对称性，广泛的低密度影，以侧脑室前后角，周围的大脑白质区多见，额顶叶也见到。于中毒后 1 周内最明显，2~3 周后开始消退。这种低密度影为脑水肿所致。长期不消退者，为缺血性脱髓鞘改变。有脑水肿，白质广泛低密度者多在 2~3 周后出现神经系统并发症状，即迟发性脑病表现。病情缓解后，临床症状又突然加重。CT 示苍白球对称性软化灶，大脑白质区呈脱髓鞘梗死灶等低密度影。

（2）MRI 急性 CO 中毒发病后 24~72h 内，MRI 检查的阳性率可达 67%。主要表现为双侧苍白球呈长 T1、长 T2 的异常信号。病灶的形态呈卵圆形，直径 $\leqslant 1cm$。早期无强化。提示苍白球对称性梗死、软化灶。同时也可见于豆状核内、壳核、丘脑，在此与 CT 征象基本一致。但检出病灶范围及敏感性又优于 CT。个别病例表现为双侧苍白球有陈旧性局灶性出血，T1WI 较脑脊液信号短，T2WI 比脑脊液信号要长。有的病灶呈高信号有低信号包绕，表示正铁血红蛋白，有含铁血黄素包绕。MRI 可见脑水肿，表现为脑灰、白质界限不清。梗死及脱髓鞘则提出中毒性脑病，且易有迟发性脑病的发生（约占 87.5%）。在侧脑室前后角及周围呈月晕状高信号改变。T1WI 为低信号，T2WI 呈高信号，提示皮质下大脑白质有广泛缺血性脱髓鞘改变，可长期存在。Osborn 对 CO 中毒后 10d 时患者进行 MRI 增强扫描，显示动脉边缘带的皮质出现脑回状强化，双侧基底节呈局灶性强化。

慢性期：Uchiro 报告对 13 例 CO 中毒后随访 25 年，苍白球软化灶，白质变性和局灶性皮质萎缩，近 50% 的病例有颞角扩大，可能为海马坏死后萎缩。Mascalchi 研究 1 例儿童 CO 中毒后 6 年的 MRI，该患儿 6 年前 CT 平扫和增强扫描均正常。6 年后有癫痫发作，小脑共济失调。MRI 发现小脑对称性脱髓鞘改变。

6. 诊断与鉴别诊断

（1）诊断要点 患儿有吸入 CO 史，表现为头痛、恶心、乏力、惊厥、昏迷，唇呈樱桃红色。结合实验室、CT 或 MRI 检查，即可确诊。

（2）鉴别诊断 ①其他中毒性脑病的鉴别。②各种急性脑炎的鉴别。

📋 病例 3

女性，7 岁。家人发现其面色苍白，患儿头痛、恶心、呕吐、无力 1d。居室内有煤炉。

查体：嗜睡，面色苍白，唇呈樱红色，抽血呈樱桃红色。四肢肌力松软。头颅 CT 示苍白球呈对称性、"八"字形低密度影，CT 值为 22HU（图 4.5.3）。诊断：急性一氧化碳中毒性脑病。

📋 病例 4

男性，10 岁。起床叫不醒 3h。居室内有煤炉。查体：嗜睡，面色苍白，抽血呈樱桃红色。四肢肌力松软。头颅 CT 示苍白球呈对称性、"八"字形低密度影，CT 值为 24HU（图 4.5.4）。诊断：

急性一氧化碳中毒性脑病。

三、儿童铅中毒性脑病

儿童铅中毒性脑病，是指具有神经毒性的重金属铅在体内蓄积超过 2.173μmol/L，对中枢神经系统造成损害，可使儿童智力发育障碍、减退，生长发育停滞。学习能力及听力产生亚临床损害。婴幼儿对毒物的耐受性差，同等量的铅接触与侵入儿童体内后的单位体积浓度比成人高，因而婴幼儿铅中毒所造成的损害较成人更严重。

1. 病　理

铅进入人体后，90% 在骨骼积蓄，10% 随血流分布到全身各个组织、器官产生毒性作用。急性大量吸入含铅尘蒸汽，中枢神经系统发生脑水肿、出血和脱髓鞘改变。慢性中毒性脑病，基底神经节有钙化，脑皮质及脑室系统均有萎缩改变。血液系统可有血红蛋白合成障碍。心肌变性。肾小管重吸收功能及合成骨化三醇障碍。

2. 临床表现

根据中毒发生后起病方式不同，分为急性期和慢性期。前者患者口内有金属味，流涎、恶心、呕吐，吐出物为白色凝乳状（主要为胃酸作用后形成的氧化铅），腹痛、腹泻。急性中毒性脑病时，患儿出现频繁呕吐、头痛、惊厥、斜视、昏迷。慢性期患儿呈贫血貌，土灰色面容，肢体软瘫，惊厥发作，反应迟钝，动作、语言发育倒退，智力障碍，学习困难。

3. 实验室检查

· 血铅 > 2.4μmol/L，尿铅 > 0.39μmol/L。或用 0.5% 依地二酸钠钙驱铅治疗后尿铅成倍增加。

· 纸片法，指端末梢采集血微量无火焰原子吸收光谱法血铅测定。

· ALAD（δ 氨基 - γ - 酮戊酸脱氢酶）基因分析法。

· 纸片法 +ALAD 法为沈小明团队多年研究公布的方法。

4. 影像学检查

急性期铅中毒可见双侧大脑半球呈弥漫性低密度影，边缘模糊，CT 值 < 20HU。脑神经细胞渗出、变性、水肿、缺血、缺氧。脑室宽度变窄，尤其第三脑室最为敏感，其横径小于 2mm，甚至消失。脑沟、脑回变浅、变平消失。文献报道有时可见基底节区有局灶性出血，出血量小于 10mL。慢性期患儿双侧大脑半球皮质与髓质萎缩，皮层表现为脑沟、脑回、脑池增宽加深。脑室系统扩张。基底节区神经变性、水肿，坏死后软化灶或豆状核有片絮状、颗粒样钙化或皮、髓质交界处钙化。

5. 诊断与鉴别诊断

（1）诊断要点　患儿有铅蒸汽、铅尘接触史，临床表现，血铅、尿铅测定，尤其药物驱铅治疗后，尿铅成倍增加，再结合头颅 CT 扫描即可诊断。

（2）鉴别诊断　①迟发性维生素 K 缺乏致颅内出血症：患儿无铅接触史，血铅、尿铅未超标，也是急起面色苍白，惊厥、呕吐，急性失血性贫血。CT 示颅内多发、多部位、多形态出血，伴缺血缺氧性病，两者不难区别。②甲状旁腺功能减退：患儿反复惊厥，皮肤粗糙，智力下降、障碍。

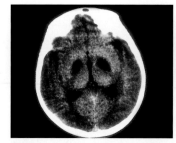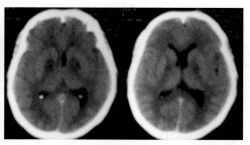

图 4.5.3　CT 图示苍白球呈对称性"八"字形低密度影　图 4.5.4　急性 CO 中毒性脑病 CT 图

血钙降低，血磷低。CT示基底节区对称性钙化灶。

病例 5

男性，9月龄。自家宅院中用废旧汽车蓄电池炼铅，加工铅锭，患儿食入含铅蒸汽污染食物。3d后呕吐、腹泻、惊厥、昏迷。尿铅0.975~8.775μmol/L，在当地疾病控制中心用依地酸二钠钙驱铅后尿铅62.4μmL/L。急性铅中毒后，CT示脑皮质弥漫性密度减低，灰白质分界不清。基底节区密度增高，呈CT反转征，治疗后复查头颅CT显示脑萎缩（图4.5.5）。诊断：急性铅中毒性脑病并弥漫性脑水肿。

病例 6

女性，3岁。生活环境铅污染严重。头痛、呕吐、惊厥、昏迷3d入院。尿铅16.925μmol/L，驱铅治疗后尿铅成倍增加。经治疗50d，复查头颅CT，两侧大脑萎缩明显，伴豆状核钙化及外囊条索状软化灶（图4.5.6）。诊断：急性铅中毒性脑病。

病例 7

男性，2岁7个月。生活环境存在铅污染，出现呕吐、腹泻、贫血、面色发灰6个月。尿铅2.443μmol/L。头颅CT示双侧豆状核呈颗粒状钙化（图4.5.7）。诊断：慢性铅中毒脑病。

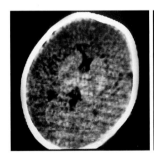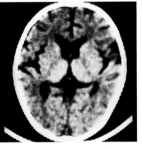

图 4.5.5　急性铅中毒性脑病并弥漫性脑水肿 CT+ 复查

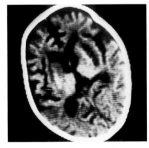

图 4.5.6　治疗后复查 CT 图示两侧大脑萎缩明显

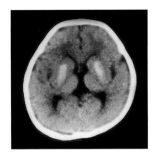

图 4.5.7　慢性铅中毒 CT 图

四、氟乙酰胺中毒性脑病

氟乙酰胺中毒性脑病，是指误服含有机氟的敌鼠药所致的急性中毒性脑病。

1. 病　因

氟乙酰胺拌敌鼠毒饵有香甜的水果味，在保管不妥的情况下，易被儿童误食。

2. 毒　理

氟乙酰胺为有机氟类杀虫剂，毒性强，残留期长，经口服吸收后，脱胺形成氟乙酸，竞争、参与人体内三羧酸循环和生物电子转移过程。干扰人体内氧化磷酸化，导致能量代谢障碍。本品潜伏期短，很快出现临床损害。实验中大鼠吸收本品的急性中毒的半数致死量5.3mg/kg。人的半数致死量2~10mg/kg。

3. 临床表现

1~4岁儿童多见。发病无性别差异。潜伏期0.5~2h。初有嗜睡，很快出现意识不清、昏迷、惊厥、发热、呼吸加快、恶心、呕吐、腹痛、心率加快，少数有柏油样便。轻者或抢救及时者恢复正常。重者则有失聪、失语、失明、惊厥发作。

4. 实验室检查

- 白细胞计数增高。
- 转氨酶异常。
- 血钙减少。
- 血或呕吐物氟化物分析阳性。

5. 影像学检查

CT示急性脑水肿的表现。脑组织形态学改变，脑室系统变窄，尤其第三脑室变窄或消失。脑沟、脑回变平，脑池变浅。患儿囟门未闭，可见前囟膨隆。颅骨缝大于2mm，呈分离状况。

6.诊断与鉴别诊断

（1）**诊断要点** 儿童突然不明原因嗜睡、昏迷、惊厥、呕吐，有误服敌鼠药史。检查血、呕吐物中氟化物测定阳性。

（2）**鉴别诊断** 需与其他中毒性脑病鉴别。

五、预防接种后脑脊髓膜炎

预防接种后脑脊髓膜炎，又称过敏性脑脊髓膜炎，是指儿童接种疫苗后，发生急性中枢神经系统自身免疫反应。本病罕见儿童，男女发病无明显差异。

1. 病因和发病机制

预防接种各种疫苗均可引起本病。常见狂犬疫苗、百日咳、白喉、破伤风、麻疹、乙型脑炎，乙型及甲型肝炎等疫苗。文献报告，本病与自身免疫反应过强及病毒感染有关。另外，基底节区苍白球等灰质神经核团为大脑深部短径动脉终末供血，一旦发生缺血缺氧，侧支循环很少，极易导致局灶性缺血、坏死、软化灶形成。

2. 病　理

肉眼所见：急性期脑组织充血、水肿。切面可见大脑白质基底节区、脊髓的软膜下、室管膜下区呈红黄色圆形、类圆形小病灶，病变多见白质，偶见灰质。镜检：神经细胞浑浊、肿胀，核质溶解，坏死细胞集聚成小病灶，胞浆内有脂肪颗粒，晚期胶质细胞增生，疤痕形成。

3. 临床表现

患儿于接种疫苗后急性起病，早期有发热、头痛、恶心、呕吐、烦躁等前驱症状。约48h后，出现脑膜定位的病理损害：头痛、呕吐加重，婴儿烦躁、哭闹、颈项强直、脑膜刺激征阳性。大脑实质损害的表现有：频繁惊厥、嗜睡、昏迷偏瘫、失语、智力障碍。小脑损害表现：共济失调、步态不稳、震颤。脑干病理损害表现：交叉瘫，髓麻痹。脊髓损害表现：出现截瘫、大小便失禁等。

4. 影像学检查

（1）**CT** 轻症可以正常。重症、急性期可见大脑白质普遍密度降低，或灰白质区内有弥漫性斑片状低密度区，CT值为20~22HU。急性脑组织广泛充血、缺氧、缺血、渗出、水肿等，导致脑室系统及脑沟、脑回、脑池变窄。慢性期一般指疫苗接种后2个月，可见双侧苍白球有边界清晰、密度均匀一致的对称性软化灶。

（2）**MRI** 急性期可见双侧或单侧大脑半球皮层、皮层下放射冠、半卵圆中心区内、丘脑、尾状核头、苍白球及壳核有不同程度的受累。小脑、脑干及脊髓亦有累及。病变区域常为双侧不对称、T1WI为低信号，T2WI信号增高。边界清楚，有轻度占位效应，病灶周围水肿不明显。增强扫描仅有轻度强化，慢性期或后遗症期苍白球有对称性软化灶形成。

5. 诊断与鉴别诊断

（1）**诊断要点** 患儿有疫苗接种史，起病急，有中枢神经系统定位症状和体征。CT、MRI急性期显示脑白质区呈缺血缺氧改变。慢性期可见苍白球软化灶。病史明确无须鉴别。

（2）**鉴别诊断** 要排除感染中毒性脑病，临床上也称虚性脑膜炎，本病为急性感染过程的一种脑综合征，多见于2~10的岁儿童。临床表现相似，脑膜刺激征明显。脑脊液压力增高。细胞、生化均正常。其发病机制为毒血症和缺氧，而不是免疫反应。病理为脑水肿伴点状出血，血管周围脑细胞环状出血，无炎症反应和脱髓鞘改变。

📋 病例 8

男性，4岁。甲型肝炎疫苗接种后高热，谵妄10d。现行走不稳，震颤2个多月余。MRI示显示苍白球对称性长T1、长T2信号，边界清，信号均匀（图4.5.8）。诊断：甲型肝炎疫苗接种后脑病。

六、食物中毒后脑病

食物中毒后脑病，患儿有明确的误服史，急性期表现为恶心、呕吐、腹泻、脱水、惊厥。慢性期反复惊厥。

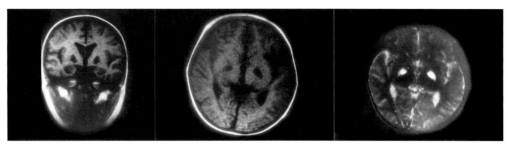

图 4.5.8　甲型肝炎疫苗接种后脑病苍白球软化灶 MRI 图

📋 病例 9

男性，12 岁。2 年前误服野果后食物中毒，经洗胃、催吐、输液等抢救措施后存活。现遗留反复惊厥。CT 示双侧丘脑多发性低密度影，边界清；脑室扩张，脑沟、脑回增宽加深等（图 4.5.9）。诊断：双侧丘脑软化灶形成并脑萎缩。

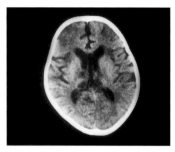

图 4.5.9　CT 图示双侧丘脑多发性低密度影

第 6 节　脑部炎性肉芽肿

一、脑脓肿

脑脓肿是指各种化脓性脑膜炎未及时有效治疗发展而致的脑部感染。病变中心组织坏死液化，周边炎性组织增生甚至钙化或形成脑脓肿。

1. 病　因

常见的致病菌包括金黄色葡萄球菌、变形杆菌、肺炎球菌、链球菌、大肠杆菌和厌氧菌，以及真菌或病毒等。脑脓肿主要由血源性感染所致，也可以由周围感染灶扩散、直接蔓延或脑部创伤所致，也可隐匿起病。

2. 病　理

儿童脑脓肿具有脓腔大、壁薄、周围组织水肿明显的特点。脑脓肿可发生于脑的任何部位，血源性感染多发生于大脑中动脉供血区。耳源性感染多发生于颞叶或小脑。约 50% 的新生儿脑脓肿可继发脑室积脓。脓肿壁的厚度也可不均匀。大脑皮质内的脓肿较小而少见，髓质内脓肿因血管分布少、抵抗力差，利于细菌繁殖，形成的脓肿较大，甚至可破入脑室系统。

3. 临床表现

患儿在脑脓肿早期有发热、食欲减退、软弱无力、表情淡漠等感染症状，高热、惊厥。患儿常呈背光屈曲位。克尼格征及布鲁津斯基征阳性，尚无明显的神经局灶性体征。随着脑脓肿的形成，患儿出现头痛、脑性尖叫、呕吐和视盘水肿等颅内压增高的一系列症状；婴幼儿出现头颅增大，前囟饱满；同时会出现意识状态的改变，患者由活泼而渐变呆滞，并出现惊厥、昏迷，甚至因脑疝而死亡。脑脓肿形成后，影响脑功能区，可出现局灶性症状：如额叶脑脓肿导致昏睡，在颞顶叶导致失语、偏瘫或视野缺损，在小脑导致步态不稳、运动失调及眼球震颤等。约 20%~50% 的患者可出现抽搐。

4. 实验室检查

· 白细胞 > 18×10^9/L。嗜中性粒细胞数增加。

· C 反应蛋白阳性。

· 血沉明显增高。

· 腰椎穿刺：脑脊液外观呈混浊，涂片或培养可找到致病菌。生化：糖和氯化物的含量正常或减少。

5. 影像学检查

（1）DR 可见颅缝增宽，囟门扩大、隆起，脑回压迹明显等颅内压增高的改变。外伤性脑脓肿观察到颅骨骨折、颅内异物及脑内积气等改变。

（2）CT 在儿童意外伤害中，由于被刀砍伤后颅脑与外界大面积相通，急性期后往往合并有严重的脑脓肿。

· 急性化脓性脑炎期：CT 平扫可见病灶为不规则的边界模糊的低密度影，或为不均匀的混合密度影，占位效应明显。增强后扫描病灶的低密度区不发生强化或呈现不规则斑点状或脑回样增强，全部增强改变少见。

· 化脓和脓肿壁形成期：CT 示边界清楚的低密度区，CT 值为 11HU。约一半病例病灶周边可见完整或不完整，规则或不规则的等密度或略高密度的环，环的 CT 值约为 34HU。CT 扫描增强后可见脓肿内仍为低密度，周边轻度强化，呈浅淡的环状强化，环壁厚薄均一或不等，壁的外缘模糊。脓肿壁形成后，则脓肿周边可见完整、薄壁、厚度均一的明显强化环，CT 值可达 60HU，可呈圆形、椭圆形或不规则形。脓肿可见多房或多环状强化病灶。单发或多发小脓肿，CT 可呈单个或多个结节状强化病灶。少数开放性颅骨骨折或术后脑脓肿，CT 可见脓肿壁厚而不规则，强化环的厚度多均匀，有部分病例强化环的白质侧较薄，灰质侧较厚，脓液不强化，CT 值约为 16HU。产气杆菌感染所形成的脓肿，病灶内有气体生成，CT 表现为有更低的低密度影及液平面的病灶。早期脓肿周围的不规则低密度影（脑水肿），在脓肿壁后低密度范围可减少（脑水肿减少）。当脓肿形成后，病灶靠近颅骨内板下，可行 CT 引导下穿刺引流，CT 更直观，操作简便，安全。在大脑半球脓肿中约有半数对侧的脑室有扩大改变，而小脑脓肿常出现侧脑室和第三脑室扩大。脓肿破入脑室者，CT 扫描可见脑室内异常密度影和脑室壁的强化。

（3）MRI 脑膜炎早期（发病 1~3d）时，病灶呈斑片状，T1WI 为高信号，周围脑质水肿轻，占位表现不明显。增强后病变区有斑片状强化。晚期（4~9d）时，病灶仍呈片状。T1WI 低信号，T2WI 为高信号。因组织坏死，病变区信号不均匀。在脓肿形成早期（第 10~14 天）时，坏死组织液化，其内蛋白含量高，T1WI 信号高于脑脊液而低于脑实质，T2WI 为较高信号。液化不完全时其信号不均匀，此期病灶周围呈 T1WI 为稍高或等信号，T2WI 为稍低信号。晚期脓肿形成期（14d 以后），坏死液化，脓腔形成。T1WI 为低信号，T2WI 呈高信号。信号均匀。脓肿壁在 T1WI 为高或稍高信号，T2WI 低信号，壁薄厚不均。脓肿可以多发，脓肿内也可有分隔。脓肿周围水肿轻微，但占位效应持续存在。

6. 诊断与鉴别诊断

（1）诊断要点 根据患儿病史、临床症状、实验室检查、X 线平片、头颅 CT 及 MRI 检查，定性诊断准确率可达 90% 以上。

（2）鉴别诊断 ①胶质瘤：胶质瘤 CT 检查所见环形高密度影常呈不规则形，环的厚薄不均，CT 增强后环呈不均匀状，而脑脓肿壁的环形高密度影多均匀。胶质瘤中心可出现坏死液化，CT 值一般大于 20HU，而脑脓肿内脓液的 CT 值一般小于 20HU。胶质瘤内可见钙化而脑脓肿一般无钙化。②转移瘤：转移瘤发生坏死和囊变，也可出现中央低密度和周围环状增强，周围水肿显著，与脑脓肿表现很类似。脑膜白血病，其他转移瘤罕见。③脑内血肿：脑内血肿吸收期，血肿周围的低密度影内可有环性强化，需与脑脓肿鉴别。多有典型病史，经动态检查，观察血肿的动态变化，作出诊断。慢性扩展性脑内血肿的环形强化与脑脓肿完全相似，但 MRI T1WI 图环内液体呈高信号，而脑脓肿为低信号。④较小的脓肿需与癫痫后局限性脑水肿相鉴别，后者只显示髓质内低密度区，无环状或结节状强化。而小的脓肿在抗生素的应用后，多呈环状或结节状强化。⑤TORCH 综合征：为病毒或原虫感染引起的脑组织炎性改变。发生于胚胎期或分娩过程中，亦称先天宫内感染。主要引起坏死性脑炎，尤其容易侵犯脑室周围白质，坏死灶痊愈后，产生局限性的钙化。CT 可见脑实质内散在的钙化区，为点状或结节状，在脑室周围可互相融合为带状。应该与脑内多发性小脓肿结节样钙化相互区别。⑥结核瘤与结核性脑脓肿：结核菌感染后，可引起脑内慢性肉芽肿，即结核瘤，其直径可达 3~4cm。40% 为单发病灶，60% 为多发病灶。好发于半球皮质下区，大脑浅表层。基底池附近,CT 平扫呈等密度、稍高密度或混杂密度。约 13% 的结核瘤可出现钙化，约半数靠近颅底部、鞍区附近，出现散在钙化斑点，这是与其他细菌性脑膜炎区别的主要依据。因结核瘤中央常有干酪性坏死，CT 增强扫描常呈环形强化，环壁通常厚薄均匀，边缘光滑，也有不规则，环中心的密度常类似于脑组织密度，环内容物可以强化或钙化，呈靶样征，是典型的结核瘤表现。晚期整个结核瘤可出现钙化，呈结节状，也可仅其壁部分出现钙化，呈破碎蛋壳状。结核瘤周围可有水肿，急性期水肿可很显著，晚期水肿程度多较轻，CT 结核瘤影像学诊断比较困难。完全钙化者需要与颅内其他钙化区别。环形强化者需要与其他环形强化病变区别。多发病灶者或占位显著者需要与颅内原发肿瘤及转移瘤区别，均质强化的结核瘤，若位于脑表时，还需要与脑膜瘤区别。结核菌感染后也可引起大量坏死液化，形成结核性脑脓肿，其影像学表现与脑脓肿相似。

病例 1

男性，4.5 岁。发热伴头痛、呕吐、惊厥 7d。CT 平扫示双侧颅顶后靠中线旁有片状低密度灶；CT 增强后可见左侧枕顶部靠中线旁有双环形强化，周围有大片低密度水肿影（图 4.6.1）。诊断:双侧颅顶后脑脓肿。

病例 2

男性，12 岁。头痛，惊厥 2 周。MRI 示轴位 T1WI、T2WI 右枕顶部长 T1、长 T2 信号，占位效应尚不明显（图 4.6.2）。诊断：脑脓肿。

病例 3

男性，6 岁。频繁抽搐、呕吐，间歇期眩晕 2 周。MRI 矢状位 T1WI 示脑干明显增粗，形态失常，可见大片状低信号区，低信号区内可见斑片状高信号，占位效应明显（图 4.6.3）。诊断：脑

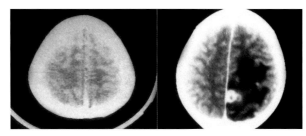

图 4.6.1　脑脓肿 CT 平扫 + 增强图

干脓肿。转归：经大剂量抗生素、脱水治疗，止惊、呕吐好转。

病例 4

男性，14 岁。突然惊厥 2 次。CT 示右颞叶近颅骨有不规则形低密度水肿影，内有等密度环状影（图 4.6.4）。诊断：右颞叶脑脓肿。

病例 5

女性，13 岁。脑脓肿诊治 1 年后，突然惊厥、头痛 2d。直接增强扫描显示左侧枕顶部近中线有环状的脓肿壁强化，周围有不规则形低密度脑组织水肿影（图 4.6.5）。诊断：左枕脑脓肿。

病例 6

男性，1 岁 9 个月。右侧颅面被刀砍伤 1d，急诊就医。CT 示右颞顶部皮下广泛软组织隆起，颞顶部脑实质大片低密度影及积气征。右侧脑室受压移位，中线向左偏移 5mm；右侧脑沟、脑回消失（图 4.6.6）。纵裂池内有铸形高密度影。伤后 20d，颅内病变吸收好转。伤后 26d，持续发热 6d，左侧肢体不灵便 3d。MRI 示 T1WI 右侧额颞叶大片低信号区，边界清；双侧额叶软脑膜下呈弧形稍高信号；右侧侧脑室后角受压；中线仍向左移位（图 4.6.7，图 4.6.8）。诊断：右侧颅外伤后脑脓肿形成。

病例 7

女性，5 个月。发热伴频繁抽搐 3d。CT 示右额部颅骨内板下有局限性、梭形低密度 - 稍低密度影，似有细小的分隔。局部脑沟、脑回、脑实质均有推压征。行 CT 引导下脓腔穿刺引流，术中引流出淡黄色 - 混浊的白色较稠厚的脓液，约 12mL。导管插入深度约 15mm，并有部分进入脑实质。再次同层面扫描，调整深度 7.5mm,距右额叶脑实质 2mm（图 4.6.9）。诊断：右额叶脑脓肿。

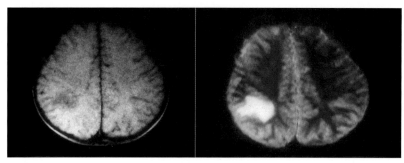

图 4.6.2　MRI 图示脑脓肿（脑炎早期）右枕顶部呈长 T1、长 T2 信号

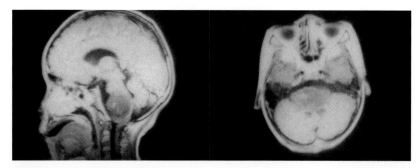

图 4.6.3　脑干脓肿 MRI 图

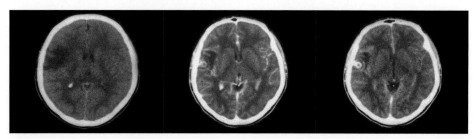

图 4.6.4　CT 平扫＋增强图示右颞叶近颅骨有不规则形低密度水肿影，内有等密度环状影。脓肿的壁呈环状强化影；延迟扫描 1.5min 后，脓肿的壁环状强化影更明显

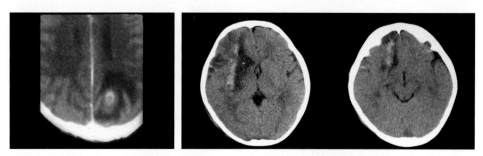

图 4.6.5　增强扫描 CT 图示左侧　图 4.6.6　右颞顶部皮下血肿、颅骨骨折、脑脓肿 CT ＋
枕顶部近中线有环状的脓肿壁强化　复查

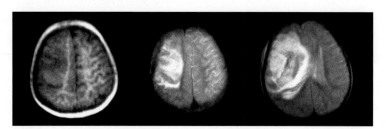

图 4.6.7　刀砍伤后右颞顶部皮下血肿、颅骨骨折、脑脓肿 MRI 图

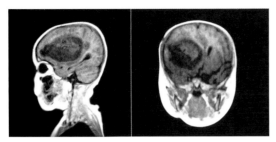

图 4.6.8　MRI 图示右颞叶颅骨内外板中断为低信号。内板下与软脑膜之间有弧形增厚的等信号

二、脑囊虫病

脑囊虫病，是由于囊虫在脑内寄生，或其幼虫移行至脑，或其虫卵和排泄物沉积于脑部而导致的脑器质性病变。表现为脑及脑膜的慢性炎症反应、占位性症状及癫痫发作等。

1. 病　因

脑囊虫病是脑部寄生虫感染性疾病中最常见的一种，是因误食有猪绦虫虫卵的食物后，猪绦虫的幼虫囊尾蚴在脑部寄生而发病。青少年也不少见。

2. 病　理

急性期，累及大脑半球实质、脑室及脑膜。囊虫感染，猪绦虫的幼虫（囊尾蚴）囊内含透明液体和头节，大小不一，直径为 4~40mm。囊虫周围的脑组织表现为局限性水肿、坏死等炎性反应，慢性期感染区萎缩，周围有胶质细胞增生、机化和纤维结节性包囊形成，并伴有脑室扩大以及囊虫死亡后钙化灶。根据病变在脑内的分布部位及临床特点可分为 3 型：①脑实质型，囊虫结节散布在脑实质内。②脑室型，囊虫寄生于脑室系统内，以第四脑室最为多见，易阻塞脑脊液通路而致脑积水，从而引起颅内压增高。③脑底型，囊虫结节位于脑底池内，引起颅底蛛网膜炎及粘连而产生脑神经麻痹症状，也可影响脑脊液循环通路而致颅内压增高，上述各型亦可同时并存。

3. 发病机制

猪绦虫病宿主的粪便内含有六钩蚴。在误食污染的食物后，六钩蚴在十二指肠内孵化，经肠壁进入血液循环到达全身，并在组织内沉着，进一步发育成囊虫。病变常见于：皮下组织、肌肉、脑、眼、心、肝、肺、腹膜等。

4. 临床表现

脑囊虫病患者常见的症状有癫痫、脑局灶性体征、精神症状、颅内压增高和脑膜刺激征等。

（1）癫痫型　主要表现为癫痫发作，约半数为频率较低的单纯大发作，其次为局限性发作，也可表现为小发作和精神运动性发作。

（2）颅内压增高型　表现为头痛、呕吐和视盘水肿。少数颅内压进行性增高，终因脑疝而致死。多数患者颅内压增高有缓解和复发现象，特别是脑室内囊虫，脑室囊虫主要表现为布伦斯综合征（即除突发剧烈头痛、呕吐外，还有心律与呼吸障碍，亦可伴意识丧失与跌扑）。

（3）脑膜炎型　为囊虫寄生于皮质浅部或软脑膜所致，具有脑膜炎症状与体征，起病较急，伴体温升高，亦可同时存在颅内压增高的症状体征和癫痫发作。

5. 实验室检查

· 脑脊液白细胞数增多，嗜酸性粒细胞明显增高，蛋白含量略增高，糖含量降低或正常。

· 血嗜酸性粒细胞可达 30%。

· 粪便中可见到成虫或成虫节片。

· 血囊虫抗原、抗体及补体结合试验阳性。

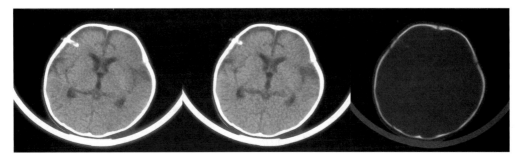

图 4.6.9　右额部颅骨内板下脑脓肿 CT 导向下穿刺引流术后复查图

6. 影像学特点

（1）脑实质型 急性期：脑炎型CT表现类似其他脑炎，为白质内散在的低密度影，位于脑表面者有不规则小片状密度减低改变，脑室变小，脑池和脑沟明显减少或消失，中线结构无移位。增强扫描低密度灶不强化。多发囊泡型表现为脑实质内多发散在的圆形或卵圆形、局限性小囊状低密度影，大小不等，多分布于脑白质与灰质交界处，典型的小囊泡内可见小结节状致密影（囊虫的头节）。增强后CT扫描多数低密度灶不强化，少数呈结节状或小环状增强。周围可有水肿，脑室变小，中线结构无移位。单发囊泡型CT扫描表现为脑实质内单个类圆形或略分叶形较大的囊状低密度区，界限清楚，孤立存在，CT值近似于脑脊液，一般在4～10HU，较大的囊肿有明显占位表现。CT增强后病灶无强化，少数病例显示囊壁的环状强化。多发结节和环状强化型：白质内多发局灶性不规则低密度区；增强扫描低密度区中有结节状或环状强化，也呈周围环状而中心点状强化改变，直径为3~5mm，周围有轻度水肿。MRI对脑室内病变显示更清楚。

慢性期（钙化期）：囊虫死亡后囊液被吸收，囊虫被机化形成纤维组织并钙化，此期属于慢性期。CT平扫可见两侧大脑半球多发点状钙化的高密度影，CT值 > 60HU，直径约2~5mm，圆形或椭圆形的环状钙化和中央1~2mm的囊尾蚴头节的钙化，病灶周围无水肿。

（2）脑膜型 囊虫感染蛛网膜下腔，CT平扫很少直接发现囊虫病灶征象，仅见脑室对称性扩大，有时表现为蛛网膜下腔变形扩大。增强后扫描可见脑膜密度增高，囊壁强化少见。

（3）脑室型 由于囊壁很薄，囊内液的CT值近似于脑脊液，且无增强，故CT很难显示，但可根据脑室局部是否不对称扩大、脉络丛有无被推移、梗阻性脑积水等间接征象来判断。

（4）混合型 具有上述两型或两型以上特征表现者。

7. 诊断与鉴别诊断

（1）诊断要点 ①有癫痫发作、颅内压增高、慢性脑膜炎、精神或智能障碍等症状。②是否来自绦虫病流行区域或有绦虫病史，皮下或肌肉能否触及囊虫结节。③囊虫补体结合试验阳性或用人体囊虫的囊内液用生理盐水稀释200倍做皮内试验是否阳性。④头部CT在两侧大脑半球多发性散在圆形或卵圆形小囊状低密度区，慢性期有多发圆形或椭圆形点状钙化。具备前两项可诊断，兼有后三项可确诊。

（2）鉴别诊断 ①脑炎和脱髓鞘病变：脑炎和脑炎型囊虫病的CT都表现为低密度区而鉴别困难，应根据病史及随访观察中加以判断。脱髓鞘病变的低密度灶多局限于侧脑室旁，早期有斑片状强化，二者临床表现不同。②单泡型巨大脑囊虫需与蛛网膜囊肿、表皮样囊肿、脑脓肿鉴别：蛛网膜囊肿多发生于中颅凹及侧裂池，形状不规则或呈方形，边界平直，颅骨局部压迫变薄改变。表皮样囊肿因含脂类物质，CT值低于囊虫的囊液，多伴有钙化。单腔脓肿显示薄壁均一的强化，周围有明显的水肿。③星形细胞瘤CT平扫绝大多数肿瘤表现为均匀低密度灶，边界清楚，瘤周无或轻度水肿。增强后无强化。并结合病史加以鉴别。④脑囊虫感染急性期，可结合病史需与结核性脑膜炎相鉴别，后者CT平扫时，蛛网膜下腔，特别是鞍上池和侧裂池密度增高、模糊，形态不对称，增强后受累脑池不规则显著强化。脑室变小，脑池和脑沟变浅或消失，病灶无强化。

📋 **病例8**

男性，11岁。头疼、呕吐7个月，加重1周。囊虫病补体试验循环抗体阳性。MRI矢状位T1WI显示侧脑室高度，第三脑室扩张，中脑导水管粘连、狭窄；增强扫描后，显示脑室扩张，双侧脑室前后角及枕叶大脑白质有渗出呈高信号；第三脑室室管膜强化（图4.6.10）。诊断：脑囊虫病（脑室型）并梗阻性脑积水。

三、散发性脑炎

散发性脑炎，是指病毒感染所致中枢神经系统的炎症，造成大脑白质急性脱髓鞘的脑病。临床特征：发烧、反复惊厥、昏迷、头痛、恶心、呕吐，间歇性怪异动作，幻觉，精神症状。

CT：①大脑白质内多发性低密度灶影。②近

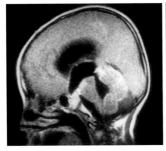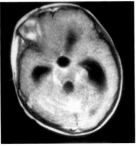

图 4.6.10 MRI 平扫 + 增强图示第三脑室扩张

白质的灰质中或脑干可见，表现为多发性，对称性或不规则性低密度影。脑部损害病程早期阳性率低，于病程 11 ~ 40d 时，CT 阳性率逐渐增高。

四、流行性腮腺炎性脑炎

流行性腮腺炎性脑炎，是指流行性腮腺炎病毒感染合并急性病毒性脑炎。它是发生在腮腺肿胀、疼痛为特征的非化脓性炎症基础上，全身其他腺体组织受累。中枢神经系统首先发生的、严重的合并症。

1. 病 因

流行性腮腺炎病毒，系 RNA 病毒，属于副黏液病毒。近年来文献报道其他病毒也可引起流行性腮腺炎。例如，A 组柯萨奇病毒、副流感病毒、乙肝病毒等均可引起流行性腮腺炎并发颅内感染。

2. 临床表现

发热，呈中等热。一侧或双侧腮腺肿胀，持续 3~7d。疼痛、张口、咀嚼时加重。查体：以耳垂为中心的腮腺肿胀，向周边扩大。压痛明显，并有弹性。患侧口腔颊黏膜腮腺导管口红肿。

流行性腮腺炎的并发症较多，以中枢神经系统最多见。文献报道脑炎的发病约占 5%，脑膜脑炎约 27%。神经基底节的豆状核受损时出现扭转痉挛。并发症多发生于腮腺肿胀后 1~5d（约占 20.3%）。其他并发症包括：睾丸炎、附睾炎、卵巢炎、胰腺炎、肾炎等。

3. 实验室检查

·白细胞总数正常或减少，淋巴细胞计数增多。

·血清淀粉酶增高，与腮腺肿大相对应。2

周左右降到正常。

·合并脑炎时，脑脊液检查，细胞数增高。分类中淋巴细胞占大多数。糖及氯化物正常。蛋白轻度增高。

·病原学检查：从唾液、尿、血、脑脊液可分离到病毒。

·恢复期可测到补体结合抗体升高。

·感染后 1 周 S 抗体升高，2 周达高峰。

4. 影像学检查

CT 可见神经基底节区豆状核呈大片低密度影。边界清，密度均匀。CT 值 ≤ 22HU。病变范围 > 2cm²。有时同侧内囊受累。

5. 诊断与鉴别诊断

（1）诊断要点 患儿有发热、腮腺肿胀、疼痛。颊黏膜腮腺管开口红肿等临床诊断不困难。当合并脑炎且无腮腺肿大时，诊断较困难。

（2）鉴别诊断 ①其他病毒所致腮腺炎，可根据流行病学，临床伴随症状，结合病原学、血清学检查。②过敏性腮腺炎：有多次发作性腮腺肿胀史，颊黏膜腮腺管肿胀，无充血。周围血象白细胞正常，分类嗜酸细胞增多。③化脓性腮腺炎：发热伴腮腺肿大，压痛。腮腺导管可挤出脓液。周围血象白细胞及中性粒细胞增高。④脑炎、脑膜炎要与中枢神经其他感染鉴别。

病例 9

男性，11 岁。发热、呕吐 2d。病前曾有右侧腮腺肿胀 3d。查体：精神萎靡。颈软，脑膜刺激征阴性。左侧巴宾斯基征阳性。CT 示右侧豆状核呈肾形低密度影，边界清，密度均匀，范围大小约 2.4cm × 1.1cm，CT 值为 22~25HU（图 4.6.11）。诊断：流行性腮腺炎合并脑炎。

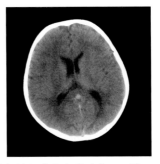

图 4.6.11 流行性腮腺炎合并脑炎 CT 图

第 5 章

斜 颈

第 1 节 概 述

斜颈是指颈部扭曲或歪斜。头偏向一侧伴枕部旋向肩部，下颌抬高旋向对侧。儿童颈部椎体、肌肉、韧带先天发育或损伤的共性特征性临床症状表现是斜颈。

1. 病 因

包括骨性斜颈、肌性斜颈、眼性斜颈、外伤性斜颈、习惯性斜颈、神经性斜颈等。

（1）骨性斜颈 ①先天性寰枢椎畸形、阻滞椎、半椎体，蝴蝶椎；②颈部脊髓膜膨出；③ Chiari 畸形；④软骨发育不全。

（2）肌性斜颈 较多见，约占所有斜颈患儿的 80% 以上，包括：①新生儿娩出胸锁乳突肌血肿机化；②婴儿期良性阵发性斜颈；③ 扭转痉挛多见。主要由一侧胸锁乳突肌挛缩、肿大引起，新生儿生后不久便可发现。儿童斜颈，位于胸锁乳突肌的中下段，患侧可触及一梭形的硬块，与周围肌肉组织无关联，推之可移动，质地软硬程度不一。最大者可以达到 1.5cm×1.5cm 以上，近年来其发病率出现增多趋势。

（3）感染后斜颈 ① 感染后（包括上呼吸道病毒、颈椎体骨结核致咽后壁脓肿）；②颈椎椎间盘钙化。治疗后可有好转。

（4）后颅凹肿瘤 如髓母细胞瘤。

（5）外伤性斜颈 ①头颈部损伤所致寰枢椎、齿状突、寰枢横突等骨折；②寰枢椎脱位等。

2. 临床表现

患儿抬头时斜颈，肌性斜颈可沿胸锁乳突肌触及质地中等结节，患儿颈部旋转活动正常。其他斜颈患儿旋转活动受限，当旋转屈、伸颈疼痛加重，患儿手托头，抗拒检查。神经系统症状有四肢无力，体征有感觉运动障碍。

3. 影像学检查

斜颈的检查，除物理检查进行神经性或肌性定位外，应根据患儿病情选择适的当影像学检查方法：

（1）DR 作为初筛，拍摄正、侧位片，张口位观察颈椎椎体序列生理弯曲，椎体形态，骨质密度。观察寰枢椎，可清晰显示周围关系。

（2）CT 观察颈椎椎管内，硬膜囊形态、密度。测量椎管内矢状径。寰椎与齿状突左右间距的径线。寰椎前弓与齿状突前间隙径线。椎体周围肌肉间隙内有无软组织肿胀，密度改变，有无钙化，小死骨形成。骨窗显示：颈椎骨性结构完整，皮质光滑，密度均匀。故在儿童颈部疾病中，首先考虑颈部创伤、颈椎结核、颈椎骨性先天畸形、颈椎椎间盘钙化，其次为椎管内疾病。

图像后处理，扫描后改 0.625mm 薄层，图像的三维重建、曲面重建或 MPR（轴位、冠状位、矢状位）显示病变颈椎所在部位，并按照临床习惯向临床医生标示出。这成为检出颈椎椎体疾病的重要方法。扫描时不必将体位过度搬动。检查后要调节骨窗、软组织双窗观察。CT 对于椎管内形态、病变性质判断不如 MRI。

（3）MRI　对颅底、椎管内、椎体周围软组织间隙病变显示清晰。无骨伪影，尤其对 Chiari Ⅱ 型的显示很有优势。MRI 检查可作为 X 线平片、CT 扫描的补充，故在颈椎先天畸形、肿瘤、脊髓损伤等疾病中显示椎管时可为首选。

一、骨结构发育畸形致斜颈

先天性高肩胛症，是一种由于胚胎时期肩胛骨下降不全所致的发育异常，发病率低。1863 年 Eulenberg 首先描述，1891 年 Sprengel 详细报告 4 例。多为单侧发病，且多伴颈部其他异常。异常的肩胛骨与颈椎或上段胸椎之间常可伴颈椎隐裂。临床表现：双肩关节不对称、患侧肩高耸、短颈、斜颈，颈段脊柱侧凸、阻滞椎，胸椎畸形。患侧肢体上举受限。影像学检查：DR、CT 平扫 + 三维 +MPR 重建图像能够完整地显示畸形所在。

病例 1

男性，12 岁。出生时其家人发现患儿头颈歪斜、左侧圆背。颈椎 DR 示颈 2~4（C_2~C_4）椎体，

棘突呈骨性融合（图 5.1.1）。CT 扫描 + 图像后处理示 C_2~C_4 阻滞椎（图 5.1.2）。诊断：C_2~C_4 阻滞椎致斜颈。

病例 2

女性，13 岁。自幼斜颈、颈部疼痛不适 3 个月。MRI 冠状位显示：C_2~C_3 椎体形态偏小，C_4~C_5 椎体左右宽窄不一，逐渐左侧增宽变大，脊柱序列外凸，成角畸形；同水平面脊髓腔增宽（图 5.1.3，图 5.1.4）。诊断：骨发育不良（高肩胛症）致斜颈、颈椎侧弯。

病例 3

男性，5 岁。自幼颈肩部偏斜，无外伤。查体：一般情况好，颈项部活动无受限，肩背活动无疼痛，无上肢放射性麻、痛、无力。左侧肩胛骨高起。临床诊断：左侧高肩胛症畸形。CT 定位片示颈椎生理曲度变直，诸椎体形态及密度未见异常，椎间隙大小正常，轴位见椎管及双侧侧隐窝未见狭窄，硬脊膜未见受压，黄韧带无明显增厚。椎管内未见异常密度影。

三维重建见颈椎生理曲度变直，C_4~C_6 椎体畸形，C_4~C_6 棘突未闭合，左颈部可见 C_5~C_7 过长的横突斜向左第二后肋。胸廓对称，左侧肩胛骨

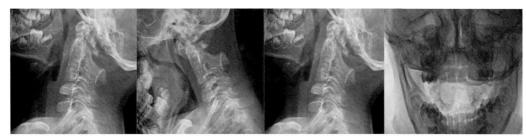

图 5.1.1　DR 图示 C_2~C_4 椎体，棘突呈骨性融合，仰头过伸侧位仍见 C_2~C_4 椎体，棘突呈骨性融合

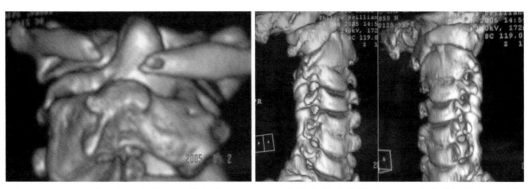

图 5.1.2　CT 三维重建冠状位 + 双前斜位图示 C_2~C_4 椎体棘突呈骨性融合，齿状突骨性结构及形态均有畸形

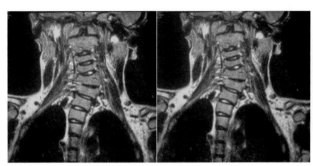
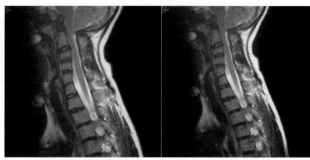

图 5.1.3　颈椎体发育畸形 MRI 冠状位图

图 5.1.4　MRI 图示 C_2~C_3 椎体形态扁小，C_4~C_5 椎体左右宽窄不一，呈"蜂腰征"，轻度成角畸形，脊髓腔于 C_4~C_5 平面增宽

短而宽，上缘高出锁骨，所见肋骨及胸壁软组织无异常。肺窗示双肺纹理粗多，呈片絮状改变，肺野透光度良好，双肺未见异常实变影，双肺门不大。纵隔窗示纵隔无偏移，心影及大血管形态正常，纵隔内未见肿块及肿大淋巴结。无胸腔积液及胸膜肥厚（图 5.1.5）。诊断：神经管闭合异常致左高肩胛症综合征（C_4~C_6 椎体、棘突先天发育畸形、左高肩胛症）。

病例 4

　　男性，3 岁。因左肩畸形 3 年就医。个人史：出生后家长即发现其左肩畸形，未发现肢体其他部位畸形。其母妊娠期体健，否认妊娠期接触宠物及风疹等病毒感染史，无子痫、子宫出血等病史，否认毒物、化学物质、放射物质等接触史。

　　体格检查：左肩部较右侧高，左肩胛骨上升，左肩关节外展上举功能受限，左肩上举活动为 30°，左肩胛带肌肉欠发达，左肩胛骨发育小，左肩胛下角较右侧升高、上下径变短、横径变宽，左上肢其余各关节活动度良好，指端感觉及末梢血运正常。右肩关节无畸形，右侧肩关节活动良好，其他肢体关节未见明显异常。

　　DR 可见左肩部较右侧高，左肩胛骨上升，左肩胛骨发育小，左肩胛下角较右侧升高、上下径变短、横径变宽，左肩胛骨与颈椎间隙见肩

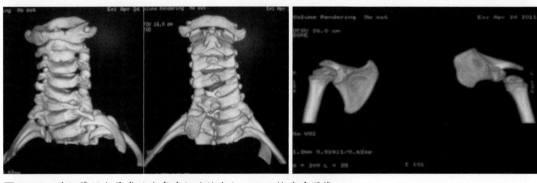

图 5.1.5　神经管闭合异常致左高肩胛症综合征 CT 三维重建图像

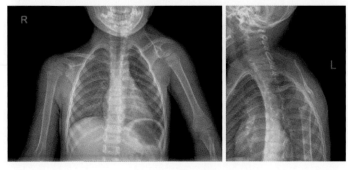

图 5.1.6　先天性高肩胛症 DR 图（双侧肩关节正位、左侧肩胛骨侧位）

椎骨形成（图 5.1.6）。CT 扫描 + 三维重建后处理图像可见左肩部较右侧高，左肩胛骨上升，形态发育较右侧小，左肩胛下角较右侧升高、上下径变短、横径变宽；左肩胛骨与颈椎间隙见肩椎骨形成（图 5.1.7）。

二、寰枢椎脱位

寰枢椎半脱位，是指颈椎第一（寰椎）、第二（枢椎）关节正常对应关系紊乱，齿状突左右间隙不等。多与近期感染有关。

1. 寰枢椎周围软组织

寰枢椎的前结节有前纵韧带，左、右头长肌越过。后结节为左、右头小直肌附着。寰枢椎侧块到齿状突有齿状突韧带附着。枢椎棘突长而大，颅底、头颈部诸多肌肉均附着于此。故临床上儿童上颈部、寰枢椎受损伤后，累及软组织最常见症状为斜颈。

2. 寰枢椎的运动特点

寰枢椎的运动，以横突做寰枢旋转运动的支点，自身围绕枢椎的齿状突旋转，十分灵活的维持头颈上下屈曲，左右旋转。

3. 寰枢椎的椎孔内 CT 测量意义

寰椎的椎孔内径较宽大，前 1/3 为齿状突所占据。后 2/3 的部分，脊髓仅占其中的 1/2。齿状突距寰椎前弓后缘 2~4mm。齿状突距寰枢两侧的侧块内间距平均 3.2~4.5mm。正常情况下，儿童寰枢椎由于双侧肌肉、韧带牵拉，张力均等。寰枢椎左、右间距相等。这种平衡被破坏，即可导致寰枢椎骨折或半脱位。CT 显示较 X 线平片无组织重叠，可矢状、冠状位后处理图像，部分容积效应干扰少，以骨窗观察更有临床意义。

📋 病例 5

女性，6 岁。家人发现斜颈 4 个月，否认外伤，以及近期发热、腹泻等感染征象。DR 示颈椎序列正常，生理弯曲变直；寰枢椎与齿状突间隙不等，左侧增宽，约 5.9mm，右侧间隙明显变窄，约 3.1mm（图 5.1.8）。诊断：寰枢椎半脱位。

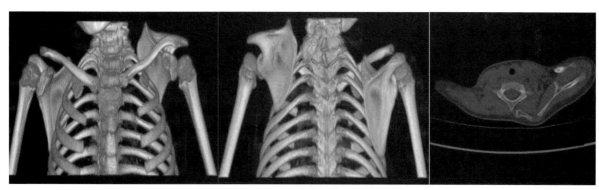

图 5.1.7　先天性高肩胛症 CT 平扫 + 三维重建后处理图像

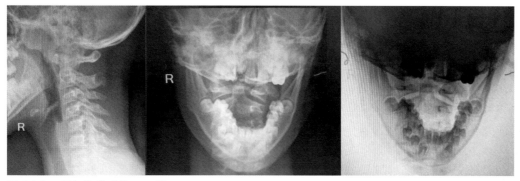

图 5.1.8　寰枢椎半脱位 DR 图

第2节 颈部软组织先天发育畸形

颈部先天发育畸形，是指胚胎发育残留的囊性肿块，包括甲状舌骨囊肿与鳃裂囊肿。发病率低，无性别差异。

一、甲状舌骨囊肿

甲状舌骨囊肿，是指胚胎发育的甲状舌骨导管退化不全，在舌骨的上下方形成囊性肿块。具体位于颈中线囊性肿块，边缘光滑。质地中等，无压痛。可随吞咽上下活动。

1. 病理改变

肉眼所见：肿块包膜完整，剖面可见囊壁较厚，内含黏液。镜检：囊壁为纤维结缔组织。囊壁内衬复层鳞状上皮或柱状上皮。

2. 影像学检查

（1）B超 可探及颈前中线液性暗区回声，肿块大小不一。

（2）CT 平扫见颈前舌骨上下区域有类圆形低密度影，边缘光滑，密度均匀。增强扫描后仅见囊壁强化，囊内无强化。

病例 1

男性，12岁。发现颏下囊肿10年余，逐渐增大。于颈部甲状软骨右前方软组织内可见一大小约3.3cm×2.1cm包块影，边界清，密度均匀，CT值约为18HU，气管居中，甲状腺无增大，双侧对称，颈部肌肉组织无异常（图5.2.1）。诊断：甲状舌骨囊肿。转归：本例患者手术切除，术后病理证实甲状舌骨囊肿。

病例 2

男性，14岁。甲状舌骨囊肿术后2年，1年前切口部溢液，进食后明显。择期手术，术后恢复尚好。查体：颈前正中偏上方，有一3.0cm横行切口，周围皮肤无红肿。切口左端皮肤破溃，有淡黄色清亮液体渗出，无触痛。颈部浅淋巴结未及。怀疑甲状舌骨瘘管。MRI示颈部甲状软骨前方软组织欠光整，其内可见条状长T1、长T2异常信号，边界尚清（图5.2.2），其余颈部软组织结构对称，无异常肿块影。诊断：颈部甲状软

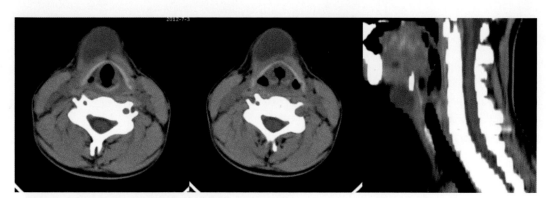

图5.2.1 甲状舌骨囊肿CT图

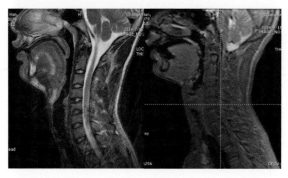

图5.2.2 骨囊肿术后瘘管形成MRI图

骨前方软组织内条状异常信号影，结合临床考虑系甲状舌骨囊肿术后瘘管形成。转归：择期手术，术后恢复尚好，原伤口未见渗液。

二、鳃裂囊肿

鳃裂囊肿，是一种颈部先天性发育异常的疾病。发病部位在颈前上区，是胸锁乳突肌前缘发生的囊性肿块。

1. 病 因

通常在胎儿时期，第 1~3 鳃弓发育异常而形成鳃裂囊肿。

2. 临床表现

部分患儿于出生后即可发现颈前上区有杏核大小包块，相当一部分患者在成年后因局部感染或者局部突然增大而就诊。临床上鳃裂囊肿以第二鳃裂来源的最常见。

3. 诊断与鉴别诊断

出生不久在颈前上区可触及囊性肿块。质地柔软，无压痛。肿块穿刺，可抽取出草黄色液体及胆固醇晶体。无需进行鉴别诊断。

第 3 节 胸锁乳突肌血肿

胸锁乳突肌血肿，是指新生儿出生时，由于第二产程延长，胎儿的颈部在软产道内卡压造成胸锁乳突肌损伤。

1. 病 因

胸锁乳突肌血肿多发生于胎儿娩出时，特别是巨大儿头位分娩困难，或在子宫颈口开全，胎儿娩出时颈部伸长导致一侧胸锁乳突肌撕裂、积血，血肿持续存在于肌肉筋膜间隙内。胸锁乳突肌内压持续增高，肌肉损伤加重，造成局部缺血。新生儿肌肉发育较差、儿童颈部肌纤维纤细，肌肉周围的间质较多，血肿机化后疤痕收缩，表现出颈部胸锁乳突肌下方有硬肿块，斜颈。

2. 病 理

肉眼所见，早期胸锁乳突肌血肿为一软组织肿块，无包膜。剖面可见软性纤维瘤状。镜检可见致密的纤维组织、少量出血及含铁血黄素的残迹。晚期镜检可见肌肉组织被纤维组织所代替，肌细胞凋亡。

3. 临床表现

新生儿娩出不久可发现，其睡眠时头位不正，轻度斜颈，一侧胸锁乳突肌走行区域的近端肿胀、皮肤紧张。局部可扪及质地柔软的肿块。

4. 影像学检查

（1）DR 软组织密度显示较差，分辨不清。

（2）CT 患侧胸锁乳突肌肿胀明显，沿胸锁乳突肌有一混杂密度的血肿影，CT 值为 48~54HU。损伤局部肌间隙模糊不清。

5. 诊断与鉴别诊断

新生儿娩出第二产程延长。娩出后持续的睡眠姿势不正。颈部可扪及软组织肿块。CT 可见沿胸锁乳突肌近端有混杂的血肿影。

· 先天性肌性斜颈，由于一侧胸锁乳突肌挛缩造成头偏向一侧的斜颈。

· 先天性寰枢椎体脱位、畸形也可造成头偏向一侧的斜颈。X 线、CT 检查均可检出上颈部骨骼异常。

· 急性上呼吸道感染后致斜颈，多见于学龄期儿童或年长儿，新生儿少见。

📋 病例 1

男性，出生 3d。家人发现其睡眠时头偏向一侧。查体：头偏斜，右侧颈部可触及枣核大小的结节，质地中等，可活动。CT 示右侧颈前区气管旁有一混杂密度的软组织肿块影，边界不清，CT 值为 48~54HU；气管被血肿推压向左侧移位（图 5.3.1）。诊断：新生儿右颈部胸锁乳突肌血肿。

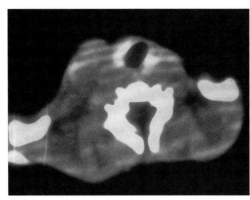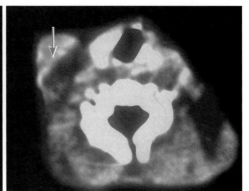

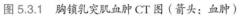
图 5.3.1　胸锁乳突肌血肿 CT 图（箭头：血肿）

第 4 节　阵发性良性斜颈

阵发性良性斜颈，是指由于不明原因，或急性上呼吸道感染后出现斜颈。临床特征为头不摆正，偏向一侧，呈间歇性发作。发作期间持续数分钟至数周。右直立体位明显。低头玩耍时体位有变化则无异常。发作间歇，头颈部的 CT、MRI 及各种影像学的检查均未见异常。

1. 影像学检查

包括颈部 DR、CT、MRI 等影像资料显示正常。

2. 诊断与鉴别诊断

（1）诊断要点　患儿有发作性斜颈，斜颈发作时持续时间较短，患儿在发作间隙无斜颈且起居如常。

（2）鉴别诊断　①甲氧氯普胺（胃复安）中毒：患儿常表现为恶心、呕吐，有服用药物史。用药 20min 至 2h 后，可出现阵发性斜颈和颈部强直。神经系统检查无异常。经治疗，约 3~8h 后斜颈症状消失。②扭转痉挛或秽语–扭转痉挛：多见于学龄期儿童，在发作性斜颈，四肢抽动时意识清楚，多语，多伴有癔症，偶尔在斜颈发作时伴喉头部痰鸣。手指抽搐，如助产士手。当精神紧张、发作频繁时，有睡眠障碍。一旦进入睡眠状态或使用镇静剂后，肌张力降低。头颅、颈部 X 线、CT、MRI 检查均正常。肌电图正常。

第 5 节　Chiari 畸形

Chiari 畸形又称小脑扁桃体下移畸形，是颅枕颈结合部少见的一种后脑发育畸形。1896 年由 Chiari 首先报告。临床症状因畸形的部位所在而异。

1. 病　因

本病为后脑先天性的发育异常。病变基础为小脑扁桃体下疝到颈椎管内，致使延髓、脑桥和第四脑室均向下延伸。常伴有脊髓空洞、脑积水和颅颈部及脊柱、脊髓畸形。

2. 病理改变

根据病理解剖部位，将 Chiari 畸形分为 4 型。Ⅰ 型：小脑扁桃体下移畸形，伴延髓部分下疝，无脑积水。Ⅱ 型：小脑扁桃体伴第四脑室部分或全部疝入，同时伴有脊髓病变、脊髓空洞症。Ⅲ 型：小脑、第四脑室均疝入颈椎椎管内，并伴有脑积水、脑膜膨出症。Ⅳ 型：小脑发育不全，第四脑室扩张，后颅凹脑沟回、脑池增宽加深。

3. 临床表现

Ⅲ 型、Ⅳ 型患儿由于严重的畸形多于婴幼儿期夭折。Ⅰ型：主要在青春发育期或成年后出现症状。表现为颈项部疼痛、僵硬不适，尿急、尿频和进行性下肢痉挛。Ⅱ型：仅10%的患儿自幼有症状，爱哭闹，有呼吸暂停、喘鸣、头围进行性增大。下疝的脑组织压迫枕骨大孔区，出现后组脑神经症状和小脑症状，另外伴有脊髓空洞症时亦出现相应症状。患者可表现为头痛、肢体无力、麻木、颈部活动障碍，肌张力高，双手握力检查较差。后组脑神经麻痹，感觉障碍以及共济失调。

查体：头围较同龄正常儿大，超过2个平均标准差（2SD）。囟门增宽、前囟膨出、落日眼、眼球震颤、后头变短。颈项强直，脑膜刺激征（+或±）。下肢僵硬、痉挛。

4.影像学检查

（1）X线检查　颅颈交界区断层最有意义，表现为颅底陷入、寰枢关节脱位、寰椎枕骨化和颈椎融合顶颅颈交界区畸形。如果没有断层设备可用平片代替。

（2）CT　Ⅰ型：椎管或脑池造影（CTM），颈髓后方可见下疝的扁桃体呈舌形低密度影，延迟扫描可见脊髓呈腊肠空洞形成。Ⅱ型：CTM同样显示小脑扁桃体下疝。另外，额、顶和枕骨内板有多个小凹陷，内耳道变短，一半以上患者有大脑镰发育不良。四叠体、丘脑沟消失，中脑延伸到小脑半球之间。脑室系统畸形包括第三脑室、侧脑室扩大，第四脑室变小或消失，枕大池消失。Ⅲ型：颅底凹陷、枕大孔扩大、颈椎畸形，第四脑室受压，脑（脊）膜膨出，延髓、脑桥、小脑半球进入椎管内。

（3）MRI　Ⅰ型小脑扁桃体位于枕大孔连线5mm以下，下端扁平舌状，枕骨大孔前后径40mm左右，第四脑室轻度下移，延髓、上颈髓下移，延髓腹侧受压，枕大池狭小，脊髓变得冗长，枕大孔前后径为43mm，小脑扁桃体及下蚓部进入椎管内。约1/3的病例合并脊髓空洞。Ⅲ型枕大孔扩大，脑（脊）膨出，延髓、脑桥、小脑蚓部和小脑半球进入椎管，第四脑室受压，脑室扩大。

5.诊断与鉴别诊断

（1）诊断要点　患者表现为头痛、肢体无力、麻木、颈部活动障碍，颈项僵硬，肌张力逐渐增高，双手握力检查较差。后组脑神经麻痹，感觉障碍以及共济失调。结合影像学检查。

（2）鉴别诊断　Ⅰ型应与颅颈交界区正常所见鉴别。正常小脑扁桃体位于枕骨大孔连线下3mm。若为3~5mm为临界值，但小脑扁桃体下端外形浑圆。Ⅱ型需与颅内肿瘤和颈椎管内肿瘤鉴别，后者MRI增强显示肿瘤明显强化。

CT：幕上可见双侧侧脑室、第三脑室扩张明显。多螺旋CT扫描后，图像重建处理成冠状位、矢状位后，可见小脑扁桃体下移畸形的大小、范围及其与周围组织的关系。遗憾的是，脊髓空洞显示不及MRI清晰。

MRI：矢状位可以清楚显示小脑扁桃体下移畸形的大小、范围及其与周围组织的关系。尤其对脊髓空洞、脊髓脊膜膨出、脊髓纵裂等一系列畸形显示清晰、可靠。以此对疾病分型。

病例1

女性，6岁。发作性头痛头晕6个月，站立、行走时加重，平卧前症缓解。MRI矢状位T1WI示小脑扁桃体陷入枕骨大孔3mm，进入椎管内（图5.5.1）。诊断：Chiari Ⅰ型。

病例2

男性，28岁。进行性肢体僵硬、痉挛、行走困难20多年。查体：四肢肌张力增高，双手呈爪状。双侧拇指、食指对指不灵活。脑膜刺激征及病理体征阳性。MRI矢状位T1WI示小脑扁桃体有下移畸形，陷入枕骨大孔下进入椎管，髓内可见腊肠样改变（图5.5.2，图5.5.3）。诊断：Chiari Ⅱ畸形并脊髓空洞症。

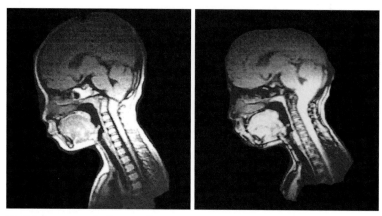

图 5.5.1　Chiari Ⅰ型 MRI 图

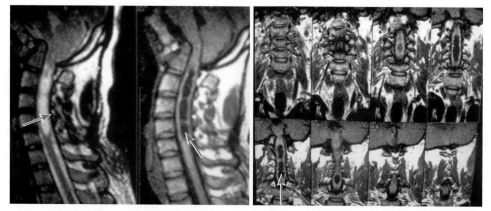

图 5.5.2　MRI 图示小脑扁桃体向下移畸形，陷入枕骨大孔下进入椎管，髓内可见腊肠样改变

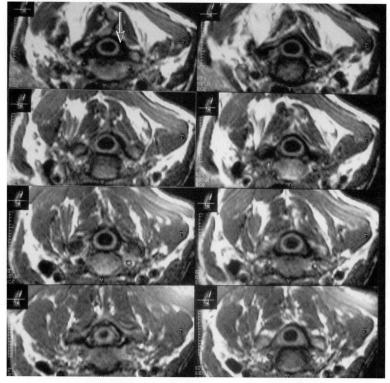

图 5.5.3　MRI 图示椎管内脊髓中央管呈 T1WI 低信号"环状"扩张

第 6 节　颈椎钙化性椎间盘病

颈椎钙化性椎间盘病，是指影像检查显示颈椎间盘、软骨板钙盐沉积。本病的发病率有增高趋势。发病无明显性别差异。临床特征为斜颈，颈部疼痛，活动受限。

1. 影像学检查

（1）DR　颈部正、侧位或断层片示 $C_2 \sim C_4$ 椎间隙有不规则高密度钙化灶。

（2）CT　颈部生理弯曲呈反曲。轴位显示椎间盘层面或邻近上下软骨板有多形性的钙化灶，如类圆形、短棒形、薄片状，CT 值 ≥ 80HU。骨窗显示椎间盘内钙化灶更清晰。图像的三维重建处理显示颈椎间盘钙化所在部位。由于 CT 组织对比密度分辨率高，信息量大，成为检出颈椎间盘钙化的重要方法。

（3）MRI　矢状位示病变部位椎间盘内 T1WI、T2WI 均呈低信号，不及 CT 清晰，在作出 MRI 诊断时，必须结合 DR 及颈部 CT 扫描。

2. 诊断与鉴别诊断

（1）**诊断要点**　患儿有斜颈、颈部疼痛、不适。结合颈部 X 线平片、多螺旋 CT 均显示钙化即可诊断。

（2）**鉴别诊断**　①颈部外伤：有损伤病史，而颈部 X 线平片及 CT 无钙化灶。②颈椎结核：起病缓慢，斜颈病程长，颈项部疼痛，椎旁肌肉痉挛。颈部 X 线平片、CT 显示椎前或椎旁、椎管内有软组织肿胀，内见有小死骨片。椎间隙变窄。骨质疏松。椎体松质骨区的骨质有溶骨样、虫蚀状骨破坏区。结合 PPD 强阳性、超敏 C 反应蛋白增高、血沉检查增快等，T 细胞斑点试验阳性，对本病不难诊断。

病例 1

男性，8 岁。转颈疼痛 1 周。X 线断层片示 $C_{3/4}$ 椎间盘呈高密度钙化（图 5.6.1）。诊断：颈椎钙化性椎间盘病。

病例 2

女性，6 岁。斜颈伴活动受限 3d。2 周前曾有腹疼、腹泻史。CT 侧位定位像显示 $C_{2/3}$ 椎间盘有点状钙化灶，颈椎弯曲呈反曲状（图 5.6.2）。诊断：颈椎钙化性椎间盘病。

病例 3

女性，9 岁。颈部僵硬 6d。3 周前患上呼吸道感染。CT 矢状位示 $C_{5/6}$ 椎间隙有条状高密度影（图 5.6.3）。诊断：颈椎钙化性椎间盘病。

病例 4

男性，7 岁。斜颈 3 周，治疗后仍不缓解。CT 示颈椎椎间盘层面斑片状高密度钙化灶（图 5.6.4）。MRI 矢状位可见 $C_{3/4}$ 椎间盘内 T1WI、T2WI 均呈低信号（图 5.6.5）。诊断：颈椎钙化性椎间盘病。

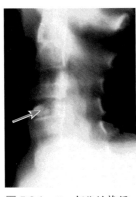
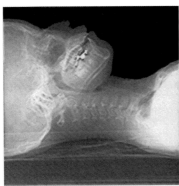
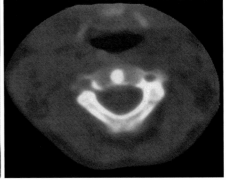

图 5.6.1　$C_{3/4}$ 钙化性椎间盘病 X 线断层片　　图 5.6.2　CT 示颈椎曲度呈反曲；$C_{2/3}$ 椎间盘有点状钙化，骨窗显示 $C_{2/3}$ 椎间盘有类圆形钙化灶

病例5

女性，7岁。后颈疼痛不适3周。不发热，无腹泻、创伤史。CT三维重建像示 $C_{2/3}$ 椎间盘

有点状钙化灶，且该患儿颈椎曲度呈反曲状（图5.6.6）。诊断：颈椎钙化性椎间盘病。

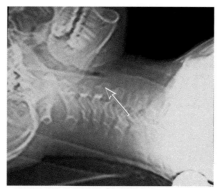

图 5.6.3　$C_{5/6}$ 钙化性椎间盘病 CT 图

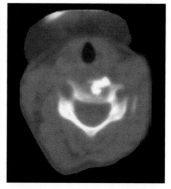

图 5.6.4　$C_{5/6}$ 钙化性椎间盘病 CT 图

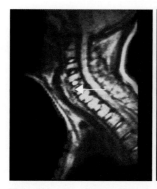

图 5.6.5　$C_{3/4}$ 钙化性椎间盘病 MRI 图

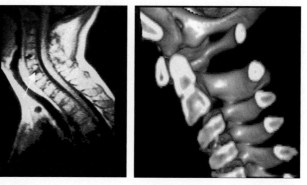

图 5.6.6　$C_{2/3}$ 钙化性椎间盘病 CT 三维重建像

第7节　颈椎结核

颈椎结核，是指发生于颈部椎体的结核菌感染，其发病率仅占儿童脊柱结核的 3%~5%，寰枢椎骨关节结核的发病不到 1%。

1. 病　理

儿童颈椎结核多由结核杆菌血行感染，发病部位位于椎体前缘骨质，或通过椎间盘血管波及椎间盘及上下骺软骨板，椎体的松质骨内形成结核肉芽肿，以增生为主的炎症，骨破坏区内有骨硬化。

2. 实验室检查

· C 反应蛋白增高，血沉增加。

· T 细胞斑点试验：（+）。

· PPD 试验：（+）。

3. 临床表现

患儿起病隐匿，有低热、多汗、盗汗、斜颈、颈部疼痛，转颈加重，颈项强直等。

4. 影像学检查

（1）X 线检查　正、侧位示咽后壁软组织肿胀，颈椎椎间隙变窄，病变区骨质疏松。

（2）CT　矢状位示椎体前缘、气管前方软组织肿胀。椎体前缘肌肉间隙内广泛的软组织肿胀，可波及椎管内硬膜囊外，内有斑点状小死骨片。骨窗显示单个或多个椎体骨质密度降低，椎体中间的松质骨区或前 1/3 有溶骨样、虫蚀状或骨碎

片破坏区，或破坏波及横突椎弓等椎体附件，破坏区内同时可见骨硬化缘。

（3）MRI 轴位显示骨破坏T1WI呈低信号，T2WI及梯度回波呈高信号，对椎管内硬膜外改变优于CT、X线检查，对骨质破坏的显示不及CT。

5. 诊断与鉴别诊断

（1）**诊断要点** 患儿有低热、盗汗、颈部疼痛、斜颈。颈部X线平片、CT示咽后壁软组织肿胀，病变部位椎间隙变窄，骨质疏松，骨破坏。结合PPD试验、血沉增快进行诊断。

（2）**鉴别诊断** ①颈部外伤：患儿有创伤史，椎体有骨折、软组织肿胀。②颈椎钙化性椎间盘病：斜颈、颈部疼痛病程短。

病例1

女性，11岁。斜颈伴转颈困难2周。CT示颈椎生理弯曲轻度变直。C_3~C_6椎体前缘软组织肿胀明显，并见椎体边缘及右侧横突有多个溶骨样骨破坏区，内有小死骨碎片，周边有骨硬化缘（图5.7.1）。实验室检查：血沉＞40mm/h。PPD试验强阳性，中央有水泡形成。诊断：颈椎结核。

病例2

男性，8岁。咽痛、颈部不适1个月。CT软组织窗显示椎体前、椎管内有软组织肿胀，双侧横突前缘骨破坏（图5.7.2）。诊断：颈椎结核病。

病例3

男性，14岁。颈部疼痛2月余。CT示C_4椎体中后缘骨质破坏，左椎弓呈溶骨样破坏，伴软组织肿胀（图5.7.3）。诊断：颈椎结核病。

病例4

男性，7岁。低热、吞咽不适，颈部疼痛3个月。CT扫描定位像示C_4~C_7椎体前缘软组织肿胀（图5.7.4）。诊断：颈椎结核病。

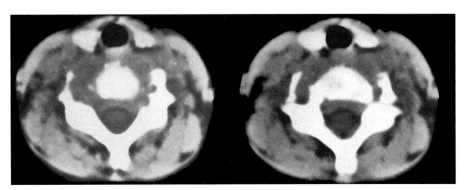

图5.7.1 CT图示颈椎生理弯曲轻度变直；$C_{3/4}$椎体前缘软组织肿胀明显；$C_{4/5}$椎体右侧横突有多个溶骨样骨破坏区，内有小死骨碎片，周边有骨硬化缘

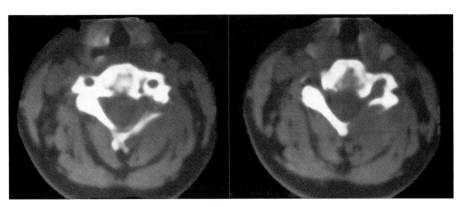

图5.7.2 颈椎结核波及双侧横突前缘椎管内脓肿CT图

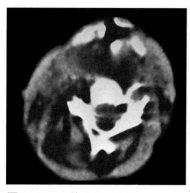 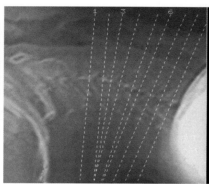 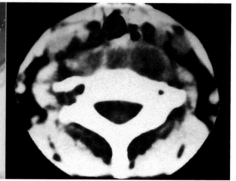

图 5.7.3　颈椎结核 CT 图　　　　图 5.7.4　CT 图示 $C_{4/5}$ 椎体前缘弥漫性软组织肿胀延伸到 C_7 椎体

第 8 节　颈椎朗格汉斯细胞组织细胞增生症

颈椎朗格汉斯细胞组织细胞增生症，是指发生于颈椎及附件的朗格汉斯细胞组织细胞增生症，又称骨嗜酸性肉芽肿。本病原因不明。发病几乎可累及全身多个组织器官。中国儿童的发病率约为 0.1/10 万 ~1/10 万。发病以 1~3 岁的婴幼儿多见，男性发病多于女性，男女之比约为 1.5：1~2：1。

本组疾病首先由 Hand 于 1893 年描述。此后，Schuller 及 ChriStian 又报道了相似病例，Otaaut 及 Ehrlich 报道了年长儿及成人骨损害病例。临床习惯根据发病年龄、症状、受累脏器的不同分为勒 – 雪综合征、韩 – 薛 – 柯综合征、骨嗜酸细胞肉芽肿，其 X 线平片、病理检查有共性表现。1953 年，国际学术会上明确为"组织细胞增生症 X 症"，1985 年又更名为"朗格汉斯细胞组织细胞增生症"。

1. 病　理

组织细胞为单核 – 巨噬细胞系统中树突状细胞，在皮肤及组织内的 T 淋巴细胞中为正常成分。它不含溶菌酶，吞噬功能弱。在朗格汉斯细胞组织细胞增生症病例的皮疹刺破涂片检查中，发现成堆的组织细胞，核圆形、卵圆形或肾形，胞浆为嗜酸性。电镜下可检出 Birbeck 颗粒或 X 小体，又称单克隆抗体 DKT6/LENB 反应的表面抗原标志，可与抗 S-100 结合，检 CD1（T6 淋巴因子）。最后病理检查分 3 级：Ⅰ 级组织细胞内电镜剪除 Birbeck 颗粒或病变细胞表面 Cdia 抗原阳性。Ⅱ 级病变组织在光镜下具有组织细胞特点，ATP 酶

染色阳性，S-100 蛋白阳性。Ⅲ 级常规病理发现组织细胞浸润。

2. 临床表现

（1）勒 – 雪综合征，仅见于婴儿，有皮疹、内脏损伤。

（2）韩 – 薛 – 柯综合征，又称慢性黄色瘤病，多见于 3~4 岁儿童，颅骨缺损，皮疹。

（3）骨嗜酸细胞肉芽肿，多见于 4~7 岁儿童，任何骨骼均可受累。80% 有骨骼破坏，受损部位严重程度依次为颅骨、股骨、骨盆、椎体、眼眶、下颌骨齿槽等。大于 5 岁发病多见骨损害。50% 有皮疹，分布于发际、颈、躯干部，呈棕黄色或暗红色斑丘疹，继而成为血性结痂、脱屑。33% 有局限性或全身淋巴结肿大。22% 有肝脾肿大。10%~15% 肺部浸润。婴儿期多有发热、耳部溢脓等。

3. 实验室检查

发热期间出皮疹，刺破皮疹涂片检查，镜下可见成堆的泡沫样网状组织细胞。

4. 影像学检查

（1）X 线检查　① X 线胸部平片：两肺弥漫性斑片状或小结节状，网状阴影。分布于中下肺野。有的可见厚壁空洞与薄壁肺大疱。晚期呈多囊性，蜂窝样肺，气胸罕见。② 骨 X 线平片：颅骨呈溶骨样、钱币样、点状的低密度缺损。椎体及长骨表现为膨胀性低密度，破坏区皮质变薄，呈蛋壳状，

有时伴病理性骨折。

（2）CT 可见局部组织骨缺损，如椎体、附件皮质连续性中断，髓腔内膨胀性、扩张性、溶骨性低密度缺损。骨破坏局部软组织肿胀。

（3）MRI T1WI和T2WI示脊柱多椎体形态异常，骨质信号改变。尤其对椎体、小关节附件周围异常信号的检出很有价值。

5.诊断与鉴别诊断

（1）**诊断要点** 儿童首发症状有骨破坏，或曾有发热、皮疹、肝脾肿大。结合X线平片、CT、皮疹穿刺涂片病理检查方可诊断。

（2）**鉴别诊断** ①脊柱结核：有长期低热、多汗、驼背、斜颈、局部压痛，患儿有结核接触史，骨X线片及CT示病变部骨质疏松，椎间隙变窄，

骨破坏，结合PPD试验、血沉检查，不难排除。②骨肉瘤：发热，患肢疼痛，活动障碍；X线骨片及CT示骨膜反应，多发溶骨样破坏，软组织肿胀。③慢性骨髓炎：患侧局部有长期流脓及有小死骨碎片流出。X线平片、CT显示骨破坏区髓腔密度增高。

📋 病例1

男性，6岁。1岁时因发热、皮疹行右胫前区的皮疹活检，病理证实朗格汉斯细胞组织细胞增生症。外伤致斜颈、颈疼，活动受限20d住院，手术治疗。全身多处组织器官受损。此次为第5次手术。本次CT、MRI显示颈胸多椎骨质破坏，头颅正、侧位片见多发性溶骨性破坏（图5.8.1）。诊断：朗格汉斯细胞组织细胞增生症。

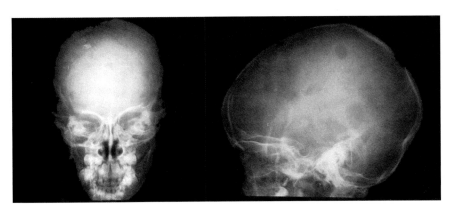

图5.8.1 X线平片（正、侧位）示颅骨呈"钱币样"多发性、溶骨性缺损，周边无骨硬化缘

第9节 斜坡脊索瘤

斜坡脊索瘤源于胚胎残留的脊索组织，出生后不退化、消失，可演变成肿瘤，多为良性。病理分型中含有恶性间充质成分，极少数可经血、蛛网膜下腔种植转移，或放疗后恶变。文献报告脊索瘤在1q36和7q33位点发生染色体缺失及变异。

1.临床特征

头痛向枕颈部放射，步态不稳，颅内压增高。

2.影像学表现

CT示斜坡有软组织肿块及溶骨样破坏。MRI

可见斜坡长T2高信号，T1WI增强后异常强化信号。

📋 病例1

女性，10岁。斜坡脊索瘤术后1年半，腰背痛1个月。2019年8月因头痛、头晕，行颅脑MRI提示斜坡异常强化信号影，考虑肿瘤性病变。同年9月接受经神经内镜下经鼻蝶斜坡占位性病变切除术。术后病理示（斜坡占位）脊索瘤，局部去分化。胸腰椎MRI（2021年2月8日）：T_8椎体楔形变，考虑病理性骨折；T_8及L_1、L_4椎体增强明显强化，考虑转移（图5.9.1）。

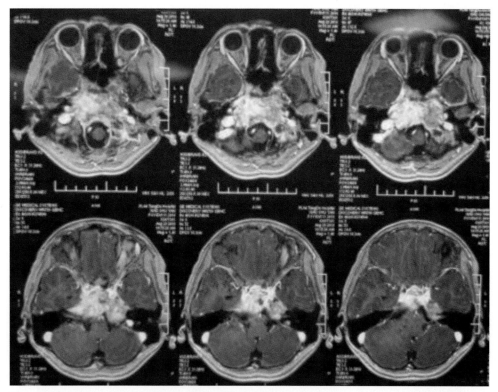

图 5.9.1　术前 MRI 图示斜坡脊索瘤区增强明显强化

第6章
咳 嗽

本章阐述以"咳嗽"症状就医而检出肺部疾病的相关内容，包括肺内先天发育畸形、生理变异、炎症、儿童纵隔内肿瘤及胸膜肿瘤。

第1节　肺部的正常变异——奇叶

奇叶，也称奇静脉叶，是指右肺上叶尖部的一种解剖变异。其因少见而易有误诊。

1.病　因

胚胎早期，正常的奇静脉弓由纵隔胸膜内侧下降到右主支气管上方，后随肺发育由下而上移行到肺尖内侧，最后固定在右侧纵隔肺根上方，汇入上腔静脉内。在此发育阶段，奇静脉弓移位受阻，出现奇静脉弓连同胸膜的脏壁层嵌入，或"切割"右上肺尖形成奇叶或奇静脉叶。

2.影像学检查

（1）DR　右上纵隔旁呈倒置逗点致密影，综合文献报告，检出率约0.5%~1%。

（2）CT　胸廓入口处：右肺上叶内侧有弧形致密影切割上叶形成奇叶。检出率约0.5%~5%。在CT增强扫描后，重建图像静脉期显示清楚（图6.1.1）。

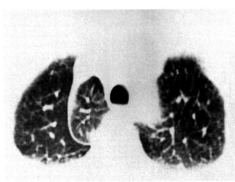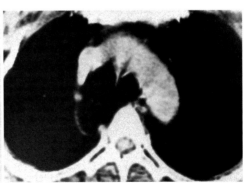

图6.1.1　右肺奇叶、奇副裂CT图，肺窗＋纵隔窗显示奇叶、奇副裂

第2节　先天性异常

一、新生儿气胸

新生儿气胸，是指新生儿先天性肺发育异常，娩出过程因胸部挤压造成肺大疱破裂致气胸。临床特征：娩出后有呼吸困难、呻吟、口吐泡沫、青紫。影像学特征：可见肺内大片透光影，内无肺纹理及受压肺边缘。

病例 1

男性，出生时体重 2300g。娩出后无脐绕颈，Apgar 评分 10/10/10 分。因胎膜早破 1d，按"早产儿"收住新生儿科。生后肤色红润，颜面可见斑片状瘀青。偶有呻吟，口吐少许泡沫。未进食乳汁，未排便。

查体：T36.1℃，P160 次/分，R62 次/分，BP 66/46mmHg，体重 2200g，身长 46cm，头围 30cm，胸围 32cm。发育营养可。刺激反应可。前囟门 2cm×2cm，平软。全身皮肤微红。口唇红润，口周略青紫。三凹征阴性。两肺呼吸音粗，未闻及干湿啰音。心率 160 次/分，律齐，各瓣膜听诊区未闻及病理性杂音。腹平软，肝脾未触及。新生儿神经反射：吸吮、吞咽、握持、拥抱反射不全。

胎龄评分：足底 3.0 分 + 皮肤 2.0 分 + 乳核 1.0 分 + 指甲 2.0 分 +27=35 周。

辅助检查：经皮测氧饱和度：95%；末梢血糖 3.8mmol/L。

初步诊断：早产儿，低出生体重儿。

第一次床旁 DR 示双肺野内、肺门两旁可见透光影，内无肺纹理显示（图 6.2.1）。胸部 CT 可见双侧肺上中叶内、肺门两旁大片透光影区，内无肺纹理显示，并见边缘受压，两侧肺组织受压范围左侧约 30%，右侧 50%（图 6.2.2）。第二次床旁 DR 示经治疗后肺野恢复正常。

最终诊断：新生儿气胸。

转归：经胸壁穿刺闭式引流，气胸改善，本例患儿口周发青紫缓解。两侧肺野恢复正常。

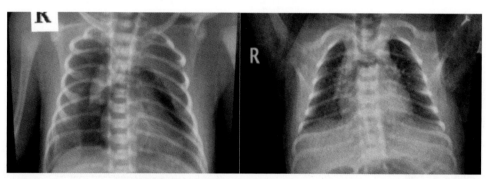

图 6.2.1　新生儿气胸床旁治疗前后 DR 图

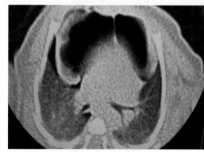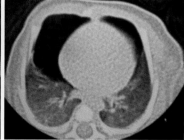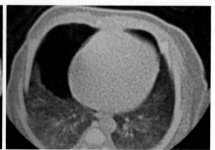

图 6.2.2　新生儿气胸 CT 图

二、新生儿先天性膈疝

新生儿先天性膈疝，是指胚胎时期膈肌闭合不全，在宫缩、胎儿娩出时部分腹部脏器经由缺损入胸腔。先天性膈疝中 85%~90% 发生于胸腹裂孔，左侧发病占 80%，发病率 1/3000~1/10 000。男性多于女性。这类患儿中 1/3 合并心血管畸形。

病例 2

男性，娩出 20min，出生后呼吸急促、困难，口周青紫。查体：呼吸 69 次/分。鼻翼翕动。三凹征。听诊左肺呼吸音减弱。左胸内闻及肠鸣音。舟状腹。

床旁 DR 示左侧肺野充满肠管影，肺纹理消失，气管纵隔移位（图 6.2.3）。诊断：新生儿先天性膈疝。

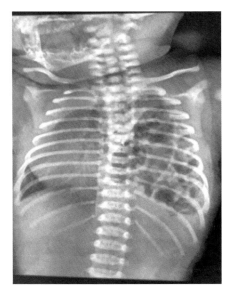

图 6.2.3 新生儿先天性膈疝床旁 DR 图

三、儿童肺先天发育异常（婴儿间质性肺炎并肺大疱）

病例3

男性，1.9月龄。因"新生儿间质性肺炎并肺大疱治疗后"复查：两侧胸廓对称，所见骨质未见异常；两肺纹理增粗、增多、模糊，呈片絮状、

磨玻璃样变，满肺散在大小不等薄壁含气囊性灶，两肺门未见增大、增浓；心影大小、形态如常，主动脉未见异常；纵隔居中，胸腺肥大，占据前上纵隔内（图6.2.4）。诊断：儿童肺先天发育异常（间质性肺炎并肺大疱）。

病例4

男性，2.9月龄。诊断为新生儿肺先天发育异常（小婴儿间质性肺炎并肺大疱）。随访复查：与前片比较，两肺纹理增粗、增多、模糊；呈片絮状、磨玻璃样变，满肺散在可见大小不等薄壁含气囊性灶，纵隔居中，胸腺肥大，占据前上纵隔内（图6.2.5）。诊断：儿童肺先天发育异常（间质性肺炎并肺大疱）较前无明显变化。

四、新生儿食管闭锁、食管气管瘘

新生儿食管闭锁、食管气管瘘，是指食管与气管两个中空的管腔内先天发育异常，形成异常通道。发病率很低，常合并心血管、泌尿系统畸形。足月新生儿食管长度约10cm，管腔内经0.5cm。临床表现：生后口腔泡沫多，进食乳汁后

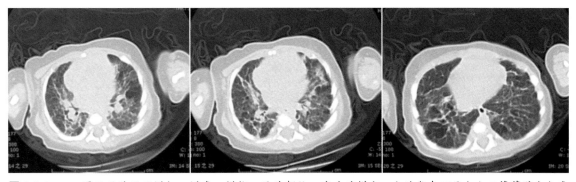

图 6.2.4 CT 图示两肺纹理增粗、增多、模糊，呈片絮状、磨玻璃样变，全肺散在可见大小不等薄壁含气囊性灶

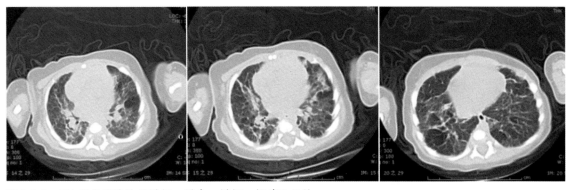

图 6.2.5 CT 图示两肺纹理增粗、增多、模糊，较前无好转

甚至进食奶由鼻腔溢出、呛咳。

📋 病例5

男性，出生1h。因"头盆不称"经剖宫产娩出。羊水量多，羊水Ⅱ°污染。生后无窒息，胎盘无异常。Apgar评分/10/10/10。生后未进食乳汁，未排胎便。出生既有喘气粗，口吐泡沫，以"高危儿"收住院。

查体：T 36.6℃，P 156次/分，R 64次/分，体重3200g，身长52cm，头围36cm，胸围33cm。神志清，反应可。全身皮肤红润，无红斑及出血点。头颅无畸形。前囟1.0cm×1.0cm，平软。双外耳无异常。口周无发绀，口腔内吐大量泡沫。颈软。

胸廓无畸形。心率156次/分。律齐，各瓣膜未闻及病理性杂音。双肺呼吸音清，未闻及干、湿性啰音。腹平软，肝脾肋下未触及。脐带未脱落，脐窝干燥，无分泌物。肌张力正常，原始反射存在。

急诊行胸部CT扫描：食管闭锁近端盲袋样积气，位于气管隆嵴稍上方可见食管-气管瘘口。食管与气管相距9.8mm。两肺纹理增粗，模糊，双肺下叶可见小片絮影（图6.2.6）。

诊断：①食管闭锁、食管-气管瘘Ⅱ型；②新生儿肺炎。

转归：影像检查确诊后，行手术矫正。

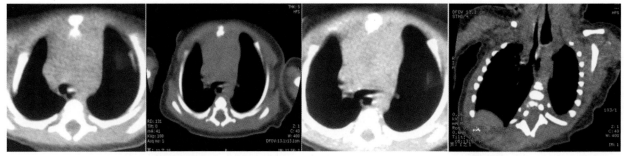

图6.2.6 食管闭锁、食管-气管瘘Ⅱ型CT图

📋 病例6

女性，出生1d。频繁口吐泡沫半天。洗胃插管有阻力，进入10cm后有反折。娩出破水时，可见羊水量大，色清亮。

胸部CT示胸廓入口处至T₄椎体水平可见一囊袋状扩张，其下端截断、闭锁。气管向右移位。左支气管起始端与囊袋状扩张有细线样相通。肺窗示两肺大片云雾样渗出，内有支气管充气征（图6.2.7~图6.2.9）。CT诊断：①食管闭锁、食管气管瘘；②新生儿肺炎。食管造影表现见图6.2.10。

五、先天性肺囊腺瘤

先天性肺囊腺瘤是一种罕见的肺发育异常，由Chin和Tang在1949年首次报道。肺发育不良或异常，呈局部或全部腺瘤样畸形。多见于男性。病变多发生于妊娠后50d到第10~24周。病理损害累及所有肺叶，以右下叶多见。

1.临床表现

分3种类型：①死产或围生期死胎。②新生儿期有进行性呼吸窘迫、发绀，肺气肿，多数在新生儿时期死亡。③少数存活至儿童期出现症状，多有发热、胸痛、咳嗽，因肺部感染行X线检查时被发现。部分伴胸壁发育畸形。

2.影像学检查

（1）B超 妊娠18周即可诊断。

（2）X线检查/CT 肺内散在软组织影，境界清。周边有条索状及结节状影，内含散在不规则透亮区，严重者纵隔及心脏移位。

3.鉴别诊断

· 新生儿期与食管裂孔疝鉴别。

· 较大儿童与肺隔离症、肺炎后肺气肿相鉴别。

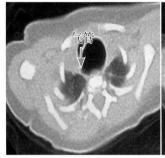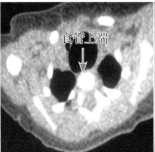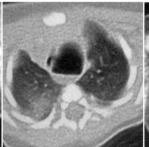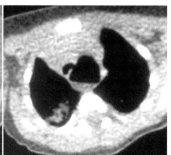

图 6.2.7　食管闭锁、食管气管瘘 CT 图

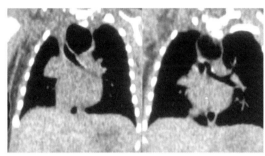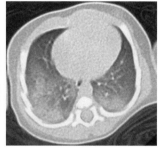

图 6.2.8　食管闭锁、食管气管瘘 CT 图　　　　图 6.2.9　CT 图示肺内可见大片云雾样渗出影

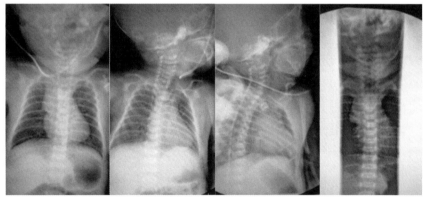

图 6.2.10　食管造影正位、双斜位、窄窗正位片插管序列图示插管有阻力，进入 10cm 可见管端反折。注入 72% 泛影葡胺 1mL，于口腔储留，瞬间随吞咽进入 T₄ 椎体水平囊袋内

📋 病例 7

男性，娩出 1d。其母于 28 周时 B 超探及左肺有实质性稍强回声。持续至生前，每次产检复查肺部 B 超无明显变化。

出生后行胸部 CT，肺窗示左肺上叶尖后段紧贴胸膜可见一实质性软组织密度影，外缘光整，内缘不规则，内无支气管充气征；左肺上叶纵隔旁可见三角形致密影；右侧胸膜增厚（图 6.2.11）。

患儿于 1 岁 2 个月时行手术切除。术后病理证实先天性肺囊腺瘤畸形。

术后 2 个月复查 CT：与术前片比较，可见左肺下叶有索条形致密影，内有点状高密度金属夹影；周围肺组织透光性增加（图 6.2.12）。

最后诊断：先天性肺囊腺瘤术后改变，代偿性肺气肿。

六、先天性肺囊肿

先天性肺囊肿，又称先天性支气管囊肿。临床特征为反复咳喘，喉部痰鸣，咯痰。DR 及 CT 可见两肺下野、中内带有孤立或多发含气囊肿阴影。

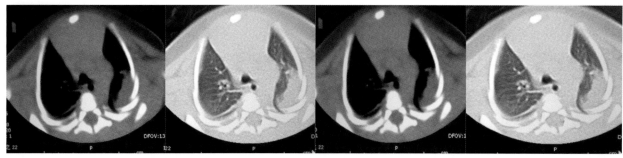

图 6.2.11　先天性肺囊腺瘤术前 CT 图

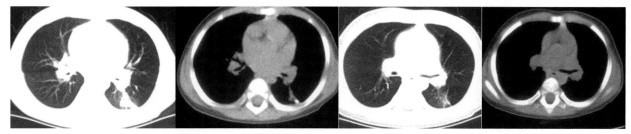

图 6.2.12　左肺肺囊腺瘤术后 CT 图

由 Kootz 于 1925 年首先报道，近年随着影像检查技术临床应用报道逐渐增多，但本病误诊率极高，可达 32%~38%。

1. 病　因

于胚胎第 26~40 天时，支气管芽由主气管分化过程受挫而发育异常，造成管腔不通，远端支气管黏液腺潴留而形成囊肿。本病肺内病变 90% 为单发，5% 常伴其他脏器畸形。

2. 病　理

一侧或双侧肺下叶或舌叶单发或多发簇状含气、液性囊肿，大小不等。囊肿约有 0.5~5cm，剖面含空气或黏液，壁薄。或与支气管相通。镜下可见囊肿壁薄，囊壁有黏液腺、软骨、弹力纤维和平滑肌。当反复感染时，囊壁增厚，有白细胞浸润。

3. 临床表现

本病无性别差异，患者自幼即有咳嗽、发热、气急、喉部痰鸣。呈反复发作性，冬季与感冒受凉时发作加剧。年长儿有咯痰，呈白色黏液痰，如感染则咯黄脓痰。查体：杵状指、朝天鼻、急性发作时，鼻翼翕动，口唇发绀，肺部叩诊脊柱两侧叩浊，听诊闻及固定的中、小湿啰音。

4. 实验室检查

急性感染时，外周血白细胞计数增加，中性粒细胞超过 75%，淋巴细胞正常。有慢性炎症，则淋巴细胞增加。

5. 影像学检查

（1）X 线检查　可见一侧或双侧肺下野、中内脊柱旁带有孤立性或多发的圆形、椭圆形蜂巢或粗网状低密度的囊肿阴影。边缘光滑、清晰。伴有感染则边缘模糊不清。

（2）CT　囊肿显示较常规 X 线胸片更清晰。双肺下叶内基底段多发性囊性灶，呈蜂巢状或粗网样含气或有气液平，囊壁薄、边缘光滑。当反复感染时，囊壁增厚，囊肿周围肺纹理粗乱。感染累及胸膜、心膈胸膜或侧后壁胸膜，局部有粘连、增厚。

6. 诊断与鉴别诊断

（1）**诊断要点**　本病病程长，患者有反复有咳、喘、咯痰史。胸部 X 线片及 CT 可见一侧或两肺下野、中内带有单个或多个含气或气液平的圆形囊肿。横断层面显示囊肿部位、大小、形态及伴随其他体征。

（2）**鉴别诊断**　①金黄色葡萄球菌肺炎伴发肺大疱：其多发于肺炎，肺底及肺外带胸膜下，呈单房或多房性，壁薄的低密度阴影。②金黄色葡萄球菌肺炎伴发肺脓疡：除实验室病原菌鉴别，肺内脓疡壁厚空洞，周围常有浸润，多发或伴脓胸。

病例 8

女性，13 岁。自幼咳喘、咯脓痰 10 余年。因"股骨头骺滑脱"收入院。术前胸片、CT 发现左肺舌叶蜂窝状囊状影，呈厚壁囊肿，肺纹理模糊，胸膜局部性增厚、粘连（图 6.2.13）。诊断：先天性肺囊肿。

病例 9

男性，7 岁。咳嗽 6 年，逢冬加重。X 线平片示右肺门下有多个囊状影。CT 示右肺下叶背段可见大小不一厚壁囊性灶（图 6.2.14）。诊断：右肺下叶背段支气管囊肿。

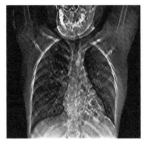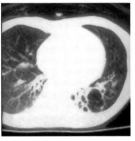

图 6.2.13　术前 X 线片 +CT 图

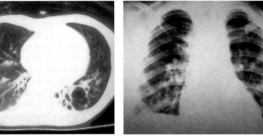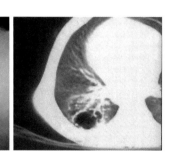

图 6.2.14　X 线片 +CT 图

七、先天性短食管

先天性短食管，是指由于食管在胚胎时期发育障碍，形成先天性食管短缩，胸胃畸形改变。

本病十分罕见。发病位于后纵隔。有文献报道：在 250 例先天性食管畸形中，先天性短食管仅占 3 例，约占本组病例 1.2%。而先天性食管畸形的发病仅占同期儿童住院病例的 0.95%。发病无性别差异。由于胸胃畸形位于后纵隔内，胸部 X 线检查偶尔发现异常，极易误诊为后纵隔肿瘤。

1. 病　因

胚胎性食管由原始前肠上一对顶褶下降，尾部的一皱褶上升发育而成。胚胎 3 周时，食管、气管共同起源于原始前肠。5~6 周后，腹侧嵴形成气管，背侧嵴发育成食管。食管增长随肺和胸腔发育，伸长、增长，并将胃推入腹腔左后方。

当这一过程异常时，胃未能进入腹腔，同时出现转位异常，食管短，贲门位于后纵隔，正对着 T_6、T_7 椎体，高于膈肌，形成先天性短食管，胃转位，胸胃畸形。

2. 病　理

胸腔胃无浆膜层，其血供来源于胸主动脉。

3. 临床表现

典型症状为咳嗽，吞咽时气短，吞咽疼痛，进食很慢，吞咽困难，常有进食后反流或呕吐。儿童期症状较轻或未被家人注意，成年后食管反流症逐渐明显。

4. 实验室检查

· 红细胞、血红蛋白减少。

· 感染时 C 反应蛋白、超敏 C 反应蛋白增多；白细胞计数、分类淋巴细胞及中性粒细胞增高。

· 血锌降低。

5. 影像学检查

（1）X 线检查　后纵隔内有软组织肿块影，其边界清楚，密度不均。

（2）食管造影　显示贲门位于膈顶之上，胃贲门角变大。食管在位于 T_6、T_7 水平即为贲门。胸腔内可见充满造影剂的影，位置在胸腔的左侧或右侧。十二指肠球部及球后与胃相连。

（3）CT　后纵隔内，膈肌上有一软组织肿块影，边界清。膈上肿块密度不均，靠前上壁有弧形低密度影，呈新月形。无典型"胃泡"影。膈下位于肝肾间隙，继而向左侧转位，位于左上腹后显示肿块内为混杂的胃内容物影，处理图像后

MPR 冠状位、矢状位清楚显示胸腔胃与心脏、纵隔等关系。

6. 诊断与鉴别诊断

（1）诊断要点 患儿咳嗽、食欲缺乏、进食慢，X 线片显示后纵隔肿块。食管造影检查为本病诊断的最佳影像手段之一。

（2）鉴别诊断 ①食管裂孔疝：X 线片发现后纵隔肿块；食管造影示胃的位置正常，仅部分胃疝入胸腔内。②后纵隔肿瘤（详见本章第 5 节）。

📋 病例 10

女性，6 岁。发热、咳嗽、食欲缺乏 3d。该患儿自幼儿始进食慢。查体：发育营养较同龄儿差。心脏各瓣膜未闻及病理性杂音。两肺呼吸音粗，未闻及干湿性啰音。腹平软，肝脾肋下未触及。

胸部 X 线片示右后纵隔内有一巨大肿块影（图 6.2.15）。CT 示后纵隔肿块位于膈肌上或膈肌下；膈肌上的部分呈类圆形，边缘光滑，密度不均；前上壁呈新月形低密度积气影；膈下部分位于肝肾之间旋即又转向左上腹（图 6.2.16）。食管造影示贲门位于膈上，正对 T_6、T_7 椎体；食管短不能达膈肌；胸胃的边界于右侧膈肌上、下之间；当进一步将患儿旋转位后可观察到胸腔短食管的范围（图 6.2.17）。

最终诊断：先天性短食管、胸胃畸形。

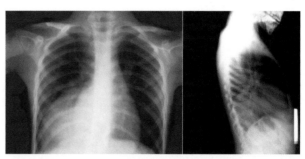

图 6.2.15　先天性短食管、胸胃及胃反转畸形 X 线片

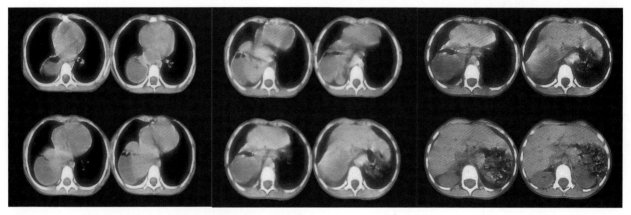

图 6.2.16　CT 图示肿块位于膈肌上下，并见胃泡位于肝曲

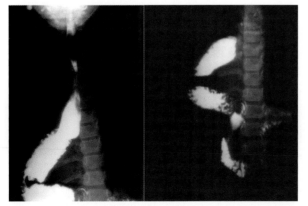

图 6.2.17　先天性短食管、胸胃及胃反转畸形上消化道造影图

八. 肺隔离症

肺隔离症，又称支气管肺隔离症，是指以供血管异常为基础的胚胎发育缺陷造成的肺脏先天性畸形。由异常体循环动脉供血的部分肺组织形成囊性肿块，这部分肺组织可与支气管相通，造成反复感染，不相通时则患者无呼吸道症状。影像学特点：病灶存在体循环动脉供血；多见左肺，右肺罕见。隔离肺有典型的超声声像图特征：患侧肺叶呈偏高回声团块，边界清晰，呈叶状或三角形，多为单侧性病变，常见于肺下叶，位于胸腔或腹腔内，团块较大时可造成纵隔移位、心脏

受压等。根据隔离肺有无合并其他异常，预后不同。无其他合并畸形的单纯隔离肺胎儿预后较好，甚至于产前逐渐缩小或消失。但绝大多数病例在成年才明确诊断。

1.病　因

胚胎时期肺发育过程中，连接原始主动脉与原始肺的血管未退化，由胚胎前原肠、额外发育的气管和支气管肺芽接受体循环的血液供应而形成的无功能肺组织团块，从正常肺分离出来，一般不与支气管相通，故无功能。高压血流压迫部分肺，影响其发育，使其囊性变和纤维性变，形成肺隔离症。

隔离肺分为叶内型和叶外型。叶内型为隔离肺组织与正常的肺组织被同一层胸膜包裹。叶外型为隔离肺组织有独立脏层胸膜包裹，根据叶外型隔离肺解剖学特点，称为副肺。胎儿大多数为叶外型隔离肺，发生率占先天性肺部畸形的0.15%~6.4%，且90%发生于左肺。叶内型，发育畸形肺与正常肺组织包裹在同一胸膜下，解剖关系密切，并与支气管相通，多有感染症状。临床上以叶内型常见。

2.临床表现

· 叶内型隔离症，有反复发作的肺部感染、咳嗽、咳痰，甚至咳血。

· 叶外型隔离症，一般无临床症状。仅在体检时发现肺内肿块。

· 心血管症状极少见，叶外型隔离症体循环供血，其他合并症，如膈疝、室缺、肺发育不全、脊柱畸形、食管畸形等。

3.影像学检查

（1）X线检查　与心影重叠肿块影，边界清。

（2）CT　左肺下叶后基底段囊性、实质性结节或肿块，边缘光滑，密度均匀或不均。增强扫描后显示胸主动脉与肿块间供血动脉有同步强化影。CTA图像后处理示：由腹腔动脉发出分支血管供隔离症，血管呈抱球状深入隔离症内。

4.诊断与鉴别诊断

（1）诊断要点　CT增强扫描或CTA后显示：肺内孤立肿块，由体循环血管供血。

（2）鉴别诊断　①支气管囊肿，患者自幼反复咳嗽、咳痰。一侧或双肺下叶近脊柱可见囊泡状或囊性肿块，边缘光滑。②先天性肺内囊腺瘤样畸形：是一种肺组织错构畸形，分为Ⅰ型、Ⅱ型及Ⅲ型，又分别称为大囊型、中囊型及小囊型，其中Ⅰ型和Ⅱ型均可见患侧肺组织内大小不等的囊腔，新生期可见呼吸困难、气喘。CT示肺内囊实性肿块影。③肠源性囊肿，近双肺下叶，脊柱旁孤立囊性肿块影。边缘光滑。④周围型肺癌，双肺上叶前段、下叶后基底段可见结节或肿块影，表面不光滑，有粗细不等毛刺，与邻近胸膜相连，肿块内密度不均。⑤肺结核：低热、盗汗、贫血、咳嗽、咳痰。T细胞斑点试验（+），相关抗体阳性。CT示 双肺上叶尖后段、下叶背段感染灶，周围浸润渗出灶。

📋 病例 11

男性，5岁。间断咳嗽2月余，发热8d。胸部CT示左肺下叶团片状透光区，内有稀疏的支气管血管束，背侧可见斑片状稍高密度影，邻近胸膜略增厚，范围约45mm×45mm×38mm；增强后可见胸主动脉发出异常供血动脉（图6.2.18）。

手术探查：初在胸腔镜引导下操作，术中左肺下叶背段异常肺组织，约5cm×4cm×3cm，与左肺下叶正常肺组织界清。仔细分离异常肺组织与邻近胸膜韧带，发现有3支滋养血管。1支来源腹主动脉，直径约0.3cm；两支来源胸主动脉，直径约0.15cm。结扎3支滋养血管后，可见异常肺组织包块明显萎缩、色暗淡。术中操作受限，

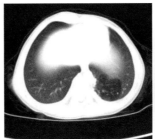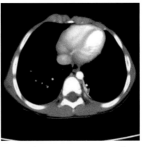

图 6.2.18　CT平扫可见左肺下叶透光增强区，支气管血管束稀疏；增强扫描后动脉期可见胸主动脉发出数支细小动脉血管伸入病灶区

改为开胸操作。

术中诊断：肺隔离症（左肺下叶背段、叶内型），源自胸-腹主动脉。

📋 病例 12

男性，出生后 3d。其母产检时 B 超提示肺隔离症。胸部 CT 平扫＋增强扫描示左肺下叶后基底段脊柱旁见团片状不均匀高密度影，其边缘可见线状高密度影（胸膜可能），周围肺野透亮度减低；增强后腹主动脉发出一分支血管进入病灶（图6.2.19）。胸腔镜引导下探查：左侧胸腔下部后外侧气囊性肿块，充气多，约 5cm×4cm×3cm，上部与左肺上叶背侧粘连，供血动脉来自后内侧肋膈角膈肌发出的腹主动脉外侧 1 支供血。

术中诊断：肺隔离症（左肺下叶后基底段、叶外型），源自腹主动脉。

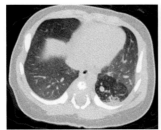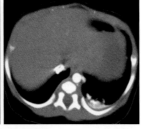

图 6.2.19　肺隔离症 CT 平扫＋增强图

📋 病例 13

母亲产检 B 超探及右侧胸腔异常包块，怀疑右肺隔离症。患儿于出生 3 个月后行胸部 CT。胸部 CT 平扫＋增强示右肺下叶局部透光度增加，增强后静脉期见粗大迂曲的静脉血管（图6.2.20，图 6.2.21）。CT 诊断：肺隔离症（右肺下叶）。

术中所见：探查发现右肺下叶隔离肺组织与

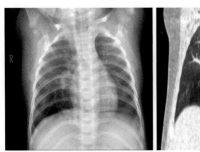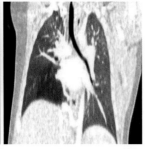

图 6.2.20　DR+CT 重建冠状图示右肺下叶局部透光度增加

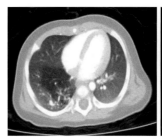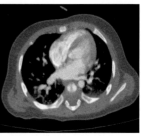

图 6.2.21　CT 增强图示动脉期可见右肺下叶韧带内异常强化血管，静脉期见粗大迂曲的静脉回心血管

正常肺组织无明显界限，并见右肺下叶韧带内有一异常供血动脉，直径约 3mm，分离外膜后近端双重线结扎，远端单结结扎。分离右肺门、肺叶间裂组织，见右肺下静脉增粗。继续分离胸膜后发现右肺下叶后基底部有供血动脉，约 4mm。切断供血动脉，修补漏气肺脏、胸膜。术中诊断：右肺下叶隔离肺（叶内型）。

术后标本：肉眼所见肺组织呈大小不等多个囊性灶。肺韧带中有两个异常供血动脉，及粗大、迂曲静脉回流。

📋 病例 14

女性，22 岁。自幼经常咳嗽。现因咳嗽 4d 入院，经抗感染治疗 1 周后，肺内病灶无改善。查体：桶状胸，前后径增宽；四肢末梢轻度杵状指；左肺下可闻及固定湿啰音；舟状腹。

胸部 CT 示左肺下叶结节，周围肺纹理粗乱、模糊不清（图 6.2.22）。CTA 示左肺下叶后基底段可见团块状软组织影，边缘毛糙，内见片状气体影，周围供血血管呈"抱球状"强化。经三维重建、MIP、MRP 图像后处理示肺内病灶供血动脉来自腹主动脉发出腹腔干动脉，静脉回流于右肺下叶静脉（图 6.2.23）。支气管镜检示左肺下

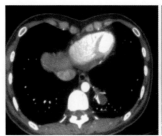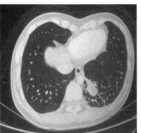

图 6.2.22　CTA 图示左肺下叶后基底段可见团块状软组织影，边缘毛糙，内见片状气体影，周围供血血管呈"抱球状"强化

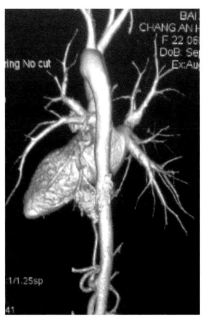

图 6.2.23 CTA 三维重建图像显示肺内病灶供血动脉来自腹主动脉发出的腹腔干动脉

叶后基底段支气管黏膜充血（图 6.2.24）。局部活检镜下可见炎症细胞聚集（图 6.2.25）。

诊断：①左肺下叶后基底段肺隔离症（叶外型），并局部肺部感染、肺气肿；②供血动脉来自腹主动脉发出腹腔干分支血管。

九、新生儿呼吸窘迫综合征

新生儿呼吸窘迫综合征，也称新生儿肺透明

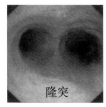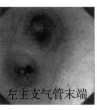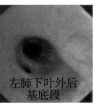

隆突　左主支气管末端　左肺下叶外后基底段

图 6.2.24（见彩插） 支气管镜检图示左肺下叶后基底段支气管黏膜充血

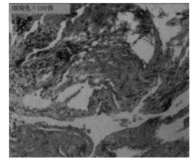

图 6.2.25（见彩插） 病理镜检（×100）：镜下可见炎症细胞聚集

膜病（白肺）。是指早产、出低体重儿、剖宫产儿，或有窒息史、母亲有妊娠糖尿病、妊娠高血压综合征等。患儿于生后 6~12h 内出现进行性呼吸困难。

1. 病　因

早产儿或肺泡内缺乏 Ⅱ 型肺泡细胞产生的表面活性物质（PS）。PS 在胎龄 20~24 周时出现，35 周后迅速增加。①早产：小于 35 周的早产儿 Ⅱ型细胞发育未成熟，生成不足。②缺氧、酸中毒、低温：均能抑制早产儿生后 PS 的合成。③糖尿病孕妇的胎儿：其胎儿胰岛细胞增生，而胰岛素具有拮抗肾上腺皮质激素的作用，延迟胎儿成熟。④剖宫产：因其缺乏正常子宫收缩，刺激肾上腺皮质激素增加，促进肺成熟，PS 相对较少。⑤通气失常：可影响 PS 的合成。⑥肺部感染：Ⅱ 型细胞遭破坏，PS 产量减少。

2. 临床表现

患儿面色灰白或青紫，四肢松弛。进行性呼吸困难、呼气性呻吟及吸气性三凹征。心率先快后慢，心音由强转弱，胸骨左缘可听到收缩期杂音。呼吸频率 60~100 次 / 分或更快，呼吸节律不规则，间有暂停，两肺呼吸音减低，早期肺部啰音常不明显，以后可听到细湿啰音，叩诊可出现浊音。肝脏可增大。

3. 实验室检查

· 羊水泡沫试验：抽取胃液振荡试验均呈阴性。

· 羊水卵磷脂和鞘磷脂（L/S）< 2∶1。

· 血气分析 pH 值、PaO_2、HCO_3 降低，而 PCO_2、BE 增高，呈代谢性酸中毒。

· 血钾早期常增高，恢复期利尿后可降低。

4. 影像学检查

DR：早期两肺野的肺泡内由于缺少 PS，萎陷广泛渗出，两肺呈"白肺"，伴少量"支气管充气征"。

治疗后 1~2h 患儿临床症状改善，两肺野透光度增加，"白肺"范围缩小。

病例 15

男性，早产儿，生后 4h 出现呼吸困难，周身青紫。第一次床头摄片：可见双肺野弥漫性渗出性改变，呈"白肺"。CT 示双肺叶弥漫性渗出（图 6.2.26）。诊断：新生儿呼吸窘迫综合征。

经用气管插管，上呼吸机，在导管套管内滴入 PS 制剂每次 100~200mg/kg 混悬于 4mL 生理盐水中，位于 4 个不同体位（仰卧，右、左侧卧，再仰卧）。用药后 1~2h 患儿临床症状明显好转，再次床头片复查：可见双肺野渗出性部分吸收，透光度增加，"白肺"改善（图 6.2.27）。

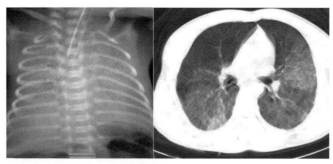
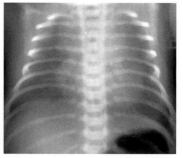

图 6.2.26　NRDS 治疗前 DR+CT 图　　图 6.2.27　NRDS 治疗后 DR 图示双肺野透光度清晰

病例 16

女性，出生 1d。早产儿、低体重儿。32 周娩出，体重 2700g。呼吸困难，口吐白沫、呻吟。床头 DR 显示：双肺中下野透光度减低，呈"白肺"，可见支气管充气征（图 6.2.28A）。

诊断：新生儿呼吸窘迫综合征，新生儿肺炎。

诊断明确后，即刻行气管插管，滴入猪肺活性肺泡成熟因子。治疗后 2h，呼吸恢复平稳，口吐白沫、呻吟逐渐好转。复查床头 DR 显示：与 2h 前对比，仅右肺中下野透光度减低，余肺透光度增加（图 6.2.28B）。

病例 17

男性，生后 54min，出现呻吟，吐沫 30min。

该患儿娩出时体重 1400g，身长 41cm，头围 28cm，胸围 25cm。评估胎龄：30^{+1} 周。

DR：两肺纹理增多、增粗，透光度减低（图 6.2.29）。CT：双侧肺门影模糊，双侧肺下叶内可见薄雾样渗出影（图 6.2.30）。诊断：新生儿呼吸窘迫综合征。

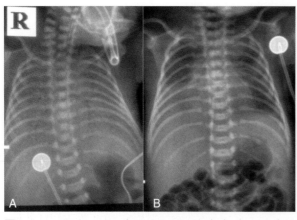
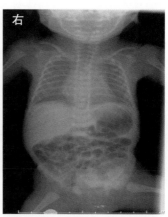

图 6.2.28　新生儿呼吸窘迫综合征治疗前（A）+治疗后（B）DR 图　　图 6.2.29　新生儿呼吸窘迫综合征 DR 图

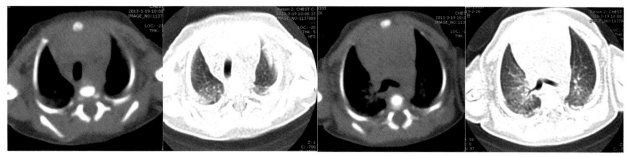

图 6.2.30　新生儿呼吸窘迫综合征 CT 图

第 3 节　炎　症

一、新型冠状病毒肺炎

2019 年开始新冠病毒肆虐全球，WHO 将其命名为"COVID-19"，实质为急性传染性肺间质性炎症。国内资料显示儿童发病率较低，主要由成人向儿童传播。据约翰斯·霍普金斯大学文献与美国疾控中心（CDC）报告：儿童感染人数和住院率正在持续上升，儿童与成人相比，其病毒载量可能相同或更高。

1. 病　因

COVID-19 是一个单链 RNA 冠状病毒，极不稳定，极易出现变异，现在已有德尔塔、奥密克戎等多种变异株。

2. 病理及发病机制

根据国内外文献，新冠病毒进入体内吸附在血管紧张素转化酶 2 受体（ACE2），导致血管内皮细胞受损、血栓形成、脱落形成多脏器损伤，如肺、心、脑、肾内、免疫系统、泌尿生殖系统。患者出现肺、脑血管微小栓塞，继发性炎症。在此就是细胞因子风暴所致的人体内免疫系统强烈反应所致的反应结果。COVID-19 频繁的变异，出现 FURIN、GRP78 和 CD147 路径感染，若成人有很严重的基础病，死亡增加。儿童死亡病例较成人少。

3. 临床表现

儿童多以轻型、普通型多见。表现为发热或非典型的腹泻、恶心、呕吐、心慌、头痛、胸痛、肌肉酸痛。病后 1 周出现干咳和呼吸急促，呼吸困难。意大利北部、美国报告：患者发热超过 5d，畏寒、发抖、头痛、咽喉痛、肌肉酸痛、腹痛、腹泻。美国新近文献报告患者嗅觉及味觉功能丧失。有川崎病变，全身血管炎、颈部淋巴结肿大，目赤，生殖器、口周、手掌、足底出皮疹，杨梅舌，病程后期手足皮肤剥脱，病后新冠病毒核酸测定＋抗体阳性。

意大利北部严重者还出现了脓毒症休克，难以纠正代谢性酸中毒，凝血功能障碍。

4. 实验室检查

· 早期有白细胞计数减少，淋巴细胞减少。

· 转氨酶及肌酶异常。

· 肌红蛋白增高。

· 新冠病毒核酸测定＋抗体阳性，病后初期 IgM 增高，3 周后 IgG 增高。根据英国、韩国、中国的资料，病后抗体持续时间短，据流行病学调查仅持续 2 个月，自然群体免疫仅占 5%。新冠疫苗接种后群体免疫上升。

· 从粪便中分离＋新冠病毒核酸（＋）测定抗体阳性。

5. 影像学检查

胸部 CT：肺部 HRCT 显示肺实质与间质改变，患儿病灶局限，于肺外带近胸膜下可见小斑片、浸润影、灶样实变，呈刺梨征或融合成片状磨玻璃影。早期磨玻璃灶，分布于胸膜下或支气管血管束周围。进展期病灶增多，实变，碎石路征。

重症期反蝶翼征。胸腔积液少见。

6.诊断与鉴别诊断

（1）诊断要点 发热、乏力、干咳和呼吸急促、畏寒、头痛、咽喉痛、肌肉酸痛、腹痛、腹泻、嗅觉及味觉功能丧失、全身血管炎、颈部淋巴结肿大，目赤，生殖器、口周、手掌、足底出皮疹，杨梅舌，病程后期手足皮肤剥脱。

（2）鉴别诊断 ①支原体肺炎：好发于儿童和青少年，临床症状重，体征轻，与影像学改变不同步且多变。DR：呈节段性、片絮状改变。CT示沿支气管小叶蔓延、肺段或大叶肺实质浸润影，分布于两肺、心膈角及中内带。②腺病毒肺炎：高热、咳嗽症状出现晚，CT示多叶渗出实变为著，呈向心性分布支气管血管周围，胸膜下少见。③甲型流感肺炎：高热、咳嗽、流涕。CT可见双肺、单肺磨玻璃影，沿支气管血管束或胸膜下分布。④儿童闭塞性细支气管炎：HRCT示两肺呈马赛克征伴支气管壁增厚和支气管扩张，结合病史鉴别。⑤川崎病：发热、皮疹、球结膜充血、浅淋巴结增大、杨梅舌、病程后期蜕皮。心电图示心肌损害。B超示冠状动脉扩张。

7.治 疗

氧疗在轻型病例很关键。血氧饱和度＞95%时不必吸氧，＜95%时持续低流量吸氧。保证足够的休息、睡眠（俯卧位或交替睡姿）。

病例1

女性，13岁。发热3d，咳嗽。曾在疫区停留。实验室检查：鼻咽拭子新冠病毒核酸测定（+），血清抗体阳性。

CT动态扫描：首次CT示双肺野有薄雾样渗出。第2次CT示双肺野有薄雾样渗出，范围较1周前增多。双肺野有薄雾样渗出，范围较2周前减少，渗出灶位于胸膜下。第4次胸部CT完全恢复（图6.3.1）。

诊断：COVID-19新冠肺炎。

（感谢西安市第八医院CT室薛永明医生提供病例）

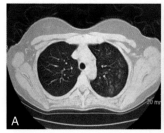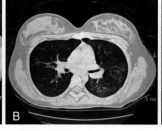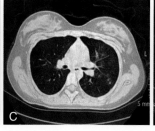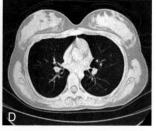

图6.3.1 A.首次CT图示双肺野有薄雾样渗出。B.第二次CT图示双肺野有薄雾样渗出，范围较1周前增大。C.第三次CT图示双肺野有薄雾样渗出，范围较2周前减少，渗出灶位于胸膜下。D.第4次CT图示双肺野有薄雾样渗出，范围较1周前减小

二、腺病毒肺炎

腺病毒肺炎，是指感染人腺病毒后引起肺间质及实质性炎症。多见于2岁以下的儿童。表现为发热、咳嗽、眼结膜充血、扁桃体脓性分泌物、咳痰、喘息、胸闷、呼吸困难。胸部CT显示：团片状、小叶分布磨玻璃样影，小叶中心性结节，合并气胸、纵隔气肿、皮下气肿。

病例2

女性，3岁。咳嗽3d入院。

查体：体温36.8℃，脉搏120次/分，呼吸40次/分，体重15kg。神清，精神欠佳。皮肤黏膜未见黄染、出血点。浅表淋巴结未及。两肺呼吸音粗，可闻及细湿啰音。心率120次/分，律齐，未闻及病理性杂音。腹平软，肝脾肋下未及。神经系统检查未见异常。

本例患儿曾因发热、咳嗽做支气管插管肺泡灌洗液进行腺病毒抗原检测，诊断为大叶性肺炎（腺病毒肺炎）。至今反复肺炎两次，不除外闭塞性细支气管炎。本次住院异淋巴细胞计数4%，肺炎支原体抗体半定量1：160。EB病毒、合胞体病毒、腺病毒抗体、柯萨基病毒抗体测定均阴性。连续3次COVID-19核酸（-）。

影像检查：两肺纹理增多，走行紊乱，多叶散在可见斑片状、云雾样渗出影；右肺上叶尖段胸膜下可见一密度增高小结节影，最大径 5.1mm；部分支气管壁增厚，呈"双轨征"（图 6.3.2）。双侧肺门结构未见异常。纵隔内腔静脉后淋巴结肿大，最大径 7.5mm。心影、双侧后壁胸膜未见异常。脾脏形态增大，占 7 个肋单元。诊断：①支气管肺炎；②纵隔淋巴结肿大；③脾大。

临床诊断：①支气管肺炎（支原体）；②闭塞性细支气管炎。

鉴别诊断：①感染性细支气管炎。支气管狭窄、黏液阻塞、闭塞性细支气管炎。下叶背段及舌段、小叶中心微小结节，支气管扩张、管壁增厚、空气储留，树芽征，小叶中心性磨玻璃影。一侧透明肺，吸气时肺容积缩小，呼气时空气潴留。②甲型流感病毒。③乙型流感病毒感染。

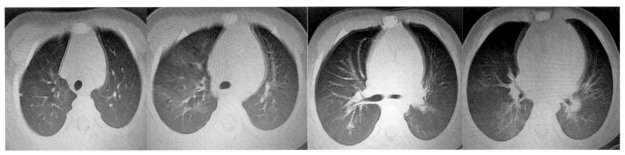

图 6.3.2　CT 图示双肺各叶磨玻璃样、云雾样渗出影

三、新生儿胎粪吸入性肺炎

新生儿胎粪吸入性肺炎，多见于宫内窘迫，足月婴儿及过期儿，病死率 19%~34%。患儿多于出生 12~24h 有呼吸困难、浅快，鼻翼翕动，三凹征，呻吟、口周发绀，严重者出现呼吸衰竭。两肺闻及粗湿啰音，细湿啰音。床旁 DR 显示：两肺纹理增粗、增多、模糊；呈片絮状渗出影。血气分析：持续吸氧动脉血气有低氧血症、高碳酸血症、混合型酸中毒。

📋 病例 3

男性，娩出 1d。患儿系足月儿，剖宫产娩出，羊水浑浊，出生后窒息，评分为 5/8/9 分，逐渐出现呼吸困难及发绀。体征：呼吸 88 次 / 分，双肺呼吸音粗，可闻及少量干鸣及湿鸣，心率 116 次 / 分，心音低钝，腹软，肠鸣音存在。

DR 显示：两侧胸廓对称、所见骨质未见异常；两肺纹理增粗、增多、模糊；呈片絮状渗出影，两肺门未见增大、增浓；心影大小、形态如常，主动脉未见异常；纵隔居中，两膈面光整，肋膈角清晰锐利（图 6.3.3）。

诊断：新生儿胎粪吸入综合征。

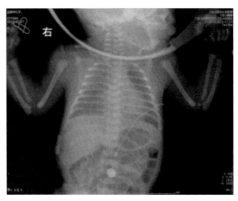

图 6.3.3　新生儿胎粪吸入综合征 DR 图

四、金黄色葡萄球菌肺炎

金黄色葡萄球菌肺炎，简称金葡菌肺炎，为常见的儿童肺部感染性病变。大多并发于金葡菌败血症，或起源于支气管感染。临床症状重，变化快，合并症多，死亡率高。与其他支气管肺炎合计占儿科住院病例的 24.5%~65.2%。

1. 病　因

金葡菌肺炎是由金黄色葡萄球菌（凝固酶阳性）所致。随着抗生素滥用，本病的感染增多。它也是院内机会性细菌感染之一。对青霉素 G 耐药金葡菌感染者的药物治疗已成为世界难题。

2.病 理

原发于细支气管和周围肺泡的化脓性炎。肉眼可见肺内广泛、胡桃大小的实变区，呈灰白或灰黄色小叶大小。两肺底部、背侧部或脊柱两旁可见多发性小脓肿。切面及支气管内能挤出稠厚的脓样液体。病变可累及胸膜或肺外其他脏器脓肿。镜检可见支气管管腔内有大量的中性粒细胞及脱落上皮细胞和浆液。支气管管腔及周围肺泡内毛细血管扩张充血、水肿和中性粒细胞浸润。正常肺组织常有代偿性肺气肿。

3.临床表现

多见于1岁以内婴儿、幼儿及免疫力低下的年长儿。患儿有发热或无热、咳嗽、口吐白沫、面色苍白、哭闹、呼吸浅快、拒食母乳、腹泻、腹胀等全身中毒症状出现早。有的伴猩红热样皮疹。有的患儿有不规则的抗生素使用史。肺部听诊初期可闻及呼吸音低，散在的细小湿啰音。病情进展很快出现肺脓肿（气囊）、脓胸及脓气胸。查体可见患侧肋间饱满，胸部叩浊，呼吸音、语颤音降低或消失。

4.实验室检查

·白细胞计数增高、中性粒细胞分类增加。

·红细胞和血红蛋白减少，呈小细胞低色素性贫血。

·血沉增快。

·C反应蛋白阳性。

·有时血培养可检出金黄色葡萄球菌，凝固酶试验阳性。

5.影像学检查

（1）X线检查　胸部病灶较临床体征出现晚3~4d。早期仅表现肺部纹理增粗、增重及小片状浸润。临床症状好转时，两肺外带、下野散在分布云絮状、结节状密度增高影，边缘模糊不清，心膈角及横膈面模糊不清。支气管分支透明征阳性，靠胸的边缘有肺大疱、气胸和纵隔积气。气管、纵隔向健侧移位。

（2）CT　显示两肺各叶、段肺纹理增多、紊乱，点状、斑点样致密的模糊影，且见病灶中有大小不等圆形薄壁透光的肺气囊，有或无液平面。有的可见较大、壁不规则的空洞影，大空洞周围有数个小空洞，偶有细小支气管与脓腔相通。如脓肿累及胸膜，有胸膜反应，有时脓气胸。胸膜局限性或广泛的粘连、增厚。

6.诊断与鉴别诊断

（1）诊断要点　患儿有发热、咳嗽、肺部听诊可闻及湿啰音。DR可见肺内有片絮状阴影。周围血象白细胞增高，分类中性粒细胞增高。

（2）鉴别诊断　①肺炎链球菌、流感嗜血杆菌或肺炎杆菌肺炎，其临床过程、症状、体征相类似。仅根据病原学检查进行鉴别。②非典型肺炎，由军团菌、衣原体引起。其临床过程、症状、体征相类似，仅根据病原学检查进行鉴别。③原发综合征：起病缓慢，有不规则发热或高热，食欲缺乏，消瘦、盗汗。疱疹性结膜炎，皮肤黏膜结节性红斑。咳嗽呈阵发性痉咳，血沉增快，结核菌素试验阳性，T细胞斑点试验阳性。④气管异物继发肺脓肿：患儿有异物吸入史，反复发热、咳嗽、气喘。年长儿有咯黄脓痰史。胸部X线片多居右侧支气管，呈圆形阴影，周围模糊不清。如与支气管相通则有气液平。⑤先天性肺囊肿：患儿自幼咳嗽，冬季受凉后加重。囊肿多位于中下肺野、内带，呈境界清晰的圆形或椭圆形阴影。CT显示蜂窝状多囊腔，大小不等，壁薄厚不均的透光囊腔。

📋病例4

男性，出生72d。间断高热42d伴咳嗽、皮疹。查体：躯体散在可见淡红色略高出皮肤表面粟粒样皮疹。两肺呼吸音粗，肺底散在问及细湿啰音。

胸部X线片：显示双肺纹理粗乱，散在小片絮状影（图6.3.4A）。CT：两肺散在的片絮状影相互融合、右肺中叶内段有薄壁空洞伴气液平面。近膈顶层面可见多个囊腔（图6.3.4B、C）。

诊断：金黄色葡萄球菌肺炎。

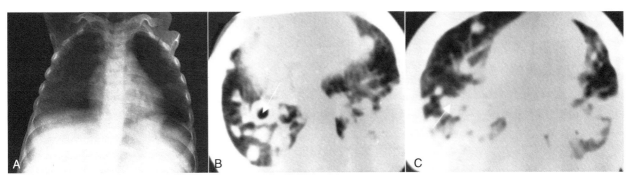

图 6.3.4 金葡菌肺炎。A. 胸部 X 线片。B，C. CT 图

五、坏死性肺炎

胸部 DR 或胸部 CT 可见：一个或多个含气液平空洞，大小范围＜2cm。现可用 B 超诊断本病。

📋 病例 5

女性，1 岁 5 个月。因发热 11d，咳嗽 8d 就医。11d 前无诱因发热，体温最高达 39.2℃。8d 前出现咳嗽。在当地医院查胸部 CT 示双肺肺炎，以右肺为著并右侧胸腔积液。经"头孢曲松、阿奇霉素"治疗 3d 无效。改为"万古霉素，甲泼尼龙"治疗 3d。精神差，食欲缺乏、便溏。查体：神志清，精神差。面色欠红润，呼吸稍促，30 次 / 分。心率 140 次 / 分。咽部充血。两肺呼吸音粗，可闻及痰喘鸣。心音有力，律齐。未

闻及病理性杂音。腹软，肝脾未及。神经系统：查体未见异常体征。

诊断：①脓毒血症并坏死性肺炎；②右侧胸腔积液。

CT：右侧肺叶大片渗出实变，部分有支气管含气征及空洞形成。右侧后壁胸膜增厚，其内可见弧形低密度积液影（图 6.3.5）。肺部 B 超：可见大量 B 线形成，提示肺间质水肿，部分胸膜增厚，胸膜下可见"脆片征"，提示肺炎部分实变并胸腔积液，积液内可见大量纤维性渗出，胸膜明显增厚（图 6.3.6）。胸腔积液内可见大量纤维性渗出，胸膜明显增厚，部分肺实变，肺实变的深部可见大量 B 线提示实变后炎性改变（图 6.3.7）。

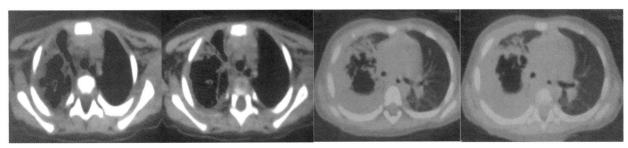

图 6.3.5 坏死性肺炎 CT 图

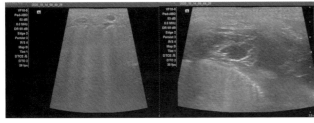

图 6.3.6 坏死性肺炎 B 超图

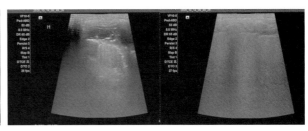

图 6.3.7 B 超示胸腔积液

六、化脓性胸膜炎

化脓性胸膜炎，又称脓胸。在儿童多为金黄色葡萄球菌肺炎的并发症。是婴幼儿中最常见的胸膜急性感染，并有胸膜腔积液或积气。临床特征：发热、胸痛、呼吸困难、消瘦、营养不良。

1. 病因

最常见葡萄球菌、肺炎球菌（血清1型和3型），以及流感嗜血杆菌致肺内炎症。直接或经淋巴管侵袭胸膜发病。近年来，抗生素滥用导致葡萄球菌抗药性增加，由此金葡菌肺炎致脓胸或为本病的主要致病因素。

2. 病理

脓胸病变广泛，形成多个小脓腔。胸膜表面常布有一层较稠厚的脓性纤维渗出物。一侧或双侧、胸壁内侧、纵隔旁、肺叶间胸膜壁厚增厚。也可形成脓气胸或破入膈下，在膈顶形成脓腔。慢性脓胸可致胸廓畸形，脊柱侧凸。

Light RW 将脓胸病理改变分3期。①渗出期：感染灶附近胸膜脏层渗出增加，为少至中等量胸腔积液。渗出物镜检主要为白细胞。生化检查正常。②纤维脓性期：胸水量增多，形成脓胸，主要为白细胞、细菌和细胞碎片。生化检查示 pH 值和葡萄糖降低，乳酸脱氢酶＞1000IU/L。渗出的纤维蛋白沉积于病变区的脏、壁层胸膜，形成一层纤维膜。胸膜被分成两个或多个小腔。③机化期：成纤维细胞长入两层胸膜表面的渗出物内，形成无弹性的膜（也称纤维板）。

3. 临床表现

发病年龄 1.5~10 岁，平均 5.58 岁。男女比 1：1.2。脓胸可发生于肺炎早期，或出现于肺炎症状好转时。婴幼儿有高热、咳嗽、呼吸困难。年长儿可有胸痛。发生脓气胸时，可有呼吸急促、鼻翼翕动、发绀、烦躁、持续咳嗽。慢性脓胸则有消瘦、体重不增、营养不良、食欲减退。查体：气管向健侧移位，患侧肋间饱满，语颤消失。叩诊大片浊音区。听诊患侧呼吸音低，或闻及湿性啰音。有脓气胸时，胸上部叩诊呈鼓音。病程有 1~56 周，多为 2~6 周。

4. 实验室检查

- 白细胞计数增高，中性粒细胞增多。
- 血沉增快。
- C 反应蛋白阳性。
- 胸穿涂片血培养检出致病菌。

5. 影像学检查

（1）DR　后前位、侧位均显示一侧或双侧胸腔内致密影，其内肺纹理消失。肺内可有炎性或空洞病灶。脓气胸则显示气液平面。如为包裹性脓胸，则有清晰锐利的边缘。

（2）CT　①渗出期：少量胸腔积液，可见后肋膈窦呈新月状液性低密度影。密度均匀。CT 值＜20HU。有时为中至大量积液，表现为梭形低密度影。②纤维脓性期：显示有中至大量胸腔积液，或多腔型气/液胸，胸膜的脏、壁厚薄不均，并伴有肺压缩、萎陷、不张，有时可见将气管，纵隔向健侧推挤、移位。③机化期：呈包裹性气/液胸，可有包裹性积液。脏、壁层胸膜均呈带状增厚，伴层状钙化。有时合并胸廓塌陷。

6. 诊断与鉴别诊断

（1）**诊断要点**　根据临床表现、实验室检查结果及影像检查进行诊断。

（2）**鉴别诊断**　①大叶性肺炎消散期：胸部病变部位叩浊，听诊闻及湿性啰音。胸部 X 线片有云雾状密度不均呈片状影，部分可见肺纹理。②结核性胸膜炎：发病年龄＞3 岁，有结核接触史。低热、盗汗、病程长，PPD 试验阳性，T 细胞斑点试验阳性。胸穿液为草绿色，稀薄。抗酸杆菌涂片检查偶尔呈现阳性。③心包积液：左侧脓胸与大量心包积液，叩诊心界扩大，听诊心音遥远、奇脉。胸片可见心影呈烧瓶样，CT 扫描示心包下有低密度的积液影。

📋 病例 6

男性，2 岁 8 个月。发热、咳嗽、胸疼、气短 8 周。CT 冠状位显示：右侧胸膜腔内积气、积液，心脏被推移向左前胸壁（图 6.3.8）。诊断：化脓性胸膜炎。

📋 病例 7

女性，6 岁。咳嗽、胸疼月余。CT 纵隔窗显

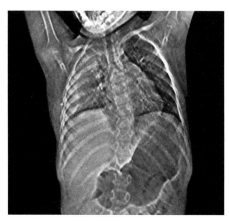

图 6.3.8　CT 示脓胸渗出期右侧胸膜腔大量积液伴纵隔移位

示右侧胸膜腔有等密度积液，周边有广泛纤维包裹形成（图 6.3.9）。诊断：化脓性胸膜炎伴纤维包裹形成。

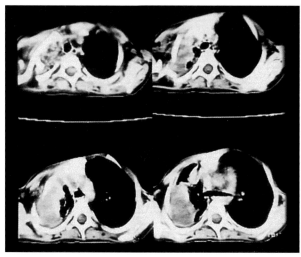

图 6.3.9　脓胸机化期 CT 图

📋 病例 8

男性，6 岁。咳嗽、右侧胸闷疼 3 个月。CT 示右侧胸膜壁近心膈角有弧形等密度包裹形成边缘有高密度钙化（图 6.3.10）。诊断：化脓性胸膜炎伴纤维机化形成。

七、支原体肺炎

支原体肺炎，是指呼吸道或肺外组织脏器受到支原体的感染后，发生的呼吸道或全身各脏器的炎症。

1. 流行病学

支原体肺炎，为全球温带地区常见的一种感

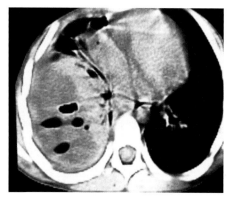

图 6.3.10　脓胸并纤维机化 CT 图

染性疾病。据文献报道，挪威、芬兰、瑞典等国每 3~7 年发生一次局域性流行，日本 4~7 年出现一次流行。也有报道，常年不分季节的发病。但是，我国发病高峰在秋末冬初呼吸道疾病感染时高发期。本病的潜伏期为 1~3 周。可发生于任何年龄，小于 5 岁的学龄前儿童多见。近期文献报道，小于 1 岁者发病约占 17%，婴幼儿发病约占 69.8%。支原体肺炎的病例约占非细菌性肺炎的 30%。刘春峰支原体肺炎流行病学调查结果显示：肺支原体感染占肺炎患儿的 13.9%~30%，其中 5 岁以上的儿童超过 50%。

2. 病　因

支原体，是介于细菌与病毒之间的一种微生物，无细胞壁。支原体抗原与人体某些组织有部分共同抗原。

3. 临床表现

（1）支原体肺炎　病初有类似上呼吸道感染症状，如乏力、头痛、全身不适等。2~3d 后出现发热，体温呈中至高热。有的患儿出现咽喉干痛、四肢酸疼。初为轻微咳嗽、单声咳，后转为阵发性痉挛性咳嗽，刺激性呛咳，但干咳少痰。在痉咳发作时，出现类似百咳、副百日样咳嗽。年幼儿咳嗽伴颜面部皮肤黏膜、眼结膜呈针尖样出血点。年长儿阵发性痉咳伴小便失禁。而且这种咳嗽症状持续时间长达 3~4 周。肺部物理检查叩诊、听诊无明显异常。婴幼儿支原体肺炎常有高热、喘憋、呼吸困难，甚至中毒性脑病的表现。

（2）肺外并发症　多见于上呼吸道感染症状出现 10d 左右，或以肺外症状为首发。① 中枢神经系统：多见年长儿，患儿起病后有嗜睡、倦烦交替、惊厥、昏迷、步态不稳、肢体无力。脑脊液常规、生化均检出异常。脑电图、脑地形图表现均异常。MRI 显示脑膜、脑白质信号异常。约 20%~30% 的患儿有后遗症。② 消化系统：患儿起病就有恶心、呕吐、腹部疼痛、肝脾肿大、肝功能检查酶学异常升高。文献报道支原体肺炎感染后并发急性胰腺炎。③ 心血管系统：患儿可出现心慌、胸闷，类似心肌炎的表现，心电图显示心律失常、心肌缺血性改变、心肌酶谱异常。④ 血液系统：可有皮疹，肉眼或镜检血尿。血小板减少性紫癜、过敏性紫癜、溶血性贫血、自身免疫性粒细胞减少、阵发性血红蛋白尿等疾病。⑤ 运动系统：有一过性游走性骨关节疼痛，多累及大、中负重关节，肌肉酸痛。一般预后较好，不留后遗症。⑥ 泌尿系统：有一过性的血尿或隐性血尿，类似急性肾小球肾炎的病理过程。国内文献报道累及泌尿系统的发病约 3.6%~16%。

贺明礼等对 218 例儿童非细菌性感染肺炎表现分析，发现肺支原体感染以发热为首发症状，而缺乏呼吸道症状、体征时，如果不借助影像学检查，DR、CT 扫描及血清学检查很难检出支原体肺炎。

4. 实验室检查

· 血象：白细胞计数正常或稍高。

· 血沉增快。

· 在急性溶血性贫血的病例中网织红细胞增多。

· Coomb 试验：直接试验阳性。

· 冷凝集试验为非特异性诊断方法。病后约 10d 出现阳性反应，持续 2~3 个月。滴定度 1：32（＋）。

· 特异性检查：支原体抗体检查。① 补体结合试验，病后 1 周抗体滴定度上升，1 个月达高峰。主要是 IgM 抗体。1：32 以上有临床意义。② 间接血凝试验，也为支原体 IgM 抗体。发病 1 周后出现，2~3 周达高峰。1：32 以上有意义。③ 酶联免疫吸附试验，分别测定 IgM、IgG 抗体水平。④ 国外采用基因探针、单克隆抗体及聚合酶链、呼吸道分泌物中支原体检查及 DNA 检查。

5. 影像学检查

（1）X 线检查 可见双侧肺野内呈现云雾状淡浸润影，有的可表现为一叶，或肺段的渗出影，而且病灶有易变、游走性改变。有时可见到肺门淋巴结增大，以右侧气管旁或气管前间隙为主。

（2）CT 同 X 线片的表现。肺野内呈大片云雾状影，周围肺纹理粗乱、模糊不清。病变部位易变，多累及整个肺叶或肺段。肺内病灶进胸膜（叶间胸膜）时，胸膜欠光滑。肺门、气管旁淋巴结增大，以右侧气管旁，范围小于 1.5cm。淋巴结钙化少见。

6. 诊断与鉴别诊断

（1）诊断要点 患儿有发热、咳嗽，尤其是阵发性痉咳。咳嗽持续时间长，一般抗生素治疗无效。支原体抗体测定 1：32 增高，要考虑支原体肺炎。结合 DR 及 CT 扫描所见。

（2）鉴别诊断 ①百日咳、副百日咳：患儿出现阵发性痉咳，皮肤黏膜，眼结膜针尖状出血点。要与支原体肺炎鉴别。预防接种开展多年，本病已很少见。关键是支原体抗体滴定度 1：32 升高。②肺门原发综合征：患儿长期发热、体重不增、贫血、咳嗽，出现刺激性呛咳。与支原体肺炎鉴别。这些患儿胸部 X 线片、CT 除显示肺内病灶外，主要有肺门、气管旁、气管前间隙淋巴结肿大。PPD 试验阳性。③ 纵隔内原发性肿瘤：恶性胸腺瘤、淋巴瘤、恶性畸胎瘤、白血病淋巴浸润等，都有挤压上腔静脉、气管后，也可产生阵发性痉咳。X 线片、CT 示纵隔内有巨大肿块影，内有出血、坏死、囊变、钙化。肿块压迫气管变扁，气管内膜不光滑，有结节影突向管腔内。

📋 病例 9

女性，11 岁。发热、咳嗽 2 周，加重 3d。院外用青霉素、头孢菌素治疗无效。住院后查血沉 50mm/h。经阿奇霉素治疗 3d，体温恢复正常。首次胸部 X 线片：右肺中野中内带有大片渗出影（图 6.3.11）。入院后经使用阿奇霉素治疗 1 周后，第 2 次复查胸部 X 线片示病灶较前吸收好转。CT 显示：右肺中叶外侧段有水平状、条索状致密影，周围肺纹理增多、紊乱（图 6.3.12）。诊断：支原体肺炎。

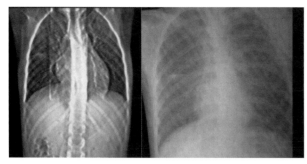

图6.3.11　支原体肺炎首次胸部X线片

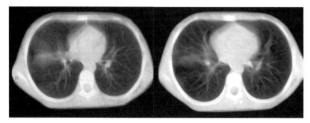

图6.3.12　支原体肺炎CT图

八、肺脓疡

肺脓疡，也称肺脓肿，是指肺实质内化脓性炎症灶，局限性坏死、液化，空洞形成。

1.病　因

· 主要继发于肺炎、支气管肺炎之后，以金黄色葡萄球菌、肺炎球菌、厌氧菌感染多见。

· 肺实质内肿瘤或支气管异物造成阻塞性肺不张、炎症所致。

· 肺内寄生虫，如肺吸虫、蛔虫幼虫、阿米巴感染后，近年发病很低。

· 白血病、其他肿瘤、血液系统疾病及艾滋病，免疫功能低下，造成机会性感染。

· 邻近脏器感染波及肺组织，如膈下脓肿或近膈顶的肝脓疡。

2.病　理

肉眼所见肺实质内阻塞性不张，有大叶、段的阻塞，不张细支气管内有痰栓。血管内有血栓形成。局部肺组织坏死液化，形成小脓肿。脓肿破入细支气管、支气管内时，脓液被咳出，脓腔塌陷、闭合。小脓肿有的融合成较大的脓腔。脓腔壁较厚，邻近细支气管壁变厚。镜检：较厚的脓腔壁，内层是炎症肉芽组织，外层由增生纤维组织构成。脓腔内可见坏死液化组织。偶尔可见细支气管壁增厚、囊性变。

3.临床表现

可急性起病，患儿畏寒、持续高热、咳嗽、喘憋、胸痛、腹痛。有的则表现为低热、多汗、食欲缺乏、体重不增。

4.实验室检查

· 急性期白细胞计数增高，中性粒细胞增高。

· C反应蛋白，超敏反应蛋白（+）。

· 急性感染期间红细胞计数、血红蛋白水平降低。

5.影像学检查

（1）DR　可见肺野内有类圆形气液平。病灶周缘肺纹理粗乱。

（2）CT　显示肺实质内脓腔多数为环形等密度影，小脓腔可融合成大腔，呈薄壁、内壁光滑或不均匀，与支气管相通内有气液平，偶见内壁有壁结节。增强后可见壁强化。邻近胸膜粘连增厚。

6.诊断与鉴别诊断

（1）诊断要点　急起发病，患儿有发热、咳嗽、咳脓痰。胸部X线片及CT示肺内或近胸膜有环形灶，周缘肺纹理粗乱。

（2）鉴别诊断　①肺大疱：多发生于重症病毒性肺炎或金黄色葡萄球菌性肺炎后，胸部X线片及CT示肺内有薄壁单房性肺大疱，经治疗很快消失。②肺内转移瘤并空洞：有肿瘤原发病史。肺内多发结节影，大结节内可见壁薄厚不均，内有壁结节，含气影。

病例10

女性，15岁。发热、轻咳2周。X线片示右肺中叶有一片气液平病灶（图3.3.13）。CT显示：右肺下叶背段约有10cm×8cm×7cm大小的致密影，内可见半弧形5cm×3cm×4cm含气影（图6.3.14）。经过治疗后，复查CT下一层面显示右肺中叶病灶较前有所缩小，但未完全吸收。诊断：右肺脓疡。

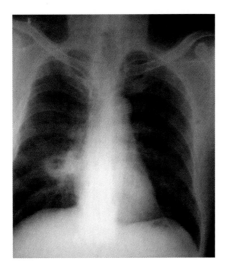

图 6.3.13　右肺肺脓疡胸部 X 线片

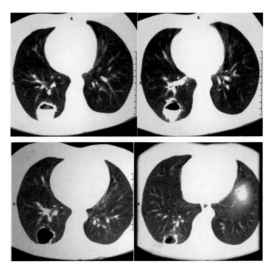

图 6.3.14　右肺肺脓疡 CT+ 治疗后复查 CT 图

九. 支气管扩张并感染

支气管扩张,是由于支气管及其周围肺组织慢性化脓性炎症,组织纤维化,导致支气管壁肌肉和弹力纤维层破坏,支气管管腔变形、囊性变、柱状改变,持久扩张。临床特征:慢性持久性咳嗽、咯痰、严重者有咯血。影像学特征:病变局部肺野支气管管壁增厚、僵硬,局部呈囊性变、柱状改变,并发感染时周围肺纹理模糊,有云雾样渗出,可波及一叶或多个肺叶。

病例 11

男性,13 岁。3 个月前患肺炎,治疗后时好时坏,间断发热,体温最高 38.2℃。食欲缺乏、乏力、咳嗽、喉部痰鸣。出生因硬腭裂行两次手术修补。

查体:神清精神差,消瘦。咽充血,叩诊右侧肩胛下区浊音,两肺听诊呼吸音粗,可闻及痰鸣音。心脏未闻及病理性杂音。腹平软,肝脾未及。

CT 显示:右下支气管呈囊状、柱状扩张,周围肺纹理增粗、模糊(图 6.3.15)。

诊断:右下肺支气管扩张并感染。

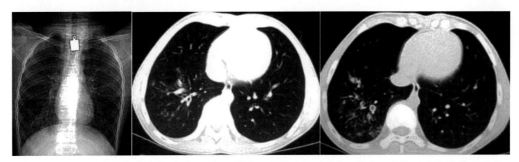

图 6.3.15　CT 图示右下支气管呈囊状、柱状扩张。周围肺纹理增粗、模糊,右肺下叶支气管呈囊状、柱状扩张,"印戒征",周围肺纹理增粗、模糊

第 4 节　特发性肺含铁血黄素沉着症

特发性肺含铁血黄素沉着症,为肺泡内反复出血致肺内含铁血黄素异常沉积。本病病因不明,可原发于肺部疾病或继发于心脏或全身性血管疾病。儿童肺内原发多于继发性。80% 见于特发性。发病年龄以 1~7 岁多见,尤其 3 岁以内多发。

1. 病 理

大体所见肺体积及重量增加,切面呈棕褐色。镜检可见肺泡扩张,肺泡及间质内广泛的含铁血黄素颗粒沉积,及弥漫性间质纤维化。血管壁弹力纤维变性。

2. 临床表现

有反复发作性咳嗽、气喘、呕吐,呕出物内有黏液带血、血丝或陈旧性血块。乏力、发热、面色苍白、发作性缺铁性贫血、心率增快、肝脾肿大,杵状指,偶可见黄疸。两肺底、脊柱旁可闻及中小细湿性啰音。

3. 实验室检查

·呕出物、痰内胃液或支气管肺泡灌洗液普鲁士蓝反应阳性。此为诊断本病的可靠方法。

·周围血象红细胞、血红蛋白减少,呈小细胞低色素性贫血。

·病变活动时,网织红细胞可增加。

4. 影像学检查

(1) X线检查 发作期可见肺野中有肺纹理增粗、增多、模糊不清,有时呈磨玻璃样。也可见片絮状、网状、斑点、粟粒状阴影,肺门淋巴结肿大。病程长可见肺内广泛的纤维化、不张、肺气肿等征象。

(2) CT 肺野内各叶以双侧下叶为著,有不规则形、大小不等结节状、片絮状阴影,有的为磨玻璃样影。HRCT可提高空间分辨清晰度,能显示肺小叶水平的微细结构,可见磨玻璃样阴影、粗细不等的网织影、细小结节影,也可见肺纤维化伴肺血管影稀疏,局部含气增加。

5. 诊断与鉴别诊断

(1) 诊断要点 ①患儿有反复发作性咳嗽、咯痰、气喘、贫血。②呕吐物、胃内抽取物检出含铁血黄素细胞。③胸片及CT示肺内广泛浸润病灶。

(2) 鉴别诊断 ①急性粟粒性肺结核:发热、咳嗽、气喘,PPD试验及T细胞斑点试验阳性。两肺均匀地分布大小均匀、密度接近的粟粒状影,以双肺下野内带多见。②肺炎:病变呈叶、段分布,单侧肺野为片状、云雾样渗出,实变区,抗感染治疗有效。③支气管扩张:两肺下野纹理增多、粗乱,局灶性呈囊状、柱状改变。④朗格汉斯细胞组织细胞增生症:X线片示两肺野广大分布大小不等结节影,常伴淋巴结、肝脾肿大,骨骼可见穿凿样、溶骨样破坏(见第5章第6节)。

📋 病例1

男性,10岁。反复咳嗽、气喘、贫血4年。胃液内找出含铁血黄素巨噬细胞。CT肺窗显示:两肺纹理增粗,间有大小不等结节影及磨玻璃样影(图6.4.1)。诊断:肺含铁血黄素沉积症。

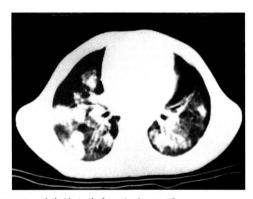

图6.4.1 肺含铁血黄素沉积症CT图

第5节 纵隔内肿瘤

儿童纵隔内肿瘤,是指儿童期原发于纵隔的肿瘤,在我国罕见。

1. 发病部位

(1) 前纵隔 畸胎瘤、胸腺瘤、甲状腺瘤、淋巴瘤或白血病等占肿瘤发病的30%。

(2) 中纵隔 多见淋巴结肿大,淋巴囊肿或支气管源性囊肿,约占纵隔肿瘤的30%。

(3) 后纵隔 约占纵隔肿瘤的40%,其中90%~95%为神经源性肿瘤,起源于交感神经节细胞。其他少见的有骨母细胞瘤突向后纵隔。

2. 临床表现

主要为肿瘤增大对纵隔内器官，尤其气管、支气管挤压的症状。

（1）呼吸系统症状 有反复发作性咳嗽，呈阵发性痉咳（类似成人中心型肺癌产生的刺激性呛咳）。或咳嗽呈突发性犬吠样咳嗽，声嘶哑，喉部痰喘鸣（肿瘤压迫喉返神经），于晚间平卧发作，常被误诊为急性喉炎、支气管炎。短期治疗有改善，不久前症再现或咳嗽症状久治不愈。平卧时气喘、胸闷、发绀、呼吸困难，端坐、直立、下床后前症骤然减轻。咳嗽、气短发作间隙患儿玩耍、活动如常。咳嗽发作时常伴烦躁，易激惹、多汗、睡眠中惊醒，有恐惧感。肺部听诊偶闻及干性啰音。

（2）心率增快 颜面浮肿等上腔静脉回流受阻表现，肝脏肿大，肝-颈反流征阳性。误诊心力衰竭，短期治疗有效，不久前症重现。

3. 影像学检查

据我院资料分析，所有肿瘤均因咳嗽反复发作。X线检查意外发现胸腔内占位，此时肿块已很大。第一张X线片对本病诊断很关键。CT和MRI检查对纵隔肿瘤进一步定性、定部位，确诊仍靠病理学检查。

4. 诊断与鉴别诊断

（1）诊断要点 出现阵发性痉咳、气喘等症，结合CT、MRI、胸部X线检查结果考虑本病。

（2）鉴别诊断 ①肺部感染性疾病：如支原体肺炎、百日咳、副百日咳等均有阵发性痉咳，本组疾病胸部X线片、CT示纵隔内无肿块。抗感染治疗临床症状有改善。②胸内甲状腺肿瘤：有气管受压征，有的伴甲亢症状，胸部X线片示前纵隔有分叶状致密影，向一侧或双侧凸出，胸透下可见该肿块随吞咽有上下移动。I^{131} 同位素扫描能显示清楚。多螺旋CT扫描后重建图像显示胸腔内甲状腺走向、形态、密度与甲状腺相同。③胸腺瘤。④白血病：约66%的白血病性淋巴瘤患儿出现纵隔淋巴结肿大。骨髓血象及CT检查加之区别。⑤恶性淋巴瘤：文献报道恶性淋巴瘤的发病占儿童纵隔肿瘤的23%。病理可分为霍奇金病和非霍奇金淋巴瘤。前者肿块呈结节状、团块状，边缘有分叶，易侵入胸腺、肺门。肿瘤内密度不均匀。⑥前纵隔脂肪瘤：多见前纵隔的心膈角。肿瘤边缘光滑，密度降低，CT值为 -100~-80HU。

一、正常胸腺组织

📋 病例1

男性，出生75d。因咳嗽1周行胸部CT。CT显示：前上纵隔内有一实质性软组织影，呈风帆状突向右上肺野，边界清，密度均匀，向后挤压支气管及大血管（图6.5.1）。诊断：儿童正常胸腺组织。

二、恶性胸腺瘤

恶性胸腺瘤，是指发生于前上纵隔胸腺内肿瘤。儿童罕见。术前临床表现与其他肿瘤相似。有些患儿伴发重症肌无力、低丙种球蛋白血症及红细胞生成不良，但罕见。大多数儿童胸腺瘤是恶性的。

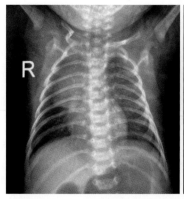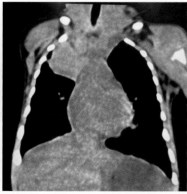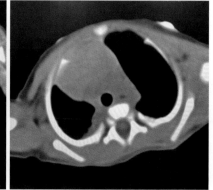

图6.5.1 儿童正常胸腺 DR+CT

1. 病理改变

肉眼所见：肿瘤呈不规则或椭圆形，质地中等偏硬，包膜不完整。切面有出血、坏死、囊变、钙化。镜检：主要为淋巴细胞和上皮细胞。细胞小而多，染色深，核极相紊乱，具备恶性肿瘤特点。

2. 影像学检查

（1）X 线检查　正位显示纵隔增宽，组织重叠详细分辨显示欠清。可见一侧或双侧局限性隆起，纵隔内密度增高，肺门影增大。

（2）CT　前上纵隔增宽，有一侧或双侧分叶状软组织肿块。肿块位于胸骨后、主动脉弓前，下抵肺门间隙，呈椭圆形、人字形、圆形或不规则形实质性肿块。其边界光滑，有包膜。瘤内密度不均，可见条索状出血、坏死，也可见到脂肪样变性。CT 值为 48HU。文献报告 30% 病例有结节样钙化。肿瘤与周围相邻的器官的脂肪线消失。胸骨受挤压前移，主动脉弓受压变扁后移，且见气管黏膜下有结节样隆起，突向管腔内。肿块附近肺组织有受压，纹理粗乱。

3. 诊断与鉴别诊断

（1）诊断要点　多见于年长儿，胸腺瘤呼吸时无形态改变。肿块呈结节状突出，密度略低，CT 值低于 40HU。增强扫描后仅见轻度强化。恶性变时与邻近肺组织、心包界限不清。胸腺瘤术前确诊十分困难，仅能定囊性（良性）、实质性（恶性）或具体肿块部位。

（2）鉴别诊断　①儿童正常胸腺：8 岁前的儿童胸腺增大属正常生理情况，胸部 X 线片及 CT 均显示位于前上纵隔对称性呈"ぃ"形或对生叶状，其边缘光滑、无分叶、无结节样突起、密度均匀，对周围器官无推挤，8~12 岁后逐渐缩小，成人期则被等腰三角形低密度均匀一致脂肪组织取代。②儿童急性感染或应激状态下胸腺肿大：密度均匀，边缘光滑，胸腺周围脂肪线清晰可见。如果难以鉴别可用泼尼松 [2mg/（kg·d）] 连服 5d 进行诊断性治疗后，复查发现胸腺迅速缩小。

📋 病例 2

男性，3 岁 8 个月。反复咳嗽，声嘶哑 2 年。浮肿、气短 20d。CT 示前上纵隔有 10cm×12cm×15cm 巨大的实质性肿块（图 6.5.2）。

转归：手术顺利切除肿瘤。术后病理：恶性胸腺瘤。术后 5h 因咳嗽突然呼吸、心搏骤停，抢救无效死亡。

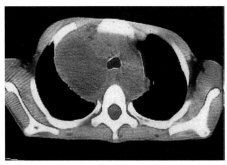
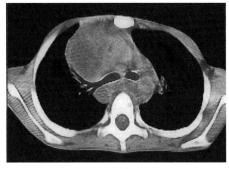

图 6.5.2　CT 图示前上纵隔有 10cm×12cm×15cm 巨大的实质性肿块。肿块呈分叶状，界限不清，与大血管、心包粘连成片，密度不均，有出血、坏死、钙化

三、畸胎瘤

畸胎瘤，也称纵隔内生殖细胞瘤，来自胚胎期始基发育时部分多极分化细胞异位发育而。肿瘤小时，可无症状，文献报告无症状者达 36%~52%。但肿瘤增大时气管受压，则有咳嗽、气喘、胸闷等症状，CT 及胸部 X 线片示胸部异常肿块。

1. 病理改变

畸胎瘤分为：①囊性畸胎瘤，也称皮样囊肿。肉眼所见呈类圆形囊块状，包膜完整，质地较软。剖面可见纤维囊壁较厚。囊内有毛发、牙齿和干酪碎屑。镜检示囊壁衬有鳞状上皮，并见皮肤附件、肌肉、皮脂腺、黏膜腺体等。②实质性畸胎瘤：肉眼所见不规则形，包膜不完整，质地较硬。剖面为灰白色、鱼肉样，有皮肤、牙齿、骨、软骨、肌肉等组织，有出血、坏死、钙化及囊腔形成。镜检示未分化的胚胎性组织成分，源于原始上皮细胞排列成腺泡、小管，乳头状或实体呈腺样癌，或结缔组织间质数量不等，细胞小而多，胞浆染色深，核大，极相紊乱。

2. 临床表现

当瘤体增大时压迫周围器官产生症状。

3. 影像学检查

（1）X线检查 前纵隔有巨大的占位性病变，呈实质性，内见斑点状钙化、骨组织。

（2）CT 肿瘤多位于心包或大血管根部，向前纵隔生长，当肿瘤长得很大时，CT表现为占据前纵隔巨大的、不规则性实质性肿块，混杂密度影，密度不均匀，瘤内有高密度的骨骼，有斑片状钙化、低密度囊变及更低密度的脂肪，边界尚清，部分层面与大血管、心膈有粘连。纵隔、气管均向健侧移位。气管内黏膜光滑。气管旁淋巴结无肿大，增强扫描见肿块有部分强化，前纵隔前下部两侧肺组织被挤压。

4. 诊断与鉴别诊断

患儿因肿块挤压产生呛咳、支气管感染等征。查体：前上胸部叩诊呈浊音。听诊脊柱旁、患侧肩胛下区可闻及湿啰音。X线片示前上纵隔胸腺附近有囊性或实性肿块影。CT示囊性肿块外形呈类圆形，边缘光滑或有蛋壳状钙化，局灶性粘连。内有单房或多房性低密度影。实性则突向一侧纵隔，肿瘤外形不规则，瘤体内密度不均匀的软组织肿块。内含脂肪、钙化、骨组织。边缘光滑或模糊不清。同时可见肿瘤挤压周围器官，气管内膜、淋巴结肿大。

📋 病例3

男性，2岁7个月。阵发性痉咳6d，平卧加剧。经抗感染治疗无效。CT冠状位显示前纵隔左上方有实质性肿块。CT轴位示左前纵隔有10cm×13cm×8cm肿块，呈"保龄球"状，肿块的边界欠清，密度不均，内有斑片状钙化（图6.5.3）。术中见肿瘤表面不光滑，为实质性，与周围组织粘连。术后病理确定为恶性畸胎瘤。

出院诊断：恶性畸胎瘤术后伴急性支气管肺炎。

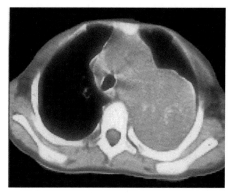

图6.5.3 前纵隔恶性畸胎瘤伴急性支气管肺炎CT图

四、急性淋巴细胞性白血病伴纵隔淋巴结肿大

白血病，为儿童常见的造血系统恶性增殖性疾病。白血病细胞不仅影响儿童骨髓及整个造血系统，并常侵犯全身其他器官，产生一系列的临床表现。本病发病占儿童时期恶性肿瘤发病的首位。急性淋巴细胞性白血病（简称急淋）占全部白血病的75%。在T细胞性急性淋巴细胞性白血病中，男性发病占67.1%。由于急淋细胞浸润，66%的病例有前纵隔肿大。可出现于急淋血象显示白血病之前，也可发生于经治疗后血象缓解2年后。

1. 病 理

大体所见前上纵隔肿大，与胸腺分界不清，包膜不完整。切面呈灰白色鱼肉样。镜检可见小而圆、染色深的淋巴细胞增生，胞浆丰富。

2. 临床表现

有发热、贫血、面色苍白、虚弱、厌食、嗜睡，或于病毒性呼吸道感染或发疹性疾病后出现咳嗽，于夜间或平卧后加剧。伴喉部痰鸣，呼吸困难。

3. 实验室检查

·末梢血可发现有异常白细胞。白细胞分类，可见到原始及幼稚白细胞。

·红细胞计数及血红蛋白均减少。

·血小板记数低于正常值，甚至低于1.0×10^9/L。

·骨髓象：可见粒细胞系列有增生活跃。分类中原始早期幼稚细胞大于50%，甚至骨髓象均为白血病细胞占据。

·相关染色体核型多有异常。免疫组化检查异常。

4. 影像学检查

（1）X 线检查　可见前上纵隔肿大，边缘不光滑，呈分叶状改变。

（2）CT　冠状位可见前上纵隔增宽。平扫纵隔窗观察，可见前上纵隔增宽的范围。边界欠清。呈分叶状，突向一侧肺野内的软组织肿块，并与胸腺广泛粘连，分界不清。肿块密度不均，内有斑片状、点状低密度影。肿块向前有轻挤压胸骨柄、肋骨，向后推压气管。

5. 诊断与鉴别诊断

（1）诊断要点　本病有发热、贫血、出血、乏力、咳嗽、气喘、喉部痰鸣、发作性呼吸困难。尤以夜间、平卧时前症加重。血象及骨髓象均可检出白血病细胞。X 线片及 CT 显示前上纵隔肿块。

（2）鉴别诊断　与纵隔内其他肿瘤鉴别。

📋 病例 4

女性，13 岁。2 年前因发热 2 周在当地做骨穿，诊断为急性淋巴细胞白血病，化疗后体温下降，全身症状好转。本次因发热、咳嗽、气短就诊，考虑急性淋巴细胞白血复发。与 2 年前胸部 CT 片比较，前上纵隔 – 胸腺内肿块增大，密度较高。胸廓对称，肺窗示双肺纹理略增多，走行自然，肺野透光度良好，双肺未见异常实变影，双肺门不大。纵隔窗示纵隔无偏移，心影及大血管形态正常，纵隔内未见肿块，可见肿大淋巴结。右侧后胸腔可见薄层弧形水样低密度影（图 6.5.4）。肝实质密度呈均匀、弥漫性减低。化疗后复查 CT（图 6.5.5）。

诊断：急淋性白血病复发前上纵隔内淋巴结肿大。

📋 病例 5

男性，8 岁。因发热 10d 检查高白细胞血症，未分类，可见大量幼稚细胞。骨穿可见异常淋巴细胞，怀疑"白血病"。

查体：精神欠佳，皮疹未见，浅淋巴结颈浅可触及，黄豆大，质软，无压痛。心肺未闻及异常。腹平软，肝脏肋下未及。脾脏可触及，质中等，触痛阴性。脊柱四肢关节未见异常。外阴双侧睾丸未见异常。神经系统检查：生理反射存在，病理体征未引出。

化疗前胸部 CT：前上纵隔淋巴结增大相互融合，左侧腋窝淋巴结增大。双侧胸膜腔渗出积液。脾大，占 10 个肋单元（图 6.5.6）。

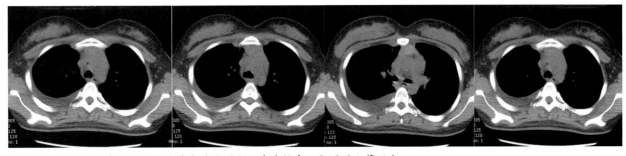

图 6.5.4　CT 图示前上纵隔 – 胸腺内肿块增大，密度较高，与周围血管融合

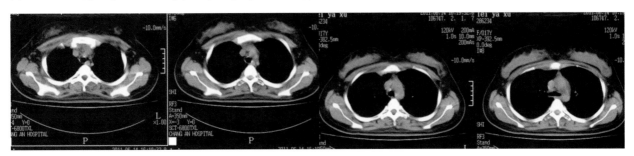

图 6.5.5　化疗后 CT 图示前上纵隔淋巴结肿大回缩、变小

骨穿血片：①增生极度活跃。②粒细胞极少。③红细胞极少，成熟红细胞大小不一。④淋巴细胞（系）明显增多，占有核细胞93.9%；原始、幼稚淋巴细胞占80.1%，以大原始、幼稚淋巴细胞为主（图6.5.7）。⑤全片见巨核细胞19个，血小板减少。

诊断：急性T淋巴细胞白血病。

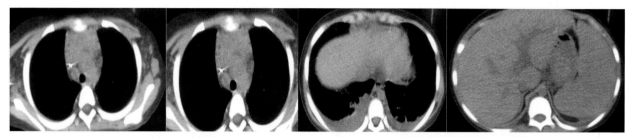

图6.5.6　急性T淋巴细胞白血病CT图

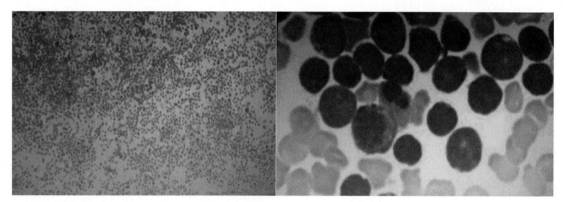

图6.5.7（见彩插）　急性T淋巴细胞白血病骨穿涂片

五、后纵隔神经母细胞瘤

后纵隔神经母细胞瘤，是指发生于后纵隔内神经母细胞瘤。本病为后纵隔主要恶性肿瘤，据文献报告仅占神经母细胞瘤发病的15%。多见5岁以下儿童，男性多于女性。

1. 临床表现

患儿有发热、贫血、生长发育迟滞，反复咳嗽，喉部痰鸣，呼吸困难。

2. 影像学检查

（1）X线检查　可见纵隔内有巨大的实质性肿块，边界不清，瘤内有斑片状钙化。肱骨、胫骨上端有葱皮样骨膜反应性增生、溶骨样破坏或病理性骨折等改变。

（2）CT　后纵隔内有实质性、不规则性肿块影，其边界清，瘤内密度不均，CT值为27~80HU，可见多形性，多发性钙化、出血、坏死及囊变。肿块挤压肺组织、纹理粗乱，向前挤压包裹大血管，

气管变形。向后脊柱、肋骨亦见受压。

3. 诊断与鉴别诊断

（1）诊断要点　患儿有发热、贫血、咳嗽，胸部X线片及CT示后纵隔实质性肿块，并有多发性、多形性钙化，考虑神经母细胞瘤。

（2）鉴别诊断　①神经节细胞瘤：有咳嗽的改变，胸部X线片、CT可见后纵隔肿块，但少见钙化。②畸胎瘤：胸部X线片可见多发钙化，但CT示前纵隔而不是后纵隔。③肠源性囊肿：反复咳嗽，发育、营养较差，贫血；胸部X线片及CT可见后纵隔内囊性肿块，周边有钙化，伴胸椎椎体发育畸形。

病例6

女性，2岁4个月。发热、贫血、咳嗽1个月。胸部X线片可见右侧纵隔内有巨大的实质性肿块，其边缘不光滑，内有斑片条状钙化。CT平扫可见肿块来自后纵隔，有10cm×15cm×5cm大小，为实质性，靠右侧边缘有半月形钙化灶。X线片可

见肱骨外科颈下有层状骨膜反应及髓腔内呈溶骨样低密度（图6.5.8）。诊断：后纵隔神经母细胞瘤并骨转移、病理性骨折。

（感谢西安交通大学第二附属医院放射科李润明教授提供病例）

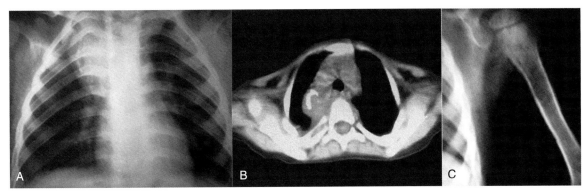

图6.5.8　后纵隔神经母细胞瘤并骨转移胸部X线片（A）+CT（B）+肱骨外科颈X线平片（C）

六、神经纤维瘤

神经纤维瘤，是指原发于后纵隔内神经干的实体性肿瘤。本病罕见。据文献报告，对119例纵隔肿瘤和类肿瘤做病种分析，神经源性肿瘤占21例（占17.6%），其中神经母细胞瘤9例，神经纤维瘤仅见2例。发病无明显性别差异。

1. 病　理

大体所见：肿瘤体积较大，直径约10~20cm。呈暗红色。滋养血管丰富。包膜完整。切面呈土黄色。手感细腻似泥沙样。镜检：可见细条状神经纤维细胞，间质内主要为发育成熟的血管内皮细胞。

2. 临床表现

营养、发育较差。唇轻度发绀，鼻翼翕动，两肺呼吸音粗。手足指呈杵状指（趾）。

3. 影像学检查

（1）X线检查　右后纵隔增大，边缘光滑，有轻度分叶。肿块密度增高。周围肺纹理模糊、紊乱。

（2）CT　脊柱旁呈圆形或哑铃形的实性肿块，与脊柱、后胸壁宽基粘连。肿瘤边缘光滑，壁呈蛋壳状钙化。肿瘤内密度均匀。对邻近结构无浸润，包绕。肺窗可见肿瘤对周围肺组织有挤压改变。骨窗显示肿瘤对椎体侧缘有轻度小的弧形挤

压切迹。

（3）MRI　T1加权像呈中等偏低信号，T2WI信号增高。增强后T1WI显示肿瘤强化。

4. 诊断与鉴别诊断

患儿自幼发育、营养差。常有发作性咳嗽、咯痰、气喘。胸部X线片及CT显示后纵隔内肿块影。

📋 病例7

男性，12岁。自幼咳嗽、咯痰、气喘。加重2个月。胸部X线片显示右后纵隔内有10cm×20cm大小的肿块影，其边缘光滑；侧位示肿块与脊柱、后纵隔相重叠。CT示后纵隔内脊柱旁有圆形或哑铃状肿块影，肿块与脊柱、后胸壁呈宽基粘连，边缘光滑。肿块内密度均匀。CT值为28~34 HU（图6.5.9）。术后病理：神经纤维瘤（血管瘤型）。

最后诊断：右后纵隔内神经纤维瘤（血管瘤型）。

七、淋巴瘤

淋巴瘤，是指原发于纵隔内的淋巴系统来源恶性肿瘤。本病占全身淋巴组织肿瘤的23%，是继白血病、神经系统肿瘤之后常见的恶性肿瘤之一。

1. 病理改变

肉眼所见肿瘤为圆形、椭圆形不规则肿块，

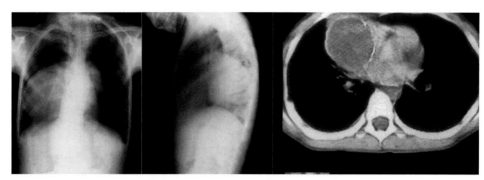

图 6.5.9　后纵隔神经纤维瘤（血管型）胸部 X 线片 +CT 图

质地中等偏硬。薄膜不完整。切面有出血、坏死、囊变。经放疗、化疗后的淋巴瘤可见钙化灶。镜检：病理在组织细胞学上分为两大类，即霍奇金病（HD）和非霍奇金淋巴瘤（NHL）。HD 根据淋巴细胞和 R-S 细胞含量分为结节硬化型、混合细胞型、淋巴细胞消减型和淋巴细胞优势型。以结节硬化型和淋巴细胞优势型最常见。NHL 的病例类型较多，常见有 T 细胞型、组织细胞型、混合细胞型和 B 细胞型。

2. 临床表现

长期发热，体温波动以中等至高热，热型不定，体温 38℃ ~39.8℃。咳嗽、气喘，偶有咳痰。贫血貌，浅表淋巴结可及或触及不清，质地中等，可活动，无压痛。气管偏移。第二、第三肋间叩诊呈浊音。肝脾肿大，质地中等。脊柱、四肢、关节无异常。

3. 实验室检查

·白细胞计数增高，分类以淋巴细胞增多为主。

·红细胞计数降低，血红蛋白减少，为小细胞低色素性贫血。

·骨穿：提示红系呈增生性贫血。

·胸穿：胸腔积液外观为血性，脱落细胞检查可找到恶性淋巴瘤细胞。

4. 影像学检查

（1）X 线检查　显示单侧或双侧纵隔呈弧形波浪状或分叶状隆起，不对称。右侧气管旁闭塞增宽，上腔静脉区密度增高。肺门影有增大。侧位可见胸骨后间隙内密度增高，与心血管的前缘及周围

软组织分辨不清。气管向后挤压移位、变窄。肺野可见多个节结状或片状实变影，范围 > 1cm。胸膜可见局灶性软组织增生，胸腔积液，单侧或双侧心包可见烧瓶状积液影。肋骨、胸骨有溶骨样破坏。

（2）CT　根据病变累及范围：① 纵隔内显示淋巴结增大或融合成块状软组织影。可散布于气管旁一个解剖区域或多个区域中淋巴肿大融合成片，或前、中、后纵隔内均见软组织肿块影，无法分辨组织器官。增强后淋巴结肿大仅表现为轻度强化。放疗或化疗后的病例可见淋巴结肿大区域内有多发的坏死囊变区。②胸腺弥漫性增大，外形呈四边形，或有浅分叶状，或仅一侧边缘有节结状突起。密度不均，内有出血、坏死、缺血改变，有时可见大小不等的囊性变影。增强后可见轻至中度强化影。③ 肺野内可见散在分布的、大小不等的、致密结节影或小点状实变影。增强后显示肺内结节影强化不明显。④ 胸膜可见结节样不规则增厚，且见低至等密度弧形胸腔积液，心包积液、心包膜亦见有结节状软组织增生影。

间接征象：肺外淋巴结肿大，可见颈浅、腋下淋巴结肿大影。肿大淋巴结包绕，挤压大血管、心脏，纵隔内外巨大的肿块相互融合。增强扫描后大血管及心脏强化，轻度强化的淋巴结将血管分离移位。推挤气管、支气管变窄，呈细线状，或气管内膜有小的结节影，向管腔内隆突，支气管截断。周围有渗出性炎症，阻塞性肺不张。

CT 扫描后，采用 MPR 后处理后可在冠状位、矢状位显示纵隔内肿块影外形、轮廓、肿块内密度，且对大血管、心脏、心包膜、胸骨推挤、包绕显

示得更清晰。

（3）MRI　由于纵隔内大血管及心脏腔内血管流空效应，对淋巴结受累的显示较 CT 扫描清晰，尤其在主 - 肺动脉窗，肺门区及隆突下淋巴结肿大。淋巴瘤信号特点：T1WI 呈中等信号，T2WI 为高信号。

根据影像学特点判断霍奇金病与非霍奇金淋巴瘤：前者多见纵隔内淋巴结、胸腺、肺实质和胸膜受累。后者不但可见到上述共性表现，还可见浅表淋巴结受累及。确诊要从组织病理学改变区别。

5. 诊断与鉴别诊断

（1）诊断要点　患者有发热、贫血、肝脾肿大、浅表淋巴结肿大。根据骨穿、淋巴结病理活检、实验室检查及影像学特点考虑淋巴瘤。

（2）鉴别诊断　①白血病：本病为儿童常见，是发病率和病死率在儿童为第一位的恶性肿瘤。影像学上难以区分淋巴瘤与白血病纵隔淋巴结浸润。可由实验室检查、骨穿、CT 引导下穿刺结果分析。②肺门原发综合征：无卡介苗接种史或已接种卡介苗，与结核患者密切接触史，有长期发热、多汗、消瘦、咳嗽、胸闷。血沉增快。T 细胞斑点试验、PPD 呈强阳性。胸部 X 线片及 CT 显示纵隔内淋巴结肿大，内有细小的沙砾样钙化，多见右侧肺门肿大的淋巴结向内挤压支气管狭窄。增强扫描可见淋巴结中央有坏死液化影。有的病灶显示肺上叶前段局灶性炎症。经抗结核治疗后好转。③结节病：有长期发热、咳嗽、咯痰。X 线片及 CT 示肺门对称性淋巴结肿大，如土豆状改变。本病老年常见，儿童罕见。④肺门转移瘤：可见乳腺、卵巢、胃、肝等肿瘤原发部位。很早发生肺内转移，可见肺门淋巴结肿大，但儿童罕见。

第 6 节　先天性乳糜胸

先天性乳糜胸，是指先天性胸导管瘘管，回流的淋巴乳糜液外漏而积存于胸腔内。胸导管是体内淋巴乳糜液转运最重要器官。起源于腰椎 1~2 水平的乳糜池，胸导管在食管后、椎体前，与主动脉、奇静脉伴行，于 T_4~T_5 椎体水平向左上方汇入左颈内静脉或左锁骨下静脉。其发病率约 1/6000~1/10 000，男女发病之比为 2：1。

1. 诊断与鉴别诊断

（1）诊断要点　气短、胸疼。胸腔穿刺：胸腔积液呈乳白色，镜检可见脂肪滴、淋巴细胞、红细胞。炎症细胞罕见。DR+CT 检查：患侧大量胸腔积液、心包积液。

（2）鉴别诊断　①结核性胸膜炎：低热、食欲缺乏、贫血、体重不增。肺内有原发病灶，DR+CT 显示胸腔积液易形成包裹积液，边缘增厚，钙化，胸穿液呈草黄色。②恶性间皮瘤：胸痛、呼吸困难。DR+CT 显示胸膜呈结节样、波浪状增生，胸穿液呈"血性"。

📋 病例 1

女性，3 岁。因发热、气短、胸疼 3d 就医，胸部 X 线片示右侧大量积液，胸穿抽出大量乳白色胸腔积液，考虑先天性乳糜胸。纵隔镜引导下行淋巴管修补未发现破损处。

抽取胸腔积液后复查 DR 示右侧肋膈角呈幕布样改变，右侧叶间胸膜增厚，呈"双凸形"。心影增大，心胸比 0.54。CT 示右侧大量胸腔积液，右肺受压迫不张，纵隔未见明显包块，双肺门不大。血管前间隙、后下纵隔及腹膜后可见高密度钙化影。左侧肺纹理清晰，走行自然，透光度良好，两肺未见明显实变影。纵隔向左侧偏移。心影及大血管形态大小未见异常。纵隔内未见肿块及肿大淋巴结。胸廓对称，肋骨、胸椎骨质未见破坏。胸壁软组织未见异常（图 6.6.1）。

诊断：①右侧胸膜及叶间胸膜增厚、积液；②心包积液。

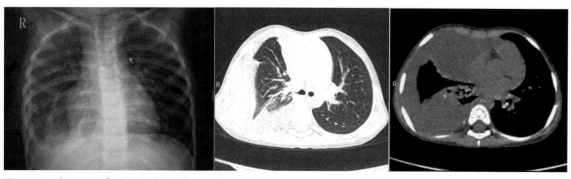

图 6.6.1　先天性乳糜胸 DR（卧位）+CT 图

第 7 节　恶性间皮细胞瘤

恶性间皮细胞瘤，是指原发于脏层胸膜间皮细胞的一种恶性肿瘤。恶性间皮细胞瘤，可以起源于任何间皮组织，75% 源于胸膜脏层。本病多见于 40 岁成人男性。儿童与女性极为罕见。1972 年 Grundy 曾经报道 13 例儿童恶性胸膜间皮瘤。

1. 病理改变

肉眼所见：患侧的胸腔壁层、脏层内有大小不等的、弥漫性的结节状增厚、粘连。剖面：增生的结节呈灰白色、肉红色的鱼肉样组织，并混有少量暗红色血性液体。肺表面有一层纤维包裹形成。肺组织完全被压缩，不能扩张。镜检：瘤组织来源于上皮样细胞。结节内有上皮组织及无组织结构的纤维增生，或两者兼有。上皮细胞染色深、细胞核大、胞浆少。电镜下：细胞表面有少量绒毛突起，微饮泡，RER 含量丰富，有中间丝、肌微丝和致密斑。

免疫组化染色：desmin、vimetin 强阳性。CR、EMA、NST 也呈强阳性。

2. 临床表现

早期无明确的临床症状。多在胸部外伤后出现患侧胸痛，呈进行性加重。咳嗽、气短、咯痰，痰中带血丝，呼吸困难且逐渐增重，难以平卧、偶尔检出。

查体：面色灰暗。呼吸急促，鼻翼翕动。颈静脉怒张。胸廓不对称。患侧肋间隙饱满，呼吸运动减弱。气管、纵隔及心脏向对侧移位。叩诊呈实音。听诊呼吸音消失。心脏检查可见心尖波动位于右侧锁骨中线内，叩诊心界向右侧移位。听诊心音有力，心率增快。肝脏肋缘下 6cm，质地中等，表面光滑，无结节。

3. 影像学检查

（1）X 线检查　后前位及仰卧位高千伏摄片，显示两侧胸廓不对称。患侧肋间隙增宽。背侧肋骨抬高，肋缘膨隆。患侧肺野呈浓密的实变影，或沿胸膜面有多个结节状阴影，或反复发作性的大量胸腔积液，肋膈角变钝或消失。且见患侧心缘不清，纵隔、气管向健侧移位。健侧肺野清晰。肋膈角锐利。

（2）CT　可发现病变的细微变化：胸膜、叶间胸膜、胸腔内外的腹膜、肺实质的病变。患侧胸膜广泛，不均匀增厚，呈波浪状、结节样改变，软组织密度影，CT 值为 20~34HU。有时伴大量胸腔积液。增强扫描可见结节影轻度强化。调窗发现肋骨有溶骨样、虫蚀状破坏。

病例 1

女性，3 岁。10d 前由自行车上摔下致左侧胸疼痛，逐渐增重伴咳嗽、痰中带血、呼吸困难。在当地医院治疗无效。曾做胸穿 4 次，均未抽出液体胸部 X 线片示胸廓不对称，左侧肋间隙增宽，背侧肋骨抬高，肋缘膨隆。左侧肺野呈浓密的实变影，肋膈角变钝。纵隔、气管向健侧移位（图6.7.1）。

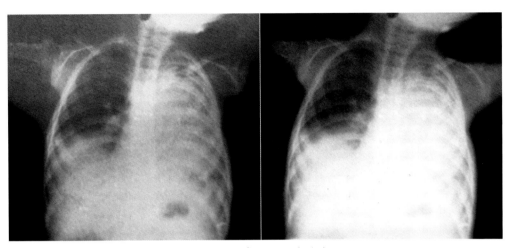

图 6.7.1　左侧胸膜间皮细胞瘤胸部 X 线片 + 高千伏 X 线胸片

因前症不缓解行胸部手术探查，术中可见左侧胸膜腔内充满弥漫性结节状鱼肉样组织。术后病理证实左侧胸膜弥漫性间皮瘤。

（感谢西安市红会医院影像诊断科时万潮副主任医师提供病例）

第 7 章

腹部包块

第 1 节　腹部先天发育畸形

一、先天性胆总管囊肿

先天性胆总管囊肿，又称先天性胆总管囊状扩张症。为少见的胆总管先天畸形。多见未满周岁婴儿。女婴患病率较男婴高。男女比为1∶（3~4）。本病于1723年由Vater首次报道。Caroli在1985年详细描述了肝内胆管的囊状改变。

1. 病　因

本病确切病因不清。相关学说很多，大多数学者认为本病与先天性胆道、胰胆管交界部发育异常及各种病毒感染有关，近年来在此部位检出乙肝病毒、巨细胞病毒、腺病毒等。

2. 病　理

大体所见：胆总管由上到下呈球形或梭形、囊状扩张。胆总管中上部好发。囊肿大小不一，表面不光滑，与周围脏器有粘连，直径3~40cm。切面可见管壁薄厚不匀，最大径2~100mm。囊内为深绿色黏稠的胆汁，有时伴泥沙样或泥土样结石，有炎性分泌物时，管壁有溃疡面。肝脏呈灰绿色或棕绿色，质地较硬。镜检：囊壁见胆总管黏膜、肌层组织。黏膜上有坏死脱落的炎症细胞。肌层变得肥大，肌纤维增粗。结缔组织大量增生，偶可见弹性纤维和平滑肌束。60%肝脏活检为继发性胆汁性肝硬化，门静脉纤维化、胆道闭锁。

3. 临床表现

反复发作性或进行性黄疸。阵发性腹痛、腹部包块。仅1/3的患者有典型表现。75%以黄疸、白色粪便、肝脾肿大多见。

查体：中上腹、右上腹可触及质地中等的囊性腹部包块。学步儿、年长儿以发作性中上腹疼痛、腹部包块多见。当有感染时，可有发热、恶心、呕吐等。术后患儿前症改善、黄疸消失，粪便由白色转为黄色、肝硬化可逐渐逆转。

4. 实验室检查

·白细胞计数、中性粒细胞或淋巴细胞增多，急性期可见C反应蛋白增高，超敏C反应蛋白增高。

·红细胞、血红蛋白均减少，呈小细胞低色素性贫血。

·肝功能、碱性磷酸酶（AKP）异常。胆红素增加。

·肝硬化，腹水，可出现白蛋白／球蛋白（A/B）倒置。

5. 影像学检查

（1）上消化道造影检查　可见十二指肠环扩大，侧位显示十二指肠降部向前移位。

（2）内窥镜逆行胰胆管造影　胆总管呈椭圆形囊状扩张，肝内胆管正常。

（3）腹部B超　探及肝外有一巨大的液性暗区回声。

（4）CT　肝门区胰头之间有圆形或类圆形巨大的囊性肿块，边缘清晰，囊壁增厚（＞3mm），不光滑。囊内呈水样低密度影，CT值为0~13HU。囊内可见多房性、细网格样分隔。胆囊体积增大。肝脏增大，边缘圆钝，肝裂增宽，叶间比例失常。肝实质普遍密度增高，CT值为92HU。肝内胆管正常，胰腺钩突形态异常，而体尾部形态、密度正常。

6. 诊断与鉴别诊断

（1）诊断要点 患儿黄疸，腹痛，腹部包块，白细胞计数、分类中性粒细胞增高。肝功能及碱性磷酸酶异常。B超、CT检出右上腹巨大囊性包块。

（2）鉴别诊断 ①先天性肝内胆管扩张症（Caroli病），为常染色体隐性遗传病。多见于男孩，有再发性右上腹疼痛、肝大、触痛、发热、黄疸、贫血。CT显示肝内胆管扩张，尤其在肝门区胆管呈球状扩张时，要结合B超、MRI、经皮肝穿造影等检查进行诊断。②患侧右肾上极囊肿，多于偶尔检出，儿童少见。CT特征：右肾上极呈向外隆起畸形，近皮质下呈类圆形低密度囊性肿块影，其边缘清晰，壁光滑，CT值呈水样密度。增强扫描后仅见囊壁强化，囊内未见强化。③肠系膜囊肿，多见7岁以下儿童，临床表现为腹胀、腹痛、腹部包块，偶有呕吐发作。CT显示右上腹有低密度的囊性肿块，边缘光滑，密度均匀。CT值呈水样密度或脂肪密度。结合临床病史、实验室检查、B超及CT不难诊断。但必要时手术病理证实。

📋 病例1

男性，1.5岁。间歇性黄疸，腹胀，白色粪便4个月。肝功能、AKP异常。腹部B超示右上腹有巨大液性暗区回声。首次行胆总管囊肿外引流术。术中见肝呈灰绿色，质地硬。病理活检报告先天性胆总管囊肿伴胆汁性肝硬化。术后6个月前症再现，术前CT示肝门下方有

4.0cm×4.7cm×2.0cm囊肿，内有房性细间隔，CT值为0~13HU；囊壁增厚，胆囊形态大，壁增厚（图7.1.1）。二次行胆汁内引流矫正术。术中见肝脏已转红润，质地软。

诊断：先天性胆总管囊肿术后。

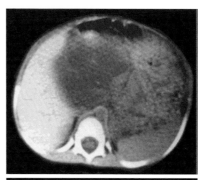
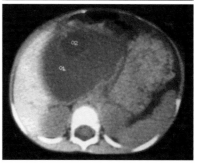

图7.1.1 先天性胆总管囊肿伴慢性胆囊炎、继发性胆汁性肝硬化CT

📋 病例2

女性，10岁。右上腹包块伴腹痛7年余。CT显示：右上腹巨大囊性肿块，边缘光滑，密度均匀，囊壁增厚＞3mm，囊肿最大径＞10cm。MRCP检查：高度扩张胆总管呈高信号，边缘清晰，壁增厚。左前方肠管内无信号（图7.1.2）。诊断：先天性胆总管囊肿。

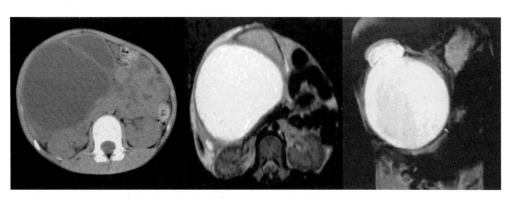

图7.1.2 先天性胆总管囊肿伴慢性胆总管炎CT+MRCP图

二、先天性肝内胆管扩张症

先天性肝内胆管扩张症，又称 Caroli 病，是指肝实质内胆管先天发育异常所致肝内囊性扩张改变。本病为常染色体隐性遗传，女性多见。

1. 病　因

不清楚，一般认为是：①肝实质内迷走发育胆管致胚胎期肝内胆管、淋巴管发育障碍。②宫内肝胆系统感染，致肝内胆小管闭塞、扩张。

2. 病　理

肉眼所见：肝脏体积增大，表面部光滑。剖面：肝内胆管有单发或多发性、大小不等的囊肿，或呈车轮状排列。囊壁很薄，呈半透明状。囊腔内有无色、淡黄色、暗红色、咖啡色黏稠的浆液状胆汁。有的为稀薄的浆液，墨绿色胆汁并含泥沙样结石。镜检：囊壁结构为肝细胞及胆管上皮，周围有炎症细胞分布。

3. 临床表现

女孩多见。有发作性右上腹疼痛，肝脏增大，肝区压痛。叩击痛明显。持续性低热，偶有高热，黄疸常伴贫血。

4. 实验室检查

· 当有肝内胆管感染时，白细胞计数、分类中性粒细胞 / 或淋巴细胞增高。

· 红细胞计数、血红蛋白减少，呈小细胞低色素性贫血。

· 血清胆红素增高，黄疸指数增高。肝脏酶学升高。血清蛋白减少。

5. 影像学检查

（1）**消化道造影**　非特异性表现十二指肠环扩张，旋转到侧位可见十二指肠降部向前移位。

（2）**B 超**　探及肝脏形态增大，肝包膜下呈单房性、多房性液性暗区回声。肝门区门静脉迂曲增宽。

（3）**CT**　肝脏形态增大，边缘欠光滑，有切迹及分叶状改变。近肝包膜下肝实质内呈车轴状、放射状分布的多个囊性灶，囊肿间有粗细不等纤维分隔。囊肿边界清，囊间有细小纤维分隔。胆

总管、左右肝管不扩张。部分囊壁增厚，大于 3mm。增强扫描后尽见囊壁轻度强化。肝门区结构被挤压移位。胆囊形态正常，壁光滑，密度均匀（图 7.1.3）。

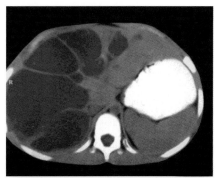

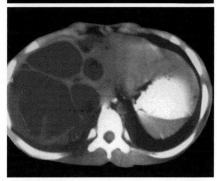

图 7.1.3　CT 图示近肝包膜下肝实质内呈车轴分布的多个囊性灶，囊肿间有粗细不等纤维分隔

三、先天性肾盂 – 输尿管结合部梗阻

先天性肾盂 – 输尿管结合部梗阻，也称先天性肾盂输尿管连接部梗阻，是指肾盂与输尿管之间内外有障碍物，造成先天性肾盂积水，妨碍尿液由肾盂流入输尿管。本病多见于男婴，男女患病比为 5:1。多见右肾，40% 有双肾报道。临床特征为腹胀，腹部包块，排尿困难。

1. 病　因

尿液排出是由肾盏近端环形肌松弛，远端环形肌和肾盂颈部纵行肌收缩，使肾盏腔变宽和缩短，其肾盏腔内呈负压状态。将尿液从肾乳头管吸入肾盏，并进入肾盂处。本病中在肾盂、输尿管黏膜下肌层内含有起搏细胞的特殊平滑肌，肌细胞间有大量胶原纤维，使起搏细胞兴奋被阻断，肌细胞间正常蠕动传递抑制。初期可引起肾盂肌层增生、肥厚，后可继发引起肾盂扩张，久则导致尿路梗阻。其他如输尿管外异常血管及纤维条

索压迫或管腔内胎儿皱襞不消失,也可引起梗阻。

2. 临床表现

腹胀、腹痛,新生儿时期尿少,排尿困难。尿液渗出性腹水,或发热、哭闹、消瘦、贫血。

查体:发育、营养较差。贫血貌。腹部膨隆,可触及腹部肿块,为囊性,表面光滑,有或无压痛。挤压时有尿液排出,但淋漓不尽。

3. 影像学检查

（1）**B超** 探及腹腔内巨大的低回声液性暗区。正常肾脏显示不清,肾盂、肾盏被牵拉扩张变形。

（2）**静脉肾盂造影** 可见患侧肾脏轮廓畸形,肾盂高度扩张,输尿管不显影。

（3）**CT** 当少量肾盂积液时,平扫显示肾脏外形增大,边缘光滑。当大量肾盂积液时,肾脏增大畸形。肾实质由于肾盂呈球形高度扩张,被挤压变薄,或呈蛋壳状略高－等密度影。肾盂、肾小盏内呈水样密度,CT值为0~14HU。

4. 诊断与鉴别诊断

（1）**诊断要点** 婴儿自幼腹胀、腹部包块、尿少、排尿困难。结合腹部B超、CT不难诊断。

（2）**鉴别诊断** ①后尿道瓣膜,新生儿期尿少,每天尿量少于200mL,排尿困难。腹胀、腹部包块。B超探及患侧或双侧肾盂、输尿管积水,膀胱扩张,为下尿道梗阻。CT可见肾脏大而畸形,甚至呈多囊状。肾盂、输尿管扩张,膀胱过度充盈。②血友病腹腔巨大自发性血肿,挤压肾、输尿管,结合其他实验室检查及B超、CT不难诊断。③新生儿多囊肾,患儿出生不久可见腹胀、尿少、代谢性酸中毒、临床症状呈进行性加重。CT示双侧

肾脏大且畸形。肾实质无正常结构,可见大小不等、密度不均的多囊影。肾盂、输尿管、膀胱形态正常。④海绵肾,患儿可见贫血、肾功能减退。CT示肾脏形态增大,边缘呈浅分叶状,肾实质内有多个大小不均、密度不一的囊变区。肾盂、输尿管、膀胱形态正常。

病例3

男性,50d。腹胀、腹部包块、尿少月余。CT示右侧肾脏增大畸形,肾实质受压呈蛋壳状,肾盂扩张呈水样密度（图7.1.4）。手术病理证实:先天性肾盂输尿管连接部梗阻。转归:术后随访19年,前症消失,健在。诊断:右侧肾盂－输尿管结合部梗阻并肾盂积水。

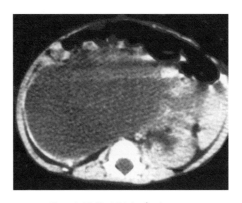

图7.1.4 CT图示右侧肾脏增大畸形

病例4

女性,8岁。阵发性腹部疼痛1月余,转移性右下腹疼痛48h。腹部B超检出右侧肾盂积水,右输尿管被阻断。静脉肾盂造影示右侧肾盂积水（图7.1.5）。肾脏CTA图像后处理显示右侧肾盂积水、脊柱侧弯畸形（图7.1.6~图7.1.8）。手术

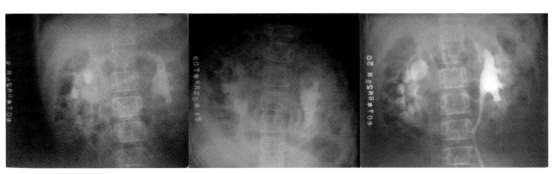

图7.1.5 静脉肾盂造影后8min、15min、50min,左肾肾盂、肾小盏形态正常,右侧肾盂及肾小盏呈散在的囊状扩张,右侧肾盂积水

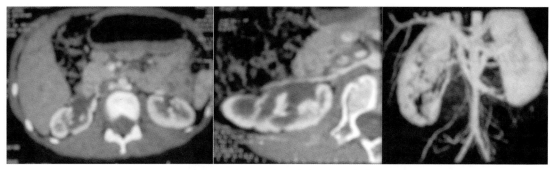

图 7.1.6　增强 CT 图示肾盂扩张变形，右侧肾动脉进入肾前被挤压成薄弧形

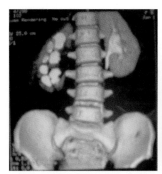

图 7.1.7　增强 CT 图示由于扩张的积水部挤压，轻度脊柱侧弯畸形

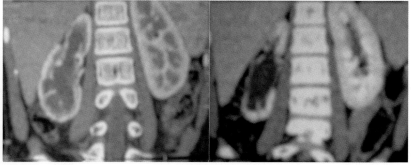

图 7.1.8　增强 CT 图示右侧肾盂内呈囊状扩张，扩张边界尚清，密度均匀一致

病理证实右肾盂 – 输尿管结合部先天狭窄所致肾盂积水挤压右侧肾动脉。

最后诊断：①右肾盂 – 输尿管结合部先天狭窄所致肾盂积水挤压右侧肾动脉；②右肾盂 – 输尿管结合部发育畸形并脊柱侧弯畸形。

四、后尿道瓣膜症

后尿道瓣膜症，是指位于精阜远端的瓣膜增生肥大，导致近端尿道、膀胱、输尿管、肾盂积水扩张。为儿童少见的一种泌尿系统先天畸形。

1. 病　理

大体所见：瓣膜为尿道黏膜皱襞肌性隆起，附着于精阜远端向下，向前到尿道前壁外括约肌部。瓣膜近端尿道扩张，粗似小肠。膀胱壁肥厚扩张。双侧输尿管畸形，主尿道狭窄，副尿道呈盲端。同时可见双侧肾脏形态畸形，肾盂、输尿管积水。

2. 临床表现

新生儿娩出后第一天便出现少尿、无尿、排尿淋漓、排尿困难。泌尿系统反复感染。腹部膨隆，可触及巨大的囊性腹部包块，或腹腔穿刺为尿液性腹水。

3. 影像学检查

（1）静脉肾盂造影　可见双侧肾盂、输尿管扩张，或造影剂由肾脏渗到腹膜腔。

（2）B 超　探及双侧肾盂、输尿管、膀胱扩张，液性暗区回声。

（3）CT　双侧肾脏增大、畸形，呈花瓣状。肾实质受压薄如纸。肾盂、输尿管扩张，膀胱形态增大，壁增厚（≥3mm）。密度均匀，CT 值为 0~14HU。肠管被挤压。

4. 诊断与鉴别诊断

（1）诊断要点　新生儿娩出后尿少、排尿困难、腹部包块、皮肤干燥、哭闹。结合 B 超、CT 检查进行诊断。

（2）鉴别诊断　①双侧先天性肾盂 – 输尿管结合部梗阻临床表现相似。本病男、女均有发病。B 超、CT 显示肾脏外形增大，肾盂扩张，输尿管、膀胱正常。②新生儿多囊肾，十分罕见。患儿出生不久即有肾衰竭，代谢紊乱。B 超、CT 未检出正常肾脏，仅显示大而畸形，呈多囊状的腹部包块。尸检常发现多囊肾。

男性，27d。生后尿少、腹胀、发热、皮肤干燥1周，挤压下腹部排尿淋漓不尽。CT显示双侧肾脏大而畸形，呈葡萄状低密度影，右、左肾仅能辨认部分肾实质（图7.1.9）。诊断：后尿道瓣膜症。转归：停止治疗后死亡。

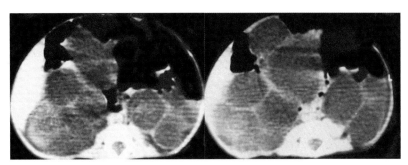

图 7.1.9　后尿道瓣膜症 CT 图

第 2 节　肾脏先天发育异常

肾脏先天发育异常，是较常见的发育畸形。检出肾脏异常要注意：有无泌尿、生殖系统以外异常、肾脏血管走行畸形或脊柱发育异常。

一、多囊性肾发育不全

多囊性肾发育不全，也称多房性肾囊性变，是指一侧肾脏实质内多发囊性肿块，囊壁有致密包膜，肾组织发育不良，无功能。为一种少见的肾脏畸形。男女发病无差异。

1.病　理

患侧肾脏呈分叶状，肾实质内为大小不等非交通的囊肿，囊肿间有厚壁，分隔之间无正常肾组织，一侧输尿管缺如。镜检：囊肿内被覆立方形或扁平上皮，囊肿之间可见发育不成熟的肾小球、肾曲小管。

2.临床表现

婴儿因腹部包块就医，学龄期儿童多无临床症状，因查体偶尔检出异常。

3.影像学检查

（1）B超　探及患侧肾脏形态不规则，内有多个囊性的低回声肿块，并有强回声的分隔。

（2）CT　患侧肾脏小而畸形，呈梅花状。肾内有大小不等、低密度囊变区，囊壁较厚，囊内有分隔。据文献报告，罕见囊壁有钙化，钙化的形态有环形、星状、砂粒状。囊肿内密度均匀，CT值为0~10HU。增强扫描后可见囊肿有强化，CT值为2~40HU。多螺旋CT扫描图像后处理可以完全显示病灶。

4.诊断与鉴别诊断

（1）诊断要点　婴儿因腹部包块，学龄期儿童查体意外检出异常。肾脏呈花瓣状，内有厚壁的囊肿，囊肿间分隔清晰。

（2）鉴别诊断　①单纯性肾囊肿：发生于肾皮质下，呈圆形或类圆形单房性薄壁囊性肿块。边缘光滑锐利。有时囊壁有蛋壳状钙化，囊内密度均匀，无分隔。②多囊肾：发病年龄较大，为常染色体显性遗传病。累及双侧，但不对称，单侧罕见。有高血压、血尿、肾功能障碍。肾脏大而畸形，内有多发大小不等囊肿，壁薄，囊肿有出血、钙化。囊肿间有正常肾组织。CT检查肝、胰腺、脾脏等脏器有多发性、囊性病变。

男性，7岁。发热5d。腹部B超发现右肾有多囊状肿块，内有强回声分隔。CT显示：右侧肾脏形态小而畸形，内有大小不等囊肿，囊壁较厚，肾实质小，密度增高，肾盂、肾小盏均显示不清（图7.2.1）。诊断：右侧多囊性肾发育不全。

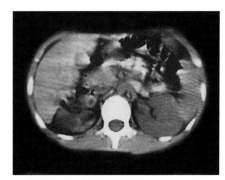

图7.2.1　多囊性肾发育不全CT图

二、肾脏异位畸形

（一）胸腔异位肾

胸腔异位肾，是指部分或全部肾脏穿过横膈进入后纵隔。异位肾位于横膈的左侧后方Bochdalek孔内，横膈变薄似包膜包住肾脏，故肾脏不游离于胸腔内。肾的形态和集合系统正常，肾血管和输尿管通过Bochdalek孔，正常输尿管被拉长，但最终能正常进入膀胱。

胸腔异位肾罕见，占所有异位肾的5%。左侧多见，左右比为1.5：1。男女发病比约3：1。多无症状，一般在查体时偶然发现。

主要检出方法：胸部CT、IVP静脉肾盂造影。

病例2

男性，28岁。因车祸伤行胸部X线检查发现左膈顶肿块，又行胸部CT检查发现左膈顶肿块影为胸腔异位肾脏（图7.2.2）。诊断：胸腔异位肾脏。

（二）横过异位肾

横过异位肾，又称交叉异位肾，是指一个肾脏越过中线到对侧，其输尿管仍由原位侧进入膀胱。大多数交叉异位肾无症状，如有症状则多见于中年。表现为定位不明确的下腹痛、脓尿、血尿和泌尿系感染。常有肾转位异常，肾门旋向背侧，出入肾门血管常因位置异常引起梗阻，出现肾积水和结石。

检出方法：①静脉肾盂造影：能确诊，可了解肾脏位置、血供及功能。如需手术则应行肾动脉造影了解肾血管的畸形。②CT＋三维重建图像后处理，也可了解肾脏位置、血供及排泄功能。

病例3

女性，14岁。腹部疼痛，腹部包块1月余。患儿自行触及右下腹近脐周有一实质性腹部包块。多次腹部B超检查不能确诊。CT示左肾形态、位置正常，肾周脂肪囊清晰，右肾窝未显示肾脏。椎体、大血管前方可见一实质性肿块影，为右肾移位横过影（图7.2.3~图7.2.5）。诊断：横过异位肾。

（三）盆腔异位肾

盆腔异位肾，是指双侧肾脏或一侧肾脏位于盆腔。双侧肾脏、输尿管各自引流入膀胱。多缺乏临床症状，多于健康体检发现异常。

病例4

男性，29岁。1周前体检发现左侧肾囊肿。右肾异位。CT示双侧肾脏不对称，右肾位于下腹部骶髂关节水平，转位肾门向后，右肾实质内未见明显局灶性密度异常，左肾内可见直径约5.7cm囊性低密度影，边界清晰，其边缘可见斑点状高

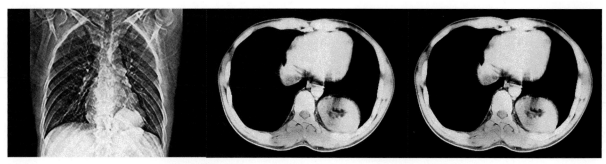

图7.2.2　左膈顶上肿块影，左膈顶上肿块为肾脏，有肾盂、肾小盏

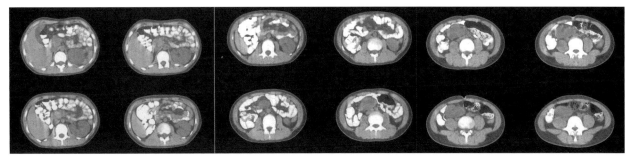

图7.2.3　横过异位肾CT图示左肾形态、位置正常，肾周脂肪囊清晰，右肾窝未显示肾脏，椎体、大血管前方可见右肾移位横过异位肾影

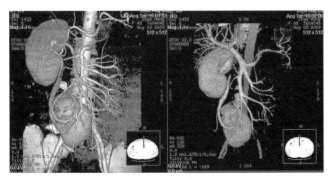

图7.2.4（见彩插）　横过异位肾（交叉异位肾）CT三维重建图像示左肾跨过腹部大血管，与右肾上下排列

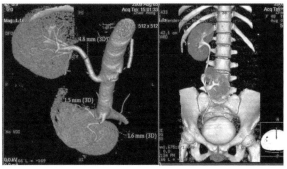

图7.2.5（见彩插）　右侧横过异位肾（交叉异位肾）CT三维重建图像示左肾跨过腹部大血管，与右肾上下排列及双侧肾脏大血管分布

密度影，双侧肾盂、输尿管未见明显扩张，肾周脂肪囊清楚，肾旁结构未见明显异常（图7.2.6，图7.2.7）。

　　诊断：①左肾囊肿，左肾结石；②右肾异位（骶髂关节水平前右侧游离肾）。

病例5

　　女性，30岁。因血尿行腹部CT，发现左肾位置、形态、密度、走行正常，右肾位于盆腔，并肾门旋转向前。右侧输尿管迂曲（图7.2.8，图7.2.9）。诊断：右游离肾异位。

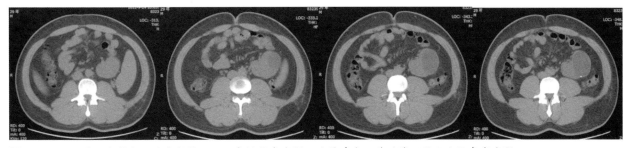

图7.2.6　CT图示左肾内可见直径约5.7cm囊性低密度影，边界清晰，其边缘可见斑点状高密度影

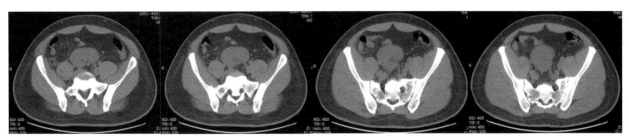

图7.2.7　CT图示右肾位于下腹部骶髂关节水平，肾门向后转位，右肾实质内未见明显局灶性密度异常

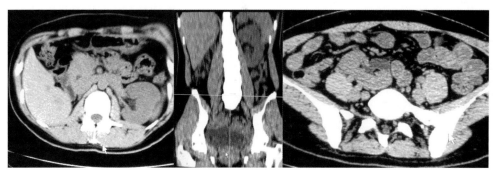

图 7.2.8　CT 图示左肾位置、形态、密度、走行正常，右肾位于盆腔，并肾门旋转向前，右侧输尿管迂曲

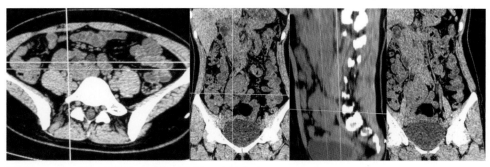

图 7.2.9　CT 图示右肾位于盆腔，并肾门旋转向前

三、先天性融合肾

先天性融合肾，是指双侧肾组织的上极或下极由于先天发育异常，肾实质于脊柱或腹部大血管之前发生广泛或部分性融合。因肾脏融合的部位形态异常，根据融合肾的所在位置及相邻脏器解剖位置的不同而分为：马蹄肾（也称蹄铁肾），"S" 形肾（也称乙状肾），盘状肾（或称骶前盆腔融合肾），块状肾（又称团状肾）。其中马蹄肾最多见，约占 90% 以上，而其他类型罕见。

本组疾病为较常见的肾脏发育畸形。文献报告其发病率在病理尸解中为 1/300~1/800，以男性多见。在畸形的肾脏病例中，时常伴有泌尿生殖系统、脊柱、神经系统或其他方面的畸形。先天性融合肾一般无临床症状，常不易被检出，因出现其他症状时偶被检出。

（一）马蹄肾

马蹄肾，是最常见的融合肾畸形，两肾下极由横越中线的实质性峡部或纤维性峡部连接。本症首先由 Decarpi 在 1521 年尸检中发现，Botallo（1564 年）做了全面描述，Morgagni（1820 年）报道了第一例两侧肾脏的下极融合成马蹄肾的病例。本病的发生率在新生儿中为 1:500。多见于男性，男女发病之比为 4:1。在特纳综合征中本病的发生率高达 30%。马蹄肾患者中肾母细胞瘤的患病率较肾脏发育正常儿高 2~8 倍。肾癌的发生率也有增高趋势。

马蹄肾发生在胚胎早期是两侧肾脏胚胎在脐动脉之间被挤压融合的结果。任何年龄都可发现，约有 50% 病例于 30~40 岁检出。

1. 病理改变

双肾下极于脊柱前方，腹主动脉分为髂总动脉的分叉上方下腔静脉前融合。镜检：融合的峡部为纤维组织和正常肾脏组织。

2. 临床表现

多为偶尔发现异常，或因阵发性腹部疼痛、尿路感染、血尿、结石、肾盂积水检查发现异常。本病患儿在儿童期可表现为肾性高血压，还多伴有神经、心血管的其他畸形。

3. 影像学检查

（1）B 超　静脉肾盂造影可发现双肾下极肾实质显影异常，呈马蹄状融合。

（2）CT　双侧肾脏上极形态正常。肾脏于 L_2、L_3 椎体腹部大血管前方，双侧肾脏下极相互融合形成峡部，为肾实质密度。肾盂形态拉长。

4. 诊断与鉴别诊断

（1）诊断要点　患儿腹痛、腹部包块、血尿。B 超、CT 检出肾下极异常。

（2）鉴别诊断　在患儿有消瘦、腹痛、腹部包块时需与腹膜后其他肿瘤鉴别，结合 B 超，CT 检查可进行排除性诊断。

病例 6

男性，15 岁。腹痛、腹部包块，间断性肉眼血尿 2 年。CT 显示双肾下极在腹部大血管，L_3 椎体前方融合呈马蹄状（图 7.2.10）。诊断：马蹄肾。

病例 7

女性，54 岁。直肠癌术后随访，行 PET/CT 检查：可见双侧肾脏下极于 L_3 水平呈马蹄状融合，肾实质内未见异常密度影，肾窦、肾门结构清晰，输尿管未见扩张积水，双侧肾内收集系统可见少许放射性核素滞留（图 7.2.11）。诊断：直肠癌术后改变，马蹄肾。

病例 8

女性，36 岁。右下腹疼痛，行下腹部增强 CT 扫描，意外发现肾脏异常。下腹部增强 CT：于 L_3 椎体水平、腹主动脉前方可见双侧肾脏下极相互融合呈马蹄状，肾实质、皮质完全强化（图 7.2.12）。诊断：马蹄肾。

病例 9

男性，36 岁。腰部酸痛 6 个月，怀疑肾结石行 CT 检查。CT 显示：双侧肾脏下极于 L_4 椎体水平相互融合成片，肾盂 – 输尿管未见结石影（图 7.2.13）。诊断：马蹄肾。

（二）盘状肾

盘状肾，也称骶前盆腔融合肾，是指肾脏的外形开口向前方，呈浅盘状。

1. 病　理

双肾位于骨盆内、骶骨岬的水平前方，中线处。肾脏上中极或中下极的内缘互相融合成浅"八"字形，但仍然可见左肾位置高，右肾位置低。肾门分别向前或稍向外。肾包膜完整、光滑。剖面：肾实质、肾柱、肾盂、肾小盏集合系统形态正常。

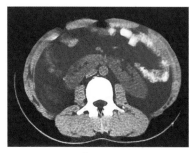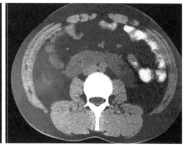

图 7.2.10　马蹄肾 CT 图

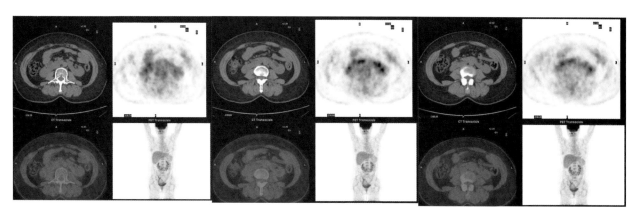

图 7.2.11（见彩插）　PET/CT 图示双侧肾脏下极于 L_3 水平呈马蹄状融合，双侧肾内收集系统可见少许放射性核素滞留

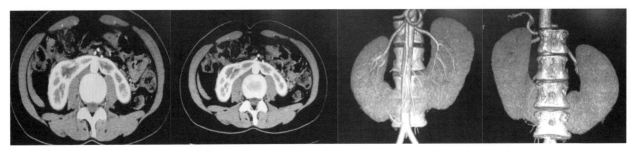

图 7.2.12　增强扫描 CT + 三维重建图示于 L_3 椎体水平、腹主动脉前方可见双侧肾脏下极相互融合呈马蹄状。肾实质、皮质完全强化。旋转 180° 于 L_3 椎体水平、腹主动脉前方可见双侧肾脏下极相互融合呈马蹄状

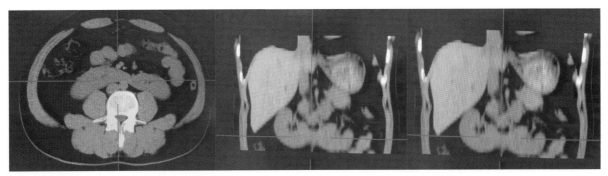

图 7.2.13　马蹄肾 CT + MPR 重建图像

2. 临床表现

偶尔检出，或因腰背部不适、酸痛、尿频、尿痛等泌尿系感染。肾盂积水，肾盂、尿路结石等而发现本病。

3. 实验室检查

（1）**血象**　正常或有轻度贫血，呈小细胞低色素性贫血。

（2）**尿常规**　当急、慢性尿路感染时，脓尿，尿隐血试验阳性。当肾盂、输尿管结石时，尿隐血试验强阳性。

（3）**肾功能**　一侧肾盂积水长期损害可致肾功能受损。

4. 影像学检查

（1）**静脉肾盂造影**　显示盆腔内有肾脏的轮廓。双下极向中线呈"一"字样的内收影，或呈近水平样或浅倒置八字排列。当有一侧肾盂积水时，可见一侧肾盂、输尿管扩张、积水。当有泌尿系统结石时，可见肾盂、肾小盏内有充盈缺损的结石影或高密度的阳性结石影。

（2）**B 超**　可探及右肾位于盆腔内，其下界平于髂前上棘，形态规则，肾盂无分离。左肾位于腹腔内脐水平的脊柱旁，形态规则，肾盂无带分离。双肾在脐下水平脊柱前方连为一体。双侧输尿管无扩张，膀胱充盈其内壁光滑，膀胱腔内无异常回声。

（3）**CT**　在正常肾脏位置（T_{12} 椎体下缘至 L_3 椎体上）未检出肾脏形态。根据腹部 B 超检查提示，以小骨盆入口处为准，向盆底扫描，显示肾脏位于骶骨（$S_1 \sim S_2$ 水平）、髂内外动脉的前方，肾脏的外形呈浅"八"字形或盘状排列。仍可见左肾位置高而右肾低。肾脏边缘清晰。双肾上中极的内缘互相融合成椭圆形的软组织密度影。最厚处约 3~5cm。肾实质密度均匀。肾盂、肾小盏的形态清晰可辨，但较正常发育的肾脏小和浅。肾盂 - 输尿管无扩张、密度均匀，无阳性结石影。左侧肾门向前方位于正中位，右侧的肾门向右外方较左侧旋转 45°。肾周围脂肪囊较正常位置、形态的肾脏少而薄。融合肾的后方大血管及周围脂肪间隙清晰。

5. 诊断与鉴别诊断

（1）**诊断要点**　骶前盆腔融合肾，位于 $L_1 \sim L_2$ 前方呈浅"八"字形软组织密度影。因其他疾病检查时，才被发现。

（2）**鉴别诊断** ①淋巴瘤：儿童腹膜后淋巴瘤，有长期发热、贫血、腹胀。腹部深触可及肿块。CT、B超均显示腹膜后不规则形淋巴结肿大，并且互相融合，它们包绕着大血管。有时CT平扫难以鉴别。必要时可行CTA、CT或B超引导下的淋巴结穿刺活检，进行细胞学检查。②神经母细胞瘤：也可见长期发热、进行性贫血、腹部有肿块。本病在早期有骨转移。骨穿刺常检出特征性的瘤细胞。CT、B超显示腹膜后的肿块，当包绕大血管时难以分清。肿瘤具有出血、坏死、囊性变、多形性及钙化灶等特征。③盆腔异位肾（骶前异位肾）：异位肾脏形态较小，因旋转不良肾盂常位于前方，90%肾轴倾斜甚至呈水平位。输尿管短或仅轻度弯曲。④肾血管异常，主肾动脉源于主动脉远侧或其分叉处，伴一条或多条迷走血管。15%~45%合并生殖器畸形，如女性双角子宫、单角子宫并残角子宫、子宫阴道发育不全、双阴道等，男性隐睾、双尿道、尿道下裂等。输尿管绞痛是常见症状，易与急性阑尾炎混淆，可有肾积水、结石、肾性高血压等表现。有报告孤立性异位肾被误认为盆腔肿瘤而切除，造成严重后果。双侧异位肾罕见，男女无差异，但临床上以女性多见，可能是女性多因泌尿系感染、腰痛行椎间盘扫描，从而检出率高。左侧多于右侧。

📋 病例 10

女性，43岁。腰痛，发作性尿急、尿频4月余，怀疑急性尿路感染行腹部B超检查，发现骶前异位肾（图7.2.14）。腹部CT证实骶前异位肾（图7.2.15~图7.2.17）。诊断：骶前异位肾。

四、孤立肾

孤立肾，也称先天性单侧肾缺如，是指一侧肾脏不发育。据文献报道，本病在活产新生儿中的发生率约为1:（450~800）。多见于男性。有40%伴发泌尿生殖系统畸形，如男性一侧睾丸缺如、不发育，女性生殖系统多种畸形。30%为骨骼畸形；10%为心血管和胃肠道，合并脐尿管未闭合、脐尿管囊肿；100%有中枢神经系统、呼吸系统异常。孤立肾患儿易患高血压，蛋白尿。

家族性孤立肾，一个家族中多人发病，父亲

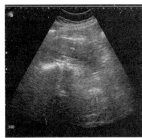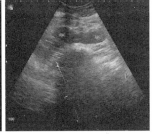

图7.2.14（见彩插） B超图示骶前异位肾

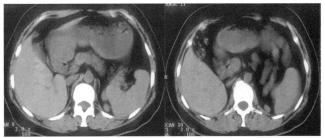

图7.2.15 CT在正常肾脏位置（T_{12}~L_3）未检出肾脏形态

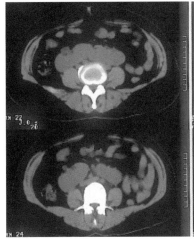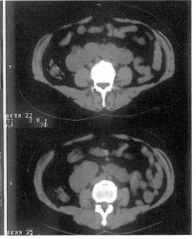

图7.2.16 CT图示双侧肾脏上中极位于骶骨、髂总血管前方内侧广泛融合，但仍显示左肾位置高右肾低

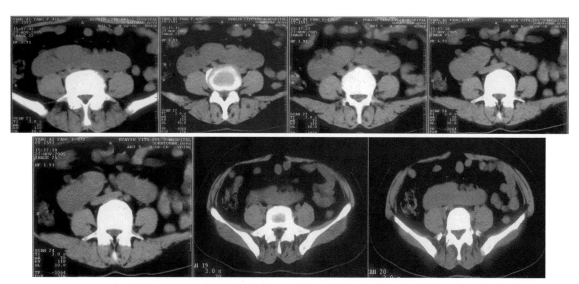

图 7.2.17　CT 图示双侧肾脏上中极位于骶骨、髂总血管前方内侧广泛融合，左肾位置高右肾低于骶骨、髂总血管前方内侧广泛融合，中下极双侧肾脏又分开

为孤立肾患者，其异性子女也患孤立肾。本组遗传方式为常染色体显性。

孤立肾少见，患肾癌概率更小，一旦发生肾癌（透明细胞癌），在肿瘤原发部位表现不明显时，骨转移灶（左肱骨溶骨样破坏）发生早。

1. 病理改变

肉眼所见：孤立肾代偿性肥大，缺如肾多发生于左侧。镜检：仅见纤维结缔组织，无正常肾组织结构。

2. 临床表现

新生儿期脐带结扎时常发现仅有单一脐动脉。一般儿童多无症状，因其他疾病常检出一侧肾脏异常。

3. 实验室检查

·尿常规，合并急性肾小球肾炎时可检出红细胞、蛋白。

·合并范科尼综合征时，血清电解质紊乱、低钾、高氯，尿糖阳性。

4. 影像学检查

（1）B超　一侧探及无正常肾脏回声。

（2）静脉肾盂造影　一侧肾脏不显影。

（3）CT　孤立肾形态增大，轮廓清晰。边缘光滑。肾实质密度均匀。肾盂、肾小盏均显示正常。缺如肾仅为形态很小的软组织肿块影。无正常肾脏形态。如合并代谢性疾病则孤立肾形态变小、固缩。

5. 诊断与鉴别诊断

（1）诊断要点　患儿偶尔发现肾脏一侧缺如，当外伤时有孤立肾挫伤出血。

（2）鉴别诊断　异位肾：胸内肾、盆腔肾，结合影像学检查可排除。

📋 病例 11

男性，59 岁。消瘦、低热 2 月余。怀疑腹腔肿瘤，行 PET/CT 检查，发现左侧孤立肾（图 7.2.18，图 7.2.19）。诊断：左侧孤立肾。

📋 病例 12

女性，13 岁。其父亲、弟弟为孤立肾，母亲正常。体检筛查 B 超发现右肾缺如。

CT：右肾未显示，左肾形态增大、密度未见明显异常，皮髓质分辨清楚，肾实质内未见明显局灶性密度异常，左侧肾盂、输尿管未见明显扩张，肾周脂肪囊清楚，肾旁结构未见明显异常（图7.2.20）。

📋 病例 13

男性，9 岁。浮肿、血尿、高血压 2 周。诊断为急性肾小球肾炎。B 超发现左肾缺如。CT显示：右肾形态增大，肾实质密度均匀，左肾缺

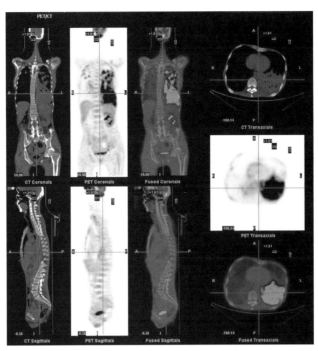

图 7.2.18（见彩插） PET/CT 图可见右肾缺如，左肾形态增大，放射性核素轻度浓聚

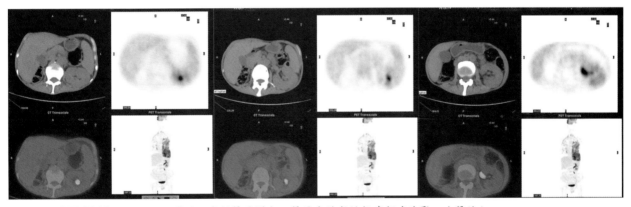

图 7.2.19（见彩插） PET/CT 图显示左侧肾脏增大，肾盂内放射性核素轻度浓聚，右肾缺如

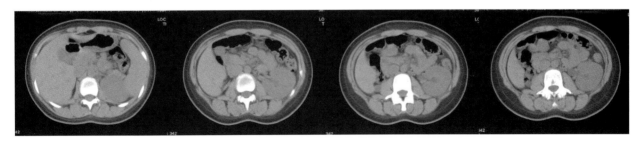

图 7.2.20 家族性孤立肾 CT 图

如（图 7.2.21）。诊断：右侧肾孤立肾。

病例 14

男性，13 岁。血尿 2 个月。B 超检出孤立肾。CT 示右侧肾脏缺如，左侧肾脏形态大，肾实质密度正常（图 7.2.22）。诊断：左侧孤立肾。

病例 15

女性，12 岁。浮肿、贫血 2 年，临床治疗无效。查体：发育、营养差，贫血貌。尿糖及尿蛋白（+）。血钾低，高氯性酸中毒。尿素氮增高。CT 示右肾形态小，呈固缩状，肾实质密度均匀增高，肾盂显示正常,左肾缺如,仅见梭形软组织密度小肿物(图7.2.23)。临床诊断:孤立肾伴范科尼综合征。

病例 16

女性,13 岁。B 超检出孤立肾合并脐尿管囊肿。CT 示右肾区肾脏缺如;左肾形态增大、密度未见明显异常,皮髓质分辨清楚,肾实质内未见明显影,左侧肾盂、输尿管未见明显扩张,肾周脂肪囊清楚,肾旁结构未见明显异常。重建图像可见脐窝部呈等密度影且见增宽,内部有线样管腔走行,与其相连前腹壁下可见低密度囊性灶,表面光滑,密度均匀,囊性灶部分闭锁呈肌性条索影,与膀胱前上方有牵连(图 7.2.24~图 7.2.26)。膀胱充盈良好,膀胱壁光滑、均匀,子宫大小形

态正常,宫腔内膜厚度正常,呈均匀等密度,子宫直肠窝内见两个低密度囊性灶,边缘轮廓清楚,最大径 2.7cm,盆壁结构正常,盆腔内未见肿大淋巴结。最后 CT 诊断:左侧孤立肾并脐尿管囊肿。

病例 17

男性,26 岁。体检发现左侧孤立肾。

CT 平扫 +MPR 重建图像:左侧肾脏形态增大,肾盂内可见两个小结石。肾周脂肪囊未见异常。右侧正常肾脏位置,肾脏缺如(图 7.2.27)。

核磁共振水成像(MRU)显示:左侧肾脏形态稍大。右侧肾区未见肾脏影。左侧肾盂、肾盏轻度扩张、积水。位于左侧上极下肾盏内见两枚小圆

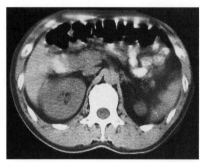
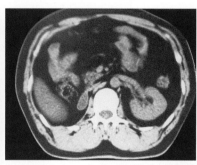
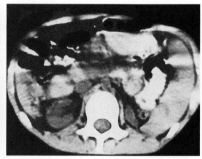

图 7.2.21　孤立肾伴急性肾小球肾炎 CT 图

图 7.2.22　左侧孤立肾 CT 图

图 7.2.23　孤立肾伴范科尼综合征 CT 图

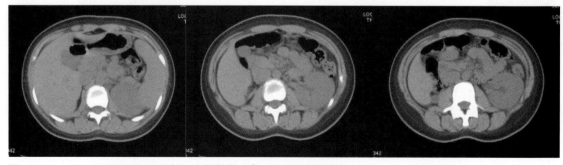

图 7.2.24　CT 图示左侧肾脏形态,形态密度正常,右侧肾脏缺如

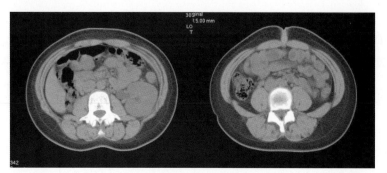

图 7.2.25　CT 图示脐尿管与腹腔内有一肌性组织相通,左侧孤立肾,右肾缺如

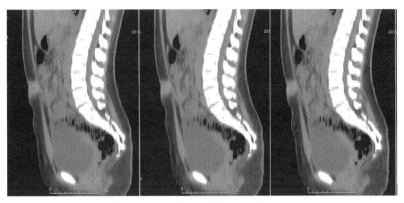

图 7.2.26 图示脐尿管与腹腔内有一肌性组织相通

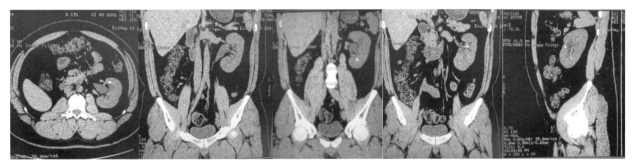

图 7.2.27 CT 平扫 +MPR 重建图像

形低信号影，最大径 4mm。左侧输尿管上端轻度扩张，中下段纤细并通于膀胱内。管腔内未见异常信号影。膀胱充盈良好，壁未增厚（图 7.2.28）。

诊断：①左侧孤立肾、代偿增大并结石。左侧肾盂轻度扩张，左输尿管上端轻度扩张，肾外型肾盂不除外。②右侧肾区未见肾脏影显示，右肾缺如。

病例 18

男性，35 岁。体检时行 B 超发现左肾异常。后经 MRI 检查发现冠状像左侧重复肾盂，重复肾且部分融合伴旋转异常。重复肾盂、肾门相对应，外侧略低信号，内侧肾脏与右侧肾脏略高信号，两个肾盂下行中共有一个输尿管（图 7.2.29，图 7.2.30）。

诊断：左侧重复肾盂且部分融合伴旋转异常。

病例 19

女性，62 岁。下腹闷胀、尿急、尿痛、肉眼血尿、凝血块 5h。下腹部 CT 平扫 + 增强扫描：经 MPR 重建图像冠状位、矢状位观察 + 延迟后泌尿系水成像（CTU）可见右侧双肾盂、双输尿管，于行走下行在 L_2 椎体水平两条管腔呈"Y"形汇合成单一输尿管向下弯过入膀胱，增强后输尿管未见充盈缺损、异常强化及扩张（图 7.2.31）。诊断：右侧肾盂 – 输尿管重复畸形伴感染。

病例 20

女性，24 岁。反复左腰痛 8 个月，抗感染治疗后好转，但多次发作。B 超探及左肾盂积水、

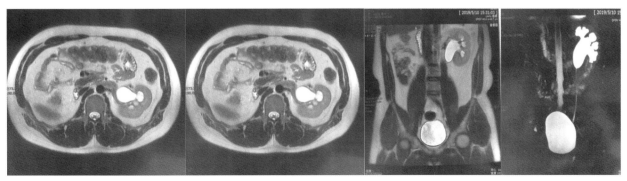

图 7.2.28 左侧孤立肾、代偿增大并结石 MRU 图

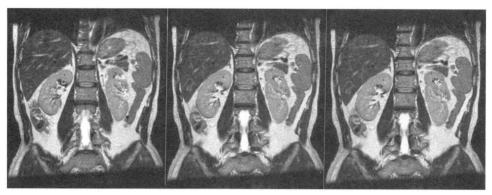

图 7.2.29　MRI 冠状图示左侧重复肾盂，重复肾且部分融合伴旋转异常。重复肾盂相对，外侧略低信号，内侧肾脏与右侧肾脏略高信号。两个肾盂共有一个输尿管

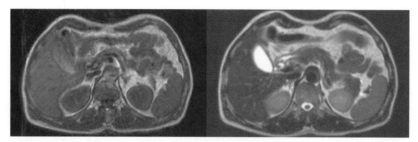

图 7.2.30　图示左侧重复肾盂，外侧略低信号肾脏形态大，内侧肾脏与右侧肾脏略高信号，形态较小。两个肾盂共有一个输尿管

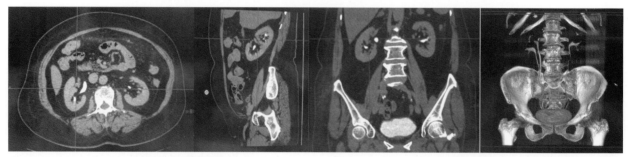

图 7.2.31　右侧肾盂 - 输尿管重复畸形 CTU 图

输尿管上端扩张，末端变细，下端后壁异常回声。CT 增强后见双侧肾脏外形、左侧形态清楚，右侧呈浅分叶，肾实质强化皮质期、髓质期、延迟期未见异常强化及充盈缺损，左肾盂内可见数个小结石影（图 7.2.32）。右侧肾盂未见异常。左肾盂轻度扩张、积水，左输尿管全程扩张，最大径 1.8cm，末端呈盲端改变。无管腔与膀胱相通，输尿管管腔内未见充盈缺损。右侧肾脏呈双肾盂、双输尿管，于下行途中，在右侧髂动脉血管分叉层面呈"Y"形合二为一。呈单一输尿管进入膀胱内，管腔内光滑，未见充盈缺损。子宫前倾位，盆底积液。CTA 示腹主动脉、肾动脉形态走行未见异常（图 7.2.33）。CTU 示左肾盂轻度扩张、积水，左输尿管全程扩张，末端呈盲端改变（图 7.2.34）。

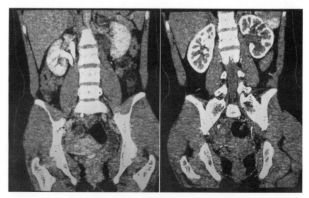

图 7.2.32　先天性左侧输尿管末端盲端伴肾盂积水扩张，CT 图

　　诊断：①左侧先天性输尿管末端盲端改变伴肾盂积水扩张，结石；②右肾盂 - 输尿管重复畸形，输尿管"Y"形改变。

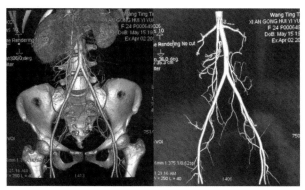

图7.2.33　先天性左侧输尿管末端盲端伴肾盂积水扩张，CTA图

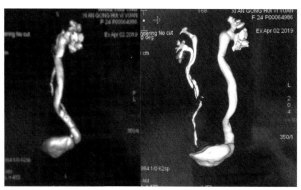

图7.2.34　先天性左侧输尿管末端盲端伴肾盂积水扩张，CTU图

第3节　腹部肿瘤

儿童原发腹部肿瘤发病率相对较低，但临床表现复杂，极易误诊。当检出时，多为肿瘤的中晚期。

一、肝母细胞瘤

肝母细胞瘤，是指原发于肝脏的恶性肿瘤，为儿童腹部最常见的恶性肿瘤之一。约占儿童肝脏肿瘤的80%。多见于3岁以内儿童，男性多于女性。

1. 病　理

本病常易侵犯右叶。大体所见：肿块呈单发巨块型，类圆形或大分叶状。瘤体直径6~17cm。半数以上有包膜。镜检：来源于上皮结构或间质与上皮细胞混合组织。瘤细胞呈胚胎型肝细胞，细胞小、核大、深染，极相排列紊乱。

2. 临床表现

右上腹肿块、腹胀或肝脏肿大等为首发症状。早期有食欲减退、消瘦、贫血，晚期则出现黄疸、腹水、发热、恶病质。查体：腹部膨隆，上腹部或右上腹可触及肝脏肿大，肋缘下3cm。表面光滑或凹凸不平。边缘钝。质地中等偏硬。可推移，无压痛。晚期则有腹壁静脉怒张，腹水征阳性。

3. 实验室检查

· 红细胞、血红蛋白减少，呈小细胞低色素性贫血。

· 80%病例甲胎蛋白（AFP）阳性。

· 肝功能基本正常。有时转氨酶异常，碱性磷酸酶增高。

· 血清胆红素增高。

4. 影像学检查

（1）B超　可见肝内占位性病变。表现为实质性强回声光团，回声不均匀。

（2）CT　可见肝脏肿大，形态失常，边缘变圆钝。叶间比例失调，占位部分增大。肝内多见右叶呈单发、巨块形、实质性肿块影。左叶、方叶亦可发生。肿块呈等或略低密度影。肿块的边缘、轮廓模糊不清，密度不均，混杂密度。部分有细小、点状或龟裂状高密度影，CT值为28~58HU。如果肿块内有出血、坏死，有时CT可见较低密度的斑片状，不规则裂隙状出血坏死灶。50%的病例，肿块内钙化灶。增强扫描时，动脉早期可显示不规则、分布不匀的强化。随着扫描时间延迟，造影剂又很快流出，其余肝实质强化时，病灶呈低密度。强化的同时可见部分或完整的包膜强化。当有经血转移时，门静脉或下腔静脉内瘤栓表现为斑片状或斑点状低密度影。

肿瘤挤压周围脏器征象：肝门形态显示异常，或肝门结构上抬、变窄。下腔静脉受压变扁或显示不清。肾脏及肾上腺形态受压时失去正常形态，或肝门结构被推挤下移。

5. 诊断与鉴别诊断

（1）诊断要点 患儿腹胀、腹部包块、肝脏肿大，B超或CT显示肝内巨大的实质性肿块，伴出血、坏死等。AFP阳性，应考虑本病诊断。CT在本病影像检查中为首选。

（2）鉴别诊断 ①遗传代谢性疾病：如糖原贮积症、黏多糖贮积症。患儿有特殊面貌，肝脏肿大，质地中等，无压痛。前者糖耐量试验阳性，后者尿黏多糖排泄阳性。肝母细胞瘤除AFP阳性，其他均阴性，故可排除。②肝内转移瘤：发生于肝脏毗邻脏器，如肾母细胞瘤肝转移（详见本章第2节）。③肝脏海绵状血管瘤：儿童罕见。肝脏肿大，质地柔软。CT平扫肝内不规则低密度影。增强后造影剂有慢进迟出，延迟扫描造影逐渐弥散的特点。

6. 转 归

手术切除是最有效方法，但仅30%病例能进行切除，术后存活率35%。文献报告，本病10年后可有第二次胚胎源性肿瘤的高发。

病例1

男性，3岁。右上腹肿块10d。查体：面色红润，肝脏肿大肋缘下6cm，质地硬。表面不光滑。AFP强阳性。B超：肝内可探及实质性强回声光团（图7.3.1）。CT：肝左、方叶有11cm×15cm×17cm与7.3cm×3.5cm×6cm的两个巨大肿块，边界不清，密度不均（图7.3.2）。

术中见肝左、方叶质硬。肿块与周围脏器无粘连，无淋巴结肿大。切除左叶。术后病理：肝母细胞瘤（上皮细胞型）。患儿于术后7个月死亡。

病例2

女性，8个月。触及右上腹包块1d，消瘦20d。右上腹肋下可及"幼儿拳头"大小肿块。质地硬，表面不光滑。CT显示肝脏右叶后段有8cm×8cm×7.4cm大小的等密度肿块影，边界欠清，密度不均；肿块内呈裂隙状低密度缺血，坏死及斑点状钙化；肝门结构被挤压变形（图7.3.3）。

术中切除14cm×10cm×8cm大小肿块，质地硬，剖面呈鱼肉样组织。连同肿块切缘邻近4/5肝组织。术后病理：肝母细胞瘤（上皮细胞型）。

术后因发热，进行性黄疸加重，于术后第4天剖腹探查，发现胆总管狭窄，重新处理胆总管时，肝脏已恢复正常大小。术后7年随访健存。

最后诊断：肝母细胞瘤（上皮细胞型）。

病例3

男性，14岁。腹胀、腹痛2个月，加重1周。中上腹可及包块，质地硬，压痛明显，不易推动，大小约7cm×8cm×5cm。实验室检查：AFP（+++）。CT显示：肝脏形态增大，边缘欠光滑。肝右叶前段有一低密度灶影，边缘模糊，其大小约10cm×15cm（图7.3.4~图7.3.6）。诊断：肝母细胞瘤。

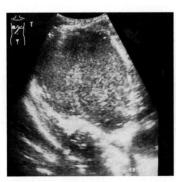

图7.3.1 肝母细胞瘤B超图

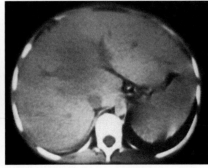

图7.3.2 肝母细胞瘤CT图

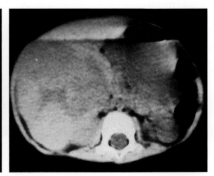

图7.3.3 肝母细胞瘤（上皮细胞型）CT图

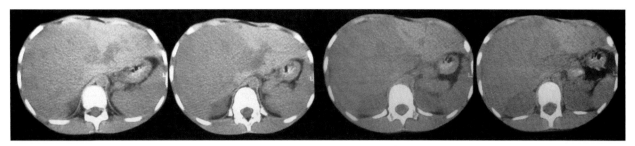

图 7.3.4　CT 图示肝脏形态增大，边缘欠光滑。肝右叶前段、方叶、尾叶有一低密度灶影，边缘模糊

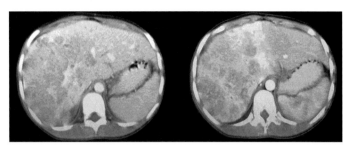

图 7.3.5　CT 增强扫描动脉期图示肝内肿块占据右叶前段、方叶、尾叶低密度灶影迅速强化，于密度增高的背景下可见多发结节有强化

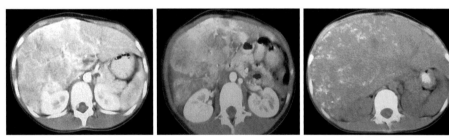

图 7.3.6　CT 增强扫描静脉期图示延迟期肝内肿块占据右叶前段、方叶、尾叶造影剂快速褪去，显示低密度灶，边缘模糊

二、肾母细胞瘤

肾母细胞瘤（Wilms 瘤），是指发生于肾脏内的恶性肿瘤。多见于 7 岁以下儿童。占泌尿系统肿瘤的 80%。50% 于 2 岁前发病，75% 见于 4 岁以内，高发年龄为 2~3 岁。男女发病率接近。10% 的病例就诊时已有转移。美国有报道称，33% 的病例中 11 号染色体有部分缺失或合并其他畸形。

1. 病　因

原始的后肾胚基不能发育分化成为正常肾组织，而呈不正常增殖。

2. 病　理

肾脏外形异常，包膜完整。切面：肿瘤为灰白色，鱼肉样。有黄色或棕色出血、梗死、囊变。边缘尚清楚。50% 坏死区周围有线样钙化。镜检：可见上皮、间质及原始胚芽组织密集。核小染色深，核呈偏心性，含空泡，并有嗜酸胞浆，可见异常核分裂象。

3. 临床表现

75% 的患儿以腹部包块就诊。包块位于上腹的季肋部或腰部。病变部触之表面光滑，质地中等。包块无压痛，无粘连，可推移。当包块增大时，患儿有腹胀、消瘦、贫血。25%~60% 有高血压，为增大的肿块压迫肾动脉所致。25% 表现为无痛性血尿，肉眼血尿少见。

4. 实验室检查

·晚期可见红细胞、血红蛋白减少，呈小细

胞低血素性贫血。

·约30%的病例为隐性血尿，镜检有红细胞。

5.影像学检查

（1）静脉肾盂造影 可见患侧肾脏不显影，和（或）肾内有肿块挤压。肾盂，肾小盏被挤压、拉长、移位、变形。

（2）B超 各个切面探及上腹部有巨大肿块，肾脏形态增大，轮廓不整齐，向外凸起。肾内瘤体部分无正常肾结构，直径大于8cm。瘤体部分有包膜，肿块内回声不均。肾周组织、血管受压、移位。

（3）CT 肿瘤起源于肾脏实质位置，患侧肾脏增大、畸形，边缘不光整，有结节样突起。肿块占据部分或整个肾脏，直径＞8cm。肿瘤的形态呈类圆形或椭圆形，边界清晰。瘤体内密度不均，呈等至低密度或更低密度影。文献报告7%的病例肿块内有脂肪样密度，CT值为 −10 ～ −40HU。约5%~12%的病例在坏死囊变区周边可见细线样、龟裂状略高至高密度，CT值为60~82HU。肿瘤对周围器官有推挤，对腹腔大血管无包绕。增强扫描后，瘤体内强化不均，坏死囊变区不强化，即使强化也较正常肾脏密度低。肿瘤转移：常见血道转移，增强后可见下腔静脉、肾静脉内有瘤栓，静脉外形增粗。其次为肝内转移，肝脏形态异常。各叶可见多发、低密度、大小不等、圆形或类圆形密度影，CT值为17~30HU。

6.诊断与鉴别诊断

（1）诊断要点 患儿有腹部包块、高血压、血尿等临床表现。结合腹部B超、CT及静脉肾盂造影进行诊断。

（2）鉴别诊断 ①急性肾小球肾炎：患儿有浮肿、高血压、血尿，很少触及腹部包块。CT显示双侧肾脏增大，密度均匀。②腹膜后神经母细胞瘤：来自肾上腺或交感链，为肾外不规则形实质性肿块，呈混杂密度。75%~86%瘤体内有多形，多发性钙化。肿瘤常见腹膜后淋巴结及骨转移。③一侧肾脓肿：长期发热、贫血、脓尿。CT显示患侧肾脏肿大，包膜完整，为均匀一致低密度。增强后仅见包膜强化，肾实质强化不明显。

病例4

男性，3岁。左上腹扪及腹部包块3d。患儿俯卧位，B超纵切探及左肾增大，轮廓不清，肾内瘤体部分无正常肾结构，回声不均；肾周组织、血管受压移位（图7.3.7）。诊断：肾母细胞瘤。

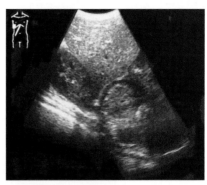

图7.3.7 肾母细胞瘤B超图

病例5

女性，6岁。高血压，血尿1周。按急性肾小球肾炎治疗后血尿消失，血压下降又复升。

CT显示左肾形态增大，畸形，有结节样突起。肾内密度不均，肾盂、肾小盏显示不清楚（图7.3.8）。手术切除左肾。出院诊断：左肾肾母细胞瘤。

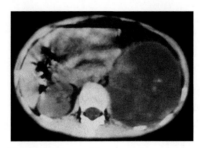

图7.3.8 肾母细胞瘤CT图

病例6

男性，2岁3个月。发热、腹部包块2周，贫血，消瘦2个月。按贫血治疗无效。腹部B超：右上腹巨大的肿块，约9.5cm×7.4cm×8.9cm，有包膜，肿块内回声不均（图7.3.9）。CT显示右侧肾脏增大，瘤体内密度不均，有低密度影。肝脏变形，肝实质内有大小不等，多发低密度结节影（图7.3.10）。

病例7

女性，4岁。其母意外扪及患儿腹部有一肿块，质地较硬。腹部B超探及右肾增大、畸形，

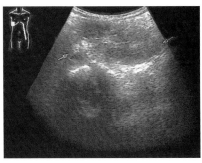 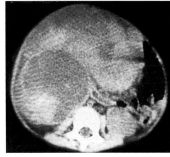 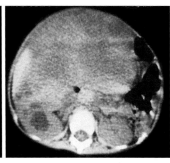

图 7.3.9 肾母细胞瘤伴肝内转移 B 超图　图 7.3.10 肾母细胞瘤伴肝内转移 CT 图

回声不均匀。诊断：右侧肾母细胞瘤。术前腹部CT 示右肾增大畸形，肾包膜隆起，肾实质内密度不均匀，可见内有坏死灶（图 7.3.11）。

术中可见肾上极有质地较硬肿块，最大径约10cm。表面静脉血管增粗，肿块与周围组织无粘连。肾门处有 2 枚淋巴结，最大径 1.5cm。游离切除右侧肾脏。

术后病理：右肾肾母细胞瘤（上皮样型）并皮质、肾门淋巴结浸润（2/6）。

转归：术后随访 12 年，现健在。

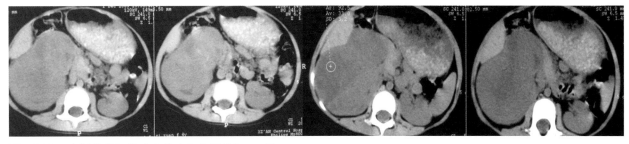

图 7.3.11 右侧肾母细胞瘤术前（上皮样型）CT 图

三、神经母细胞瘤

神经母细胞瘤，也称成神经细胞瘤，是儿童时期常见的恶性肿瘤，占腹部恶性肿瘤第二位，在儿童颅内转移瘤中占第一位。本病可发生于交感神经链上的任何部位或肾上腺髓质。75% 发生于腹部，75% 发于左侧肾上腺，15% 发生于胸腔纵隔内，5% 发生于眼部，5% 发生于其他部位。本病多见于男性。70% 于 5 岁前发病。70%~73%的病例在确诊时已有转移，以骨、淋巴结、肝、颅内多见。

1. 病　理

神经母细胞瘤为实体性肿瘤。大体所见：呈灰紫色、暗红色多结节状。质地硬较脆。包膜不完整。切开肿块时，带沙砾样声。切面为灰红色，鱼肉样，有出血、坏死、钙化。镜检：瘤细胞呈菊花瓣样或车轮状排列，细胞丰富，胞浆少。核圆形或卵圆形。染色深，且见出血，坏死，钙盐沉积。

2. 临床表现

主要表现依次为：①腹部无痛性肿块（79%）；进行性贫血（75%）；不规则发热（69%）；体重减轻，骨痛（31%）。②肿瘤压迫及转移症状：消瘦，食欲缺乏，肝脾肿大，以肝大为主。腹部疼痛（67%），呈持续性或间歇性，或固定或无定处，阵发性加剧。疼痛部位为中上腹脐周围。腹胀（56%）、恶心、呕吐、排便困难或腹泻。③其他少见症状：眼睑、四肢浮肿，失明，眼球突出，心慌，气短。

3. 实验室检查

· 红细胞、血红蛋白于病后迅速减少，呈小细胞低色素性贫血，甚至呈极度贫血。

· 白细胞计数：（3.3~19.9）×10⁹/L。

· 尿常规：红细胞，尿蛋白阳性。

· 偶有血沉增快。

· 骨穿涂片：50% 可见散在或聚集成菊花团

样肿瘤细胞。

· 儿茶酚胺排泄检查：VMA 或 HVA 增高。

4. 影像学检查

（1）**X 线检查**　显示中上腹有软组织肿块占位，钙化显示不清。

（2）**消化道造影**　钡剂灌肠，可见腹腔内有软组织肿块占位。侧位显示肿块于腹膜后，将肠腔、脏器向前挤压。

（3）**B 超**　探及腹膜后回声增强的光团，肿块内回声暗淡不均，大多数界限不清。彩色多普勒：探及肿块内血流丰富，有时因肠胀气探及不清。

（4）**CT**　① 肿瘤的直接征象：可见腹膜后间隙内有不规则形、实质性软组织肿块影，可来自左侧脾肾间隙、右侧肝肾间隙，或从左到右跨越中线，或从右到左过中线。肿块内呈条索状、线条形、斑点、斑块状、环形或环套环状多发、多形性钙化灶，CT 值为 68~72HU。肿块内可见多种形态坏死，CT 值为 16~23HU。或仅有软组织肿块，既无钙化，又无出血。② 肿瘤的间接征象：挤压毗邻脏器，肝脏变形，肝门结构上抬。肾脏下移，降低 2~3cm。肾小盏、肾盂、肾门受压变形。腹膜后淋巴结肿大，可见孤立淋巴结肿大，全部或部分包绕腹主动脉、下腔静脉、淋巴结融合成片。

头颅 CT：可见颅骨内板下、视交叉、矩状裂等硬膜下、脑实质内广泛出血，出血量可达 34mL。骨窗观察：颅骨外板骨膜呈日射状或骨针状反应性增生。

5. 诊断与鉴别诊断

（1）**诊断要点**　患儿腹部包块、发热、贫血。骨髓穿刺可见特征性肿瘤细胞。结合各种影像检查，诊断不难。

（2）**鉴别诊断**　①肾母细胞瘤：腹部包块、高血压、发热、贫血、血尿。CT 显示患儿的肾脏增大、畸形，密度不均，钙化少见。增强后仅有包膜强化。②肝母细胞瘤：肝脏肿大，肝内呈巨块型等至略低密度占位，内有坏死，钙化少见。③腹膜后巨大畸胎瘤：腹部包块、腹胀，患儿发育、营养较差，排便困难。CT 显示腹膜后间

隙内有圆形或类圆形巨大肿块，含有液体、脂肪、软组织及钙化灶或牙齿样骨组织，增强仅有壁强化。

病例 8

女性，5 岁 6 个月。发热、贫血、多汗 2 个月，腹包块 3d。腹部 CT 发现后腹膜后不规则肿块、内可见坏死、钙化，右肾受压下移（图 7.3.12）。术后病理：神经母细胞瘤伴腹膜后淋巴结转移。

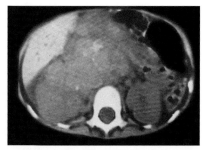

图 7.3.12　神经母细胞腹膜后淋巴结转移 CT 图

病例 9

男性，4 岁 10 个月。外伤撞击腹部 2h。查体：中上腹偏左可及不规则形肿块，质硬，无压痛。CT 可见左侧肾前间隙有一等密度的软组织肿块影，内可见钙化影，肿块包绕腹腔大血管，向外后方挤压同侧肾脏（图 7.3.13）。诊断：腹膜后神经母细胞瘤。

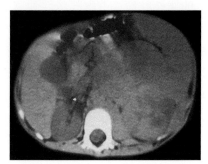

图 7.3.13　腹膜后神经母细胞瘤 CT 图

病例 10

女性，5 岁。发热、贫血、心慌 2 个月，腹部包块 2d。初因血沉快、心电图检出心肌缺血，误诊心肌炎，治疗后临床症状不缓解。CT 示右肾前方不规则软组织肿块，内有不规则形钙化。腹主动脉、下腔静脉与肿块及增大的淋巴结融合成片腹膜后巨大的包块（图 7.3.14）。骨髓穿刺检出神经母

细胞瘤细胞。诊断：腹膜后神经母细胞瘤。

■ 病例 11

男性，3岁2个月。发烧、食欲缺乏、贫

血3月余。CT示肝肾间隙有一混杂密度影，将肝脏挤压变形（图7.3.15）。诊断：腹膜后神经母细胞瘤。

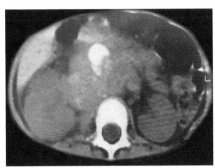

图 7.3.14　腹膜后神经母细胞瘤 CT 图

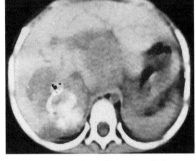

图 7.3.15　腹膜后神经母细胞瘤 CT 图

■ 病例 12

女性，1岁7个月。发热、贫血、腹部包块1月余。平扫CT显示脊柱前方左侧肾上极有巨大肿块，内有低密度坏死。增强扫描肿瘤无强化。腹主动脉、肠系膜上动脉、下腔静脉均有强化，但大血管被推挤分离。右侧肾脏明显强化（图7.3.16）。CT定位下穿刺活检：可见不典型菊花样团块状肿瘤细胞。诊断：腹膜后神经母细胞瘤并骨转移。

■ 病例 13

男性，4岁8个月。发烧4d、浮肿、尿少20d。CT示椎体前方有不规则肿块影，内无钙

化（图7.3.17）。诊断：腹膜后神经母细胞瘤。

■ 病例 14

男性，3岁2个月。CT示腹膜后间隙内不规则软组织肿块影，内有钙化影，挤压右侧肾脏（图7.3.18）。经临床骨髓穿刺，检出特征性神经母细胞瘤的细胞。诊断：腹膜后神经母细胞瘤。

■ 病例 15

男性，2岁9个月。贫血、发热、间断水样便2周。CT示腹膜后肝-肾间隙有不规则软组织肿块，无坏死和钙化（图7.3.19）。骨穿：神经母细胞瘤肿瘤细胞。诊断：腹膜后神母细胞瘤。

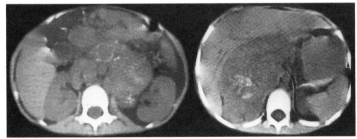

图 7.3.16　神经母细胞瘤伴骨转移 CT 平扫＋增强图

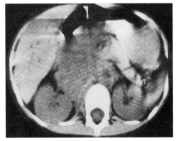

图 7.3.17　腹膜后神经母细胞瘤 CT 图

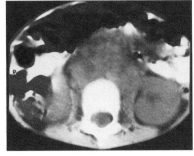

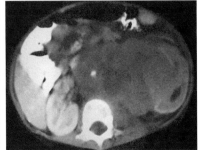

图 7.3.18　腹膜后神母细胞瘤 CT 图　图 7.3.19　腹膜后神经母细胞瘤 CT 图

四、腹膜后畸胎瘤

腹膜后畸胎瘤，是指发生于腹膜后间隙内的先天性肿瘤。除此之外，腹腔、卵巢、睾丸、骶尾部也好发。女性多见，男女比为 1∶2。73% 的病例于 2 岁前起病。

1. 病理改变

瘤体有包膜，良性则完整，有较厚的囊壁；恶性则包膜、囊壁均不完整。切面：分化成熟，瘤体内有毛发、牙齿等。良性镜检可见表皮、皮脂腺、肌肉、神经组织等。恶性者切面呈鱼肉样或灰白色，坏死、出血较多。镜检为组织分化不成熟的胚胎样组织。

2. 临床表现

腹部包块，初为无痛性。由于腹膜后畸胎瘤位置深在，发病隐匿，就诊时患儿腹部包块巨大。肿瘤压迫引起排便障碍、尿潴留、腹胀、腹痛、大小便困难。患儿一般发育、营养较差。腹部不对称膨隆。腹壁静脉曲张。偶尔可触及腹部包块，其边界不清。表面光滑或有柔韧感。实体性则有结节感、质地较硬、有压痛。

3. 影像学检查

（1）**X 线检查** 可显示肿块的位置，以及对其他脏器推挤、压迫征像。

（2）**胃肠道造影、静脉肾盂造影** 显示肿块对周围脏器呈外压征象。

（3）**B 超** 探及肝 – 肾间隙后或盆腔内骶骨前方有囊性、实质性回声的光团，其回声强弱不等。

（4）**CT** 腹膜后间隙内有圆形或类圆形巨大肿块，内含液体、脂肪、软组织、钙化灶。毛发球常悬浮于脂肪和（或）液体的表面，呈"漂浮征"。有时肿瘤周边呈"蛋壳状"钙化。恶性者则有出血、坏死、囊化。增强扫描时可见实体部分包膜有壳样钙化。周围器官被挤压变形。恶性者可见腹膜后、盆腔的髂内外动脉周围、腹股沟淋巴结肿大、转移。

4. 诊断与鉴别诊断

（1）**诊断要点** 下腹部包块、腹胀、便秘、排便困难等。B 超及 CT 显示腹膜后巨大肿块，密度不均。结合临床病史进行诊断。

（2）**鉴别诊断** ①肾母细胞：患儿有腹部包块、高血压、发热等症。CT 扫描肿瘤发生于肾实质内的坏死、出血，肾脏增大。②神经母细胞瘤：发热、贫血、腹部包块、进行性恶病质。CT 显示腹膜后肿块，有多形性、多发性钙化。常见早期转移。

病例 16

男性，2 岁 4 个月。腹胀、腹部包块 10 月余。腹部平片可见肠道充气明显，并被推挤。左侧腹腔有一占位性病变，内可见不规则钙化。侧位平片显示腹腔肿块位于脊柱前方，内斑点状钙化（图 7.3.20）。手术病理证实腹膜后畸胎瘤。

病例 17

男性，3 岁。腹胀、腹部包块 2 个月。CT 显示右侧腹膜后间隙有一囊性肿块影，密度不均，内有斑片状高密度钙化、低密度脂肪及软组织的肿块（图 7.3.21）。诊断：腹膜后畸胎瘤。

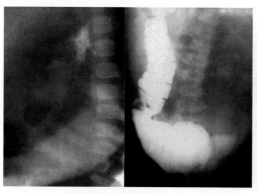

图 7.3.20　腹膜后畸胎瘤腹部平片图

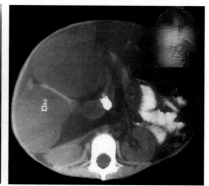

图 7.3.21　腹膜后畸胎瘤腹部 CT

病例 18

女性，12岁。腹胀、左下腹不适半年。CT显示子宫左侧有一囊性肿块，内有斑片状、条索状钙化密度影（图7.3.22）。手术病理证实畸胎瘤。最后诊断：腹膜后畸胎瘤。

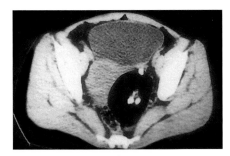

图7.3.22 骶骨前方腹膜后畸胎瘤CT图

病例 19

女性，17岁。晨起无明显诱因右侧腹部疼痛，伴恶心、呕吐，呕吐物为胃内容物。无发热、腹泻。右侧腹部压痛阳性，下腹部可触及直径约12cm大小包块，质硬，无压痛。

CT显示：右下腹部可见一类圆形混杂密度囊性肿块影，大小约14cm×9cm×13cm，边界清晰，与周围组织分界清晰，其内可见脂肪、软组织、钙化影。双侧肾脏形态较小，位于脊柱两侧，所见肾包膜完整，肾盂、肾实质正常，肾周脂肪囊形态、密度正常；肠壁未见明显增厚，盆腔内未见明显肿大淋巴结（图7.3.23，图7.3.24）。术后病理：右下腹畸胎瘤（图7.3.25）。

五、腹膜后膀胱横纹肌肉瘤

腹膜后膀胱横纹肌肉细胞瘤，为儿童罕见的高度恶性肿瘤，占儿童所有恶性肿瘤的约3%。术后易复发。本病好发于头颈（眼眶、颈部软组织、鼻咽、上颌、面颊、中耳），女性多见于眼眶、

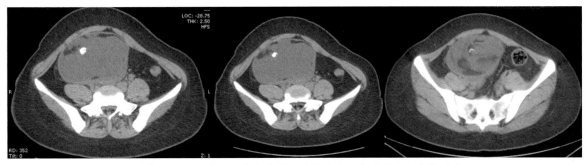

图7.3.23 CT图示右下腹部可见一类圆形混杂密度影，边界清晰，与周围组织分界清晰

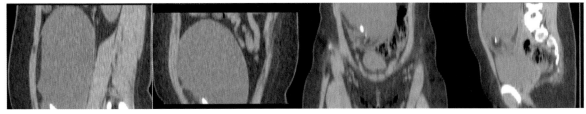

图7.3.24 CT多面重建图示右下腹部可见一类圆形混杂密度影，其内可见脂肪、软组织、钙化影

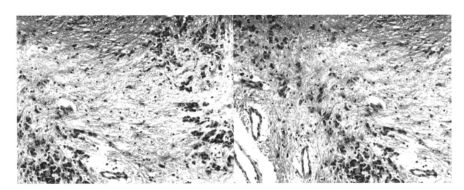

图7.3.25（见彩插） 术后病理镜检可见外胚叶组织成分、完整成熟血管、散在骨组织及鳞状上皮

四肢。原发于泌尿生殖系统的横纹肌肉瘤占儿童所有肿瘤病例的发病约1/4（膀胱、前列腺、睾丸、精索、阴道），也是儿童盆腔内最常见的恶性肿瘤。男性多见泌尿生殖系统的横纹肌肉瘤，少见四肢、躯干。多发生于5岁左右男性。反复发作性腹部疼痛，初为隐痛，后为固定性、阵发性疼痛，偶可扪及腹部包块。

1. 病理改变

高度恶性、明显侵袭性，复发率高，早期肿瘤即可经血液、淋巴液转移到肺、骨、肝、肾、胰腺等脏器。

病理分型复杂，组织细胞学有多个亚型，包括胚胎型、葡萄簇型、梭状细胞型、腺泡型和未分化型。病理类型多与病程预后有关。葡萄簇型预后较好，仅占所有病例的5%。

葡萄簇型，肉眼所见：腹腔内、大网膜上呈葡萄大小灰白色、息肉样结节，有的呈水样质软的息肉样团块。游离、悬浮于腹腔内，无粘连，质地柔软、光滑。瘤体缘于腹腔、盆腔脏器，呈球形，约12cm×10cm×8cm，亦呈灰白色，表面光滑。瘤体基底部有短蒂与膀胱壁相连，蒂直径约2.0cm，牵拉瘤体与膀胱。剖面：断蒂后，瘤蒂内可见1mm直径血管2根。瘤内呈灰白色实体，有纵横交叉的网格，网格内有大小不等的椭圆形结节。

镜检：结节由未分化的梭形细胞和小圆形细胞构成，与胚胎早期（7~10周）的优质横纹肌母细胞相似。梭形细胞细长，两端纤细，胞浆少，染色质深且丰富，核分裂象可见，黏液基质丰富。

2. 临床表现

反复发作性腹部疼痛，起初可以忍受，无须处理能自行缓解，以后持续性腹痛，难以缓解，偶尔可及腹部包块。有时以转移症状为主，常有患儿贫血、恶心、呕吐、腹胀、腹部疼痛、消化不良、便秘、大小便困难、咳嗽等非特异性症状。

3. 影像学检查

（1）X线检查　可见腹部肠胀气、气液平，偶尔发现腹部包块。

（2）B超　可探及腹腔内有多发性实质性肿块回声，其内有密集细小低回声，内有条索状光带及点状血流信号。

（3）CT　显示腹腔内有等密度、类圆形、实质性肿块影，边界清晰，密度均匀。增强后瘤体有强化。肿瘤与周围脏器粘连。

（4）MRI　T1WI呈等至稍低信号，T2WI瘤体实质部分信号增强。增强延迟后肿瘤完全强化。

（5）PET/CT　显示肿瘤原发病灶的复发及转移灶内有^{18}F-FDG均为放射性核素高摄取（SUV值5.6~7.6），并见腹膜后淋巴结肿大、转移，肠管及脏器粘连，部分肠管内过度充气。双侧输尿管粘连，上端肾盂、输尿管扩张，远端不全梗阻。

4. 诊断与鉴别诊断

（1）诊断要点　腹部疼痛、腹部包块，且症状进行性加重，各种影像学检查提示腹部包块占位。确诊仍需手术病理证实。

（2）鉴别诊断　①结核性腹膜炎：患儿有结核病接触史。出现长期低热、盗汗、消瘦、贫血、体重不增、发育迟滞、排便异常，大便外形呈细小颗粒状、干结。浅表淋巴结肿大、肝脾增大。血沉快，PPD（+++），T细胞斑点实验（+）或结核IgM滴度增加。各种影像学检查呈饼状腹膜。②恶性淋巴瘤腹部浸润：儿童少见。CT显示腹膜后淋巴结肿大、融合，大血管不清晰。组织穿刺病检证实。③白血病腹部浸润：急性白血病有发热、贫血、皮肤黏膜出血、肝脾肿大，病情有时进展很快。CT显示肝脾肿大、腹部包块。确诊仍要血液及骨穿刺检查。④腹膜后神经母细胞瘤：多见于5岁以下儿童，有发热、贫血、消瘦，进行性恶病质，有时腹部可触及包块。CT显示腹膜后、肾上腺区巨大占位，内有多形性钙化灶影。本病骨转移发生早，骨髓活检在比较早期可见特征性肿瘤细胞。

📋 **病例 20**

男性，12岁。2年前因下腹部疼痛、腹胀5d，在当地医院行B超，检出膀胱后有一实质性肿块回声。CT发现膀胱右后旁有一等密度实质性肿块影（图7.3.26，图7.3.27）。

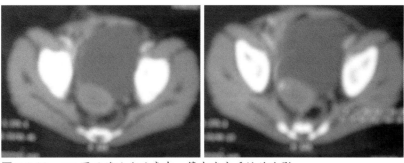

图 7.3.26 CT 图示膀胱右后旁有一等密度实质性肿块影

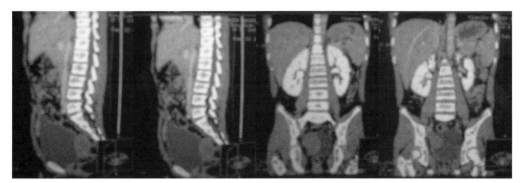

图 7.3.27 CT 重建图像示膀胱后缘有一等密度实质性肿块影

因症状不缓解，在当地医院行剖腹探查手术：打开腹腔后，发现大网膜、肝脏、肠系膜满布大小不等的葡萄样结节，用手触及有滑腻感。于膀胱右后缘可见一实质性肿块，边缘尚清楚，质地较硬。行肿瘤全身 PET/CT 评估：膀胱右缘有一实质性包块影，放射性核素浓聚，邻近肠管、腹膜也有核素摄取（图 7.3.28）。腹腔如饼状，肠腔脏器广泛粘连，内有多个放射性核素高摄取结节，

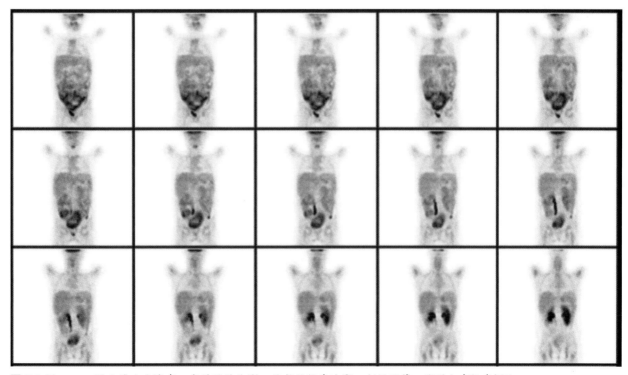

图 7.3.28 PET 图示膀胱右缘有一实质性肿块影，放射性核素浓聚，邻近肠管、腹膜也有核素摄取

腹壁后肠管胀气，双侧肾盂明显扩张，右侧输尿管远端变细，左侧输尿管近段被截断（图7.3.29~

图7.3.31）。术后石蜡包埋病理切片经多个医院会诊，确诊腹膜后膀胱横纹肌肉瘤。

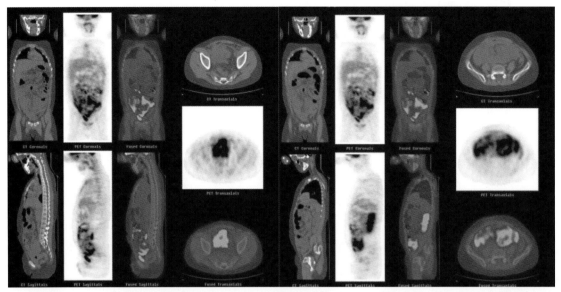

图7.3.29（见彩插） PET/CT图示膀胱右缘有一实质性肿块影，放射性核素浓聚，邻近肠管、腹膜也有核素摄取

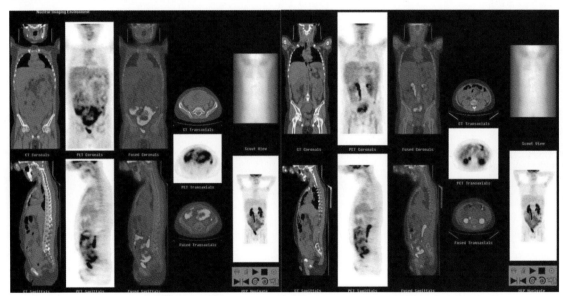

图7.3.30（见彩插） PET/CT图示膀胱右缘有一实质性肿块影，放射性核素浓聚

六、急性淋巴细胞白血病复发并腹、盆腔巨大包块

病例21

女性，16岁。3年前因持续发热，贫血半月余，在当地医院以骨穿检查，诊断为急性淋巴细胞白血病，经2个周期化疗缓解。近期胸闷、气短。尿急尿频、腹痛、腹胀、排便困难，自行可扪及腹部包块。胸腹部CT联扫后评估，可见前上纵隔

内、胸廓内、盆腔淋巴结肿大融合成块。边界清晰，呈等密度影。胸廓对称，肋骨及胸壁软组织未见异常。肺窗示双肺纹理清晰，走行自然，肺野透光度良好，右肺中叶内侧段近纵隔胸膜可见片状致密影及多发纤维条索影，余肺未见异常密度影，双肺门不大。纵隔窗示右胸背部可见弧形水样密度影，可见心影及大血管轻度受压，纵隔内可见多发肿大淋巴结，部分融合成团，右侧内乳淋巴结增大，长径约1.5cm，前上纵隔呈等密度肿块影，

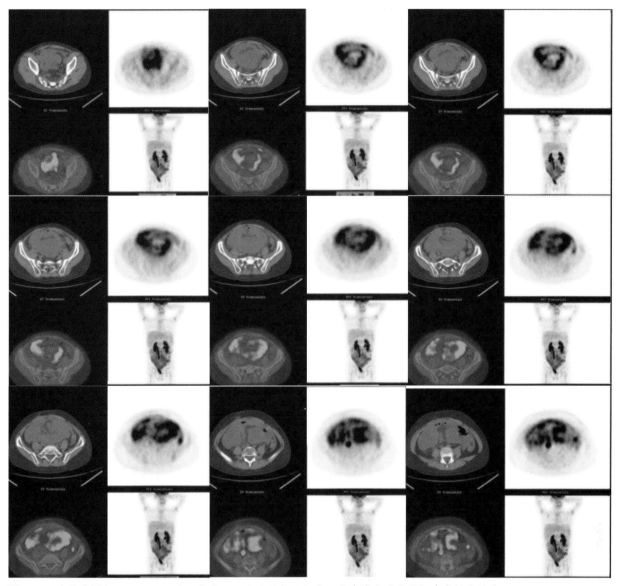

图 7.3.31（见彩插） PET/CT 图示腹腔、肠腔脏器广泛粘连，内有多个放射性核素高摄取结节

CT 值为 23HU，大小约 3.3cm×2.0cm，其后缘脂肪间隙消失（图 7.3.32，图 7.3.33）。

在 B 超引导下穿刺活检，病理证实急性淋巴细胞性白血病复发。根据患者组织细胞学，化疗 3 个周期。

化疗后第一次复查示：前上纵隔胸腺内肿块消失，三角形胸腺形态恢复正常，密度仍较高。胸廓对称，肺窗示双肺纹理略增多，走行自然，肺野透光度良好，双肺未见异常实变影，双肺门不大。纵隔窗示纵隔无偏移，心影及大血管形态正常，纵隔内未见包块及肿大淋巴结。右侧后胸腔可见薄层弧形水样低密度影。所见肝实质密度呈均匀、弥漫性减低。

化疗后第二次复查：扫描示双侧肾脏对称，位于脊柱两侧，大小正常，左侧皮髓质分辨清楚，肾实质内未见明显局灶性密度异常，右侧皮髓质分辨模糊，集合系统显示欠清晰，双侧肾盂、输尿管未见明显扩张，肾周脂肪囊清楚，肾旁结构未见明显异常。腹膜后明显肿大淋巴结，较之前明显缩小（图 7.3.34）。

七、腹膜后血管黏液脂肪母细胞瘤

腹膜后血管黏液脂肪肉瘤，也称腹膜后血管黏液脂肪母细胞瘤。好发于会阴及盆腔的恶性肿瘤。术后易于复发。镜检：血管无分支，血管壁常有平滑肌，无脂肪母细胞。

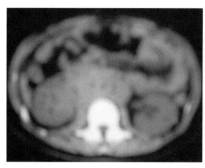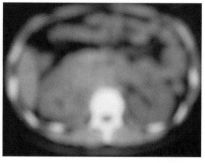

图 7.3.32　CT 图示右侧肾脏皮髓质分辨模糊，集合系统显示欠清晰，腹膜后明显肿大淋巴结

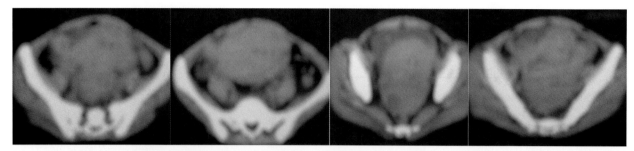

图 7.3.33　CT 图示盆腔内多个明显肿大淋巴结融合成团

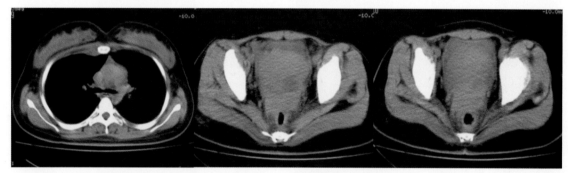

图 7.3.34　CT 图示前上纵隔淋巴结增大消失，盆腔内淋巴结增大较前略有缩小

病例 22

男性，12 岁。3 岁时因肛门右侧包块排便困难，行手术切除。术后初次病理诊断为脂肪瘤。7 个月后在原术区局部又发现一实质性肿块，且质地较前变硬，手术切除范围增大。术后病理证实血管黏液脂肪肉瘤。反复复发 4 次，经放疗后病情暂时缓解，近期局部又有包块隆起，患儿排便困难、腹胀。

CT 显示：骶尾部前方可见一大小约 13.5cm×11.7cm×15cm 长椭圆形软组织块影，边界似有包膜，其内可见不规则条片状等、低密度影，肿块向前挤压膀胱向右前上方移位，膀胱充盈较好，壁光滑无增厚，双出现侧肾盂输尿管扩张积水，以左侧为著，左半结肠明显扩张，肿块向后侵犯

右侧臀大肌，致周围结构模糊不清，左侧臀大肌可见钙化影，前列腺及双侧精囊腺显示欠清，余肝脏大小、形态正常，肝内密度均匀，未见局灶性密度异常，肝内血管走行正常，肝内外胆管无扩张，脾不大，胆囊体积不大，其内密度尚均匀，胰腺大小形态及密度正常。腹膜后未见明显肿大淋巴结（图 7.3.35）。

诊断：①骶尾部血管黏液脂肪肉瘤术后放疗后复发并右肺转移，建议定期复查；②双侧肾盂输尿管扩张积水，以左侧为著。

八、脾脏海绵状血管瘤

脾脏海绵状血管瘤，是指发生在脾脏内的先天性的血管畸形，为一种良性肿瘤。尸检统计资料显示海绵状血管瘤的发生率为 0.14%~0.16%。

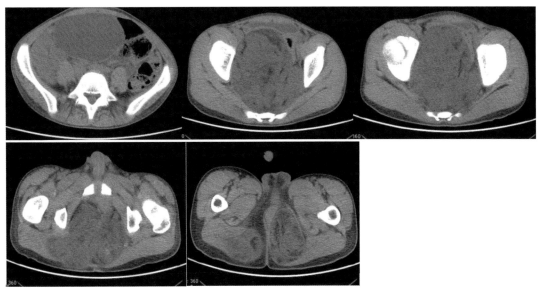

图 7.3.35　骶尾部血管黏液脂肪肉瘤术后放疗后 CT 图

本病在婴幼儿、儿童中多见皮肤黏膜下或深层肌肉中。发生于肝脏内多见，脾脏罕见。

1. 病　理

脾大，质地软硬不等，包膜完整。脾脏表面凹凸不平。剖面可见脾脏实质内呈大小不等的结节状、蜂窝状的囊腔与间隙。囊腔内充满了暗红色、褐色或淡黄色的混浊液体。结节间界限不清，可有相互融合。镜检：可见多个扩张的薄壁血管腔或血窦。血管内充满大量红细胞。管壁内衬单层扁平上皮。有时可见坏死、渗出附着。在血管和血窦之间有疏松的纤维分隔。管腔之间残留有少量的脾组织。有的病理切片中可见扩张的血管中有血栓形成或红色玻璃样变的机化组织。

2. 临床表现

临床表现和起病方式相差较大。大多数患儿临床症状不明显，并缺少特异性症状。据文献报道：①患儿可出现反复发作性的皮肤瘀点、瘀斑、鼻出血等脾功能亢进症状。②自行扪及左上腹包块。③非特异性消化道症状，包括上腹部不适、疼痛、恶心、呕吐、食欲减退、大便次数增多。④胸闷不适。⑤极少数以脾破裂、急腹症为首发症状。查体：①脾大，左季肋区下可及范围有 1.5~7cm。绝大部分脾表面光滑。边缘锐利。质地中等，有柔韧感。有的患儿脾脏表面触及结节感。脾区叩击痛（＋），在剑突下或左季肋区均有叩击痛（＋）。无肌紧张或反跳痛。②脾破裂，腹腔自发性出血时，可触及腹部压痛、反跳痛。腹部穿刺可抽出不凝血。

3. 实验室检查

·慢性脾功能亢进者血象表现：红细胞、血红蛋白、血小板计数均减少。

·脾破裂呈急性失血性贫血，红细胞、血红蛋白均减少。

·绝大部分患儿血象及脾功能正常。

4. 影像学检查

（1）B超　脾脏径线增大。脾脏内回声不均匀。可探及大小不等、回声不均的强光团。结节可遍及全脾，或仅限于脾脏上极、中下极，或脾门部。部分病例表现为脾内包块呈网络状回声。包块周围有大小不等的无回声区及低回声区。少数表现为包块的边缘回声稍强、清晰，内部则回声低，不均匀，包块呈小管状。

彩色多普勒显示脾内结节或包块内大多数有血流信号。多普勒频谱大多数测得静脉血流，少数则无血流信号。

（2）CT　左侧季肋区内脾大，超过 8~10 个肋单元，边缘圆钝，不光滑，呈结节状隆起。脾脏内有广泛、多发的圆形或类圆形、大小不等、界限清楚、密度均匀的低密度灶影，CT 值 26~40HU。部分病例可见低密度灶影内夹杂有沙粒状、蛋壳状、斑点状的细小钙化影。大的病灶内延迟扫描后，可见具有类似肝脏血管瘤的强化特征，造影剂呈慢进慢出。病灶强化改变随时间推移，由周边不规则强化逐渐弥散进入病灶中心，增强的范围逐渐扩大，最后整个病灶完全弥合，呈均匀一致的等密度影，CT值为56~60HU，部分病灶仅见增强化后呈轻度强化，CT值为30~40HU。延迟扫描3~5min仍无明显强化改变。重建后处理图像可显示血管瘤位于脾脏的具体位置及与脾包膜的关系。

5.诊断与鉴别诊断

（1）诊断要点　腹部不适、腹痛、腹部包块，反复鼻出血，皮肤黏膜瘀点。红细胞、血红蛋白、血小板均减少，出血时血象呈小细胞低色素性贫血。B超探及脾大、脾内有强回声。彩色多普勒显示脾内强回声灶内为静脉血流信号。CT显示为均质低密度灶影。部分可见有多形钙化。增强后呈轻至中度强化。大病灶延迟扫描后有慢进慢出的特征。

（2）鉴别诊断　①脾囊肿：多见学龄期、青春发育期。B超探及脾内强回声灶。彩色多普勒显示病灶内无血流信号。CT显示脾内多发的类圆形、圆形的低密度灶影。增强后无强化改变，同时可见肝、肾等脏器内多发囊肿。②脾脓肿：畏寒发热、皮疹、肝脾肿大。白细胞增高，中性粒细胞增高。有时血培养可检出致病菌。B超也可探及脾内强回声。彩色多普勒频谱无血流信号。CT显示脾大，脾实质内有低密度灶影，病灶周围呈晕轮样改变。增强后仅见脓肿壁强化。③粒细胞白血病、恶性组织细胞增生症、恶性淋巴瘤等脾内浸润灶。可见腹膜后淋巴结肿大，或与大血管融合成片。④脾脏转移瘤等，有发热、贫血、肝脾肿大，末梢血片、骨穿、浅表淋巴结、皮肤瘀斑活检可找到异常细胞。大多数患儿血清乳酸脱氢酶升高。CT平扫可见脾内单发、多发性低密度影。边界欠清，密度不均。常伴脾门或腹膜后淋巴结肿大。

第8章
腹部疼痛

第1节　先天性疾病

血友病，为先天性遗传性凝血因子缺乏导致全身反复出血性疾病，有甲、乙、丙三种类型，以甲型多见。为性联隐性遗传，女性为致病基因携带，男性隔代发病，也有基因发生突变新发病者。

1.病　因

血友病发生的根本原因是凝血因子Ⅷ的基因缺陷、活性降低。该基因是人类最大基因之一。在基因分布图上，位于 X 染色体上。其促凝活性部分（Ⅷ：C）的遗传基因位点在 X 染色体长臂第 2 区 5~8 带。80% 的患者有家族史。无家族史者为新近基因突变所致。

2.临床表现

主要表现为皮肤黏膜、关节内反复出血。发病年龄，出血发作频率，程度与血中因子Ⅷ：C 缺陷程度成正比。在患病的新生儿、婴幼儿中，发病越早，病情越重。多见皮下血肿、瘀斑，新、老血肿交替不断。关节内出血常发生于膝、踝、髋、肘等大关节，反复发作可致关节畸形、功能丧失、强直。严重者轻微外伤或自发性腹腔血肿、消化道出血、尿血或颅内出血。

3.实验室检查

· 急性出血时红细胞、血红蛋白减少，呈小细胞低色素性贫血，甚至极度贫血。

· 凝血因子Ⅷ定量减少，因子Ⅷ：C 活性降低。

· 部分凝血活酶时间延长。

4.影像学检查

（1）X 线检查　为非特异性表现，仅见软组织肿胀，血肿钙化。

（2）CT　头颅、腹腔内自发出血部位、出血量，毗邻脏器被挤压。颅内出血与其他病因所致表现相同。腹腔内大出血，关节腔内积血，密度不均。软组织肿胀明显。慢性期可见关节骨结构畸形，间隙狭窄，关节面不光滑、粘连，骨质疏松，活动障碍。

5.诊断与鉴别诊断

（1）诊断要点　患儿自幼就有反复的、自发性的出血史，因子Ⅷ：C 水平降低。

（2）鉴别诊断　①血小板减少性紫癜或血小板功能异常，皮肤黏膜自发性瘀点为主要症状。前者血小板计数减少，后者血小板功能不良，出血时间延长，凝血时间正常。②假性血管性血友病：本病为常染色体显性遗传，男女均有发病。自幼有鼻衄、皮肤瘀斑。出血时间延长、血小板黏附试验降低、阿司匹林试验阳性、束臂试验阳性。两者在影像学上无特异性表现，要结合临床和实验室检查分析。

一、血友病（甲型）致腹腔自发性血肿

病例 1

男性，4 岁。于玩耍中突感中上腹部疼痛，5h 后转移至右下腹，伴里急后重，下坠感明显。

曾排柏油样便、血尿 1d。术前追问病史得知本例患者于 1.5 岁因反复皮下血肿、出血不止被诊断为血友病甲型。

查体：精神烦躁，面色苍白，呈极重度贫血貌。腹部膨隆，中下腹偏右压痛明显，肌紧张，结肠充气试验（＋）、腰大肌试验（＋）。未触及明确腹部包块。右侧髂腰肌肿胀，局部轻压痛。

实验室检查：红细胞计数 80×10^{12} g/L，血红蛋白 2.8g/L。凝血试验：第Ⅷ因子 17%。

腹部 CT：可见肠系膜上动脉旁、直肠膀胱陷

窝内分别有两个巨大血肿。挤压周围脏器，左侧肾门，致使同侧肾盂扩张 - 输尿管上端积水。直肠变扁。右侧髂腰肌内可见椭圆低密度血肿（图 8.1.1）。

最后诊断：血友病甲型致腹盆腔内、右侧髂腰肌内自发性大血肿并同侧肾盂扩张 - 输尿管上端积水、直肠受压。

转归：明确诊断后，及时输入全血及血清Ⅷ因子后，出血停止，全身症状好转。

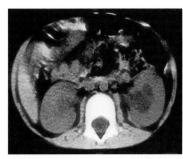 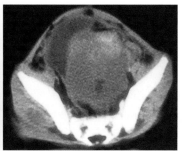

图 8.1.1　血友病甲型致腹腔自发巨大血肿 CT 图

二、血友病（甲型）致右髂腰肌血肿

📋 病例 2

男性，24 岁。突然右下腹疼痛 1h 伴右髋部疼痛 3d 就诊。既往史：反复皮下出血，曾多次输血后，出血停止。12 年前确诊为血友病甲。

查体：精神欠佳，急性病面貌。皮肤黏膜未见瘀斑、出血点。浅表淋巴结未及。心肺听诊未见异常。腹部平软。右侧腰背肌饱满，肝脾肋下未触及。右下腹压痛明显，右侧肾区下缘叩击痛（＋）。

B 超：探及右肾下缘外方有一片低回声区，大小约 15.5cm × 5.2cm。CT 显示：右侧肾后筋膜

增厚，腰大肌肿胀，边缘模糊，密度不均，内可见混杂密度影，同侧髂腰肌肿胀，与肿大的腰大肌融合成一片（图 8.1.2）。

诊断：血友病伴自发性右侧腰大肌、髂腰肌大血肿，波及右肾后筋膜。

转归：经输入Ⅷ因子治疗后好转。

三、新生儿先天性回肠闭锁并完全性高位肠梗阻

新生儿先天性回肠闭锁并完全性高位肠梗阻，是指回肠阶段性闭锁的先天发育异常，合并完全性高位肠梗阻。围生期腹部 B 超检查时胎儿肠腔有肠内容物往返运动，提示异常所在部位。

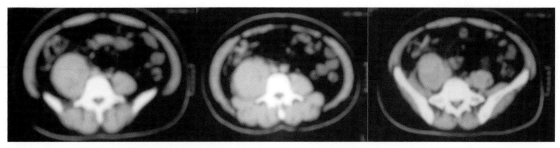

图 8.1.2　血友病甲型致右侧腰大肌大血肿 CT 图

病例 3

男性，生后 3d。其母妊娠 40⁺⁴ 周时活跃期停滞行剖宫产。娩出后羊水 Ⅰ°污染。婴儿脐绕颈 1 周，生后无窒息，Apgar 评分 10/10/10 分。开始吃奶即出现恶心、呕吐，呕吐物为淡绿色液体。排便差，排出大便呈黄豆颗粒样，夹有陶土色变，约 10 克 / 次。无发热、腹泻、咳嗽、呼吸困难。

查体：精神尚可，皮肤黏膜轻度黄染。前囟门轻度凹陷。口腔黏膜略干燥。胸廓无畸形，两肺呼吸音粗，未闻及干、湿啰音。心率 146 次 / 分，律齐，无传导性杂音。腹部膨隆，腹胀明显，肠鸣音活跃，肝脾触及不清。脊柱四肢未见异常。神经系统检查：原始反射存在。无病理体征引出。

腹部 B 超：肝胆胰脾未见异常。由于肠胀气明显，肠道回声探及不清。

肝功：总胆红素 221.3μmol/L、间接胆红素 210.8μmol/L、总胆汁酸 41.2μmol/L。

经外科手术探查发现先天性回肠闭锁，DR 图见图 8.1.3。手术切除回肠闭锁肠段，经术后电话随访至 6 月龄，母乳喂养，已添加辅食、排便正常，生长发育正常。

最后诊断：新生儿先天性回肠闭锁并完全性高位肠梗阻。

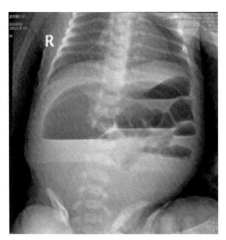

图 8.1.3　DR 图示腹部肠管明显扩张积气，且见呈"阶梯状"排列，大小不等气液平面

四、先天性巨结肠

由于直肠或结肠远端的肠管持续痉挛，以致粪便淤滞在近端结肠，使该段的结肠肥厚、扩张。此病为儿科中常见的消化道畸形，其发病率为 1/2000~1/5000，男女比约 3∶1~4∶1，有遗传倾向。

1. 临床表现

凡新生儿出生后，如果胎粪排出延迟或不排胎粪，同时伴腹胀、呕吐则应考虑本病。在婴幼儿期有长期便秘、腹胀的病史。患儿发育、营养较差。

2. 影像学检查

（1）X 线检查　①立位腹部平片：低位远端结肠变细梗阻，近端结肠发生扩张，盆腔内无气体出现。②钡剂灌肠：显示出痉挛的肠段和其上方扩张的肠管，有病变的结肠排钡剂的能力差，肠黏膜呈现锯齿状像。

（2）多螺旋 CT　结肠充气后，对病变部位扫描，进行 MPR 冠状、矢状位重建图像，可以显示结肠狭窄变细的结肠段。仿内窥镜技术可显示病变部位。

3. 诊断与鉴别诊断

新生儿期即有胎粪排出延迟，排便困难，便秘、腹胀。

（1）新生儿期　①胎粪塞综合征（胎粪性便秘）：经灌肠后排出，即正常排便后不复发，这是胎粪浓缩造成的。②先天性肠闭锁：做腹部立位平片见下腹部无气，钡剂灌肠造影便可确诊。③新生儿坏死性小肠结肠炎：多见于早产儿，有窒息、缺氧、感染、便血等现象。X 线平片显示肠壁有气囊肿和门静脉积气。

（2）婴幼儿期　①继发性巨结肠：有先天性肛门狭窄，手术后造成瘢痕收缩压迫局部所致。②特发性巨结肠：新生儿时曾有无排便病史，2~3 岁出现典型症状，排便前常有腹部的疼痛。肛门触诊发现直肠扩张淤积粪便，肛门的括约肌紧张而直肠肛门侧压正常。③功能性便秘：排便次数减少，排便时感觉费力；粪块质硬似圆球状，便后自觉有排不净的感觉，要除外器质性病变。④甲状腺功能减退：患儿难以纠正便秘，表现为矮小症、食欲缺乏、难喂养、面色苍黄。

第2节　腹部炎症

一、膈下脓肿

膈下脓肿，是指位于横膈之下、肝顶之上间隙的细菌感染。儿童腹腔上部被肝脏分为肝上区与肝下区。肝上区位于膈与肝上缘之间，又被镰状韧带及冠状韧带分肝右上前，右上后及左上间隙。临床上最多见右上后间隙，即膈下脓肿。

1. 病　因

儿童体表有皮肤破损时，感染处理不当致金黄色葡萄球菌感染，或金黄色葡萄球菌肺炎、脓胸波及邻近脏器。

2. 病　理

金黄色葡萄球菌致病特征：多脏器内大体所见小脓肿。镜检可见中央为坏死脓细胞和葡萄球菌，周边有纤维组织围成脓肿壁。

3. 临床表现

发热，有长期低热或弛张热。体温37.5℃~40℃。发热时伴寒战、皮疹，热退后有多汗、咳嗽、气喘、胸背部疼痛、阵发性腹部疼痛。查体：贫血貌，营养较差。右下胸及肝区叩击痛，肝脏肿大。患儿在病前数周曾有皮肤损伤或感染史。

4. 实验室检查

- ·白细胞和和中性粒细胞增高。
- ·血沉增快。
- ·C反应蛋白阳性、超敏反应蛋白阳性。
- ·疾病初期血培养可检出金黄色葡萄球菌。

凝固酶试验阳性。

5. 影像学检查

（1）X线检查　右侧膈肌抬高，活动受限，肋膈角内模糊不清或有少量液平。

（2）CT　采用薄层扫描技术，随机对感兴趣区域放大观察。可见右侧膈肌下、肝顶上缘右上前或右上后间隙内有类圆形、密度均匀的低密度影，其边界模糊不清，周围有晕轮样改变，CT值为10HU。毗邻膈肌及胸膜有反应性低密度弧形积液影。

6. 诊断与鉴别诊断

（1）**诊断要点**　患儿有发热、畏寒、咳嗽、胸腹疼痛。病前曾有皮肤破损时，应高度怀疑本病。

（2）**鉴别诊断**　结合病史及实验室检查，排除其他化脓性细菌感染。

> 📋 病例1
> 男性，4岁6个月。高热、寒战、咳嗽、胸腹痛1周。3周前左手中指破损，曾有化脓。CT示右膈下、肝上前区有1.2cm×0.8cm×0.5cm的类圆形低密度影，CT值为10HU，周边呈晕轮样（图8.2.1）。转归：手术清除化脓灶，术后病理结果证实膈下脓肿。

二、儿童胆囊炎

儿童胆囊炎是指因先天性畸形、溶血性贫血或后天性肝胆系统炎症过程中累及胆囊，所致胆囊慢性、增殖性炎症改变。儿童胆囊炎少见，伴结石者更罕见。

1. 病　因

主要为胆汁潴留、细菌感染与胆红素代谢紊

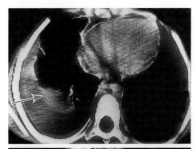
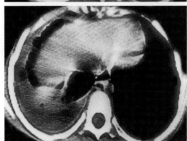

图8.2.1　膈下脓肿CT图

乱。常伴发急性、全身性、感染性疾病，如肠道大肠埃希菌、沙门菌、链球菌感染等，经血液、淋巴液或邻近器官入侵。其次为肠道、胆道内寄生虫，如蛔虫病、肺吸虫病等、还有溶血性贫血，如遗传性球形红细胞增多症，反复发生溶血；以及肝内胆管或胆总管囊性扩张先天畸形。

2. 病　理

肉眼所见：胆囊增大、壁增厚，黏膜皱襞消失或呈小梁状增粗、不光滑表面有纤维蛋白性渗出，胆囊管也有扩张。镜下：黏膜上皮完整，有时可见增生、萎缩。急性期有充血、水肿，波及胆囊壁各层，白细胞、淋巴细胞浸润。胆囊壁固有层偶见泡沫细胞。

3. 临床表现

有发热或长期低热，或急性高热。腹部疼痛。黄疸，呈间歇发作。食欲缺乏、腹胀、厌油腻等症少见。体重减轻。查体：营养、发育较差。面色苍黄，右上腹有时可触及腹部包块，压痛明显，肝脾轻或中度肿大。

4. 实验室检查

· 血象：在急性炎症期间白细胞总数、中性粒细胞增多，偶见核左移及中毒颗粒。

· 红细胞计数及血红蛋白水平降低，呈小细胞低色素性贫血。

· 周围血细胞涂片可见大小不等的球形红细胞。

· 如果发生急性溶血，网织红细胞增高。

· 红细胞渗透脆性试验阳性。

· 胆汁引流可培养出细菌，检出寄生虫。

· 有的患儿急性炎症期间肝功能酶学与胆红素异常。

5. 影像学检查

（1）B超　探及胆囊形态各径线增大，壁增厚，黏膜不光滑的光团回声。

（2）CT　胆囊窝内，正常胆囊形态为椭圆形，新生儿胆囊长径1.5cm，儿童期长径7.5cm，横径3.5cm。胆囊壁厚度不超过2mm。胆囊腔内黏膜光滑，呈均匀一致水样密度，CT值为0~20HU。胆

总管显示不清，增强扫描时，胆总管呈均横径宽4mm。儿童胆囊炎，由于炎症细胞浸润，胆汁滞留、淤积，胆囊增大，最常见的是胆囊壁增厚，超过3mm。厚壁外与周围组织间隙的界限模糊不清，可见低密度的晕轮。增强扫描时，胆囊壁有轻度强化，胆总管扩张，胆总管壁增厚、有强化。

6. 诊断与鉴别诊断

（1）诊断要点　患儿有反复发热、腹部疼痛、黄疸、中上腹触及包块，结合实验室检查、B超、CT进行诊断。

（2）鉴别诊断　①儿童急腹症：如肠穿孔、阑尾炎穿孔等，患儿有高热、腹痛、压痛固定、腹穿有脓性渗出物，结合实验室检查、B超、CT不难诊断。②传染性肝炎：发热、厌油腻，黄疸，腹部疼痛，肝脾肿大。白细胞总数及分类正常或轻度增高。肝功能异常。B超及CT显示胆囊正常。

📋 病例 2

男性，3岁8个月。反复发作性黄疸、腹痛、腹部包块1年余。红细胞渗透性试验阳性，网织红细胞5%。CT示胆囊增大，壁增厚，胆囊密度均匀（图8.2.2）。最终诊断：溶血性贫血致慢性胆囊炎。

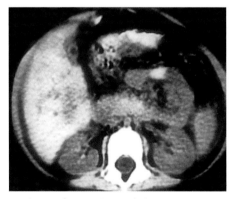

图 8.2.2　溶血性贫血致慢性胆囊炎 CT 图

三、1型糖尿病并高脂血症、胆石症

📋 病例 3

女性，15岁。发作性头痛、头晕、意识障碍1周。查体：血压106/70mmHg，意识淡漠、精神欠佳、心肺未见异常，上腹部压痛（＋），无

肌紧张及反跳痛。随机空腹血糖 20.8mmol/L。

腹部 CT 示胆囊完全高密度钙化, 肠系膜上动脉附近淋巴结增大 (图 8.2.3)。

诊断: 1 型糖尿病并酮症酸中毒、高脂血症、胆石症。

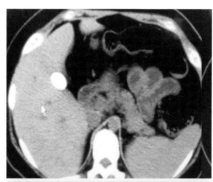

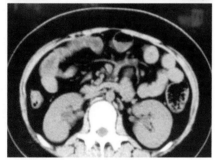

图 8.2.3　1 型糖尿病患儿 CT 图

四、胃炎、十二指肠球部溃疡

胃炎、十二指肠球部溃疡是我国常见、多发病, 好发于冬春季, 与胃酸分泌过多、幽门螺杆菌感染及精神压力过大有关。上腹部剑突下规律性疼痛, 进食后缓解。

检查方法: ①胃镜为最佳方法, 镜检、镜下取病理活检。②上消化道造影检查可见十二指肠球部变形, 黏膜不对称, 有锯齿状充盈缺损。

病例 4

女性, 14 岁。4h 前持续性胃痛, 既往曾有类似情况发作, 无反酸、黑便。

上消化道造影检查 (GI): 心肺腹透未见异常。造影剂透过食道显示通过顺利, 管腔黏膜光滑, 空腹有少量滞留液。胃呈钩形, 张力中等, 胃壁光滑柔软, 黏膜皱襞增粗, 走行紊乱, 未见充盈缺损及龛影。十二指肠呈三角形, 球部黏膜不对称, 可见锯齿状充盈缺损 (图 8.2.4, 图 8.2.5)。十二指肠降部、水平段及升段未见异常。

诊断: ①十二指肠球部溃疡; ②胃炎。

五、急性胰腺炎

急性胰腺炎, 是由于胰腺消化酶在胰腺内被激活, 发生胰腺自身消化、水肿、出血、坏死的化学性炎症。儿童少见。影像特征: 胰腺弥漫性肿胀、增大。胰腺周围渗出积液, 双侧肾前筋膜增厚。

病例 5

男性, 9 岁。3d 前开始发热, 体温超过 37.5℃, 无咳嗽、流涕, 无暴饮暴食, 大小便正常。

查体: 神志清, 精神欠佳, 四肢潮湿, 全身未见皮疹。咽部充血, 未见瘀斑。双肺呼吸音粗。心音有力, 腹胀明显, 肿块未触及。脐周压痛, 肌紧张。肝脾不大。神经系统查体未见异常。

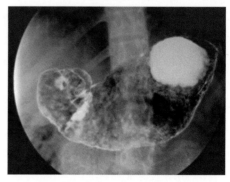

图 8.2.4　上消化道造影图示胃呈钩形, 张力中等

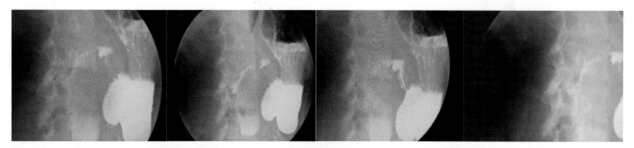

图 8.2.5　上消化道造影检查图示十二指肠呈三角形, 球部黏膜不对称, 可见锯齿状充盈缺损

实验室检查：急性期白细胞计数升高；红细胞比容增高；血清淀粉酶增高，于急性期第1天升高；血钙降低；血糖增高；甘油三酯增高；尿钙增高。有腹泻患者，粪常规中可见大量脂肪球。血常规示白细胞计数 31×10^9/L，以中性粒细胞增高为主。血淀粉酶＞1220U。

CT 显示：胰腺形态增大，胰腺体尾部正常形态消失，周围渗出水肿，双侧肾前筋膜增厚（图8.2.6~图8.2.8）。肝脏密度弥漫性减低。

诊断：急性胰腺炎，脂肪肝，肝内钙化灶。

六、慢性胰腺炎

慢性胰腺炎，是指胰腺反复发作性炎症改变。

1. 病　因

儿童胆道先天畸形，如先天胆总管囊肿、甲状旁腺功能亢进，胰腺的结石、钙化、纤维化致外分泌引流不畅。

2. 病　理

肉眼所见胰腺呈阶段性增生，表面有钙化。切面胰腺管扩张，部分胰液潴留形成假性囊肿。镜下：胰腺组织内有大量淋巴细胞浸润。在假性囊肿或扩张导管处可见管壁周围纤维组织增生，胰腺的腺泡及胰岛细胞被纤维组织增生分隔。

3. 临床表现

发作性腹痛，或剧烈腹痛、隐隐作痛。腹胀、食欲缺乏。便溏或粥样便大便外观油腻。便次数多，消瘦、体重不增。

查体：腹平软或舟状腹，皮下脂肪很薄。中上腹有压痛，未触及腹部包块。

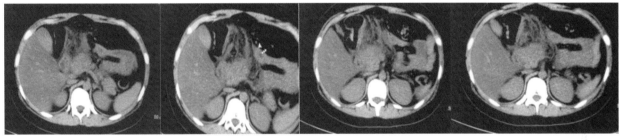

图 8.2.6　CT 图示胰腺头部、小网膜囊低密度影积液，界限模糊；肝脏弥漫性密度降低

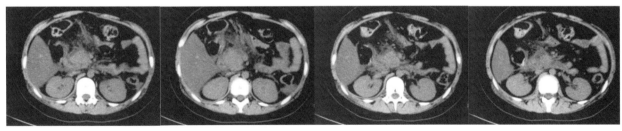

图 8.2.7　CT 图示胰腺头部、小网膜囊可见低密度影，界限模糊

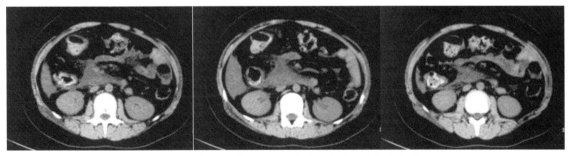

图 8.2.8　CT 图示胰腺头部、小网膜囊、右肾前间隙、胰腺后腹膜间隙低密度影积液

4.实验室检查

- 血糖增高。
- 甘油三酯增高。
- 尿淀粉酶于急性期第 1 天升高。
- 尿钙增高。
- 有腹泻患者，粪常规中可见大量脂肪球。

5.影像学检查

（1）B 超　无腹部胀气时，可探及胰腺形态、回声异常，有钙化、假性囊肿、胰腺管扩张。

（2）CT　可显示十二指肠轮廓，在造影剂背景下胰腺头颈部更清晰。可见胰腺形态异常，边缘不规整，有结节样隆起，走行不自然，内有钙化、假性囊肿。

病例 6

女性，17 岁。反复发作性腹痛 2 年余，加重 1 周。查体：精神一般，未见皮疹。浅表淋巴结可及。心肺未见异常。腹平软，中上腹偏左轻压痛，无肌紧张。肝脾肋下未触及。CT 示中上腹细小钙化点；胰腺增大、畸形，可见胰腺头颈、体部有多个细小沙粒样钙化点；体部可见大小不等厚壁囊性灶（图 8.2.9，图 8.2.10）。

最后诊断：慢性胰腺炎并钙化、假性囊肿形成。

病例 7

女性，16 岁。发作性腹痛 3h，便次数增多。查体：精神一般，腹平软，腹壁脂肪丰富。中上腹压痛，无肌紧张，无腹部包块。肝脾肋下未触及。

CT 示胰腺头颈部形态增大，边缘不规则，可见斑片状钙化。胰腺体尾部胰管扩张明显。肝脏密度弥漫性减低,低于同层面脾脏密度（图 8.2.11）。

诊断：①慢性胰腺炎；②脂肪肝。

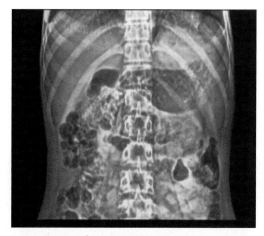

图 8.2.9　CT 图示中上腹可见细小钙化点

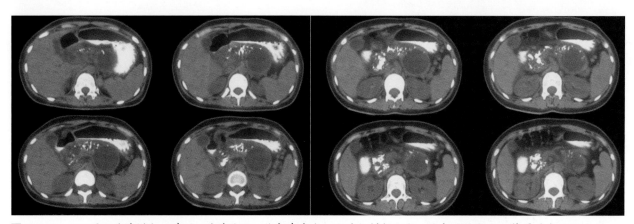

图 8.2.10　CT 图示胰腺增大、畸形，胰腺头颈、体部有多个细小沙粒样钙化点，体部可见大小不等厚壁囊性灶

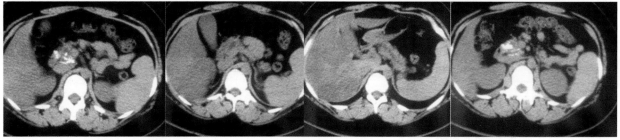

图 8.2.11　慢性胰腺炎并脂肪肝 CT 图

七、肾脓肿

肾脓肿，是指肾盂、肾实质急、慢性化脓性炎症。婴幼儿中以女性多见，7~11 岁学龄期女性的发病率是男性的 10 倍。

婴幼儿输尿管长而弯曲，管壁肌肉弹力纤维发育差。幼女尿道短，仅长 3~8cm。会阴部易受污染，感染率高。儿童泌尿系先天畸形、尿路梗阻、肾小球肾炎、尿路结石、尿潴留、尿液反流等原因极易引起肾实质感染。

1. 病因

女性婴幼儿 75%~90% 由大肠埃希杆菌感染引起，其次为克雷伯菌、变形杆菌。病毒或支原体感染少见。大肠埃希杆菌与泌尿系统上皮细胞表面 PI 抗原特异性结合，即使无膀胱、输尿管反流，也可产生类似上行性肾盂肾炎的表现，且可反复发作。

2. 病理改变

肉眼所见：肾脏呈局灶性或弥漫性肿大，表面有稍凸起的黄白色脓肿，病灶周围充血。切面可见肾盂黏膜充血、水肿，有脓性渗出，可见从肾乳头尖端向皮质走行的黄色条纹状及小脓肿。镜检：肾盂间质、肾小管内均见炎症细胞浸润及坏死的脓细胞。

3. 临床表现

急性期：婴幼儿有畏寒、发热、惊厥、哭闹、面色苍白、脓尿、血尿或白天遗尿；年长儿畏寒、高热、尿频、尿急、尿痛、脓尿、血尿。慢性期：起病隐匿，患儿有乏力、消瘦、长期低热、贫血、食欲缺乏、体重不增、腹部疼痛。

4. 实验室检查

- 白细胞计数及中性粒细胞增高。急性感染期间偶见细胞内中毒颗粒。
- 红细胞计数、血红蛋白减少，呈轻至中度贫血。
- 尿常规：白细胞计数增多，红细胞（++）隐血（+），蛋白（++）。
- 血沉增快。

- C 反应蛋白阳性。
- 尿液涂片菌阳性 > 10.5/mL。
- 疾病发作初期，进行中段尿培养，可检出致病菌。

5. 影像学检查

（1）B 超 探及肾脏增大，有强回声的光团。

（2）静脉肾盂造影 年长儿及幼儿中检出先天性泌尿系统畸形、结石、梗阻、肿瘤等，伴有肾盂积水，造影剂排泄减慢。

（3）CT 平扫可见患侧肾脏增大，肾实质内密度较正常降低，减低区为局灶性或患侧肾脏受累，常累及整个肾脏，其边界模糊不清，由于渗出、水肿，肾盂被挤压，形态显示不清。增强扫描后，正常肾脏迅速强化，而患侧肾脏皮质呈肾皮质周边轮廓有强化或部分强化或密度增高，CT 值仅提高 5~10HU。这是由于炎症累及肾小管排泌功能，髓质期、延迟期肾实质强化时间减慢。与小脓肿相互融合时，CT 显示：①肾实质内有密度不匀肿块，其边缘有强化；②大片坏死液化囊变区，区域的周边有强化，囊变区内含气液平。

（4）MRI 文献报告：急性期肾脏增大，皮、髓质界限不清。轴位可见 T1WI 呈低信号，T2WI 为高信号，如脓肿内有坏死囊变、含气，T1WI 和 T2WI 呈混杂信号。

6. 诊断与鉴别诊断

（1）诊断要点 患儿有反复发作性脓尿、贫血、消瘦、面色苍白，结合实验室检查、B 超、CT 作出诊断。

（2）鉴别诊断 肾母细胞瘤：腹部包块，贫血、患儿偶有血尿。CT 显示肾脏增大，密度不均，有出血、坏死、囊变，偶见钙化。尿常规检查仅有血尿，尿培养无细菌生长。

📋 病例 8

女性，12 岁。低热，腰痛 4 月余。尿常规：红细胞（++）、脓球（+++）、隐血（+）、蛋白（+）。多次中段尿培养：大肠埃希菌。CT 平扫：左肾增大，边缘模糊。肾实质密度减低，肾盂、肾小盏受压变形，如裂隙状。CT 增强后患侧肾脏仅有皮质期肾包膜及皮质强化，肾盂强化迟缓（图 8.2.12）。诊断：左肾脓肿。

病例 9

女性，10 岁。反复畏寒、发热、贫血、腰痛 3 个月。尿常规检出脓球（+++）。CT 示右肾形态增大，密度均减低，CT 值为 21HU；肾盂、肾小盏显示模糊不清（图 8.2.13）。诊断：右肾脓肿。

八、急性阑尾炎并阑尾周围脓肿

急性阑尾炎并阑尾周围脓肿，由于免疫器官发育成熟，当患急性化脓性阑尾炎，局部免疫应答反应，大网膜包裹炎症局部，形成一种炎症反应。儿童由于大网膜短，当有急性阑尾炎，不易形成阑尾周围脓肿。

病例 10

男性，16 岁。转移性右下腹疼痛 8d。腹部肌紧张，右下腹局限性压痛，反跳痛。急诊手术切除。术中可见化脓增粗的阑尾周围，腹腔有渗液。CT 示右下腹可见团块状影，周围模糊（图 8.2.14，图 8.2.15）。

诊断：阑尾炎并阑尾周围脓肿。

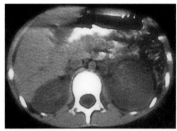 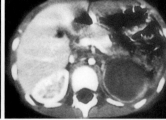

图 8.2.12　左肾脓肿平扫 + 增强 CT

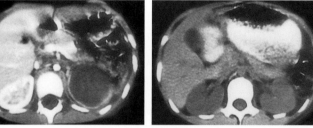

图 8.2.13　右肾脓肿 CT 图

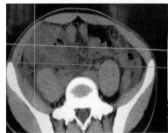 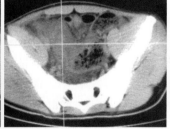

图 8.2.14　急性阑尾炎并阑尾周围脓肿 CT 图

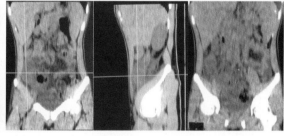

图 8.2.15　急性阑尾炎并阑尾周围脓肿 CT 重建后图

病例 11

女性，10 岁。右下腹疼痛伴发热 2d。CT 示腹部稍膨隆，右下腹回盲部肠管解剖结构模糊不清，有不规则含气含液软组织包块，周围可见模糊渗出性改变；局部肠管淤胀积液增多；盆腔内可见少量积液（图 8.2.16，图 8.2.17）。

诊断：阑尾炎并阑尾周围脓肿形成。

病例 12

男性，4 岁。持续性右下腹疼痛 4d。右下腹局限性压痛，反跳痛，周围肌紧张。CT 示右下腹回盲部肠管解剖结构模糊不清，呈不规则软组织包块，周围可见渗出性模糊改变；局部肠管淤胀积液增多，盆腔内可见少量积液（图 8.2.18）。

诊断：阑尾炎并阑尾周围脓肿形成。

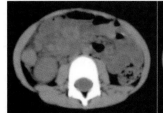 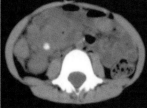 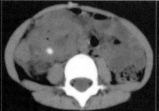 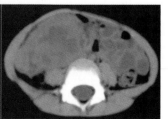

图 8.2.16　CT 图示右下腹回盲部肠管结构欠清，有不规则含液气软组织包块，周围可见渗出性模糊改变

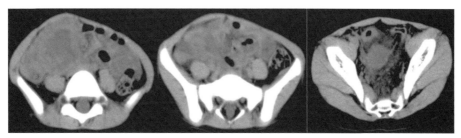

图 8.2.17 CT 图示腹部稍膨隆，右下腹回盲部肠管结构欠清

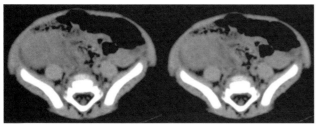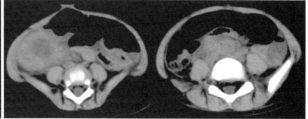

图 8.2.18 CT 图示阑尾炎并阑尾周围脓肿

第3节 脂肪肝

脂肪肝，也称肝脏脂肪浸润，指肝脏内脂肪合成、转运、代谢功能发生紊乱，致使大量的甘油三酯在肝细胞内沉积。本病在儿科不常见。但是近年来随着儿童肥胖症增多，引起了大家的关注。

1. 病 因

最常见营养过剩的肥胖儿，或营养不良、结核病慢性消耗性疾病、严重贫血、遗传代谢性疾病、长期使用肾上腺皮质激素治疗的患儿。急性脂肪肝主要见于瑞氏（Reye）综合征，或为缺氧、药物中毒等的严重并发症。

2. 病 理

大体所见：肝脏体积增大。包膜紧张，呈黄色，边缘变钝，压之稍软。切面隆起，触之有油腻感。镜检：肝细胞变性或呈气球样圆形空泡，体积增大，或胞浆内有脂滴，将细胞核挤至边缘。

3. 临床表现

儿童脂肪肝很少单独发生肝肿大，为轻至中度增大。边缘较钝，无压痛。病程较长，肝脏质地稍硬。

4. 实验室检查

· 肝功能异常：表现在酶学、胆红素正常或异常。若伴有营养不良，可有血浆蛋白降低，白蛋白 / 球蛋白比值倒置。

· 血脂测定甘油三酯异常。

· 红细胞和血红蛋白减少，呈小细胞低色素性贫血。

5. 影像学检查

（1）B 超 显示肝脏的各径线增大。肝实质呈弥漫性、细点状回声，其强度随深度递减。肝内血管回声减弱。

（2）CT 肝脏增大。横断层面可是肝脏由上至下边缘圆钝，肝实质弥漫性密度降低，低于同层面脾脏密度。肝内的胆管系统、血管在低密度背景下显示尤为清楚。重症脂肪肝时，呈现弥漫的低密度背景下，肝内血管呈树枝状等密度或稍高密度影。呈 CT 反转征，仅平扫就可诊断。当肝内呈局灶性脂肪肝时，CT 表现为肝脏一叶或段分布，呈斑片状、扇形、不规则形低密度影，其边界清晰。进行对比增强扫描后，树枝状血管影明显强化，局灶性脂肪浸润轻度增强。局灶性脂肪肝多见近肝门区的左叶内侧。

6. 诊断与鉴别诊断

（1）诊断要点 本病除伴随原发疾病外，肝肿大，边缘钝，质地柔软偏中等硬度，结合 B 超及 CT 常可诊断。

（2）鉴别诊断 ①肝母细胞瘤：肝脏外形异常，肝实质内有混杂性密度肿块，边缘不清，增强后造影剂有快进快出很快强化的特点，甲胎蛋白滴度升高。②肝内血管瘤：肝实质内有团块状低密度，增强扫描后，造影剂由周边向中心弥散，延迟扫描后完全弥合。③腹膜后肿瘤、神经母细胞瘤、肾母细胞等肝转移。肝实质内有不规则形结节影，境界欠清，结合原发肿瘤特征进行鉴别。④肝脓肿：患儿长期表现为发热、贫血、消瘦、肝脾肿大。CT 显示肝内巨大低密度肿块影，周边有低密度晕轮。增强后扫描仅见壁强化，脓肿内为均匀一致低密度影，无强化。

病例 1

男性，2 岁。反复发热、腹胀、腹痛 3 个月。面色苍白。肝脾肿大，质地偏中等硬度。红细胞 $2.25 \times 10^{12}/L$。骨穿符合感染性贫血。CT 示肝增大，密度弥漫性减低，低于同层面脾脏密度影，CT 值为 $-8 \sim -26HU$。脾脏形态肿大，占 8 个肋单元（图 8.3.1）。

诊断：雅克什贫血（感染性贫血）并脂肪肝。

病例 2

男性，12 岁。体胖，不喜活动。身高 124cm，体重 71kg。CT 示肝实质密度弥漫性降低，血管清晰，低于同层面脾脏密度，肝脾密度倒置（图 8.3.2）。诊断：肥胖症（重度）并脂肪肝。

病例 3

男性，10 岁。生后 1d 出现黄疸，用"茵栀退黄散"1 周后黄疸消失。1 岁被发现动作、运动较同龄儿明显落后。2 岁会叫"爸、妈"，现仅能讲 5~6 个字的简单句。CT 示肝脏形态呈"象鼻状"，肝实质弥漫性密度减低，CT 值为 12~18HU，低于同层面脾脏密度（图 8.3.3，图 8.3.4）。CT 诊断：脂肪肝、象鼻肝（生理变异）。

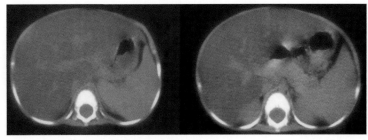

图 8.3.1 雅克什综合征伴脂肪肝 CT 图

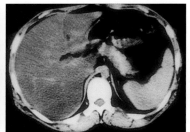

图 8.3.2 CT 图示肝质密度普遍降低，低于同层面脾脏密度

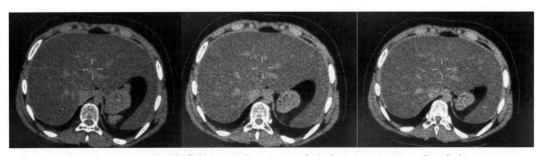

图 8.3.3 CT 图示肝脏形态呈"象鼻状"，肝实质弥漫性密度降低，低于同层面脾脏密度

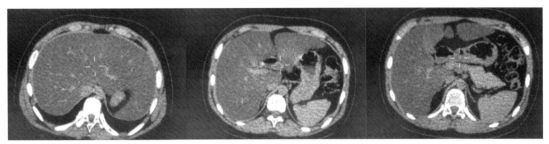

图 8.3.4 CT 图示肝实质弥漫性密度降低，低于同层面脾脏密度

第 4 节 朗格汉斯细胞组织细胞增生症并肝脏损害

朗格汉斯细胞组织细胞增生症，也称组织细胞增 X 症，骨嗜伊红肉芽肿。本病首先由 Hand 于 1893 年报告。Otaant 报告年长儿及成人骨损害。病理特征为：从皮肤、黏膜、溶骨性骨破坏区内检出成堆的组织细胞，此细胞质为嗜酸性染色。细胞核呈圆形、卵圆形或肾形。电镜下细胞内有 Biirbeek 颗粒或 X 小体。1953 年国际专业组织统称本病为组织细胞增 X 症；1985 年更名为朗格汉斯细胞组织细胞增生症。

本病原因不明，但通过免疫组化检查，发现有的患者出现肿瘤基因阳性，因此采用放化疗后病情缓解。朗格汉斯细胞组织细胞增生症多见于 4~7 岁儿童，男性多于女性，男女之比约 1.5∶1~2∶1。全身任何骨骼均可受累及，包括颅骨、眼眶、下颌骨、颞骨、中轴骨椎体及附件、股骨、骨盆及手足短小骨。可伴随有浅表淋巴结、肝脾肿大、肺部浸润。婴儿期还可见到发热、耳部溢脓、颞骨破坏。

影像学特征：①多部位皮肤黏膜、多脏器的病理损害；②骨破坏，病灶局部有穿凿、溶骨样破坏，在疾病活动期无骨硬化缘，疾病稳定期时骨破坏区可见骨硬化缘。

病例 1

女性，3 岁 7 个月。2 岁 9 个月时因左耳溢液、耳前肿胀痛 3 月余接受抗感染治疗，无效。

术前头颅 CT：左侧硬化型乳突，左颞部软组织占位，累及左颞骨、颧骨、蝶骨大翼、鼓窦区见软组织肿块。周边骨质呈溶骨样破坏。听骨链结构完整。鼓窦、鼓室扩大。右侧气化型乳突，听骨链结构完整。鼓室、鼓窦区含气良好（图 8.4.1~图 8.4.3）。MRI 显示颅内未见异常信号，颅底左颞骨、颧骨、蝶骨大翼、鼓窦区见软组织肿块内混杂信号。

术中发现病灶范围于左颞骨、颅底骨病损广泛无法切除，仅取病理活检。术后病检证实左颞部朗格汉斯细胞组织细胞增生症。

PET/CT：颅腔内双侧大脑半球结构对称，灰白质对比自然，脑室系统形态正常。幕下结构清

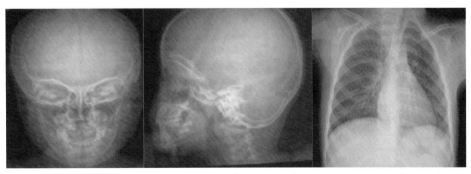

图 8.4.1 头颅正侧位＋胸片 DR 图示左颞骨、颧骨仍有片状溶骨样破坏；骨破坏的边缘无骨硬化缘；两肺纹理增粗

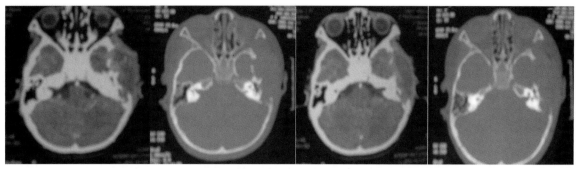

图 8.4.2　CT 图示左颞骨、岩锥、颧骨片状溶骨样破坏，周边无骨硬化缘，内可见软组织增生

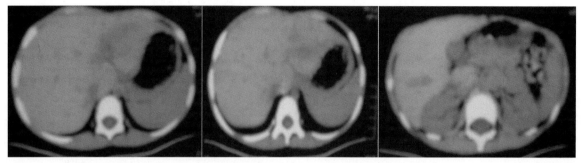

图 8.4.3　CT 图示肝左外侧段、右叶后段低密度影

晰。两侧大脑皮质各叶、基底节、丘脑和小脑放射性分布大致对称。左侧颞骨、颧骨、蝶骨大翼可见低密度溶骨样破坏，密度不均，散在分布碎骨片，无放射性核素摄取。左侧上颌窦腔内黏膜增厚，窦腔底有骨质密度增高，无放射性核素摄取。甲状腺左右两叶及峡部形态、密度、大小正常，无放射性核素异常分布。双侧胸廓结构不对称，左侧小于右侧；两肺野内清晰，放射性核素分布未见明显异常。纵隔内未见异常。左室心肌部分显影。胸腺弥漫性增大，并见放射性核素明显浓聚（SUV 值为 11）（图 8.4.4）。肝脏形态如常，边缘光整，实质密度不均匀，肝脏放射性核素分布不均匀，肝右后叶、左外叶均见斑点状放射性核素浓聚（SUV 值为 0.99~1.1），同层面 CT 呈低密度灶影，部分有融合，CT 值为 12~24HU，最大者大小约为 1.1 cm×0.8 cm×2.5cm（图 8.4.5）。胆囊形态大小正常，壁薄，腔内未见异常。胰腺形态密度正常，走行自然。脾脏约占 8 个肋单元，实质密度均匀，双侧肾上腺、肾脏形态密度正常，

未见放射性核素浓聚。

骨窗显示：左侧第二肋弓呈膨胀性骨破坏，软组织肿胀向肺内突起，内有碎骨片；双侧髂骨、股骨头骺均见多灶性穿凿样溶骨性破坏，并有放射性核素浓聚（SUV 值为 2.7~3.2）。枕骨斜坡放射性核素轻度摄取。脊柱序列如常，生理曲度存在，诸椎体骨质结构完整，无放射性核素异常分布。全身其余各部位未见放射性核素异常分布区。

前述器官均无放射性核素异常浓聚。双侧肾内收集系统及膀胱内可见少许放射性核素滞留。右下腹肠腔内有散在性放射性核素轻度摄取（SUV 值 1.2）。子宫附件形态显示欠清，盆腔内无放射性核素异常摄取。

诊断意见：①左颞部朗格汉斯细胞组织细胞增生症术后放化疗后，全身 PET/CT 显示胸腺、肝脏、枕骨斜坡、左侧第二肋弓、双侧髂骨、股骨头骺葡萄糖代谢增高，提示内脏及多骨损害；左侧上颌窦炎；脾大。

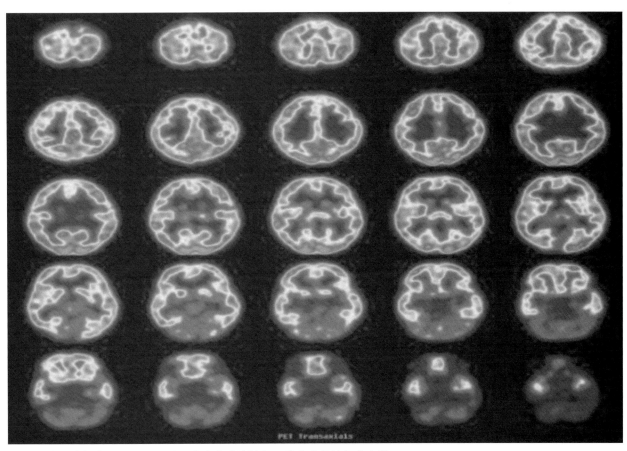

图 8.4.4（见彩插） PET/CT 图示胸腺弥漫性增大，并见放射性核素浓聚

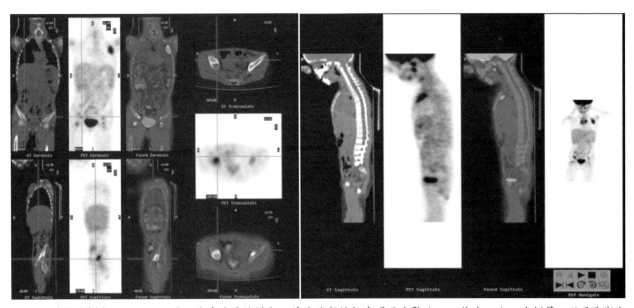

图 8.4.5（见彩插） PET/CT 图示胸腺弥漫性增大，并见放射性核素明显浓聚（SUV 值为 11）。左侧第二肋弓呈膨胀性骨破坏，软组织肿胀向肺内突起，内有碎骨片，双侧髂骨、股骨头骶均见多灶性穿凿样溶骨性破坏，并有放射性核素浓聚（SUV 值为 2.7~3.2）；枕骨斜坡放射性核素轻度摄取

第5节　肾盂结石

一、肾盂结石

肾盂结石，是指发生于肾盂的结石。儿童的发病率很低。

1. 病　因

中国病例结石成分的分析中发现磷酸钙、草酸钙占60%，磷酸胺占15%，尿酸为5%，这可能与饮食结构有关。美国主要为草酸钙。结石的形成与尿路梗阻、感染有关。在儿童变形杆菌的尿路感染中，由于该菌有分解尿素能力，可形成磷酸铵结石。

2. 临床表现

血尿是本病主要和常见的症状，且反复发作。婴幼儿表现为阵发性哭闹、面色苍白、出冷汗、发热、食欲缺乏、消瘦等。

3. 实验室检查

·尿常规中可以检出红细胞、脓细胞、隐血及尿蛋白。

·24小时尿钙测定异常。

4. 影像学检查

（1）**X线检查**　可显示不透光的阳性结石阴影。

（2）**静脉肾盂造影**　患侧有不透光结石影，部分患儿可见肾盂或输尿管积水。

（3）**B超**　可以探及肾盂内有强回声的光团，局部肾盂扩张，有积水性的液性暗区。

（4）**CT**　可检出B超及腹部平片漏检的小结石影。95%结石密度增高，CT值大于100HU，位于肾盏、肾盂内呈多角形、铸形高密度影，位于肾盂-输尿管则呈圆形或圆柱形。经图像重建后处理冠状位、矢状位观察图像将结石的形态轮廓、分布显示得更清楚。患侧肾盂积水，输尿管上段扩张。

（5）**MRI**　结石在T1和T2均呈低信号，但微小结石不及腹部CT显示清楚。

5. 诊断与鉴别诊断

（1）**诊断要点**　儿童发作性血尿，腰背、腹股沟部疼痛。婴幼儿有发作性面色苍白、出冷汗、哭闹、体重不增。镜检血尿阳性，要考虑肾盂结石。结合影像检查作出诊断。

（2）**鉴别诊断**　①肾母细胞瘤：肿瘤累及肾盂时，患儿可表现为无痛性血尿。查体有腹部包块。结合其他影像学检查不难诊断。②肾盂脓肿：患儿有腰背疼痛、贫血、反复尿路感染史。尿常规示脓细胞阳性。

📋 **病例1**

男性，6岁。发作性血尿，腹部疼痛4个月。肉眼血尿。尿常规：红细胞（+++）、隐血、蛋白。CT示左侧肾盂有5mm×5mm×5mm圆柱形结石CT值为128HU（图8.5.1）。诊断：左侧肾盂结石。

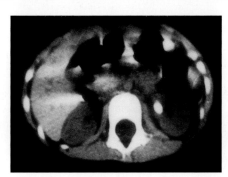

图8.5.1　左侧肾盂结石CT图

📋 **病例2**

男性，13岁。阵发性右腰背部疼痛2年，加重2d。CT示右侧肾盂内有圆柱形、多角性高密度影，CT值为120HU（图8.5.2）。诊断：右侧肾盂结石。

二、先天性左肾盂输尿管发育异常并尿路结石

📋 **病例3**

男性，45岁。右侧腰痛1d，彩超发现左侧肾脏结石，既往患双侧尿路结石病史。下腹部CT：双侧肾脏对称，位于脊柱两侧，右侧皮髓质分辨清

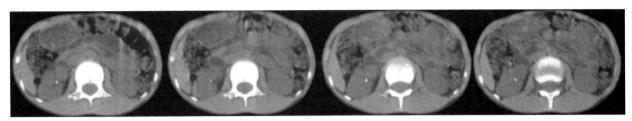

图8.5.2　CT图示右侧肾盂内有圆柱形、多角性高密度影

楚，肾实质内未见明显局灶性密度异常；左侧略增大，左肾盂及上段输尿管扩张，少量积水，其内可见短条状高密度影，并可见双肾盂及输尿管系统，双输尿管于骶髂关节水平融合；肾周脂肪囊清楚，肾旁结构未见明显异常。腹膜后未见明显肿大淋巴结。盆腔内膀胱充盈良好，壁光滑无增厚，前列腺大小形态尚正常，未见异常密度，双侧精囊腺正常，直肠壁未见明显增厚，盆腔内未见明显肿大淋巴结（图8.5.3~图8.5.5）。

诊断：左肾盂、输尿管重复畸形，伴左肾盂及上段输尿管扩张、积水、结石。

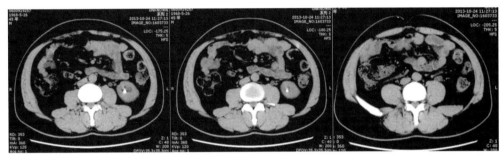

图8.5.3　CT图示左侧肾盂略增大，左肾盂及上段输尿管扩张并少量积水，其内可见短条状高密度影

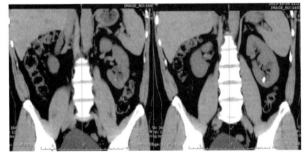

图8.5.4　CT图示左侧肾盂略增大，左肾盂及上段输尿管扩张并少量积水，其内可见短条状高密度影

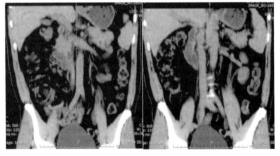

图8.5.5　CT图示双肾盂及输尿管系统，双输尿管于骶髂关节水平融合

三、三聚氰胺奶粉致泌尿系结石

1. 病　因

三聚氰胺是一种低毒的化工原料，呈白色单斜晶体，无味、微溶于水。在鲜奶中能溶解的三聚氰胺十分有限。美国啮齿类动物实验中证明，三聚氰胺在动物体内代谢很快（剂量63mg/kg），主要对泌尿系统有影响，但未发现诱发人类肿瘤。世界卫生组织（WHO）组织各国食品专家探讨食品安全并达成共识：婴幼儿配方奶中三聚氰胺安全阈值为0.2mg/kg。小婴儿发生泌尿系结石与进食奶粉量、进食持续的时间有关。

三聚氰胺所致泌尿系结石主要成分为尿酸。结石手感松软、易碎，外观呈碎石状、泥沙样。

2. 临床表现

患儿食用配方奶的时间长短不同，发生的症状如下：①小婴儿出现不明原因的哭闹，尤其排尿前尤甚。②肉眼可见淡红色、浓茶样血尿，或尿常规检查隐血阳性。③尿少、无尿，每天尿量少于 50~200mL/d。甚至出现急性肾衰竭症状，腹痛、腹胀。④排出尿液内有沉渣，或小的结石，男婴可出现排尿困难。⑤严重的患儿有浮肿、高血压、双肾区叩击痛。

3. 实验室检查

· 尿常规：肉眼血尿或隐血阳性。镜检可见红细胞超过 3~5/HP。

· 血生化血钙磷比值正常；血尿酸、尿素氮增高；肝肾功能异常；血电解质出现高血钾。

· 尿钙 / 尿肌酐异常。

· 甲状旁腺激素测定一般正常。

4. 影像学检查

（1）B超　双肾增大，肾实质回声增强，厚度正常。肾盂、肾小盏轻度扩张，肾盏圆钝。结石多在一侧或双侧集合系统。双侧输尿管内亦可探及。最多见于肾盂－输尿管交界部，或输尿管跨越髂动脉及输尿管膀胱连接部。结石呈碎渣样聚集，累积范围较大。结石后方可探及如彗星尾样淡回声影。结石所致尿路梗阻较完全，梗阻上段输尿管呈囊状扩张。少数患儿可探及腹水的液平回声。

（2）CT　首选多层螺旋CT，射线辐射剂量低，可作图像重建后处理。可见双侧肾脏增大，边缘光滑。肾实质密度正常或稍有增高，CT 值 40 HU（正常＜ 36HU）。肾实质变薄，肾盂、肾小盏扩张。结石阴性不透光。在扩张的肾盂内有充盈缺损影。在结石梗阻上段肾盂－输尿管、输尿管扩张明显，扩张范围横径超过 5mm。有时可见腹腔内有低密度积液影。

5. 诊断与鉴别诊断

（1）诊断要点　①患儿有进食含三聚氰胺的婴儿配方奶粉史，时间超过 3 个月。②不明原因哭闹，排尿时尤甚，排尿困难、尿少，肉眼血尿或镜检血尿，甚至无尿，尿中排出结石。③尿少伴浮肿、血压增高，双侧肾区叩击痛。④尿检异常；血尿酸增高；肝、肾功异常；尿钙 / 尿肌酐异常。⑤腹部 B 超检出异常。

（2）鉴别诊断　①先天性肾盂－输尿管接合部梗阻：新生儿期即可出现少尿、排尿困难、腹胀、

哭闹、排尿时前症加剧，腹痛、患儿有消瘦、体重不增，腹部膨隆，腹部可及囊性包块，表面光滑，揉挤腹部包块时，可有尿液排出，淋漓不尽。B超、CT 可见患侧或双侧肾脏增大，肾实质变薄，肾盂内广泛积液输尿管形态正常，有时可伴发腹水。②急性肾小球肾炎：婴儿少见，多见于学龄期儿童。患儿表现为浮肿、高血压、尿少、血尿，尿液呈洗肉水或浓茶样。尿常规：满视野红细胞，尿蛋白阳性。B超、CT 显示肾脏增大，肾实质形态密度、回声正常，肾盂、肾盏、输尿管正常。③急性肾衰竭：要除外肾前性、肾性功能衰竭。④三聚氰胺结石为不透光的阴性结石，X 线多不显影。草酸钙、磷酸盐形成尿结石为阳性结石影。

6. 预　后

①一旦检出立即停用含三聚氰胺婴儿配方奶粉。②大多数患者经内科大量输液，碱化尿液，促进尿路结石排出全身症状好转。③急性肾衰竭：首先纠正患儿高钾血症。④外科手术治疗：严重肾积水、肾功能损害加重，经手术解除因结石造成尿路梗阻，用儿童膀胱镜插管逆行输尿管引流，或用成人输尿管镜直径不足 1cm，与儿童膀胱镜直径类似，插入逆行输尿管引流；经皮造瘘引流；体外超声震波碎石慎用。⑤绝大多数患儿预后好，死亡率较低。

病例 4

男性，4 岁，食用含三聚氰胺奶粉 1 年余。B超探及左肾大小约 6.2cm × 3.3cm × 3.4cm，右肾约 6.0cm × 3.2cm × 3.0cm。形态正常，薄膜光滑，肾实质回声正常。双侧肾盏内可见数个强光斑，较大的为 0.3cm，后伴彗星尾。双侧输尿管未见扩张。膀胱充盈尚可，内未见异常回声（图 8.5.6）。诊断：三聚氰胺奶粉致双肾盂结石。

病例 5

女性，6 月龄。从 2 月龄开始一直用某品牌奶粉喂养，近期汗多、尿少，排尿前后哭闹不止 2 周，尿少、无尿 1 周余。尿常规：尿色呈淡红色，浑浊，红细胞满视野，隐血（+++）。CT 示双侧肾盂高密度影填充（图 8.5.7）。诊断：三聚氰胺奶粉致双肾盂结石。

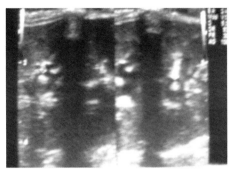
图 8.5.6 双肾盂结石 B 超图

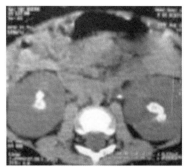
图 8.5.7 双肾盂结石 CT 图

第 6 节 肠套叠

一、肠套叠

肠套叠，是指邻近肠管相互套入引起肠梗阻，是临床最常见危急重症，需要即刻协助临床诊断。肠管相互套入类型：小肠套小肠、小肠套结肠、结肠套结肠。病因多为肠管机械运动障碍、肠系膜血运受损，或因肿瘤、息肉、憩室致运动障碍，肠系膜血运受损。

病例 1

男性，10 岁。腹部持续性隐痛 2d，阵发性加重半天。右下腹可及包块，压疼明显，周围肌紧张。

CT 示右下腹回盲部可见多环状包块（图 8.6.1）。急诊手术剖腹探查，可见回盲部肠管相套入。最后诊断：肠套叠（回盲部套入升结肠）。

病例 2

女性，14 岁。腹痛 6h 伴恶心急诊就医，无呕吐、无排便障碍，住院后腹痛加剧 2h。右下腹稍有隆起，局部压痛；右中下腹可触及包块，质软，压痛明显，肌紧张，范围 4cm×4cm。

CT 示右中下腹同心圆征，肠壁不均匀增厚，肠间隙 – 肠外壁有少量渗出、模糊（图 8.6.2）。

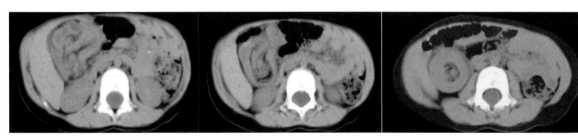
图 8.6.1 CT 图示右下腹回盲部可见多环状腹块

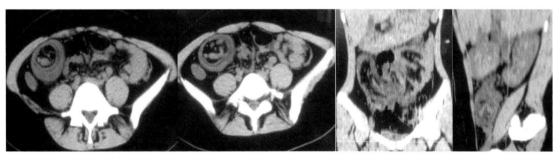
图 8.6.2 CT 图示右中下腹同心圆征

诊断：肠套叠。

转归：急诊行腹腔镜探查术，术中发现回盲部局部血运较差，进行肠管回纳复位后，血运逐渐恢复正常，肠管未做切除。术中探查：肠套叠局部肠管未触及肿瘤、息肉、憩室（图8.6.3）。

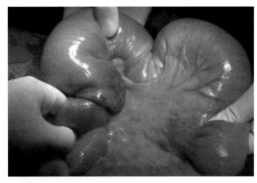

图 8.6.3（见彩插） 肠套叠术中图

二、黑斑－肠息肉致肠套叠

黑斑－息肉综合征，又称色素沉着息肉综合征。为常染色体显性遗传病，约50%的患者有明确的家族史。本病于1895年被首次发现，1921年荷兰学者Peutz报道1个家族三代中有7例多发息肉伴唇、颊黏膜及指、趾黑斑。1944年Jeghers进一步介绍并确认是基因突变，为常染色体显性遗传病。目前已证实其发病与19p13.3染色体上的丝氨酸/苏氨酸Ⅱ肿瘤抑制基因突变有关。1995年William首先报道71例本病患者息肉有恶性变。中国罕见。

1. 临床表现

面部、口唇和颊黏膜色素沉着，血管瘤及胃肠道多发息肉。病理呈错构瘤改变。除皮肤黏膜表现外，发作性急腹症；腹部可触及包块。

2. 影像学检查

消化道造影、超声及MSCT平扫＋增强扫描均可发现息肉。对于1.5cm息肉易检出。表现为肠腔内"充盈缺损"。当发生肠套叠：

（1）X线检查 右上腹可见软组织肿块影，呈"靶征"和"新月征"。

（2）B超 病变部位不均匀回声肿块，呈"假肾征"，中央为肠系膜脂肪的高回声，周边为肠管壁水肿低回声。

（3）多螺旋CT（MSCT） "同心圆""腊肠样"征象。"同心圆"形成是射线与病变部位肠管呈垂直；当肠套叠长轴与射线平行时，图像呈"腊肠样"改变。病变周围低密度影提示套鞘肠壁水肿，中央低密度为套入肠系膜脂肪组织。增强扫描后，可显示套叠内肠管肠系膜血管影及供血情况。

病例 3

男性，15岁。4d前无诱因脐周、上腹部绞痛，呈进行性加重，伴恶心呕吐，吐后腹痛缓解，并出现排气、排便停止。病前4个月，胃镜、结肠镜检出胃内、小肠、结肠内多发息肉。其母患黑斑－息肉综合征。

查体：精神欠佳，颜面、下唇内黏膜有黑色斑分布，不高出皮面。腹软，中上腹、脐周压痛（＋），可触及包块，约4.0cm×5.0cm，右下腹包块，大小约3.0cm×6.0cm，压痛，活动度差。

CT：右下腹部及盆腔可见多个同心圆性软组织影，肠壁增厚，浆膜层渗出、周围水肿，肠间隙渗出明显（图8.6.4，图8.6.5）。诊断：黑斑－息肉综合征并肠套叠、肠梗阻。

急诊进行剖腹探查手术。术中所见：距十二

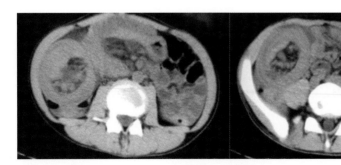
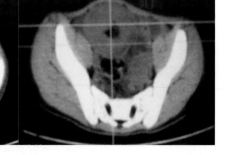

图 8.6.4 黑斑－息肉综合征并肠套叠 CT 图

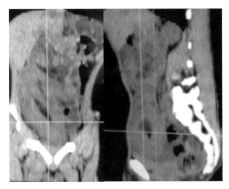

图 8.6.5　CT重建图像示盆腔内仍见多个同心圆形软组织影，肠壁增厚，浆膜层渗出，周围水肿，肠间隙渗出明显

指肠悬韧带40cm，空肠套入远端空肠，被套入肠管扩张、充血、水肿、张力增加、血运障碍，

不能复位，近端空肠扩张，充血、水肿严重。距十二指肠悬韧带30cm处可触及息肉，大小约3cm×3cm。术中行部分小肠＋小肠息肉切除，长度约100cm。

术后剖开切除的肠管发现扩张、充血水肿严重并套入邻近的肠管，可见4cm×3cm范围内有密集的小息肉堆积。大致正常的两侧切缘可见一侧局部腺上皮腺瘤样增生。肠旁检出30枚淋巴结反应性增生（图8.6.6）。

术后诊断：黑斑－息肉综合征并肠套叠、肠梗阻手术局部切除、肠旁淋巴结增生。

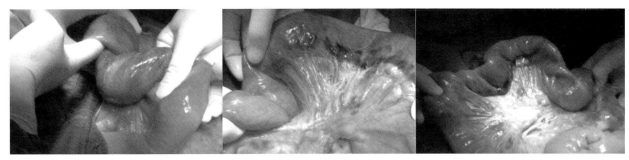

图 8.6.6（见彩插）　黑斑－息肉综合征并肠套叠术中图

第 9 章

跛 行

第 1 节　脊柱先天畸形

一、隐性脊柱裂

隐性脊柱裂，是指位于脊柱的椎弓、棘突骨结构先天性缺损，而无脊膜膨出。

1. 病　因

因先天性神经弓的椎板在胚胎时期愈合不全发生的骨性裂隙。是常见的先天畸形，可发生于脊柱任何部位，以 L_5、S_1 椎体多见。

2. 病　理

弓和椎板骨性缺损，范围可超出 2mm，棘突游离，骨间韧带不稳，有时可发现脊髓发育异常。包括：①脊髓栓系症；②脊髓纵裂；③脊髓空洞症。隐性脊柱裂的体表可有皮肤异常，皮肤脐凹、皮毛窦、毛发丛、脂肪瘤等。

3. 临床表现

隐裂范围较小，很少引起临床症状。但引起症状者，是韧带附着者处不稳定，又有游离的棘突，铡刀样棘突常引起脊神经，硬脊膜的粘连，牵拉和压迫，亦可有下腰部疼痛。如果有脊髓的发育异常，可有相应的神经系统症状。检查可见背部靠中线皮肤色素沉着、毛发丛、脂肪瘤，提示有脊柱隐裂。

4. 影像学检查

（1）DR　脊柱正位显示椎板骨质缺如，棘突游离。但应注意 6 岁以前，儿童下腰椎椎板的骨化没有完成，正位片两侧椎板未愈合，透光的为软骨板，不要误认为脊柱裂。

（2）CT　可显示椎板骨性缺损范围、形态及大小，但不及 CTM 和 MRI 清晰。

（3）MRI　对单纯骨缺损情况显示不如 X 线和 CT 检查，但对合并有椎管内病变（如表皮样囊肿、脊髓栓系、脊髓纵裂等）效果很好（详见本章节下文）。

二、脊髓纵裂

脊髓纵裂，是指脊柱先天发育畸形，畸形段椎体和椎管内脊髓、圆锥等被纤维组织、软骨、骨嵴一分为二，脊髓全部或部分被分开。而畸形段上下的其他椎体及脊髓正常。

1. 流行病学

本病多见于女性。在脊柱后突、侧弯患儿中尤其多见。其发生率约占先天性脊柱畸形的 40%~90%，85% 病变发生于 T_9~S_1，其中 20% 在胸椎，18% 在胸腰椎，60% 在腰椎。

2. 病　因

①胚胎 14~21d，神经管闭合不全，有迷走的中胚层细胞从前方长入神经组织，形成纵向骨嵴，导致脊髓纵裂。②胚胎早期内、外胚层粘连，形成一个副神经肠源管，间片质束围绕此副管凝聚，

将发育中的脊束一分为二，导致两个半侧神经板形成，结果脊髓纵裂。③妊娠早期叶酸缺乏。

3. 病　理

大体所见：脊髓完全或部分分开，多不对称。在正常脊髓的上下分布。约 50% 可见分开的两个脊髓同在一个硬膜囊内。其背侧有纤维组织相隔。约 50% 脊髓纵裂内有骨性、软骨性或纤维性间隔，由前向后将椎管完全分开。每半个脊髓有其独立的硬膜囊，脊髓都有中央管、前后角和神经根完整。纵裂上下的脊髓行走、分布仍为完整。

4. 临床表现

主要为腰背疼痛。一侧下肢发育畸形，高弓足，内翻足。步态不稳，跛行。患儿 3 岁不能形成自主排尿，甚至十余岁仍有遗尿。在年长儿中，病程较长者可有下肢、足骨神经营养不良，偶见足部皮肤溃烂。

查体：病变阶段背部棘突皮肤有凹陷，皮窦、簇状毛发丛、痣斑、咖啡牛奶斑、脂肪瘤等。脊柱弯曲畸形。患侧小腿三头肌萎缩，肌力减退。感觉减退或消失。肛门括约肌反射差或消失。

5. 影像学检查

（1）DR　①脊柱外形侧后弯曲畸形；②脊柱隐性裂；③病变阶段半椎体、蝴蝶椎、棘突、附件缺如或发育不全。

（2）B超　新生儿、婴幼儿脊柱背侧皮肤异常，可探及椎管内骨嵴及脊髓纵裂异常回声。

（3）脊髓造影　据文献报告，可见纵裂的半脊髓，神经鞘显示充盈缺损仅有外侧，内侧缺如。在儿童应用较少。

（4）CT　病变阶段椎体宽大、扭转畸形。椎管内中央或偏向一侧有纵向的骨棘连接于椎体后缘或有一骨性间隔，或纤维软骨间隔连接于椎体和椎板之间。将椎管一分为二，呈"眼镜状"。对椎体、椎管内棘突骨发育畸形的显示更为详细。多螺旋 CT 三维重建图像显示脊髓纵裂的起止点、范围。

（5）CTM（椎管造影后行 CT 检查）　文献报告横断面脊髓纵裂显示脊髓呈圆形或卵圆形。脊髓常对称或不对称。直径较纵裂水平上下正常脊髓纤细。分裂的脊髓可同被包裹在一个硬膜囊状蛛网膜下睑，或分别位于骨嵴两侧的硬膜囊。CTM 延迟扫描还可显示脊髓中央有低密度的积水影。

（6）MRI　显示病变阶段脊髓纵裂全长。T1WI 显示脊髓纵裂形态与 CT 横断层面所见相仿。信号同正常脊髓，脊髓水肿、脊髓低位栓系，常合并脂肪瘤、脊髓脊膜膨出等其他软组织异常。但对纤维性软骨和骨性间隔难以显示。

6. 诊断与鉴别诊断

（1）**诊断要点**　多见于女性。跛行、背部皮肤异常。患肢感觉、运动障碍，二便失禁，足畸形，结合影像检查作出诊断。

（2）**鉴别诊断**　椎管内肿瘤，临床表现相似，结合影像检查方可排除。

📋 病例 1

女性，14 岁。脊柱侧弯、后背隆起 5 年，加重半年。CT 冠状位示脊柱向右侧弯畸形，肋骨如蟹爪分布。软组织窗显示畸形段的椎管扩大，左侧椎板局部缺如的骨结构不完整，形态异常。椎管形态异常（图 9.1.1）。诊断：脊柱侧弯伴脊髓纵裂畸形。

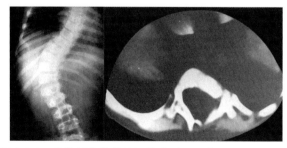

图 9.1.1　脊柱侧弯伴脊髓纵裂畸形 CT 图

📋 病例 2

女性，12 岁。腰背不适，下肢乏力 1 年。查体：脊柱向后向右侧弯畸形。CT 示病变段椎体呈"眼镜状"畸形，纵裂的骨组织将脊髓一分为二，左右脊髓不等（图 9.1.2）。诊断：脊柱侧弯后突伴脊髓纵裂畸形。

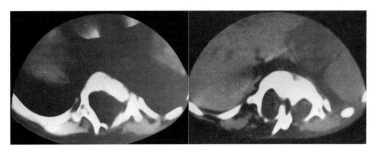

图 9.1.2 脊柱侧弯后突伴脊髓纵裂畸形 CT 图

病例 3

女性，12 岁。自幼脊柱侧弯，加重半年。CT 示脊髓纵裂畸形，T_{11}~T_{12} 椎体，由右向左旋转伴椎管内骨嵴，似"眼镜状"（图 9.1.3）。诊断：脊柱侧弯伴脊髓纵裂畸形。

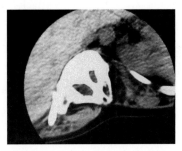

图 9.1.3 脊柱侧弯伴脊髓纵裂畸形 CT 图

三、脊髓脊膜膨出症

脊髓脊膜膨出症又称脊膜膨出，指脊髓神经组织通过中线缺损的骨组织向外突出到皮肤下面形成囊性包块，其内如无脊髓组织称为脊膜膨出。为脊柱闭合不全的严重畸形。

1. 病　因

原因不明。国内外文献报道，本病除个别有家族史外，一般认为起因于胚胎期有害环境因素的作用，如感染、代谢性疾病、中毒、气候等因素。国内外专家一致认为妊娠前后 3 个月服用叶酸可降低本病的发生率。笔者在陕西各地的调查中发现，本病在洛川市的发病率及检出率明显高于其他地区。

2. 病　理

大体所见：疝出的囊壁突向椎管外。囊壁内含有脑脊液、脊髓、脊神经、马尾神经等，有时可见神经与囊壁或周围组织粘连。镜检：囊壁由蛛网膜、硬脊膜及皮肤各层组织构成。囊内充满脑脊液、脊髓，有时也可见脂肪组织。

3. 临床表现

背部近中线附近的皮肤有囊性包块隆起，患儿啼哭时饱满。大多表现为双侧或一侧小腿和足部肌肉对称性或一侧性软瘫、萎缩。踝反射大都缺如。常合并有其他先天性畸形，以腰骶部最常见，约占 70%；颈椎次之，胸椎少见。常见多个椎体的椎弓根受累。脊膜由此向后膨出。颈椎的脊髓脊膜膨出，80% 的患儿有 Chiari Ⅱ 型畸形，脑积水。胸腹部脊柱前方则伴有其他内脏畸形。神经系统表现、受累范围、程度与病变部位有关。骶部损害可有大小便失禁，伴会阴区皮肤感觉缺失，但运动功能正常。中腰部脊柱缺损，局部有软组织包块，下肢有软瘫。腱反射、触、痛觉均消失。足畸形，髋关节半脱位，大小便失禁，肛门括约肌松弛。

4. 影像学检查

（1）DR　脊柱正侧位片见椎板缺如，棘突游离，背部靠中线有软组织肿块。

（2）CTM　文献报道，椎管内注入造影剂后扫描，显示造影剂可随突出的脊髓脊膜经向外达囊内。有时囊内可见到异位脊髓、脂肪组织影。延迟扫描可见囊袋内有强化。

（3）CT　骨质、椎弓、椎板、棘突骨发育缺陷的程度和范围。椎骨异常和脊膜通过发育不全的椎管后方膨出，呈圆形或椭圆形的软组织肿块影，密度同脑脊液或略高于脑脊液密度。并发脂肪瘤时，膨出部位显示 CT 值低于脑脊液而呈脂肪密度。

（4）MRI T1WI显示脊膜膨出的全貌，向后膨出的囊袋与椎管内蛛网膜下腔相通。如有脊髓膨出，可见脊髓或神经根信号。T2WI囊内液体呈脑脊液样高信号，其内脊髓组织信号低。如有脂肪瘤，可见T1WI、T2WI均呈高信号。T1WI显示囊腔边界及与椎管相通的窦道。在颈、胸椎脊膜膨出中，还可检出Chiari Ⅱ型畸形、脊髓空洞症及脑积水。

病例4

女，2岁3个月。胸背包块2年，反复有浆液流出。$T_7 \sim T_8$ 椎体水平皮肤有脐凹及黏液泌出。X线平片示病变部位椎体发育畸形。CT可见椎管扩大，内有骨崤，将脊髓脊膜分成2个，左侧脊髓腔内有脂肪组织，向后无棘突，从缺如部疝出的囊块为脑脊液密度影（图9.1.4）。诊断：胸椎半椎体畸形伴脊膜膨出症脂肪瘤。

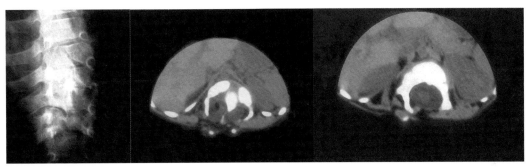

图9.1.4 胸椎半椎体畸形伴脊膜膨出症脂肪瘤X线平片+CT图

病例5

男性，1岁。娩出时后背有一囊性包块。MRI显示 T_5、T_6 水平皮下包块呈长T1、长T2影，且椎管内与皮下包块相通（图9.1.5）。术后病理：T_5、T_6 水平脊髓脊膜膨出伴脂肪瘤。诊断：脊髓脊膜膨出伴脂肪瘤。

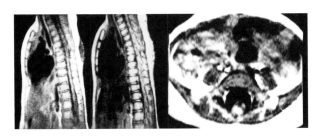

图9.1.5 脊髓脊膜膨出伴脂肪瘤MRI图

病例6

女性，7岁。出生时腰背部有一囊性包块。CT显示 $L_1 \sim L_2$ 水平椎体、椎管、脊髓纵裂畸形，同时可见双侧畸形的脊膜突向皮下，MRI冠状位和T1WI可见 $L_1 \sim L_2$ 水平脊髓一分为二（图9.1.6）。诊断：脊髓纵裂伴脊膜膨出症。

病例7

男性，出生2d。胸腰段水平背侧肿块大小约为10cm×7.5cm，渗出血性液体。CT示

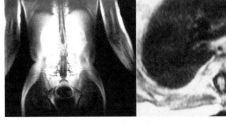

图9.1.6 脊髓纵裂伴脊膜膨出症CT图

$L_4 \sim L_5$、$L_5 \sim S_1$ 椎体附近皮外囊性灶所在位置；$L_4 \sim L_5$、$L_5 \sim S_1$ 椎体、棘突骨性结构不完整，经由缺损部位，脊髓脊膜膨出体外（图9.1.7，图9.1.8）。诊断：多椎体－棘突、神经管未闭合并脊髓脊膜膨出症。

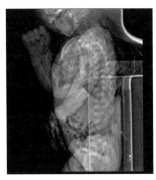

图9.1.7 CT图示 $L_4 \sim L_5$、$L_5 \sim S_1$ 椎体水平体表囊性灶，流淡红色浆液

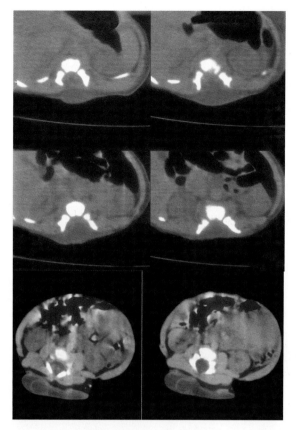

图 9.1.8　CT 图示 L~4~~L~5~、L~5~~S~1~ 椎体、棘突骨性结构不完整，经由缺损部位，脊髓脊膜膨出体外

四、脊髓栓系综合征

脊髓栓系综合征是由脊髓圆锥低位或下移导致的综合征，终丝增粗并位置固定。通常伴椎管内脂肪瘤，为隐性脊柱裂中常见的一种畸形。

1. 病因和病理

在胚胎发生中，初期脊髓与脊柱的椎体同一水平发育，随脊柱伸长而上升。胚胎晚期脊髓比脊柱生长缓慢，正常情况下出生后脊髓圆锥位于 L_1、L_2 椎体间隙，脊髓末端位于 L_1 水平。胚胎时期脊髓圆锥周围组织发生出血、炎症或脂肪沉积，导致脊髓不能随脊柱的伸长而上升。最终表现为脊髓位置低于 L_3 椎体水平，并栓系固定于此，终丝的直径大于 2mm。

2. 临床表现

3 岁后不能自主排便，临床症状逐渐明显，无性别差异。严重畸形则于出生即有下肢、足部异常，表现为一侧或双侧下肢、足、腿部肌肉不

对称，弓形足，马蹄内翻，肌肉萎缩。肢体活动不对称、蹬腿无力、跛行、感觉迟钝，或下肢弥漫性疼痛。儿童较常见神经源性膀胱炎，3 岁以后仍有遗尿史。寒冷季节常有足冻伤。脊柱后凸或侧弯畸形。有些体征出现早，亦可延至成人才出现。约 70% 患儿背部中线出现脂肪瘤、皮肤血管瘤、毛发丛、色素沉着症的皮肤凹陷。

3. 影像学检查

（1）DR　不能显示脊髓形态，常发现脊柱骨性畸形。

（2）CTM　一般显示脊髓圆锥位置低于 L_2 椎体及伴有呈低密度脂肪瘤。

（3）**多螺旋 CT**　重建图像可见畸形所在的椎体、附件（小关节突、椎弓、棘突等）骨性畸形。

（4）MRI　T1WI 显示脊髓圆锥位于 L_3 椎体以下，终丝增粗，直径大于 2mm。合并脂肪瘤或脂肪瘤堆积时，椎管内 T1WI 呈高信号。如有脊髓纵裂或脊柱裂，脊髓膨出均能发现。

4. 诊断与鉴别诊断

患儿出生既有足、腿畸形，肌力改变，感觉异常，背部中线皮肤、毛发异常，遗尿，甚至青春发育期仍有遗尿，要考虑本病。CTM 或 MRI 检查图像后处理可确诊。

📋 病例 8

女性，65 岁。腰痛并双足踩棉感，进行性加重 1 月余。MRI 示脊髓圆锥位置较低，约位于 L_2~L_3 椎体水平，椎管内可见片状短 T1、稍长 T2 信号，压脂序列呈低信号，包绕同水平脊髓圆锥及马尾神经；S_2 椎体水平可见类圆形长 T1、长 T2 信号，边界清楚（图 9.1.9）。MRI 诊断：①脊髓低位、脊髓栓系、骶部隐性脊柱裂；②骶管囊肿。

📋 病例 9

女性，5 岁。跛行、左下肢无力 3 年。MRI 示 L_3 椎管内脊髓向后粘连（图 9.1.10）。诊断：脊髓栓系综合征。

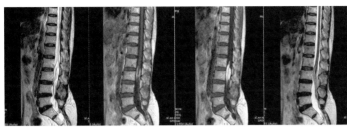

图 9.1.9 L$_2$~L$_3$ 椎体水平脊髓低位、脊髓栓系、骶部隐性脊柱裂 MRI

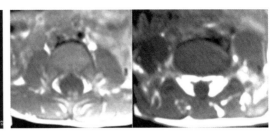

图 9.1.10 T1WI+T2WI 可见 L3 椎管内脊髓向后粘连固定

五、脊髓栓系综合征并神经源性膀胱

脊髓栓系综合征并神经源性膀胱，由于脊柱-脊髓先天发育异常引起膀胱尿道功能障碍。

病例 10

男性，4岁。遗尿、排尿困难、尿淋漓不尽3年。MRI 示 L$_4$ 椎管水平内脊髓固定粘连，硬膜囊内呈长 T1、长 T2 脑脊液信号（图 9.1.11）。骨盆平片显示骶尾部骨结构不完整，膀胱充盈不明显。膀胱逆行造影后 2h 显示造影剂仍未排泄（图 9.1.12~图 9.1.14）。CT 示 L$_4$ 椎弓、椎板缺如，脊髓栓系固定于缺损处，三维重建图示 L$_4$ 椎弓、椎板缺如（图 9.1.15，图 9.1.16）。诊断：脊髓栓系综合征并神经源性膀胱。

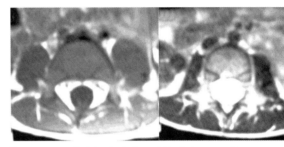

图 9.1.11 脊髓栓系并神经源性膀胱 MRI 图

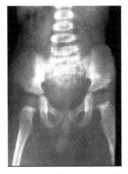
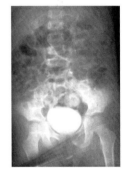

图 9.1.12 脊髓栓系综合征并神经源性膀胱骨盆平片

图 9.1.13 脊髓栓系综合征并神经源性膀胱患者的膀胱逆行造影图

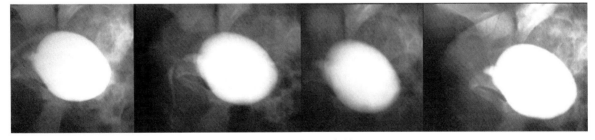

图 9.1.14 膀胱逆行造影后图示膀胱逆行造影后2h，造影剂仍未排泄

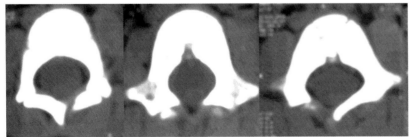

图 9.1.15 CT 图示 L$_4$ 椎弓、椎板缺如，脊髓固定栓系于 L$_4$ 椎体缺如处

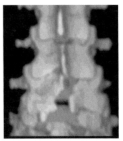

图 9.1.16 CT 三维重建图图示 L$_4$ 椎弓、椎板缺如

📋 病例 11

女性，2岁。右足内翻畸形2年，蹬腿无力。腰骶皮肤可见皮毛窦（图 9.1.17）。MRI 矢状位

显示 T1WI 脊柱椎体后方附件缺如，脊髓圆锥向下达 S₁ 椎体水平，并向后拴系于椎管内后方组织（图 9.1.18）。诊断：脊髓栓系综合征。

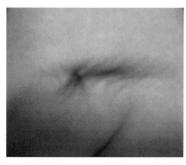
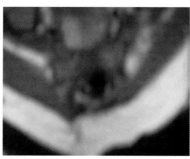
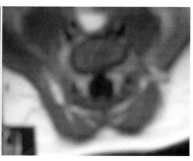

图 9.1.17（见彩插）　脊髓栓系综合征皮肤图　　图 9.1.18　T1WI 脊柱后方附件缺如，脊髓向下抵达 S_1 椎体水平，于椎管后方粘连

第 2 节　椎管内占位性疾病

一、脊髓空洞症

脊髓空洞症又称脊髓积水症，是指脊髓髓质内有囊腔形成，其内积水、扩张。

1. 病　因

多种病因，分为先天性和继发性。先天性主要是神经管发育闭合缺陷，脑脊液与髓腔内囊腔相交通。继发性多见于髓内肿瘤、外伤和蛛网膜炎、血管病变等。

2. 病　理

脊髓外观正常或有梭形膨大或萎缩。空洞壁不规则，由环行排列的胶质细胞及纤维细胞，包含神经纤维和神经胶质退行性变。空洞内液体为黄色或无色，空洞周围可见有异常血管，管壁透明变性。

3. 临床表现

最早和首发症状是单侧痛觉和温觉障碍。触觉及深感觉相对正常。以后可进展到对侧。一旦出现症状，则持续存在。晚期病变水平以下痛、温、触及深感觉异常。

运动障碍表现为手部小肌肉及前臂尺侧肌肉萎缩或肌束颤动，逐渐波及上肢的其他肌肉，肌腱反射及肌张力减低。在空洞水平以下出现锥体束征阳性，肌张力增高。腱反射亢进，腹壁反射消失，巴宾斯基征阳性。

4. 影像学检查

（1）DR　有环枕畸形、颅底凹陷、脊柱侧弯等脊柱骨性发育异常。

（2）CT　80% 脊髓空洞发现椎管内脊髓腔膨大，髓内有边界清晰的低密度囊腔，呈圆形、卵圆形。CT 值同蛛网膜下腔的脑脊液密度。多螺旋 CT+ 三维图像处理后，显示脊髓内有低密度影，椎管内病变不及 MRI 清楚。

（3）CTM　据文献报道，空洞有破裂者，造影剂可聚积于病变部位，脊髓增大。6~10h 后延迟扫描可见髓内密度增高。脊髓中央的空洞内充满造影剂。

（4）MRI　优于前述所有检查。T1WI 可见脊髓内纵向有单个或多个相连的囊性空洞如串珠样或腊肠样。受累节段脊髓增粗或变细。囊腔呈 T1WI 低信号、T2WI 高信号，信号强度与脑脊液相同。有时在高信号的囊腔内有低信号，为流动的脑脊液产生的流空征象。在先天

性，交通性脊髓空洞症中，如 Chiari 畸形，还可观察小脑扁桃体下疝程度及有无脑积水。增强扫描示髓内肿瘤所引起的继发性空洞的肿瘤位置。

5. 诊断与鉴别诊断

（1）诊断要点　患儿肢体无力，跛行疼痛，脊柱侧弯畸形。CT 平扫有椎管扩大，脊髓中央有低密度囊性扩张。MRI 清楚显示髓内扩张，在各个序列中均呈脑脊液信号。

（2）鉴别诊断　①脊髓软化：多有外伤史，囊腔小而不光整。②髓内肿瘤囊变：其外形，轮廓为不规则形膨大，信号多不均匀，较脑脊液信号增高。增强扫描后肿瘤有明显强化改变。

病例1

女性，5 岁。跛行，左下肢无力 3 年余。MRI T1WI 显示 T_{12}~L_2 椎体下缘脊髓呈腊肠样改变。呈脑脊液信号。于 L_3 椎体下缘水平，可见椎管内脊髓向后栓系。T1WI 显示 L_3 椎体下缘水平，脊髓中央管扩张，脊髓呈环状，其内的长 T1 低信号为脑脊液（图9.2.1）。诊断：脊髓纵裂、脊髓空洞、脊髓拴系综合征。

病例2

女性，8 岁 9 个月。行走困难 5 年。颈后部皮肤可见隆起包块，腰部皮表可见毛发丛及色素沉着，双下肢伸侧皮肤色素沉着（图9.2.2）。MRI：C_5~C_7 椎体水平脊髓内可见长 T1、长 T2 信号。C_5~C_7 椎体水平颈部皮下可见团块状等 T1、短–长 T2 信号，病变与椎管相通。T_7~T_8、T_{11}~L_1 椎体水平脊髓内可见条片状长 T1、长 T2 信号。脊髓位置低，平 L_4 水平，脊髓与后方硬膜囊关系密切，L_2~L_4 水平脊髓分成两束，L_1 椎体水平脊髓内可见条片状长 T1、长 T2 信号与椎管相通（图9.2.3~图9.2.6）。诊断：脊柱侧弯畸形，颈、腰段脊髓脊膜膨出，脊髓低位，脊髓栓系，脊髓纵裂，颈、胸、腰段多发脊髓空洞，积水症。

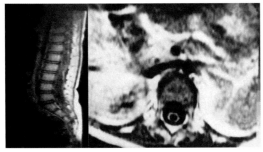

图 9.2.1　脊髓纵裂、脊髓空洞、脊髓拴系综合征 MRI 图

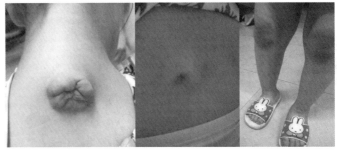

图 9.2.2（见彩插）　图示颈后部皮肤隆起包块，腰部皮毛窦及色素沉着，双下肢伸侧皮肤色素沉着

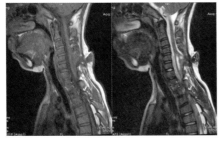

图 9.2.3　MRI 图示 C_5~C_7 椎体水平脊髓内可见长 T1、长 T2 信号，与颈部皮下贯通

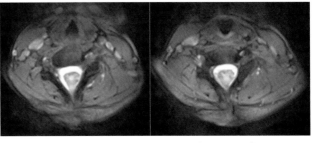

图 9.2.4　MRI 增强扫描图示 C_5~C_7 椎体水平脊髓内可见长 T1、长 T2 信号。C_5~C_6 椎体水平颈部皮下可见团块状等 T1、短至长 T2 信号，病变与椎管外贯通

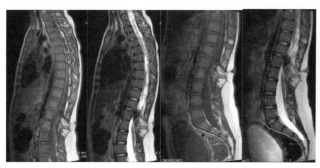 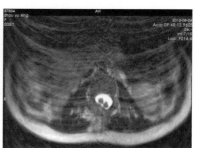

图 9.2.5　MRI 图示 $T_7 \sim T_8$、$T_{11} \sim L_1$ 椎体水平脊髓内可见条片状长 T1、长 T2 信号。脊髓位置低，L_4 水平，$L_2 \sim L_4$ 水平脊髓分成两束，L_1 椎体水平脊髓内可见条片状长 T1、长 T2 信号与椎管相通

图 9.2.6　MRI 图示脊髓位置低，平 L_4 水平，脊髓与后方硬膜囊关系密切，$L_2 \sim L_4$ 水平脊髓分成两束

二、肠源性囊肿

肠源性囊肿为椎管内先天性病变，可发生于舌到肛门的各个部位。因生长部位不同，临床表现复杂。多见于青少年。本病首先由 Kubil 和 Fulton 于 1928 年描述。1958 年 Harriman 根据其病理特点，首次将其称为"肠源性囊肿"。病因尚不清楚，可能是前肠在胚胎第 4 周时脊索和前肠分离异常所致。

1. 病理

好发于胸段（42%）及颈段（32%）椎管内。大体所见：边缘光滑的囊性肿块，壁薄，囊内充满清亮、淡黄色囊液。镜检：囊壁的内壁衬有消化道黏膜，其发生率为 67.4%。有纤毛结构的单层柱状、立方状上皮细胞和纤维结缔组织等。肠源性囊肿常伴有椎体畸形，如半椎体占 63%，囊肿附着或与椎体融合，产生椎管内神经压迫占 15.4%。

2. 临床表现

症状因囊肿所在部位不同而异。好发于青少年，常见症状为疼痛和神经障碍，下肢跛行，约半数病例有脊柱侧弯畸形。

3. 影像学检查

（1）DR　可见正常或脊柱侧弯或脊柱骨性畸

形，如椎体融合、蝴蝶椎、半椎体，棘突分叉等多种畸形。

（2）CT　可见颈、胸段的椎管内有囊性扩大或囊性占位，囊内呈低密度、水样密度影。骨窗可见椎体呈蝴蝶样、半椎体，棘突有分叉样改变。CT 平扫确定椎管内病变性质十分困难。

（3）CTM　椎管内有轮廓清楚的低密度肿块，多位于脊髓前方。

（4）MRI　T1WI 见髓外硬膜下囊性病变，其边缘光滑锐利，囊肿大部分嵌入脊髓内，囊肿呈脑脊液样信号。T1WI 呈等或稍高于脑脊液信号。囊肿部分或大部分被包埋在脊髓内。

4. 诊断与鉴别诊断

（1）**诊断要点**　好发于青少年，在颈、胸段脊髓背侧中线部，半数以上有骨畸形。MRI 示椎管内囊性肿块，信号类似或稍高于脑脊液。横断面：囊肿部分或大部分被包埋在脊髓内。

（2）**鉴别诊断**　①蛛网膜囊肿：好发于脊柱胸段，MRI 也类似于脑脊液信号，脊柱骨结构罕见畸形。②皮样或表皮样囊肿：好发脊柱下胸段及腰骶部。MRI 信号不均匀，高于脑脊液而略低于脊髓。脊柱背侧皮肤常见皮毛窦。③神经囊膜囊肿：多见于腰骶部、神经后根的偏侧。骶管形态扩大，MRI 信号也类似于脑脊液。

第 3 节　椎间盘突出症

椎间盘突出症，是指由于脊柱遭受直接或间接暴力致纤维环破裂，部分髓核通过纤维环缺损处突出。本病在 14 岁以下儿童中少见。国外对本病发生的种族调查表明，亚裔较白种人、黑种人更易患本病，因为亚洲人脊柱椎管空间绝对值相对较小。此外，肥胖、高大的儿童较瘦小的同龄儿更易患本病。

儿童椎间盘疾病中，突出、膨出发生部位：学龄前、学龄期以 $T_{12} \sim L_1$ 或 L_2 多见。

1. 病　因

人体椎间盘的髓核于胚胎 15d 开始发育，先分化为脊索，最终残留部分为髓核，终生存在。儿童期髓核含水分丰富、富有弹性、血供丰富、代谢活跃，其周围又有厚实致密的纤维环绕。前后纵韧带加强，但在韧带的两侧后方仍有薄弱间隙。当儿童脊柱遭受直接或严重暴力外伤后，椎间盘内压力骤然增加，传导到纤维环两侧后方薄弱处的压力缓冲点，很易致该处纤维破坏裂，部分髓核由此突出、膨出。有时脱出的髓核可穿过中央有裂隙的后纵带进入椎管内。髓核如与椎间盘分离，则形成游离髓核碎片，位于脱出部位附近或游离于原椎间隙部位上下移动。产生不同平面的硬膜囊和神经根受压症状和体征。

2. 临床表现

临床症状因年龄而异。学步婴幼儿伤后啼哭不止，拦腰抱起时哭闹加重。学龄前或学龄期儿童可自诉腰背部不适、疼痛，活动时加剧。青春期的儿童临床表现则与成人相似，有腰部疼痛、下肢牵扯痛或蚁行感，或于某一姿势固定时则有触电样放射痛或皮肤感觉减退。

查体：脊柱两侧腰部肌肉痉挛，压痛明显，甚至如板样强直。脊柱有轻度侧弯，后突。腰部活动受限，不愿弯腰或拾取物品。大多数年长儿直腿抬高实验阳性。青春期患儿可有下肢或腓肠肌、足外缘皮肤感觉减退，或拇指背屈减弱。

肌电图：椎间盘疾病中神经根受压时，可表现患肢坐骨神经或腓总神经有传导减退或失神经电位。

3. 影像学检查

（1）DR　脊柱有非特异性的脊柱侧弯和（或）椎体呈楔形样变。椎体高度降低，密度增加。

（2）多螺旋 CT　扫描后图像重建，矢状像显示同 X 线平片，还可见到椎体不光滑，骨皮质连续性中断，断端轻度移位。骨折线更清楚。

·椎间盘膨出：可见环绕椎体周缘呈均匀一致软组织密度影，其后缘呈略凹陷状，或稍有隆起。硬膜囊前缘变平或有浅浅的压迹或有弧形的等密度深压迹。轻则硬膜外脂肪间隙部分消失，但无神经根及硬膜囊受压；重则脂肪间隙消失，神经根和硬膜囊均有受压。有的病例可见多个椎间隙受累。

·椎间盘突出（脱出）：髓核或髓核碎片脱出，位于椎体后方中央，或位于中线两侧的侧后型。儿童椎间盘脱出，仅为局部形态学异常，未见类似成人增生、钙化等退行性改变。CT 诊断椎间盘疾病很成熟。直接征象：椎间盘后缘向椎管内、硬膜囊的前方有局限性软组织肿块影，其边界清晰，CT 值为 30~40HU。椎管内硬膜囊外有斑点状、游离的髓核碎片，密度均匀一致。间接征象：硬膜囊前缘或侧方有神经根受压、移位、淹没，或硬膜囊前缘脂肪间隙变窄、消失，或硬膜囊受压变形。

（3）CTM　对判断椎间盘脱出定性、定位诊断更清晰。患儿难以合作，现被多螺旋 CT、MRI 取代。

（4）MRI　较 CT 更有优势。对颈部椎间盘突出显示清晰，并显示突出的椎间盘与硬膜囊、脊髓的关系，并可对椎间盘变性（T2WI 呈低信号）、膨出、突出、脱出及伴随症状作出更准确的诊断。

4. 诊断与鉴别诊断

（1）诊断要点　有脊髓损伤史，脊柱局部压痛，神经定位症状。CT 表现典型，不难诊断。

（2）鉴别诊断　①儿童椎间盘炎：病前有上呼吸道感染、腹泻、发热史，患儿有腰痛、疼痛。CT显示椎体呈溶骨样密度减低，骨破坏区周围有骨硬化缘，硬膜外间隙组织密度增高，大多累及多个椎体。②脊柱结核：患儿腰痛、下肢疼痛，大小便失禁，腰背部肌肉痉挛。椎体变形，椎间盘变窄，椎旁冷脓疡。CT显示椎体中央骨破坏，呈溶骨样或虫蚀状，椎旁或椎管前方有小死骨碎片及软组织脓疡。

🔖 病例1

女性，13岁。高空坠落后腰痛2个月。X线平片显示椎体楔形变，L_4椎体滑脱。CT示L_1~L_2椎体前中柱爆裂骨折，左椎弓骨折，T_{12}、L_1~L_4椎间盘向前膨出及椎体四周呈环状膨出的软组织影，椎管前缘轻度受压（图9.3.1）。诊断：椎体爆裂骨折伴L_2椎间盘膨出。

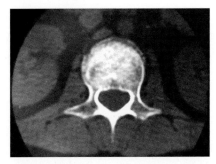

图9.3.1　椎体爆裂骨折伴L_2椎间盘膨出CT图

🔖 病例2

男性，1岁5个月。哭闹、拒动1d。该患儿肥胖，在学步中被邻家姐姐（5岁）抱起又摔下哭闹不止。CT示L_5~S_1椎间盘向椎管前方突出（图9.3.2）。诊断：L_5~S_1椎间盘突出。

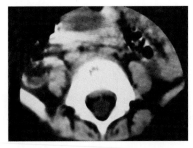

图9.3.2　L_5~S_1椎间盘脱出症CT图

🔖 病例3

男性，9岁。由3m高空跳下后腰痛10d。CT显示L_5~S_1椎间盘向后正中呈等密度的弧形脱出影，范围约3.1mm（图9.3.3）。诊断：L_5~S_1椎间盘突出。

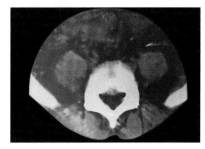

图9.3.3　L_5~S_1椎间盘脱出症CT图

🔖 病例4

男性，12岁。奔跑中被撞倒，腰痛2h。CT示L_3~L_4椎间盘沿椎体边缘向四周呈"环形"膨出改变，硬膜囊受压（图9.3.4）。诊断：L_3~L_4椎间盘膨出。

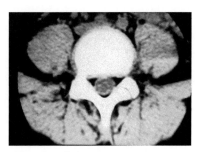

图9.3.4　L_3~L_4椎间盘膨出CT图

🔖 病例5

女性，14岁。腰骶部疼痛1月余，下蹲困难。否认外伤史。下位椎体棘突及骶椎嵴局限性压痛明显。CT示L_4~L_5椎间盘弥漫性超出椎缘（图9.3.5A）；L_5~S_1椎体后缘中央有等密度软组织影突出，范围约3.5mm，同时可见L_4~L_5双侧神经根受压（图9.3.5B）。诊断：L_4~L_5椎间盘膨出症；L_5~S_1椎间盘突出症（中央型）并神经根受压。

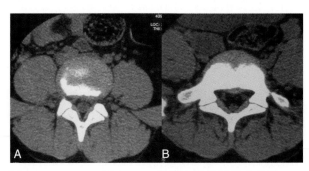

图9.3.5　A.CT图示L_4~L_5椎间盘弥漫性超出椎缘，双侧神经根受压。B.CT图示L_5~S_1椎体后缘中央有等密度软组织影突出

第 4 节　脊柱炎症

一、儿童钙化性椎间盘病

儿童钙化性椎间盘病，也称儿童椎间盘钙化症，是指颈胸部椎间盘内出现钙化灶。

1. 病　因

病因不明。感染、外伤等可能为重要原因。本病曾有上呼吸道感染、发热、腹泻等感染的前驱病史；或曾有外伤史，脊柱遭受暴力碰撞；也可能因儿童椎间盘血供丰富，代谢活跃，易受累及。

2. 临床表现

本病多见于男性；发病年龄 2~10 岁，平均年龄 4.3 岁。首发症状：颈部、胸背部疼痛，活动受限，斜颈，胸背部脊柱侧弯畸形。

3. 影像学检查

（1）DR　脊柱轻度侧弯畸形，特征性改变为：椎间隙、髓核部或椎体的纤维软骨小板钙化，呈圆形、短棒形、线样。

（2）CT　与 X 线平片相同。钙化灶周围仍见低密度的髓核组织，髓核无疝出表现。

（3）MRI　病变的椎间盘内 T2WI 呈低信号，沿椎缘椎间盘向椎体四周膨出，或向椎体后缘对应椎体的髓腔有硬化改变，脊髓显示正常。

4. 诊断与鉴别诊断

（1）**诊断要点**　本病有前驱感染病史，后出现颈部、胸背部疼痛、活动受限。DR 及 CT 检查椎间隙内有多形性的钙化影。

（2）**鉴别诊断**　①儿童椎间盘脱出：均有外伤史，DR 及 CT 椎间隙髓核无钙化，椎体边缘可见局限性的软组织密度影突出，MRI 显示颈椎椎间盘突出更准确。②脊柱结核：DR 及 CT 显示椎体骨质疏松。椎体中央松质有溶骨样，虫蚀样破坏区。椎旁软组织肿胀，有小死骨片。

📋 **病例 1**

女性，12 岁。胸背部不适 1 个月。X 线平片 +CT：可见 T_{11}~T_{12} 椎间盘呈斑块样钙化灶，T_{11}~T_{12} 椎间隙、T_{11} 的软骨板呈伴弧形高密度钙化（图 9.4.1）。诊断：T_{11}~T_{12} 椎间盘钙化。

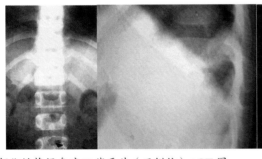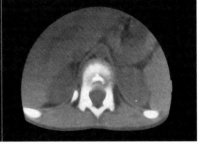

图 9.4.1　胸椎钙化性椎间盘病 X 线平片（正侧位）+CT 图

二、儿童脊柱结核

脊柱结核也称波特（Pott）病，是儿童全身性结核感染的局部表现，主要是结核分枝杆菌血行播散所致。在儿童肺外结核即骨关节结核的感染中，首先累及脊柱（约占 30%）。脊柱的创伤可使体内隐匿的结核病灶转化为活动性骨结核。脊柱结核多发生于能站立、下地行走的儿童，发病部位以负重的脊柱胸腰段最常见。以男性多见，男女之比为 5.6 : 1。

1. 病　理

儿童脊柱结核发生于椎体中心血管网丰富的松质骨或边缘部分，逐渐累及骨膜、韧带、椎间隙的纤维环、软骨板及邻近组织。进入椎管内累及脊膜和脊髓。椎间盘被破坏后向邻近椎体蔓延，椎体塌陷，椎间隙变窄，脊柱后突畸形，最常见于胸腰段椎体，椎旁脓肿可发生于椎体的任何方向，并且向外破溃形成窦道。镜检：基本的病理改变为渗出、增殖与变性，渗出可见炎性细胞、浆液与纤维蛋白，增殖性改变可见上皮样细胞核结节形成朗汉斯巨细胞，变性可见干酪样坏死组织。

2. 实验室检查

·红细胞及血红蛋白减少，呈小细胞低色素性贫血。

·血沉增快。

·T细胞斑点试验阳性。

·结核检验报告：

结核分枝杆菌免疫反应检测（N）TB（N）	1.7	
结核分枝杆菌免疫反应检测（T）TB（T）	1.9	
结核分枝杆菌免疫反应检测（P）TB（P）	> 5000.00	
结核分枝杆菌免疫反应检测（T-N）TB（T-N）	0.2	< 14.0
结论	阴性	阴性

检验项目	英文缩写	结果	参考范围
16KD 抗体	16KDa	阳性（+）	阴性
38KD 抗体	36 KDa	阴性（-）	阴性
Rv1636 抗体	Rv1636	阴性（-）	阴性
CPP10 抗体	CPP10	阴性（-）	阴性
LAM 抗体	LAM	阴性（-）	阴性

PPD 试验于 48h~72h 测量并记录硬结平均值。

3. 临床表现

多见于学龄前及学龄儿。早期症状有哭闹、夜啼、盗汗、乏力、消瘦、食欲缺乏、体重不增。稍大的患儿可诉腰背疼痛、颈部疼痛，行走时下肢无力或跛行。

查体：脊柱后突畸形，明显驼背，椎旁肌肉僵硬如板样或呈条索状隆起。斜颈，腹部前挺，蛙状腹，严重者可有大小便失禁、下肢感觉减退或下肢活动障碍，甚至突然截瘫。

4. 影像学检查

（1）X线检查 脊柱单一或多个椎体受累。早期见椎间隙变窄。病变部位椎体骨质疏松。脊柱有呈成角改变，或椎体有轻至重度楔形样变，病理性压缩性骨折。椎旁沿脊柱长轴可见软组织肿胀影。腰椎一侧或两侧腰大肌内有梭形低密度影或

仅见椎体前缘软组织肿胀。颈椎前缘咽喉壁脓肿。发病部位以胸腰段最常见，腰椎次之，颈椎少见。

（2）CT ① 可见单个或多个椎体骨质密度普遍减低，骨小梁稀疏。骨皮质有的连续性中断。椎体松质骨区有骨质破坏，呈溶骨样、不规则形、蜂窝样、虫蚀样低密度影。有的病灶周围可见硬化缘。破坏区中有斑点状或小斑片状死骨。椎体及附件均有受累，但椎体基本轮廓存在。② 椎管前后径变窄，硬膜囊前缘有细沙砾状死骨碎片坠入。椎体骨破坏区塌陷后致病理性骨折，使椎管前后径仅 4mm（正常值：8~12mm）。硬膜囊前 1/2 受压。③ 椎间盘仅有少数被浸润。多见于年长儿。可见椎间盘密度不匀，可见小片死骨。椎间盘被挤压向四周呈环状膨出性改变。

5. 诊断与鉴别诊断

（1）诊断要点 患儿多有结核病接触史或未接种卡介苗。性格异常、爱哭闹、盗汗、腰背疼痛、斜颈，脊柱后突畸形，椎旁肌肉压痛。PPD 试验阳性。结合脊柱平片及 CT 扫描诊断不难。

（2）鉴别诊断 ① 佝偻病性脊柱后突：在学龄前儿童，佝偻病后遗症的患儿，同时可见鸡胸、X或 O 形腿等其他的骨骼畸形。② 脊柱先天性或后天性畸形：患儿自幼脊柱发育畸形或脊柱手术后逐渐出现脊柱畸形。③ 脊柱化脓性骨髓炎：本病少见，患儿有皮肤及其他部位的化脓感染。X 线平片及 CT 显示椎体骨破坏区呈溶骨样、虫蚀状，内有小死骨。破坏区周边有骨硬化。④ 儿童腰椎间盘脱出或膨出：患儿多有外伤史，腰腿疼痛。CT 示向椎体四周、后方正中或偏向一侧的疝出的、等密度的、软组织影，CT 值为 34~46HU。⑤ 脊柱及脊髓内肿瘤：患儿有发热、贫血、肢体活动障碍、大小便困难。结合病史、临床表现、血象、骨髓检查、影像检查进行诊断。

📋 病例 2

男性，8 岁。颈背部痛半个月。胸椎向后侧弯曲畸形，脊柱旁肌肉压痛、强直。其父患浸润型肺结核，密切接触。CT 可见颈椎 - 胸椎两侧软组织肿胀由上至下呈漏斗形。椎体呈三角形改变，椎体边缘为溶骨样破坏。椎体前软组织肿胀，推压气管、大血管（图 9.4.2）。诊断：颈椎结核。

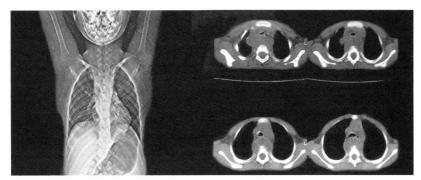

图 9.4.2 颈椎 – 胸椎体结核 CT 图

病例 3

女性，4 岁 7 个月。右侧背部疼痛 3 月余。CT 椎体、椎弓及椎肋关节骨破坏椎旁软组织肿胀，内可见粗沙砾样死骨，同时可见诸骨的皮质中断（图 9.4.3）。诊断：脊柱结核（T₁₁~T₁₂ 椎体）。

病例 4

女性，3 岁 9 个月。下腰不适 1 个月。MRI L₃ 椎体信号异常，椎旁软组织为混杂信号。CT 可见椎体后半部为溶骨样骨破坏，内有死骨碎小片；右侧软组织肿胀内亦见细砂状小死骨（图 9.4.4）。诊断：L₃ 椎体结核伴右肾旁脓肿。

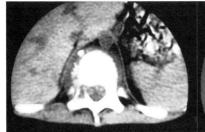
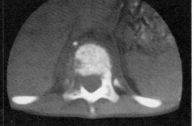
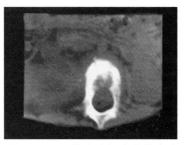

图 9.4.3 T₁₁~T₁₂ 椎体结核 CT 图

图 9.4.4 L₃ 椎体结核伴右肾旁脓肿 CT 图

病例 5

男性，2 岁 4 个月。胸腰部痛伴双下肢无力，大小便失禁 4 个月。其母患浸润型肺结核，曾带患儿在结核病院住院。CT 示 T₁₁ 椎体为溶骨性破坏，环绕椎体前缘软组织肿胀内有小死骨；椎管内亦见软组织肿胀有小死骨；椎管指数 2（图 9.4.5）。诊断：T₁₁ 椎体结核并截瘫。

组织肿胀，神经根淹没征（图 9.4.6）。诊断：L₅ 椎体结核伴椎管内脓肿。

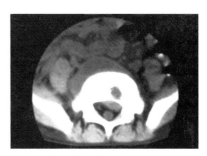

图 9.4.6 L₅ 椎体结核伴椎管内脓肿 CT 图

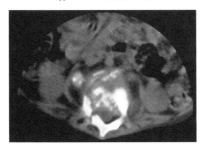

图 9.4.5 T₁₁ 椎体结核伴截瘫 CT 图

病例 6

男性，7 岁。左下肢疼痛 3 月余。CT 示椎体前缘软组织肿胀，椎体后骨破坏，椎管左前方软

病例 7

女性，13 岁。反复腰痛 2 年，时轻时重，双下肢无力。腰椎 X 线片可见 L₂ 呈楔形变，椎体高度降低，骨质密度增加（图 9.4.7）。MRI 示病变段 L₃ 椎体下缘、L₄ 椎体上缘骨破坏，软组织肿胀信号异常。脊髓成角受压（图 9.4.8）。诊断：L₃ 椎体下缘、L₄ 椎体结核。

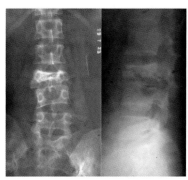
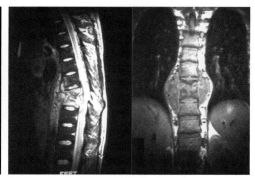

图 9.4.7　L_3~L_4 椎体脊柱结核 X 线平片　　图 9.4.8　L_3~L_4 椎体脊柱结核 MRI 图

第 5 节　Shünermann 病

Shünermann 病，也称青年性驼背或脊柱骨软骨病。多见于 12~18 岁青少年，男女发病率相近。病变部位多见于胸椎下段、腰椎上段。

1. 病　因

可见于青少年负重过早，胸腰部有损伤史。可能是青少年骨、软骨发育未成熟，在前述情况下，椎间盘先天薄弱处碎裂，髓核穿过椎间盘软骨板突入邻近椎体时，软骨受压过重。

2. 临床表现

起病隐匿，呈慢性腰背疼痛，不适。查体：患儿站立或俯卧位时，或过度伸展姿势下，脊椎后凸，侧面看可见胸腰段有圆弧状成角，棘突旁腰肌隆起，压痛明显，肌紧张，有时呈板样强直。

3. 影像学检查

（1）X 线检查　早期可见病变部位相邻的椎体前上、下缘骨质缺损，病变进展，边缘有不规则增大。相邻椎体钙化，椎体后缘间隙变窄。晚期在椎间盘破坏处有钙盐沉积、骨赘或唇样骨质增生，椎体前缘纵经变短，呈楔形，脊柱成角畸形。

（2）CT　椎体 T_{12}、L_1 或 L_2、L_3 呈轻度楔形改变。椎体前方骨皮质不光滑、毛糙，部分有细小皮质连续性中断。皮质下骨质密度增高或有弧形、梭形低密度骨缺损区，周边有骨硬化缘。椎体后部骨质密度正常。椎管形态正常。受压严重的椎间盘可见椎间盘向四周膨出的软组织度影。

4. 诊断与鉴别诊断

（1）诊断要点　患儿有慢性腰背疼痛病史。有或无外伤史。结合影像检查进行诊断。

（2）鉴别诊断　①椎间盘突出症：有明确的脊柱外伤史。X 线片及 CT 示椎体骨折，椎骨受压，椎间盘突出。②儿童胸腰段脊柱结核：有结核接触史，有或无肺内原发病灶。脊柱胸腰段有成角畸形。X 线片、CT 示胸腰段椎体楔形变，椎间隙变窄，骨质疏松；椎体中部松质骨呈虫蚀状，沙砾样破坏，边缘有骨硬化。椎体周围及相邻个椎体软组织肿胀，内有细砂状小死骨。

📋 病例 1

男性，16 岁。背部疼痛，进行性驼背 6 年。否认外伤史。查体：T_{12}~L_1 后突明显，棘突出压痛。侧位 X 线片示 T_{12}、L_1 椎体轻度楔形变，椎体前唇上下有密度增高，间隙变窄（图 9.5.1）。诊断：Shünermann 病。

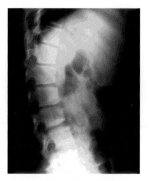

图 9.5.1　Shünermann 病 X 线平片

病例 2

男性，16 岁。腰背疼痛 4 年。加重 2 月，抗结核治疗 3 周前症加重。该患者 9 岁开始练武，持续 7 年，有多次脊柱损伤史。查体：腰 L_2~L_3 棘突后突，椎旁右缘有肌性隆起，压痛明显，如板样强直。CT 示 L_2 椎体右前缘皮质不光滑，骨

质密度增高（图 9.5.2）。诊断：Shünermann 病。

病例 3

男性，17 岁。慢性腰背疼痛 9 年。从 8 岁始习武，有多次跌落、碰撞史。CT 示 L_2 椎体前缘呈弧形密度增高影（图 9.5.3）。诊断：Shünermann 病。

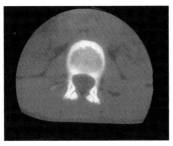 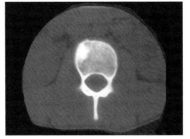

图 9.5.2　Shünermann 病 CT 图　　图 9.5.3　Shünermann 病 CT 图

第 6 节　脊柱侧弯畸形

脊柱侧弯畸形，是指脊柱非生理性弯曲改变。正常儿童生长发育过程中，2 个月抬头，出现颈部第一个弯曲；6 个月独坐，7~8 个月腹爬，9 个月独站，出现腰椎前突；1 岁左右学步，形成脊椎侧位可见 "S" 形的生理弯曲。正位观脊柱的椎体排列整齐，完整有序，如有侧弯则为病理性改变。脊柱侧弯多见于 2~15 岁的女性，男女比为 1：（5~13）。青春期高发。

1. 病　因

①特发性：发病原因不明，可能与激素水平有关。20% 为遗传性，呈常染色体显性遗传与多基因遗传。②继发性：与疾病有关，如脊髓纵裂、颅内手术、胸廓病变，或者胸部疾病手术后，如胸椎肋关节骨母细胞瘤术后。③脊柱结核：泌尿系统先天畸形并脊柱侧弯畸形。

2. 临床表现

起病隐匿，6~7 岁时脊柱畸形较轻。10 岁后，尤其女孩月经初潮后，脊柱侧弯迅速发展。1~2 年内出现严重的畸形。脊柱侧弯，凸侧向胸后壁、后背。肩胛骨隆起，胸前壁凹陷，胸廓狭小，骨盆倾斜。

3. 影像学检查

（1）X 线检查　脊柱正位片，以侧弯的顶点为中心，包括脊柱全长或至少包括胸椎及髂骨翼，可见脊柱呈 "S" 形侧弯。中间的弯曲最大，上下两个弯曲较小。弯曲最明显的部位椎体及椎间隙左右不对称，凹侧变窄，凸侧增宽。

（2）CT　由于椎体序列紊乱，无法准确定位。发现脊椎扭转，由左向右旋转或由右向左变形、紊乱。椎间盘突出或脊髓纵裂畸形脊柱隐性裂等。多螺旋 CT 扫描后三维重建、曲面重建图、MPR 重建图可显示脊柱侧弯畸形扭转的方向、角度及伴随椎管内脊髓纵裂畸形的长度范围。

（3）MRI　冠状位、矢状位显示脊柱侧弯，椎管内脊髓形态、脊髓受压，椎间盘膨出或疝出。轴位与 CT 扫描相似。

4. 诊断与鉴别诊断

（1）诊断要点　患儿多为女性，6~7 岁发病，10 岁左右侧弯畸形明显。胸廓畸形，脊柱侧弯成角。结合影像检查不难诊断。

（2）鉴别诊断　要结合患儿的病因、病史、临床表现、体征进行鉴别。

一、特发性脊柱侧弯畸形

特发性脊柱侧弯畸形是指生长发育期间原因不明的脊柱侧弯。

病例 1

女性，14 岁。脊柱侧弯畸形、后背隆起 5 年，加重半年。CT 示脊柱向右侧弯畸形（图 9.6.1）。诊断：脊柱侧弯畸形。

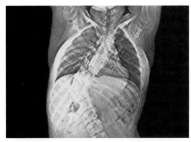

图 9.6.1　CT 图示脊柱向右侧弯畸形

病例 2

女性，14 岁。脊柱侧弯，后背隆起 5 年，加重半年。CT 三维重建显示冠状位脊柱由右侧向左呈 "S" 形侧弯畸形（图 9.6.2）。诊断：脊柱侧弯畸形。

病例 3

男性，17 岁。脊柱侧弯畸形 10 年伴腰背酸痛。行椎管内造影术后 CTM 检查，显示胸腰段椎管内造影剂随体位改变，流动通畅，未见狭窄（图 9.6.3~图 9.6.5）。诊断：脊柱侧弯畸形。

脊柱侧弯畸形中仅特发性脊柱侧弯畸形经手术矫形后患儿病情得到缓解。术前评估对手术及预后十分有益。椎管内无异常占位（图 9.6.6~图 9.6.9）。

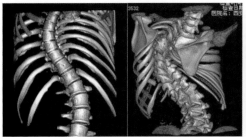

图 9.6.2　CT 冠状位图示脊柱由右侧向左呈 "S" 形侧弯畸形

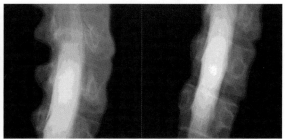

图 9.6.3　CTM 图示胸腰段椎管内造影剂随体位改变，流动通畅，未见椎管狭窄

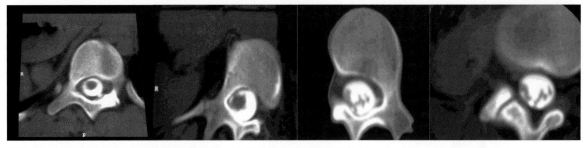

图 9.6.4　CTM 图示 L$_4$ 水平脊柱仍有侧弯、旋转，马尾神经被挤压位于后方

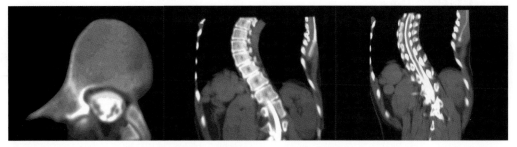

图 9.6.5　CTM 图示胸段椎管内硬膜下半环形高密度造影剂将发育不良脊髓挤压向右外前方移位。MPR 图示胸腰段畸形椎体与 L$_1$~L$_2$ 椎管内造影剂充盈的髓内随侧弯脊柱由左向右旋转侧弯

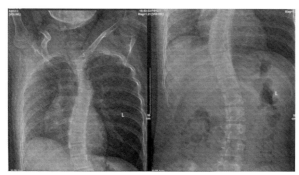

图9.6.6 术前DR图示冠状位脊柱由胸椎至腰椎分别呈"S"形改变

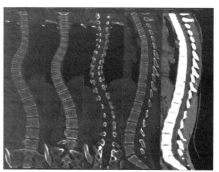

图9.6.7 术前CT经图像后处理显示脊柱由胸椎至腰椎呈"S"形改变,椎管内未见异常

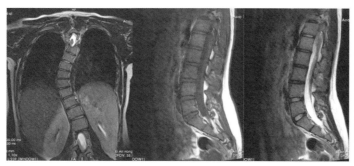

图9.6.8 术前MRI图示冠状位脊柱由胸椎至腰椎呈"S"形改变,T1/T2加权像显示椎管内未见异常

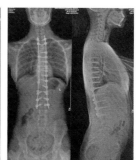

图9.6.9 术后DR图示脊柱由胸椎至腰椎体金属内固定后脊柱变直,生理弯曲存在,内固定未见滑脱、移位

二、黏多糖贮积症Ⅳ型伴脊柱侧弯畸形

病例4

女性,13岁。身高130cm。膝内翻4年,加重2年。尿黏多糖排泄试验硫酸角质素阳性。术前X线片示脊柱侧弯畸形(图9.6.10)。诊断:黏多糖贮积症Ⅳ型伴脊柱侧弯畸形。

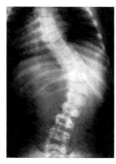

图9.6.10 黏多糖累病Ⅳ型伴脊柱侧弯畸形X线片

三、脊柱侧弯畸形伴椎管内畸胎瘤

病例5

女性,26岁。自幼脊柱侧弯畸形,进行性加重3年,双下肢无力2个月,突然截瘫,二便失禁1周。CT扫描后三维重建图示胸椎严重畸形,左侧弯后突175°,左侧肋骨呈蟹爪状畸形。CT曲面重建图示脊柱畸形成角最明显处,椎管内有多发低密度囊性影由棘突穿出,术前诊断脊髓脊膜膨出症(图9.6.11,图9.6.12)。转归:经手术矫形及椎管内占位性病变切除,术后病理为畸胎瘤。最后诊断:脊柱侧弯畸形伴截瘫、椎管内畸胎瘤。

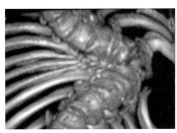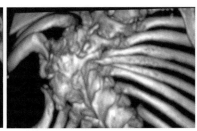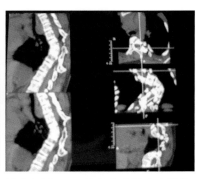

图9.6.11 CT三维重建图示前后位胸椎严重畸形,左侧弯后突175°,左侧肋骨呈蟹爪状畸形

图9.6.12 CT曲面重建图示在脊柱畸形成角最明显处,椎管内有多发低密度囊性影由棘突穿出

四、脊柱侧弯畸形并半椎体

病例6

女性,13岁。脊柱侧弯畸形5年,逐渐加重1年余。X线片示$T_8 \sim T_9$椎体呈半椎体(图9.6.13)。诊断:脊柱侧弯畸形伴$T_8 \sim T_9$椎体半椎体。

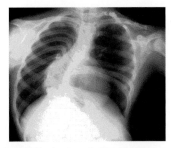

图9.6.13 脊柱侧弯畸形X线片

病例7

女性,13岁。脊柱侧凸5年,逐渐加重。CT三维重建侧位图示L_1左侧呈楔形半椎体。CT曲面重建示半椎体上下相邻椎体均发育畸形(图9.6.14,图9.6.15)。诊断:脊柱侧凸伴半椎体。

病例8

男性,14岁。自幼脊柱后突畸形,近来侧弯明显。多螺旋CT扫描后三维重建图像前后位可见T_7椎体楔形半椎体,脊柱在此成角约68°(图9.6.16)。诊断:脊柱侧弯伴半椎体。

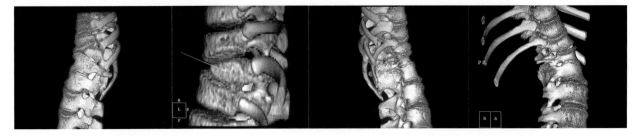

图9.6.14 CT三维重建图。A,B. L_1左侧呈楔形半椎体。C,D.旋转右侧位可见半椎体形态小,上下椎体旋转轻度成角

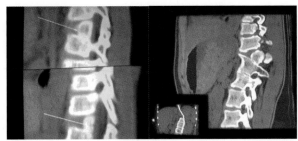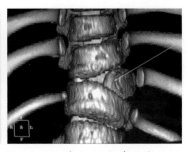

图9.6.15 CT曲面重建图示半椎体及上下椎体均发育畸形

图9.6.16 脊柱侧弯畸形多层螺旋CT三维重建图

病例 9

女性，13 岁。脊柱歪斜 10 年余，加重 2 年。CT 示胸腰段脊柱向左侧侧弯畸形，可见 L_1 椎体呈楔形样变的半椎体，脊柱侧弯成角畸形部位椎管内有骨性纵裂畸形；一根脊髓被骨嵴分为完整的两个，并有各自的硬膜囊（图 9.6.17，图 9.6.18）。诊断：脊柱侧弯畸并半锥体、脊髓纵裂畸形。

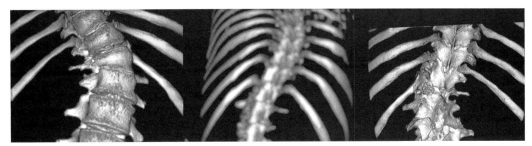

图 9.6.17　CT 三维重建图示胸腰段脊柱向左侧侧弯畸形，可见 L_1 椎体呈楔形样变的半椎体

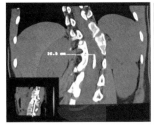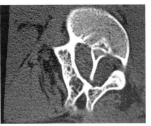

图 9.6.18　CT 图示曲面重建 + 轴位图示在脊柱侧弯成角畸形明显处，椎管内有骨性结构，并脊髓纵裂畸形

病例 10

男性，9 岁。发作性头痛、乏力、间歇性跛行 2 年。

B 超发现心脏异常 – 主动脉缩窄。MRI 示主动脉走行正常，腔内未见异常信号；弓下可见局限性狭窄，内径约 0.5cm，狭窄后又呈局灶性扩张状态，内径约 2cm；由主动脉弓上发出的 3 支大血管起始部走行、形态未见异常；上腔静脉及其回流属支形态结构正常。轴位、冠状位、矢状位均可见脊柱于胸椎阶段向左侧弯畸形，椎体形态、序列异常，T_8 椎体呈楔形插入椎体序列中（图 9.6.19~ 图 9.6.21）。诊断：脊柱侧弯畸形并半椎体、主动脉狭窄。

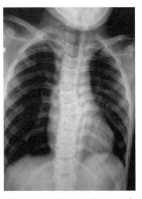

图 9.6.19　DR 图示 T_8 椎体呈半椎体，脊柱侧弯畸形

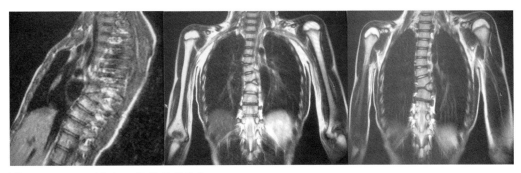

图 9.6.20　MRI 图示 T_8 椎体呈半椎体

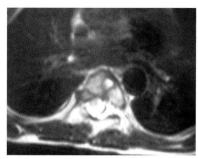

图 9.6.21　MRI 图示 T₈ 椎体呈半椎体，椎管、脊髓移位

五、肾盂-输尿管结合部狭窄并脊柱侧弯畸形

病例 11

女性，9 岁。转移性右下腹疼痛，扪及包块。B 超检出右侧肾盂积水。静脉肾盂造影发现下腰段椎体序列不整，L_4~L_5 椎体形态异常，脊柱轻度侧弯畸形（图 9.6.22）。诊断：右侧肾盂 – 输尿管结合部狭窄并下腰段脊柱侧弯畸形。

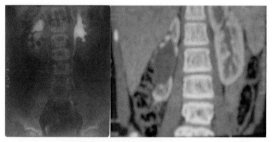

图 9.6.22　右侧肾盂 – 输尿管结合部狭窄并下腰段脊柱畸形 X 线片 +CT 图

六、颅咽管瘤术后脊柱侧弯畸形

病例 12

女性，4 岁。头疼、恶心、呕吐、视物不清 2 个月，加重 1 周。CT +MRI 平扫 + 增强显示：鞍上池有蛋壳状高密度影占位，伴第三脑室、双侧侧脑室扩张，侧脑室前角旁片状低密度影。

术前胸片示胸部脊柱轻度侧弯畸形（图 9.6.23）。术前诊断：颅咽管瘤并脊柱侧弯畸形。

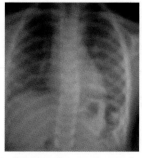

图 9.6.23　X 线片示胸段脊柱轻度侧弯畸形

七、椎管内皮样囊肿并脊柱侧弯畸形

病例 13

女性，26 岁。脊柱侧弯成角畸形，2006 年因腰椎骨折手术，于术前检查发现腰骶部占位。术中探查病理活检并行病变段脊柱内固定（图 9.6.24~ 图 9.6.26）。术后病理为椎管内皮样囊肿。诊断：椎管内皮样囊肿并脊柱侧弯畸形。

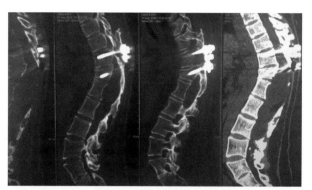

图 9.6.24　术后 CT 图示病变段脊柱内固定无滑脱移位，下缘髓腔扩大，内有混杂密度影

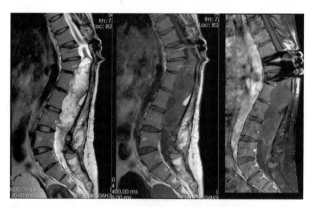

图 9.6.25　术后 MRI 图示骨折段脊柱内固定无滑脱移位，其下缘髓腔扩大，内有混杂长 T1、长 T2 信号

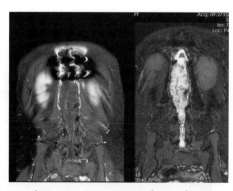

图 9.6.26　术后 MRI 冠状位图示骨折段脊柱仍见下缘髓腔扩大，内有混杂长 T1、长 T2 信号

八、脊柱侧弯畸形并脊髓纵裂、脊髓积水空洞、脊髓低位、栓系综合征

在有些脊柱侧弯畸形合并全身多发畸形，包括脊髓纵裂、脊髓积水空洞、脊髓低位、栓系、髓腔内脂肪瘤、马蹄肾。

病例14

女性，2岁11个月。其母产检时发现胎儿脊柱发育不良。患儿生后6个月发现双侧髋关节发育不良。左侧保守治疗，右侧手术矫正，现站立不稳。MRI诊断：脊柱先天发育畸形，脊柱侧弯，脊髓纵裂，脊髓积水空洞，脊髓低位，栓系；脂肪瘤；马蹄肾（图9.6.27，图9.6.28）。

九、先天性食管局限性扩张并脊柱侧弯

先天性食管局限性扩张，是指食管局限性膨出性憩室，食管壁平滑肌层内神经组织缺乏致先天发育异常，食管局限部呈"漏斗状、囊带状扩张"，常伴发脊柱及其他脏器异常。

病例15

女性，4岁。咳嗽1周，发热1d。CT示两肺纹理增粗，走行紊乱，双下肺散在斑片状渗出影，边缘模糊。纵隔窗示食管中段可见"囊带状、枣核状"扩张，呈低密度影，边界清，囊壁未增厚，腔内呈空气低密度影。MPR+三维重建图示脊柱侧弯畸形（图9.6.29，图9.6.30）。诊断：①支气管肺炎；②食管中段局限性扩张并脊柱侧弯。

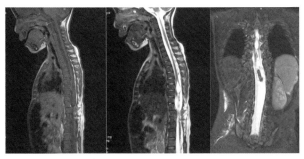

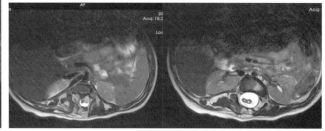

图9.6.27　MRI图示脊柱侧弯、脊髓纵裂、脊髓积水空洞、脊髓低位、栓系；S$_2$水平椎管内异常信号

图9.6.28　MRI图示脊髓于L$_2$水平分为两束，双侧肾脏下极相连

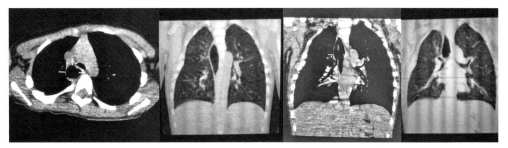

图9.6.29　CT图示食管中段可见"囊带状"扩张，呈低密度影，边界清，囊壁未增厚腔内呈空气低密度影

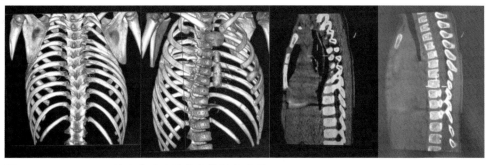

图9.6.30　MPR+三维重建图示胸段脊柱侧弯畸形

第 7 节　脊椎滑脱

脊椎滑脱是指椎体小关节突发育畸形或腰骶部隐性脊柱裂，在外伤诱因下，椎体向前或向后滑脱错位。青少年少见。60% 发生于 L_5 椎体。

1. 影像学检查

（1）**DR**　以 L_5 椎体为中心，椎体向前或向后滑脱错位。迈尔丁线沿附近第一骶椎椎体前后缘连续性中断。双斜位显示 L_5 椎体小关节峡部骨皮质不连续，断端骨质密度增高、毛糙。脊椎滑脱分为真性脊椎滑脱（即先天性脊椎滑脱），及假性脊椎滑脱（多见于创伤）。

（2）**CT**　三维重建图像更清晰。MPR 矢状位、冠状位椎管形态拉长，双边征阳性。

2. 诊断与鉴别诊断

（1）**诊断要点**　患儿有慢性腰腿疼痛史，有或无损伤史。DR/CT 显示病变部位椎体错位滑脱，椎弓根、小关节突峡部裂，增生、肥大。

（2）**鉴别诊断**　①儿童椎间盘突出（膨出）症：有脊柱损伤史，发作性腰腿疼痛。DR/CT 椎体序列正常，生理曲度存在，CT 可见椎间盘沿椎体后缘、椎体周缘突出或膨出，神经根受压或淹没征。无椎管形态拉长及双边征阳性。②椎缘骨骨折并椎间盘突出症：DR 示椎体后缘有局限性低密度影，皮质连续性中断。CT 轴位可见椎间盘突出层面有弧形骨片影，局部椎体后缘骨皮质缺损。椎管、小关节突形态正常，双边征阴性。③儿童钙化性椎间盘病：有热性病史或外伤。DR/CT 示椎间隙、椎间盘内可见多形性钙化，椎管、小关节突形态正常，双边征阴性。④儿童脊柱结核：长期低热、消瘦、体重不增、下肢疼痛。无卡介苗接种史，有结核密切接触史。DR/CT 示病变部位脊柱后凸，成角畸形；椎体变形，高度降低，密度增加。脊柱旁、椎管内可见冷脓样及死骨碎片。⑤脊柱转移瘤：有肿瘤原发灶，如神经母细胞瘤、肾母细胞瘤、白血病等。DR/CT 示病变部位椎体、小关节突溶骨样破坏，无椎管内径拉长，双边征阴性。

📋 病例 1

男性，12 岁。腰骶部疼痛 7 年。CT 示 L_5 椎体向前滑脱错位，超过下位椎体 20%，迈尔丁线不连续，椎体后缘可见"双边征"（图 9.7.1~ 图 9.7.3）。诊断：L_5 椎体滑脱 II°。（先天发育异常）。

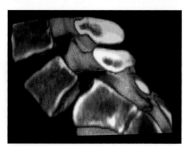

图 9.7.1　CT 三维重建图示 L_5 椎体向前滑脱错位，超过下位椎体 20%，迈尔丁线不连续

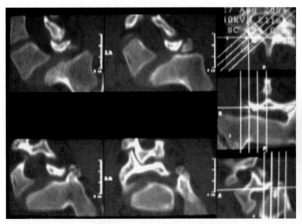

图 9.7.2　CT 多层面重建图示 L_5 矢状位小关节突较其他部位发育不良，形态短小

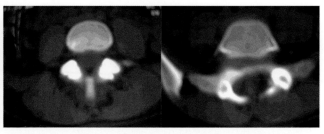

图 9.7.3　图示椎管矢状径增宽，L_5 椎体后缘可见"双边征"

第 8 节　臀肌痉挛症

臀肌痉挛症，又称髋关节外展挛缩。由于臀肌及其筋膜组织受到创伤后纤维变性和挛缩而发生的继发性髋关节内收、内旋功能障碍。多发生于臀肌损伤后患儿。

1. 病　理

肉眼所见：前方阔筋膜张肌和后 1 / 2 臀大肌的肌膜增厚、紧张。损伤组织可累及髋关节前方的骨直肌，在两个肌肉之间交界处有上宽下窄增厚区似弓弦状纤维条索。增生的组织呈灰白色，有光泽。触摸时质地硬并隆起。体表皮肤凹陷并深入至肌肉间隔内。镜检：可见大量的纤维组织增生并有磨玻璃样变。玻璃样变的组织红染，呈小梁状、片状，其内的细胞少、血管少。

2. 发病机制

由于局部臀肌及其周围肌筋膜变性，坏死疤痕形成，导致肌肉挛缩，局部生物力学动态平衡紊乱。颈干角为 90° ~135° 时，双足站立，行走时步态端正，略向外撇。与颈干角大于 140° 股骨头与髋臼间隆增宽，呈髋外翻，大粗隆着力较大，与有髋关节半脱位时，关节压力集中在髋臼边缘，长期活动可致髋臼前移、变粗，软骨面及臼缘增生、毛糙，造成退行性髋关节病变。严重者可累及股骨头和关节面软骨持重面的缺血、退化、萎缩，关节间隙逐渐变窄。

3. 临床表现

多发生于学龄前、学龄期的儿童。男性多于女性。臀部曾有反复肌肉注射史，其中最多见于以 1%~2% 苯甲醇作青霉素溶媒稀释剂，或者臀部有针刺损伤或瘢痕体质者。患儿有鸭步、外八字的步态。与同龄儿童比较，其跑步速度较慢，跑步姿势异常，易跌跤。坐时跷腿困难，站立时双足尖不能并拢。从最初感到下蹲、跑、跳困难，到走路呈跛行。检查时可见髋关节屈曲、内收、内旋受限，双下肢不能完全并拢，呈蛙式位或轻度的外旋姿态，下蹲时则双髋关节呈外展、外旋姿态。患侧处的臀部肌肉不丰满、皮肤凹陷有时呈橘皮样外观，可触及患侧皮下的索状囊袋。

查体：严重者患肢呈外展、外旋状态，臀部上外 1/4 处肌肉挛缩。触摸局部有条索状硬块或多个结节状，质地硬且固定。

4. 影像学检查

（1）X 线检查　臀肌严重挛缩，患侧部髋关节呈外展、外旋位。

（2）CT　早期表现为臀大肌肌肉密度减小，肌间隙的脂肪层模糊，肌肉体积无明显缩小。晚期表现为肌肉体积缩小和密度增高，肌间隙脂肪间隙增宽，臀部肌肉到皮下脂肪层可见到斑点状高密度钙化灶。体表皮肤向臀部呈脐凹状改变，当臀肌挛缩并较长时可见患侧髋关节有半脱位的现象。

📋 病例 1

女性，4 岁。不能独站、独走 3 年。出生 7 个月时该患儿可扶物站立，因发热，曾行左侧臀部肌肉注射百尔定后，逐渐出现左下肢蹬腿无力。经针灸治疗后前症加重，不能站立。

左髋关节外展、外旋，双膝外翻，左足马蹄状内翻。骨盆平片示颈干角呈 180° ，股骨头与髋臼间距增宽（图 9.8.1）。术中可见皮下脂肪成条索状分布，臀大肌和臀小肌的肌膜增厚，呈灰白色，光泽明显，质地坚硬。肌肉间隙呈多个条带状粘连，进行钝性分离，切除斑痕后，探查髋臼软骨面，股骨头光滑。术中将股骨头复位（图 9.8.2）。诊断：臀肌的挛缩矫形术后。

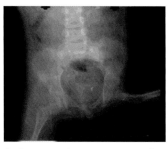

图 9.8.1　X 线片示颈干角呈 180° ，股骨头与髋臼间距增宽

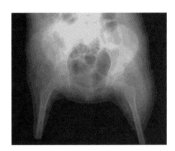

图 9.8.2 术后患侧髋关节恢复解剖位

病例 2

女性，19 岁。双侧臀肌萎缩 10 年，双侧臀部有反复肌肉注射药物史。双侧臀肌外形扁平，凹陷畸形，压痛（+），左侧尤甚。双侧髋关节屈曲、内收受限。后伸、外展尚可。双膝并拢下蹲受限。步态不稳，呈"鸭步"样。

MRI 示双侧大转子髂侧较对侧骨质肥大，双侧髂胫束对称，显示尚可；双侧阔筋膜张肌对称，形态尚可，内可见粟粒状长 T1 长 T2 异常信号影。双侧臀大肌形态萎陷，以左侧为著，内可见线条样长 T1、长 T2 异常信号影；双侧臀中、小肌形态欠饱满，内亦可见少许线条样长 T1、长 T2 异常信号影（图 9.8.3，图 9.8.4）。

诊断：①双侧臀大肌形态萎陷，以左侧为著，双侧阔筋膜张肌信号改变，双侧大转子髂侧骨质肥大；②双侧臀肌挛缩综合征。

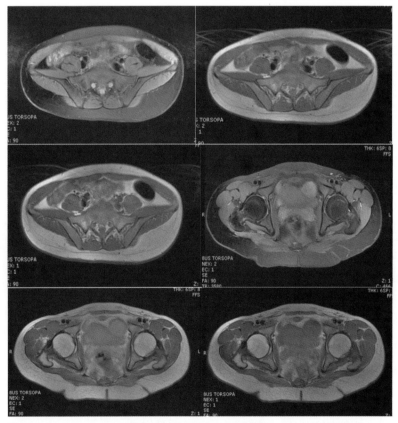

图 9.8.3 MRI 图示双侧臀大肌形态萎陷，双侧臀中、小肌形态欠饱满

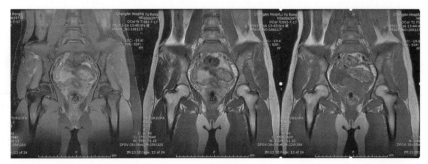

图 9.8.4 MRI 图示双侧臀大肌内可见线条样长 T1、长 T2 异常信号影，双侧臀中、小肌可见少许线条样长 T1、长 T2 异常信号影

第 10 章

骨关节疼痛

第 1 节　骨、关节、软组织先天发育畸形及正常变异

一、颅－锁骨发育不全

颅－锁骨发育不全是一种先天性全身性膜性骨化不全，尤其是颅顶骨与锁骨发育障碍。本病少见，为常染色体显性遗传，发病率为1/10万。此外，因耻骨受侵、牙齿发育不良，本病又称为骨盆、颅锁骨发育不全或骨－牙形成障碍。

1. 临床表现

①头颅增大，颅骨软化，颅缝、囟门增宽，闭合延迟或不闭合，面骨小，眼距过宽，鼻梁塌陷。②锁骨短小或缺如，胸廓狭窄，双肩下垂，肩关节活动度大，双肩可在胸前互相靠拢。③牙齿小、多生齿或个别牙齿缺如，齿列不整，牙齿萌出或脱牙异常，牙釉质不良，易有龋齿。④骨骼病变重者可有四肢骨短小或细长，累及关节时致肢体活动，行走困难。

2. 影像学检查

（1）**X线检查**　①颅骨：颅盖骨变薄，骨质稀疏，骨化不均；囟门和颅缝增宽，并见大小不等的缝间骨。②锁骨：一侧或两侧，部分或全部缺如，双侧锁骨完全不发育少见，最常见锁骨骨干和肩峰端缺如。③牙齿小，齿根细短，排列不齐；牙槽骨内可见延迟脱落或长期保留的乳牙，恒齿不发育或延迟。④胸廓狭窄呈圆锥状，肋骨细短，向下倾斜，偶见部分肋骨缺如；胸骨不发育或发育不全。⑤四肢骨发育延迟：常见长管状骨发育不

全或缺如，骨干变细，干骺端变窄，股骨颈变短，股骨头发育不良。⑥骨盆骨化障碍：耻骨骨化发育不良，耻骨联合加宽，髂骨翼狭窄，形成骨盆狭窄。

（2）**CT**　前囟不闭合或闭合延迟，颅骨膜性骨化障碍及缝间骨增多。

3. 诊断与鉴别诊断

（1）**诊断要点**　以颅骨及锁骨化骨障碍为主的全身性化骨障碍综合征。颅骨横径大，囟门、颅缝增宽，乳齿及恒齿发育迟缓。DR和CT示颅骨可见缝间骨，锁骨部分或全部缺如。血清钙、磷及碱性磷酸酶均正常。

（2）**鉴别诊断**　①成骨不全：颅骨也有多发相嵌的缝间骨；有反复多发的骨折造成肢体畸形，并常见蓝色巩膜。②18三体综合征伴锁骨发育不全：特殊面容，哭叫似猫。依据DR、CT检查，血生化/染色体检查可鉴别。

📋 **病例 1**

男性，7岁，急性肾小球肾炎。查体发现前囟未闭。头颅X线片示前囟未闭合（图10.1.1）。其母前囟未闭合，双侧锁骨部分缺如（图10.1.2）。诊断：颅－锁骨发育不全。

📋 **病例 2**

女性，16岁。车祸伤及头部3h。CT示前囟未闭合（图10.1.3）。追问其家族史，其父、兄前囟均未闭合。诊断：颅－锁骨发育不全。

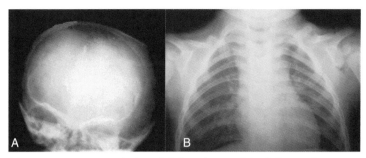

图 10.1.1　A. 头颅 X 线片示前囟未闭合。B. 左侧锁骨近端骨性缺如，右侧锁骨远端骨性缺如

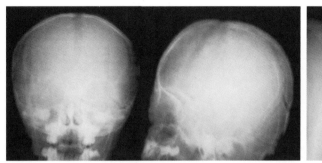
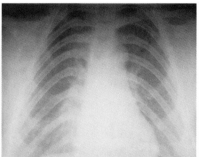

图 10.1.2　患儿母亲前囟未闭合，肩下垂、胸廓窄，左侧锁骨近端骨性缺如，右侧锁骨远端骨性缺如

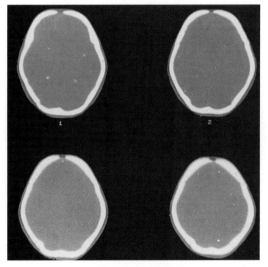

图 10.1.3　颅 – 锁骨发育不全头颅 CT 图

二、　胸廓发育畸形——叉状肋（单侧、双侧）

叉状肋是常见的肋骨变异，最常发生于右侧第 3~4 肋或双侧，肋骨前段呈"叉状"（图 10.1.4~ 图 10.1.6）。不影响儿童的生长发育。

病例 3

男性，7 岁。车祸伤右胸部。CT 三维重建示右侧第 3 前肋呈叉状改变，余双侧肋骨骨质结构完整，未见错位性骨折征象（图 10.1.7）。CT 诊断：右侧第 3 前肋叉状肋。

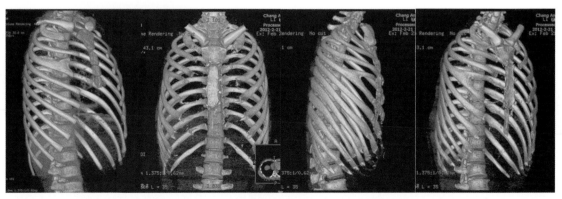

图 10.1.4　右侧第 4 前肋叉状肋三维重建 CT 图示右侧第 3 前肋呈叉状改变

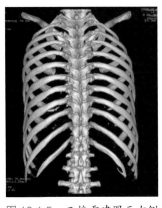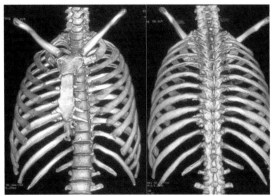

图 10.1.5 三维重建图示右侧 第 12 肋呈"鱼钩状"叉状肋

图 10.1.6 第 13 肋骨腰椎体胸椎化图示第 13 个腰椎体胸化

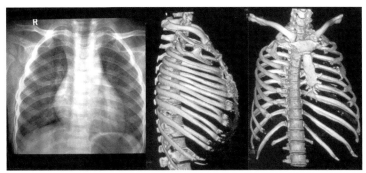

图 10.1.7 右侧第 3 前肋叉状肋胸部 DR+CT+ 三维重建图像图示右第 3 前肋呈"叉状"

三、阻滞椎

阻滞椎是指先天性颈椎融合畸形或颈椎分节不良。有时伴棘突吻合，称为吻椎或对吻综合征。有的病例还合并颅内发育异常。此病于 1912 年首先由 Klippel 和 Feil 报道，故也称为 Klippel-Feil 综合征。为两个或两个以上椎体融合性畸形，多见颈椎数目减少，颈项缩短，头颈部运动受限，枕部发际降低并伴其他部位的畸形（图 10.1.8~ 图 10.1.10）。胸椎、腰椎少见。

病例 4

男性，9 岁。间断性头晕 2~3 个月。颈部 DR 示 C_1~C_2 椎体融合，C_2~C_3 棘突对吻，颈椎生理弯曲变直，颈椎序列、其他椎体附件正常。CT 矢状位像可见 C_1~C_2 椎体融合，棘突对吻，颅内未见异常，颅骨未见异常（图 10.1.11~ 图 10.1.14）。

诊断：① C_1~C_2 椎体阻滞椎；②颈椎生理弯曲变直。

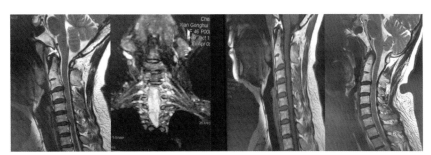

图 10.1.8 C_1~C_2 椎体阻滞椎 MRI 图示寰枢椎后缘及棘突融合成一体，信号未见异常

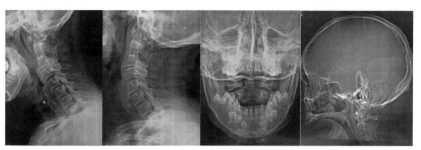

图 10.1.9　C_1~C_2 椎体阻滞椎并寰枢椎半脱位 DR 图示屈颈位、过伸位 C_1~C_2 椎体及棘突融合，椎体呈"蜂腰征"。张口位可见寰枢椎与齿状突左右间隙不等，左侧大于右侧

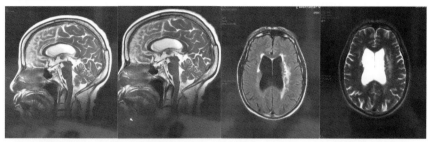

图 10.1.10　C_1~C_2 椎体阻滞椎并胼胝体压部缺如头颅 MRI 图示椎体后缘融合，胼胝体压部缺如

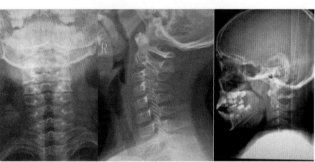

图 10.1.11　DR+CT 图示 C_1~C_2 阻滞椎、C_2~C_3 棘突对吻相互吻合

图 10.1.12　DR 图示 C_2~C_3 椎体附件融合成一体

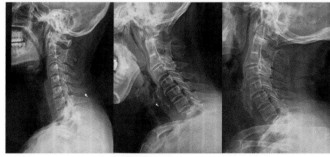

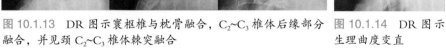

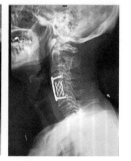

图 10.1.13　DR 图示寰枢椎与枕骨融合，C_2~C_3 椎体后缘部分融合，并见颈 C_2~C_3 椎体棘突融合

图 10.1.14　DR 图示生理曲度变直

四、海绵状血管瘤

海绵状血管瘤是指发生于肌肉、骨骼的先天性血管畸形。本病有家族性、多发性，为儿童常见的良性肿瘤。女性多见，男女发病之比为 1：2.4。80% 为单发。病因为先天性毛细血管发育异常。

1. 病　理

肉眼所见：血管瘤呈暗红色，大小不等，包膜完整。质地柔软，压之似海绵。切面呈粗细不等的血管团及少量结缔组织。镜检：主要为静脉的内皮细胞增生，血管延长。动脉少见且发育细小。

管壁由单层细胞组成，外膜细胞增生，管腔纤维增厚。

2. 临床表现

发病部位不同，临床表现也不同。头颈、躯干、四肢多见，眼眶少见。皮肤隆起，浅表有紫蓝色肿块，质地中等，压痛明显。

3. 影像学检查

（1）CT　病变区呈圆形或类圆形境界清楚的混杂密度影，周边无水肿，增强扫描有明显强化。重建图像显示海绵状血管瘤对肌肉骨骼损害。

（2）MRI　T1WI 等至高信号，T2WI 则为混杂高信号。

4. 诊断与鉴别诊断

（1）**诊断要点**　主要依据发病部位、临床症状、体征，并结合 CT、MRI 检查。

（2）**鉴别诊断**　①颅内动静脉畸形（AVM）：患儿头大，反复惊厥。头皮静脉扩张，闻及血管杂音，脑出血。结合 CT、MRI 或 MRA 检查诊断。②四肢、躯干淋巴管瘤：局部肿块，压痛，结合 CT、MRI 检查。

病例 5

女性，13 岁。左下肢屈侧肿痛 1 年。MRI T1WI、FLAIR 序列显示左下肢腓肠肌间隙内有长圆形混杂信号，约为 5.2cm×1.6cm（图 10.1.15）。出院诊断：左侧腓肠肌间隙内海绵状血管瘤。

五、鱼际肌血管瘤

病例 6

男性，17 岁。出生既有左手掌鱼际肌紫色隆起，随年龄增大，隆起明显。MRI 示鱼际肌内可见 T1/T2 混杂信号肿块影，边界清，约 5.1cm×4.3cm×2.0cm（图 10.1.16）诊断：左手掌面鱼际肌内海绵状血管瘤。

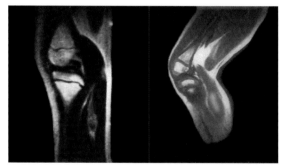

图 10.1.15　左侧腓肠肌内海绵状血管瘤 MRI 图

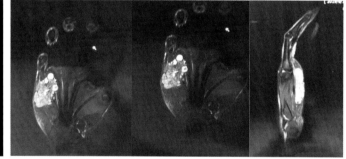

图 10.1.16　左手掌面鱼际肌内海绵状血管瘤 MRI 图

六、先天性血管瘤病

先天性血管瘤病，又称 Klippel-Trenaunay 综合征，也称血管畸形骨肥大综合征，是一种罕见的、复杂的先天性血管 - 骨骼畸形疾病。患儿出生即有体表、脏器深部的血管痣（瘤），或血管淋巴瘤、静脉曲张，骨与软组织增生、肥大，巨趾。

1. 病　因

人类 5 号染色体短臂上的血管基因 VG5Q 突变导致胚胎时期血管发育异常。呈家族集聚，同胞兄弟共患本病，为常染色体显性遗传。

2. 病理改变

肉眼所见：患肢皮肤有大片暗紫色肿胀，有的见单独巨趾。皮下软组织间隙内可见孤立、境界清楚的血管团块。镜检：血管团内为薄壁的血窦，无发育成熟的血管肌层和弹力层，血窦之间夹杂有增生的胶原纤维、钙化及含铁血黄素沉积。

3. 临床表现

体表多部位有血管瘤、血管痣，范围大小不一。分布于颅面、臀部、躯干、四肢。有的血管瘤中可见夹杂淋巴样肿。双下肢有时见静脉曲张。

在骨与软组织增生肥大中，为单纯性巨趾，踇趾肥大畸形。

4.影像学检查

（1）DR　对称性巨趾。单纯双侧踇趾肥大畸形，踇趾周径≥12cm。骨皮质光滑，骨质密度正常。舟状骨、楔骨骨皮质变薄，骨质密度减低。足中部诸骨间隙增宽。

（2）CT　仅见软组织肿胀，患侧趾骨骨皮质光滑，骨质密度较健侧稍有减低。三维重建后发现受累的骨组织有溶骨性破坏，包括足的舟状骨、楔骨、距骨以及远端的趾骨。

（3）单光子发射计算机断层成像（SPECT）　用^{99m}TC-双膦酸盐骨扫描，患侧骨破坏区域放射性核素呈高摄取、浓聚。

（4）MRI　血管瘤T2WI高信号，在MRV血管成像可检出全身深部的血管畸形。

5.诊断与鉴别诊断

（1）**诊断要点**　体表皮肤毛细血管痣、血管瘤、静脉曲张、骨与软组织增生肥大、巨趾。前述任意两项即可诊断。

（2）**鉴别诊断**　颅面血管瘤病：血管痣呈葡萄酒样痣，不高出皮面，同侧巩膜也有淡褐色色素沉着。主要分布在三叉神经上颌支。伴有癫痫发作，对侧肢体轻瘫，智力下降。头颅X线片可见颅内有双轨状钙化，CT可见脑表面呈脑沟回状粗大的钙化灶。

病例7

男性，12岁。右足红斑、肿痛12年。加重伴行走困难、青紫3个月。足部皮肤红斑出现间断性紫蓝色-青紫色隆起。当患肢抬高或休息后青紫色有缓解。查体：发育营养均差。右下肢体皮肤呈大片紫色，伸侧局部高处皮面的结节。右足肿胀明显。肤色亦呈淡紫色。当久站或垂足，皮肤呈深紫色隆起，足背动脉搏动可触及。足面压痛肿胀。皮温对称。

X线片示右足距骨、舟状骨、楔骨、距骨的骨形态正常，皮质变薄（图10.1.17）。CT平扫+三维重建图像示右足肿胀明显，舟状骨、楔骨形态异常，皮质欠光滑；骨组织呈虫蚀样溶骨破坏，破坏区骨组织皮质变薄、小梁稀疏、骨质密度减低（图10.1.18）。SPECT：用^{99m}TC-双膦酸盐放射性核素骨扫描可见右足放射性核素高浓聚。

病理活检可见小团状增生的短段性细胞、细胞间有小腔隙形成（图10.1.19）。诊断：右下肢血管畸形伴骨肥大综合征。

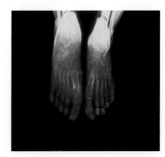

图10.1.17　X线片示足中部诸骨间隙增宽

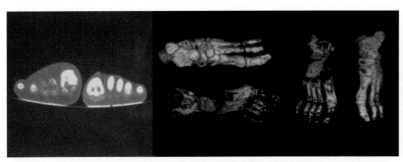

图10.1.18　CT+三维重建图示右足软组织肿胀，患侧趾骨骨皮质光滑，骨质密度较健侧稍有减低。患侧骨组织有溶骨性破坏，包括舟状骨、楔骨、距骨以及远端的趾骨呈不规则形溶骨性破坏

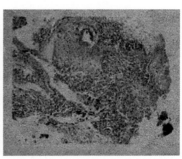

图10.1.19（见彩插）　低倍镜下（×10）可见少许骨组织和纤维、脂肪组织，其内可见小团状增生的短段性细胞，细胞间隙有小腔隙形成

七、血友病（甲型）致右肘关节瘤样变

🗒 病例 8

男性，34 岁。骑电动车与汽车相撞后短暂性意识不清，头晕 3d。自幼反复皮肤瘀斑，8 年前因肘关节反复肿胀，屈曲功能活动障碍确诊为血友病甲型。查体：意识清，回答切题。右枕部头皮裂开，皮下血肿，瞳孔等大，对光反应灵敏。双侧膝关节稍有强直，功能活动障碍。腱反射未引出。

DR 示右肘关节骨性结构不完整，桡骨小头及尺骨形态不规则，尺桡关节、肱尺骨皮质毛粗，失去正常骨结构形态，骨质密度减低（图 10.1.20）。头颅 CT 可见脑干出血。

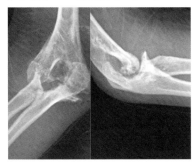

图 10.1.20　血友病（甲）致肘关节瘤样变 DR 图

诊断：①重型闭合性脑损伤 – 头皮血肿、脑干出血；②血友病甲型。

转归：入院后经第Ⅷ因子治疗后，情况逐渐好转，颅内出血停止。

八、软骨发育不全

🗒 病例 9

男性，4 岁。步态不稳 1 年余。家族中无类似病例。4 个月会翻身，7 个月会独坐，1.3 岁开始独立行走，但行走姿势有异。一直多汗。曾间断补钙剂。查体：精神可。皮疹散在可见粟粒疹，部分有融合。胸部畸形，肋膈沟、肋外翻。可见双侧手镯、脚镯，站立位双下肢呈"O"形。阴茎头充血，包皮长，不易上翻，双侧睾丸已降。神经系统：脑膜刺激征阴性、生理反射存在，病理体征阴性。步态不稳，如鸭步。

超声骨量化密度检测正常。

腹部超声示肝胆胰脾双肾形态、回声正常。X 线片示双侧股骨下端、胫骨、腓骨近端、双侧桡骨远端干骺端形态增大，毛糙（图 10.1.21）。

诊断：软骨发育不全。

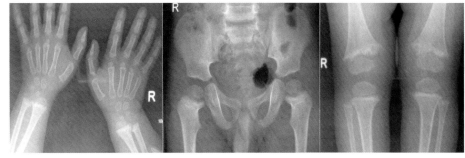

图 10.1.21　软骨发育不全 X 线片

🗒 病例 10

男性，6 月龄。DR：手掌骨指骨粗短、等长，掌指骨干骺端膨大。双侧尺桡骨远端干骺端膨大。腰骶椎椎体稍变扁，椎弓根间距自上而下逐渐变窄，胸腰椎体前缘部分缺损变尖，以 L_1~L_4 为著。

骶椎后翘。双侧股骨、胫腓骨短粗，轻度弯曲，干骺端增宽，骺板倾斜，长骨骨骺较小，下肢部分骨骺呈半包埋状（图 10.1.22）。

诊断：软骨发育不全。

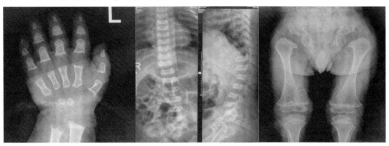

图 10.1.22　软骨发育不全 DR 图

九、先天性髋内翻

先天性髋内翻，也称婴儿性髋内翻，是指股骨颈与股骨干轴线构成的颈干角小于120°，大转子上移，导致髋关节畸形。病因不明。

1. 病 理

大体所见：股骨近端骺板颈干角变小，大转子升高。镜检：股骨颈内侧部分软骨结构缺损，柱状细胞排列不规则，有异常骺板骨化、断裂、消失。软骨与骨中间有结缔组织。股骨头颈下表面有骨小梁重建。

2. 临床表现

患儿出生不久可发现畸形。10~14个月学步时出现跛行、鸭步，幼儿期有髋部疼痛。查体：患侧肢体短缩，大转子突出。患肢外展、内旋活动受限。Trendelenburg试验阳性。学龄前期发现脊柱侧凸畸形。

3. 影像学检查

（1）**X线检查** 颈干角变小小于120°~100°。大转子向外上抬高、移位，高出股骨头。在颈内侧，近股骨头处有三角形骨缺损或骨发育不全区。

（2）**CT** 髋臼窝变浅，股骨头骺与臼窝之间距离增宽。股骨头骺向前外、后外或内下移位。三维重建图像显示股骨头骺与髋臼关系，去股骨头骺图像示髋臼浅盘状改变。

4. 诊断与鉴别诊断

（1）**诊断要点** 患儿髋部疼痛、跛行，单侧或双侧肢体短缩，大转子突出，外展、内旋受限。Trendelenburg试验阳性。结合骨盆X线平片或CT即可确诊。

（2）**鉴别诊断** ①发育性髋关节脱位：患儿臀位产，双侧腹股沟皮纹不对称，跛行，关节弹响，患肢短缩，轻度外旋。Telescoping试验阳性。结合X线片、B超、CT诊断。②股骨头骨骺坏死：患儿有跛行、患肢短缩。X线片、CT示股骨头致密扁平、颈粗短。③髋关节结核：患髋疼痛，跛行，外展、内旋活动受限。X线片、CT示患髋骨质疏松，关节间隙变窄，骨破坏，当有冷脓物形成则关节间隙增宽。

病例 11

男性，6岁。跛行、下蹲困难4年余。X线片示双侧颈干角度小于120°，双侧大转子升高，高于股骨头；颈内侧缘近股骨头呈三角形骨缺损区（图10.1.23）。诊断：双侧先天性髋发育畸形。

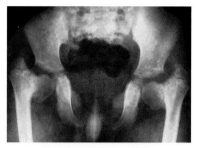

图10.1.23 双侧先天性髋内翻X线片

十、黏多糖贮积症 IV 型致骨发育畸形

黏多糖贮积症 IV 型，是指因组织细胞的溶酶体内缺乏黏多糖降解酶，使酸性黏多糖不能完全降解，贮积在全身各个组织内，导致骨骼畸形。

1. 病 因

黏多糖广泛存在体内各种细胞内，是构成结缔组织细胞间主要成分。黏多糖因电泳带不同分为多种，人体最重要的病理性黏多糖是硫酸皮肤素、硫酸肝素等。结缔组织有黏多糖组成的大分子类聚合体，细胞的溶酶体内缺乏各种黏多糖降解酶，大分子类聚合体不能降解而积聚，尿中硫酸皮肤素、硫酸肝素等排泄增加。

2. 临床特征

患儿出生正常，随年龄增长，临床症状逐渐明显。生长发育迟滞，身材矮小，皮肤粗糙，颈短，发际线较低。关节进行性畸形，双膝关节外翻。下蹲、盘腿不能。

3. 影像学检查

（1）**DR** 脊柱椎体形态呈子弹头样或喙突样改变。肋骨呈飘带样改变，近端增宽，远端变细。双侧股骨头骺形态小而畸形，以右侧为主。

（2）**CT** 患侧股骨头骺不发育，形态异常，呈子弹头样。

4.诊断与鉴别诊断

（1）诊断要点 患儿出生正常，随年龄增长，逐渐出现生长发育迟滞，身材矮小，关节进行性畸形。结合尿中黏多糖排泄及影像学检查诊断。

（2）鉴别诊断 ①与其他类型黏多糖贮积症鉴别，骨骼畸形明显，智力正常，面貌不丑。②与其他类型髋关节发育异常鉴别。③与生长激素缺乏致矮小症鉴别。

病例 12

男性，4 岁。身材矮小，关节发育异常。身高 74cm，体重 11kg。面容丑，皮肤粗糙。DR 示飘带肋，近端增宽，远端变细；脊柱椎体形态呈子弹头样或喙突样改变（图 10.1.24）。骨龄：指骨骨骺骨化中心未出现，拇指近端骨化中心未出现。腕骨大多角骨、三角骨、月骨骨骺骨化中心未出现，

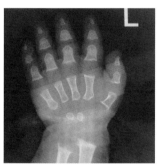

图 10.1.24 黏多糖贮积症 I 型 DR 图

桡骨骨骺未出现。黏多糖排泄：硫酸角质素。

诊断：黏多糖贮积症 I 型。

病例 13

女性，9 岁。生长发育迟滞、身材矮小、膝关节外翻，右髋疼痛、下蹲困难 2 年，进行性畸形加重 6 月余。无外伤。足月顺产。双侧膝关节外翻，髋关节活动，双下肢内收、外展、内外旋无障碍。右髋局部叩击疼痛，盘腿、下蹲困难。

DR 示飘带肋，近端增宽，远端变细。脊柱椎体形态呈子弹头样或喙突样改变。双侧股骨头变小，骨骺显示模糊，以右侧为主，双侧髋臼间隙增宽，髋窝变浅变平，外侧角变小。患侧股骨头骺不发育，形态异常，亦呈子弹头样（图 10.1.25，图 10.1.26）。

尿中黏多糖排泄：硫酸皮肤素。

诊断：黏多糖贮积症 IV 型。

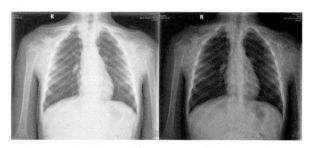

图 10.1.25 DR 图示飘带肋，近端增宽，远端变细

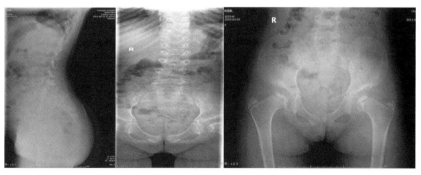

图 10.1.26 DR 图示椎体呈子弹头或喙突样改变，双侧股骨头骺形态小而畸形，右侧为著

十一、脊椎骨骺发育不良

脊椎骨骺发育不良，脊柱长骨骨骺、腕骨、跖骨发育异常。

病例 14

男性，3 岁 7 个月。跛行、双膝内翻。DR 示左手指粗短，第 2~5 掌骨近端较尖，左腕骨可见

头钩骨，形态较小；尺桡骨远端干骺端增大，变平，倾斜。腰椎生理曲度存在，椎体变扁，前上下缘骨骺缺损，呈梨形椎。椎间隙、椎弓间距正常。双侧髋臼顶变平，双侧股骨、胫腓骨干骺端膨大，骨骺较小，骺板边缘稍毛糙，骨纹理清晰、连续。软组织间隙未见异常（图 10.1.27~ 图 10.1.29）。

诊断：脊椎骨骺发育不良。

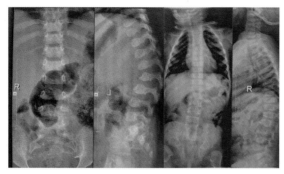

图 10.1.27　DR 图示椎体变扁，前上下缘骨骺缺损，呈梨形椎

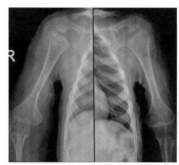

图 10.1.28　DR 图示肱骨近、远端骨骺形态小，干骺端膨大

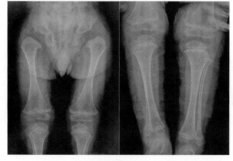

图 10.1.29　DR 图示股骨及胫腓骨近、远端骨骺形态小，干骺端膨大

十二、石骨症

石骨症，又称大理石骨、原发性脆性骨硬化，是一种罕见的骨发育障碍。特征为全身广泛的骨皮质增生硬化，软骨钙化，骨松质致密，髓腔缩小。Alport-Schonberg 于 1904 首次报告。

1. 临床表现

患儿易自发性骨折、贫血。淋巴结、肝脾增大，生长发育迟缓，性腺发育不良，佝偻病，脑积水。成人发病较晚，有腰痛、脑神经受压，髋内翻、股骨偏外侧呈弓形。

2. 影像学检查

DR 示全身骨皮质增厚，髓腔狭小，骨质密度增高硬化，骨小梁变粗、模糊。以四肢、肋骨和骨盆明显。掌骨、跖趾关节、肋骨内可见骨中骨及骨岛。椎体呈"夹心蛋糕征"。髂骨翼呈年轮样改变，或"同心圆征"。颅骨穹隆、颅底增厚硬化，以颅底为著。

3. 诊断与鉴别诊断

（1）诊断要点　为少见的遗传性疾病，根据家族史、生化、免疫学检查及影像学检查诊断。

（2）鉴别诊断　①氟骨症：常年生活在高氟流行区，氟斑牙、腰腿关节疼痛，静止重，活动时轻，为一种慢性、侵袭性、全身性骨病。尿氟排泄增加，血清碱性磷酸酶增高，肾功能损害。DR 示骨周骨质增生，软组织钙化或骨化，骨畸形。②地中海贫血：为一种先天性遗传性血红蛋白病，贫血貌、特殊面容（头大、额突、顶凸、颧高、巩膜黄染、塌鼻）。淋巴结肿大、肝脾大。小细胞低色素性贫血。③白血病（幼年型单核细胞白血病）：不规则发热、贫血、肝脾肿大，外周血可见幼稚白血病细胞。④雅克什贫血：反复感染并发贫血、肝脾肿大、脂肪肝。⑤遗传性球形红细胞增多症：反复发作性贫血、肝脾肿大。小细胞低色素性贫血，红细胞形态呈小球形，渗透脆性增加。⑥肾性骨病：有慢性肾病，尿毒症，长期透析史，维生素 D 缺乏，骨硬化，骨质疏松。

病例 15

男性，11 岁。摔倒后左足疼痛。

骨盆 DR：构成骨盆各骨密度增高，关节间隙存在，关节面边缘可见硬化征象；左侧股骨上段骨质结构紊乱，形态不规则，且有成角，股骨颈未见显示；软组织正常。骶骨、髂骨骨质边缘密度增高，骨质硬化。腰椎体上下软骨板密度增高，呈"夹心蛋糕"征。跟骨骨骺密度增高，跟骨周边骨硬化，髓腔变窄。左股骨下段、胫腓骨近端呈膨胀性改变，骨皮质密度增高，左腓骨上段可见骨皮质断裂影；所见关节密度增高，关节面光滑，关节间隙不窄。左踝关节骨质骨密度增高，左胫腓骨远端可见骨皮质断裂影，胫骨断端轻度移位，踝关节面间隙不窄，关节面光滑，周围软组织无明显肿胀征象（图 10.1.30）。

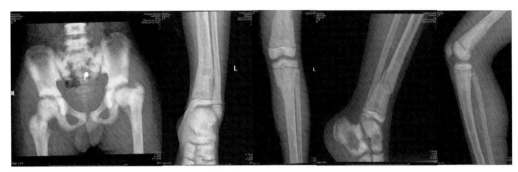

图 10.1.30 石骨症并左股骨颈、左胫腓骨骨折 DR 图

诊断：①石骨症；②左股骨颈陈旧性病变；③左腓骨上段及胫腓骨下段骨折。

病例 16

男性，4 岁。右髋部疼痛、活动受限 1d。右髋部疼痛，叩击痛阳性，内旋、外展活动受限。DR 示双侧骶髂关节硬化；骶骨，双侧髋臼缘密度增高；右侧股骨头骨骺略变扁，股骨粗隆骨皮质密度增高，形态结构紊乱，股骨头骨骺内密度减低影；骨盆其他各骨骨质结构完整，未见明确骨折及脱位征象；软组织正常（图 10.1.31）。

诊断：①石骨症；②右侧股骨粗隆陈旧性骨折畸形愈合，骨骺较对侧变扁。

十三、永存骨骺

永存骨骺，又称生理性骨块分离。骺板发育成熟阶段骨骺未被骨化，影像图中呈骨断离或骺板不能完全融合。

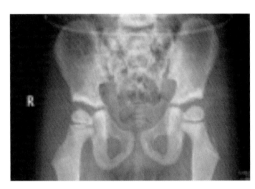

图 10.1.31 石骨症 DR 图

病例 17

男性，27 岁。群殴中颈部损伤，疼痛、转颈不适 1d。颈项局部压痛，皮肤无红肿。DR 示 C_7 棘突骨皮质连续性中断，断端移位（图 10.1.32）。CT 示 C_7 棘突骨皮质连续性中断，断端缘骨质密度增高，棘突游离（图 10.1.33）。

诊断：C_7 棘突陈旧性改变，考虑永存骨骺。

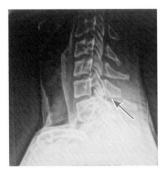
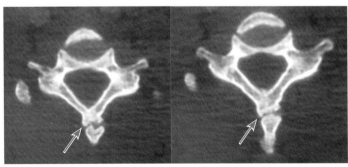

图 10.1.32 永存骨骺 DR 图　图 10.1.33 永存骨骺 CT 图

病例 18

女性，26 岁。腰痛活动时明显半年。CT 示 L_5 椎体右侧小关节突骨质分为两部分，断端骨皮质密度增高，L_4~L_5 椎间盘向椎缘轻度膨出软组织影（图 10.1.34）。诊断：①L_5 椎体右侧小关节突永存骨骺；②L_4~L_5 椎间盘轻度膨出。

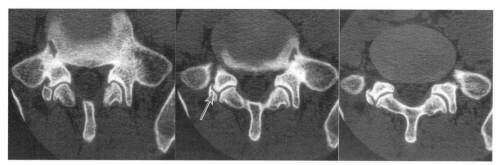

图 10.1.34　L₅椎体右侧小关节突永存骨骺 CT 图

第 2 节　骨肿瘤

一、软骨源性肿瘤

（一）内生软骨瘤

内生软骨瘤，是指发生于四肢短骨或长骨髓腔内的软骨病变。临床根据疾病起源部位分为单发性内生软骨瘤、多发性内生软骨瘤病。多见于青少年，男女发病无差别。

1. 病　因

主要是软骨内成骨紊乱，骺板软骨正常骨化障碍，干骺端软骨膨隆。

2. 病　理

大体所见：指掌骨畸形、关节脱位。镜检：有排列成团的单核小软骨细胞，细胞间有玻璃样软骨，间有钙化。

3. 影像学检查

（1）DR　手部指掌骨单发性内生软骨瘤可见骨增粗、变形。皮质有局限性膨胀性变薄，有圆形尖圆形骨质稀疏透光区。

（2）CT　与 X 线片相似。病变部骨外形呈粗大畸形，内有圆形、环套环囊性扩张。皮质连续性中断。病理骨折处软组织肿胀。

4. 临床表现

好发于四肢短骨，以手部指掌骨多见。手外形隆起、膨大、畸形。

5. 诊断与鉴别诊断

（1）诊断要点　起源于手部指掌骨，外伤后肿痛、畸形，结合 X 线片、CT 可诊断。

（2）鉴别诊断　①指掌骨结核：起病缓慢，局部肿胀明显。X 线片、CT 示骨质疏松，髓腔骨破坏，偶见小死骨，软组织肿胀。②骨髓炎：有皮肤破损、感染史。局部皮肤充血、肿胀、发热、疼痛，病灶局部骨质呈溶骨性破坏或骨硬化密度增高，髓腔内无膨胀性改变。

📋 病例 1

男性，11 岁。打架后右手掌肿胀 2 周。X 线片示右手食指掌关节有透光区，部分皮质不连。CT 示右食指、掌部皮质变薄，呈类圆形囊性扩张，局部皮质连续性中断（图 10.2.1）。手术病理活检：右食指内生软骨瘤。

诊断：右食指内生软骨瘤伴病理性骨折。

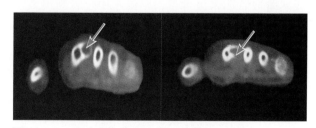

图 10.2.1　右手内软骨瘤伴病理性骨折 CT 图

📋 病例 2

男性，15 岁。左手环指肿胀 2 天。X 线片示左环指中节指骨内有 1.5cm×0.8cm 肿胀性改变，近节指骨密度减低，第 4 掌骨 1cm×0.5cm 区域密度减低。CT 示左环指中节指骨有囊状扩张，左第 4 掌骨也有类似改变（图 10.2.2）。术后病理：左环指中节指骨、左第 4 掌骨内生软骨瘤。

诊断：左环指中节指骨、左第 4 掌骨内生软骨瘤。

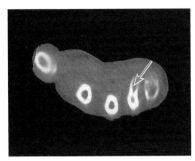

图 10.2.2　左手环指中节指骨内生软骨瘤、小指骨髓炎术后 2 年 CT 图

（二）骨软骨瘤

骨软骨瘤，也称外生性软骨瘤或外生骨疣，是指邻近干骺端骺板长出骨组织与干骺端相连的骨性突起。居儿童骨肿瘤首位。80% 的病例见于 10~20 岁。男性略多于女性。发病部位以四肢长管状骨干骺端多见，常见股骨下端、胫腓骨上端，扁骨也可见到。单发或多发，多发者与遗传有关，为常染色体显性遗传；或伴性染色体遗传，多呈对称性发病。

1. 病　理

肉眼所见：瘤体较大，呈圆形或菜花状，蓝白色，带蒂有软骨帽的骨性隆起。年龄越小，软骨帽越厚。切面可见骨组织皮质、松质骨的广基与干骺端相连。镜检：可见瘤体由骨质构成，透明软骨帽，纤维组织包膜，髓腔内脂肪组织丰富。

2. 临床表现

一般无临床体征，偶尔触及关节附近骨性突起，DR 检出异常。

3. 影像学检查

（1）DR　单发性骨软骨瘤表现为邻近干骺端有骨性隆起，宽基底或带蒂呈圆形或菜花状。骨皮质、松质骨构成瘤体与基底部骨组织相连。瘤体密度不均，部分有钙化。

（2）CT　与 DR 相似，骨局部细微结构较 DR 更清晰。在干骺端广基底与骨组织相连的骨性隆起，顶端软骨帽可显示高密度钙化。CT 对髂骨、肩胛骨等少见部位发生的骨软骨瘤显示清晰。

4. 诊断与鉴别诊断

一般诊断清楚，结合发病部位及影像表现即可诊断。

病例 3

女性，14 岁。右髋不适 2 个月。CT 示右侧股骨小转子有骨性隆起，广基底与骨干相连，软骨帽部分钙化（图 10.2.3）。诊断：骨软骨瘤。

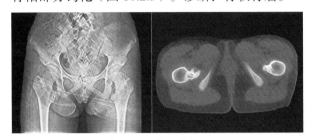

图 10.2.3　右侧股骨小粗隆骨软骨瘤 CT 图

病例 4

女性，16 岁。车祸伤及骨盆。骨盆 X 线示髂骨外缘有菜花状骨隆起，带蒂，部分软骨帽钙化，瘤体骨质与基底骨组织相连。CT 示菜花状骨性隆起清楚，软骨帽部分钙化（图 10.2.4）。诊断：右侧髂骨骨软骨瘤（外生骨疣）。

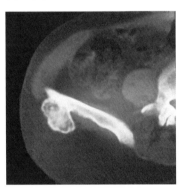

图 10.2.4　右侧髂骨外生骨疣 CT 图

病例 5

男性，15 岁。穿鞋右足第 2 趾位易损。3 个月前外伤后肿痛，拔甲时发现甲床下隆起。CT 示右足第 2 趾有骨性隆起，广基与拇指骨皮质相连，远端软骨帽未见钙化（图 10.2.5）。术后病理：右足拇指甲床下骨软骨瘤。

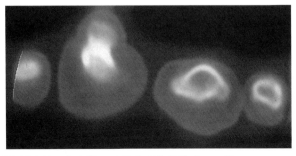

图 10.2.5　右足第 2 趾甲床下骨软骨瘤 CT 图

📋 病例 6

女性，11 岁。右手腕疼痛不适，屈曲活动受限 3 个月。CT 示右手腕尺桡骨间有骨性隆起，广基与桡骨内缘骨皮质相连，远端软骨帽未见钙化（图 10.2.6）。CT 引导下穿刺病理及术后石蜡包埋病理证实右桡骨内缘骨软骨瘤。

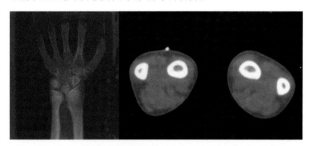

图 10.2.6　右桡骨内缘骨软骨瘤 CT 引导下穿刺活检图

（三）软骨母细胞瘤

软骨母细胞瘤，又称成软骨母细胞瘤。为儿童少见的一种骨肿瘤。发病率仅占原发性骨肿瘤的 1%~1.8%。10~20 岁男性多见，男女患病之比为 1.8 : 1~2.1 : 1。肿瘤好发于长骨骺端与骺板附近，并向干骺端伸展。好发于股骨远端，胫骨近端（约 57%），其次见于肱骨近端、跟骨等。

1. 病　理

肉眼所见：肿瘤呈圆形或类圆形，边缘清晰，质硬。剖面呈灰白色或混杂色，有出血和囊变，切割时有沙砾感。镜检：瘤细胞呈多角、立方形密集。核圆，间有少量软骨样基质伴格子样钙化，少量多核巨细胞和坏死。肿瘤免疫组化试验：Vimentin 及 S-100 阳性。

2. 临床表现

本病主要见于青春发育期的男性。起病隐匿，临床症状轻。局部疼痛轻微，有时活动受限。浅表部位可扪及骨质稍隆起，邻近关节可有积液，

极少合并病理性骨折。

3. 影像学检查

（1）DR　骨骺部皮质光滑、完整。有偏心性、膨胀性、地图状溶骨样骨破坏区，边界清，周边有骨硬化缘。破坏区内约 60% 有弧状或环状瘤骨，有 40%~60% 在近骨干侧有实性或分层状骨膜反应。

（2）CT　长骨干骺端有膨胀性、溶骨样骨密度减低区，骨皮质光滑。皮质下骨破坏区边缘清晰，且有骨硬化缘。瘤内有不规则形斑片状、条纹样骨密度增高影，间以溶骨样无小梁结构的低密度影。骨组织周围的肌间隙、脂肪层线清晰，无渗出肿胀。

（3）MRI　长骨骺骨破坏，呈长 T1、长 T2 信号，骨破坏区内的钙化或瘤骨，呈高信号，内有形态各异的低信号。

4. 诊断与鉴别诊断

（1）诊断要点　以青少年男性多见，局部疼痛。结合 DR 及 CT 所见，根据病理活检结果确诊。

（2）鉴别诊断　①骨巨细胞瘤：发病年龄偏大，骨骺线多有愈合。肿瘤大，无瘤软骨钙化及硬化缘。②慢性骨脓肿：骨破坏区硬化缘较厚，其内缘清晰，偶见小死骨，外缘模糊不清。③嗜伊红细胞肉芽肿：常见骨膜反应，少见骨骺部，无瘤软骨钙化。④内生软骨瘤：病变部位有硬性肿块，偶有压痛，DR 呈圆形膨胀性改变，骨皮质变薄，无瘤软骨钙化。

📋 病例 7

男性，13 岁。右膝疼痛 1 年，加重 4 个月。CT 示右侧胫骨上端有类圆形偏心、膨胀性密度减低区；皮质变薄如蛋壳状、表面光滑，内有多发的蜂房状骨嵴形成，大小 7cm×8cm×5.1cm（图 10.2.7）。

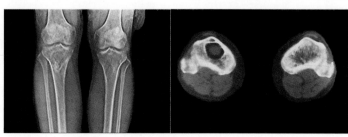

图 10.2.7　软骨母细胞瘤 CT 图

术中所见病变局部骨皮质灰暗色，质软，皮质很薄。髓腔内为红色肉芽及破坏的骨质，腔内约4cm×3cm×3.5cm。术后病理：软骨母细胞瘤（非侵袭型）。转归：术后随访5年，术区未见复发。

（四）骨软骨瘤病

骨软骨瘤病，也称骨软骨瘤病综合征，是指体内骨骼表面多发性软骨瘤，为罕见的一种骨病。本病为常染色体显性遗传病。发病部位多见于股骨下端，胫腓骨上端。

病例 8

男性，15岁。体检发现胸片多个高密度影，边缘光滑。双膝关节屈侧外形异常、压痛，可触及皮下多个骨性隆起，质地硬、不易推动。其双膝关节走行过多时疼痛1年余。其母全身多发性骨软骨瘤病，行多次手术切除。

DR示双膝关节屈侧、胸廓可见多个骨性隆起，部分呈长柄，远端无软骨帽钙化（图10.2.8，图10.2.9）。CT骨窗＋三维重建示双膝关节屈侧可见多个骨性隆起，部分呈长柄，远端软骨帽无钙化（图10.2.10）。

诊断：骨软骨瘤病。

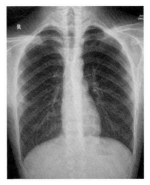

图 10.2.8　DR 图示胸廓可见多个骨性隆起

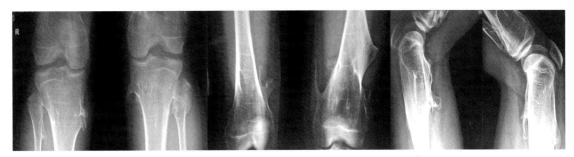

图 10.2.9　DR 图示双膝关节股骨远端、胫腓骨近端可见多个骨性隆起，无软骨帽钙化

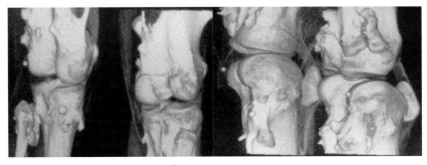

图 10.2.10　骨软骨瘤病三维重建 CT 图

二、骨源性肿瘤

（一）骨　瘤

多发生于膜内化骨的颅面骨，少数发生于四肢。临床表现：颅骨外形异常，有局限性质地坚硬、结节样突起，无红肿、压痛。可长入鼻副窦或颅底而出现挤压症状。病理活检：成熟的骨结构。CT示颅骨外板局灶性骨性隆起，皮质光滑，广基与颅骨外板融为一体，密度均匀一致，CT值＞200HU。

鉴别诊断：①颅骨纤维异样增殖症，为颅骨、面骨多处发病，可有颜面骨性隆起、突眼。头颅X线片及CT显示局灶性、大片骨硬化区。②颅内板增生，头颅X线片、CT扫描呈对称性、双侧颅骨板障内发生增生性改变，病变为波浪状。

病例9

男性，16岁。左颞部颅顶无痛性突起4年。CT示右颅骨外板有致密的骨性隆起，皮质与颅骨外板连续、光滑，密度均匀一致，CT值为200HU（图10.2.11）。诊断：左颞部骨瘤。

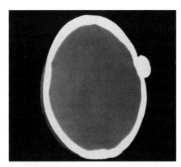

图10.2.11　左颞部颅骨骨瘤CT图

病例10

男性，11岁。发现右顶部包块7d，无外伤史。右顶部包块表面圆隆，质硬，无压痛。头颅CT示右顶部颅骨外板局限性骨性隆起，广基底与外板相连，表面光滑（图10.2.12）。诊断：右顶骨瘤。

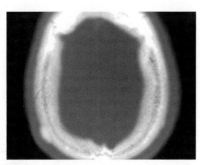

图10.2.12　右顶颅骨骨瘤CT图

（二）骨样骨瘤

骨样骨瘤是起源于成骨性间胚叶、具有形成骨样组织倾向的良性骨肿瘤，呈自限性生长。范围在1~2cm以下。好发于10~20岁。男女发病之比为3:1。发病部位：股骨和胫骨占全部病例的75%，其次为肱骨和手足骨，偶见肩胛骨、髂骨、脊柱等。

1. 病　理

骨样组织巢，血管丰富，含放射状骨小梁、钙化或骨化，边缘有成骨细胞或少数破骨细胞。瘤周粗大、不规则骨小梁或骨密质。瘤巢<2cm，核心为沙砾状或颗粒状，呈红棕色夹杂白色或黄色斑点。质地软似肉芽组织，硬似骨组织。肿瘤无包膜，仅有环状充血带相隔，瘤周有骨硬化缘，瘤巢位于其中。镜下：瘤巢和瘤周反应骨间有明显的分界。瘤巢由类骨小梁而成，小量纤细编织不规则并有钙化沉积，其中心沉积最多，甚至形成骨样组织。成骨细胞常绕骨样组织排列，分化良好。小梁间有多少不等的血管纤维结缔组织和良性多核巨细胞。

2. 临床表现

间歇性局部疼痛，夜晚尤甚，随病情的进展疼痛加重。有时有功能障碍。服用水杨酸类药物可缓解疼痛。易误诊为风湿病。肿瘤位于软组织较少的部位，局部可以出现肿块、水肿和压痛。若病损在关节附近，可有屈曲挛缩或关节炎症状。患侧可因骨生长紊乱，下肢不等长。位于肋骨或脊柱，可引起脊柱侧弯畸形。

3. 影像学检查

（1）DR　多发于股骨和胫骨的长骨骨干，>50%。以瘤巢发生部位分为皮质型、骨膜下型、髓腔型。局部有层状或葱皮样骨膜反应；髓腔内及骨膜下型瘤巢周边增生、硬化及骨膜反应相对较轻。早期皮质有较小范围的圆形或卵圆形透亮区，直径0.5~2.0cm，内含致密的瘤巢。随着病情的发展，透亮区呈偏心性瘤巢。用不同角度投照或采用高电压摄影可检出。病程长者，少数病例可有2或3个瘤巢。

（2）CT　与X线平片所见相似。HRCT能清晰显示瘤巢的大小、形态及数目，瘤巢位置，骨膜反应及瘤周水肿带。

（3）MRI　瘤巢T1WI呈低至中等信号，T2WI为低至中等或高信号，骨样组织、内部钙化或骨化在各序列均为低信号；增强扫描瘤巢明显强化；瘤周骨皮质增厚、骨膜反应为低信号；瘤周骨髓及软组织充血水肿。

4. 诊断与鉴别诊断

（1）**诊断要点**　患肢局部疼痛，夜晚尤重，服水杨酸类有效。DR或CT扫描发现小于2cm圆形或椭圆性透亮区，中央为致密瘤巢，周围皮质硬化，瘤周水肿即可诊断。

（2）鉴别诊断　①骨母细胞瘤：二者在病理上相似，甚至无法区别。但骨母细胞瘤病灶较大，无夜间疼痛等典型症状，且常累及椎体。发生在管状骨的病灶一般体积较大，呈囊性改变，生长快，缺乏硬化反应。②骨脓肿：二者疼痛性质不同。既往有局部温度升高和肿胀病史，瘤巢内钙化较少。骨膜新生骨少且更不规则。③骨结核：长骨结核也可出现瘤巢，但缺乏硬化，且边缘不整，透亮度低，周围肿胀严重。

📋 病例 11

男性，9 岁。右腿疼痛 6d，夜晚尤甚。CT 示右胫骨后外方局限性骨皮质增厚，髓腔有瘤巢（图 10.2.13）。病理活检证实骨样骨瘤。诊断：右胫骨骨样骨瘤。

📋 病例 12

女性，8 岁。右腓骨上段傍晚疼痛月余，多汗。当地医院按生长性骨痛治疗无效。CT 示右腓骨上段骨皮质增厚，髓腔骨质密度增高，瘤周水肿明显（图 10.2.14）。术后病理证实骨样骨瘤。

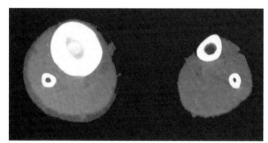

图 10.2.13　右胫骨骨样骨瘤 CT 图

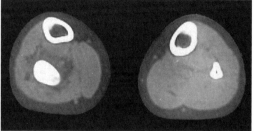

图 10.2.14　右腓骨上段骨样骨瘤 CT 图

📋 病例 13

男性，4 岁。左大腿无诱因疼痛 3 月余。DR、CT 示左股骨下段骨皮质增厚，有类圆形溶骨性破坏，中央有点状钙化，周围可见硬化缘（图 10.2.15，图 10.2.16）。MRI 示病灶内类圆形溶骨性骨质破坏，股骨中下段骨髓水肿，股中间肌、

股二头肌短头水肿（图 10.2.17，图 10.2.18）。术后病理镜检示左股骨下段骨样组织成网状排列，骨小梁周围有骨母细胞围绕，局部血管扩张，可见散在多核巨细胞反应及钙化，提示左股骨下段骨样骨瘤。

出院诊断：骨样骨瘤。

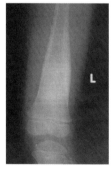

图 10.2.15　DR 图示左股骨下段骨皮质增厚，见类圆形溶骨性破坏

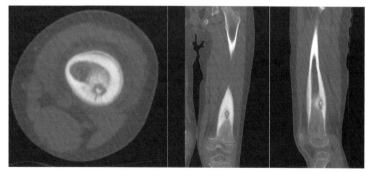

图 10.2.16　CT 图示左股骨下段骨皮质增厚，见类圆形溶骨性破坏，中央有点状钙化，周围见硬化缘，股骨远段可见瘤巢

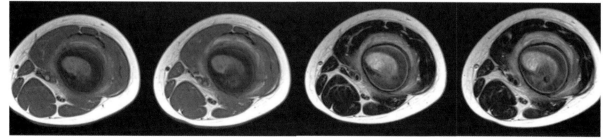

图 10.2.17　MRI 图示左股骨下段骨皮质内类圆形溶骨性骨质破坏，股骨中下段骨髓水肿，股中间肌、股二头肌短头水肿

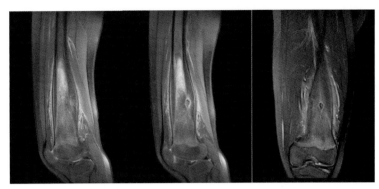

图 10.2.18　左股骨下段骨样骨瘤 MRI 图

（三）骨母细胞瘤

骨母细胞瘤，也称成骨细胞瘤，为少见的儿童原发骨肿瘤。发病占骨肿瘤的 1.16%。发病年龄多见学龄期及青春期。有文献报道发病年龄大于 11 岁。男多于女，男女之比 3：1。肿瘤多源于脊柱椎体附件及长管状骨，前者发病约占 45%，后者为 55%。

1. 病理改变

分为普通型（良性）和侵袭型（恶性）两种类型，区别在于后者术后易复发。大体所见：瘤体位于骨皮质内，体积大，体外有骨外膜及新生骨包裹。有时可穿破骨膜进入软组织，常突入椎管内。切面呈灰黄色或暗红色，有沙砾感。血管丰富，易出血。镜检：有大片骨母细胞密集，胞体肥大，呈多角形、巢状、薄片状，病灶内有骨样组织、钙化、新骨形成。普通型罕见核分裂。侵袭型可见异型细胞及核分裂。基质有疏松的纤维和血管。

2. 临床表现

起病隐匿，病程较长。主要为肿瘤压迫导致局部隐痛、钝痛、触痛，或因疼痛有局部肌肉痉挛，活动受限，局部软组织肿胀，或因肿瘤向胸腔内发展，产生刺激性咳嗽，或肿大的瘤体压迫局部肺不张、炎症。

3. 影像学检查

（1）X 线检查　骨质膨胀性破坏，骨硬化。脊柱、椎体、附件或长管状骨均有发病。骨破坏区呈蛋壳状，边缘清楚。瘤体较大，呈偏心性、膨胀性、溶骨性破坏区，在溶骨中心又有骨化，有时可破入软组织间隙。

（2）CT　瘤体起源于病变骨组织，呈向外扩张性，为膨胀性的实质性肿块影，其边缘清晰，薄蛋壳状骨包绕。瘤内密度不均。在破坏区内又有斑点状骨化影，周围间以低密度坏死、囊变。特点是瘤内血管丰富，易有出血、坏死、囊变。

（3）MRI　可在术前提供肿瘤形态、范围、位置及椎管内硬膜囊、脊髓是否受累的信息，较 CT 清晰。

4. 诊断与鉴别诊断

（1）诊断要点　病变部位疼痛，上肢运动时局部不适。结合影像和病理检查诊断。

（2）鉴别诊断　①起源于胸椎及椎体附件的骨母细胞瘤要与尤因肉瘤、神经母细胞瘤鉴别，后两者恶性程度高、转移早，患儿长期发热、贫血、骨关节疼痛。X 线片、CT 示溶骨样骨破坏。结合病理检查不难诊断。②起源于胸椎及椎体附件的骨母细胞瘤要与纵隔内肠源性囊肿鉴别，后者为一种先天畸形，X 线片及 CT 示纵隔内软组织肿块边缘、轮廓光滑清晰，无骨组织影，病变部位椎体有半椎体、蝴蝶形椎体先天畸形。③起源于长骨的骨母细胞瘤，要与骨肉瘤、慢性骨脓肿、软骨母细胞瘤等进行鉴别。

病例 14

女性，9 岁。咳嗽伴右后背疼痛 1 周。胸部 X 线片示 T_4~T_5 右后肋间有 16cm×14cm 的巨大肿块影，邻近肋骨有骨破坏（图 10.2.19）。CT 示骨破坏区呈蛋壳状骨包绕，破坏区内呈膨胀性、溶骨性改变，溶骨区内又有新生骨化影。肿块致右肋椎关节、横突有骨破坏；术后 CT 复查，连续 3

年未见术区内肿瘤复发；MRI 示肿瘤骨破坏，并伸入椎管（图 10.2.20~ 图 10.2.23）。术后病理证实骨母细胞瘤。

最后诊断：T₄~T₅ 右侧小关节突骨母细胞瘤（非侵袭型）。

转归：术后经 3 年随访，局部未见复发，术后 17 年脊柱侧弯明显，来院康复治疗。

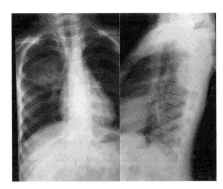

图 10.2.19　胸部 X 线片正侧位图

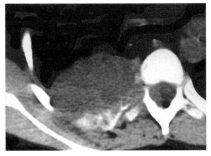

图 10.2.20　CT 图示骨破坏区呈蛋壳状骨包绕

📋 病例 15

男性，12 岁。右膝关节疼痛 4 个月。CT 示右胫骨平台下不规则低密度破坏区，呈膨胀性改变，周围有骨硬化缘，内有多个骨碎片及大片低

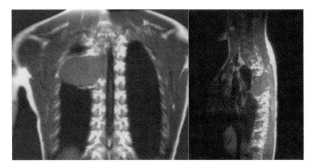

图 10.2.21　MRI 图示肿瘤骨破坏并伸入椎管

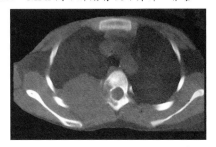

图 10.2.22　术后第 1 年复查 CT 图示术区未见新病灶，但脊柱侧凸畸形较前明显

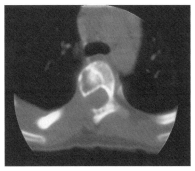

图 10.2.23　术后第 3 年复查未见新病灶，但脊柱侧凸畸形较前明显

密度影（图 10.2.24）。术后病理证实骨母细胞瘤。最后诊断：骨母细胞瘤（非侵袭型）。转归：术后 5 年随访，手术病灶未见复发。

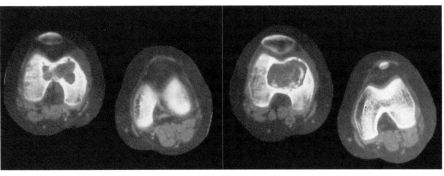

图 10.2.24　CT 图示右胫骨平台下膨胀性、不规则低密度骨破坏区，内有骨碎片及大片低密度影

（四）骨肉瘤

骨肉瘤，是指瘤细胞能直接形成骨样组织或骨质的恶性肿瘤。骨肉瘤可分为原发性和继发性两种。继发性骨肉瘤是指在原发某种骨疾病的基础上发生的骨肉瘤，是青少年最常见的恶性骨肿瘤，男女之比为1.5∶1。好发年龄10~20岁（47.5%）。好发于四肢长骨，尤其在膝关节上下者占多数，其次为肱骨上端，骨干两端的骨内、骨骺很少波及。近年有骨皮质内、骨膜、骨旁的报道。罕见的多灶性骨肉瘤预后很差。

1. 病理改变

大体所见：肿瘤位于骨的干骺端，长度一般为10~20cm。肿瘤组织呈白色，质坚韧，略具弹性，瘤内有坏死、囊性变和病理性骨折，若瘤组织内有血管扩张或出血时则肿瘤组织呈紫红色。镜检：肉瘤细胞呈梭形，并有高度间变和条形性。细胞核可有两个或更多，形状奇特而深染，有分裂象，发生钙化，形成肿瘤性骨。组织化学染色碱性磷酸酶阳性。

2. 临床表现

常见的早期症状为疼痛，初为间断性，逐渐转变为持续性剧痛。局部发热、肿胀，皮肤静脉曲张及水肿。若已侵犯关节则有关节功能障碍；侵犯骨皮质后易引起病理性骨折。

3. 实验室检查

· 白细胞计数增多。

· 红细胞及血红蛋白减少，呈小细胞低色素性贫血。

· 血沉增快。

· 碱性磷酸酶增高等。

4. 影像学特点

（1）X线检查　骨质破坏；肿瘤骨；肿瘤软骨钙化；软组织肿块；骨膜新生骨，分为3种类型：①硬化型，内有大量肿瘤新生骨形成，X线片见骨内呈云絮状或斑块状密度增高，并出现Codman三角及放射状瘤骨影像。②溶骨型，以骨质破坏为主，早期常表现为筛孔状骨破坏，以后进展为虫蚀状、大片状骨破坏。③混合型，即硬化型与溶骨型的征象并存。

（2）CT　早期有软组织内瘤骨和骨膜反应，突向外形成软组织包块，轮廓不清，密度不均，内有低密度坏死。如有出血或瘤骨则形成密度增高影，CT值为20~120HU。病灶局部不规则骨皮质增厚、骨硬化、骨膜反应性增生，呈针状或层状分布于骨皮质表面，为略高密度影。髓腔受累可出现髓腔内密度增高或低密影。

（3）MRI　早期髓腔内及软组织改变，可确定病变范围，但MRI表现无特异性。信号十分复杂，肿瘤部位的骨膜反应、钙化、骨化均为低信号，骨膜增生伴水肿，T2WI呈不均匀或混杂的稍高信号。瘤内多血管时，可见点状条状、无信号的流空征。

（4）ECT　肿瘤原发灶及转移灶放射性核素浓聚。

（5）PET/CT　肿瘤原发灶及转移灶，并见骨破坏、脏器转移灶形态学破坏及放射性核素浓聚。

5. 诊断与鉴别诊断

（1）诊断要点　典型骨肉瘤的诊断难度不大。根据发病年龄、发病部位和临床表现，CT可早期发现骨膜反应及髓腔内骨质破坏，必要时术前病理活检。

（2）鉴别诊断　①骨纤维肉瘤：恶性骨纤维肉瘤与骨肉瘤不易区分，其主要鉴别点是骨肉瘤的基质可形成肿瘤样骨样组织，而骨纤维肉瘤没有。②纤维结构不良：很少会穿破骨皮质，可使骨质变薄、膨胀。此外，纤维性基质一般很少有不典型性，骨肉瘤基质细胞肥硕。③网织细胞肉瘤：X线形态有时与骨肉瘤极其相似，通过术前病理活检鉴别。④尤因肉瘤：发生于长骨的干骺端，无瘤骨产生及骨膜反应。⑤坏血病：骨膜血肿与骨肉瘤的X线形态相似，通过CT、MRI检查进行鉴别。⑥骨囊肿：尤其股骨颈骨囊肿，可见溶骨样破坏，周缘无骨硬化，病理性骨折，软组织肿胀。通过病理活检鉴别。

📋 病例16

男性，9岁。左膝关节肿痛2周，加重伴发热3d。X线片示左股骨下段呈溶骨样破坏，软组织广泛肿胀，内有网络状瘤骨形成（图10.2.25）。病理活检证实左股骨下段骨肉瘤。

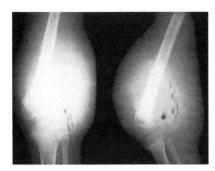

图 10.2.25　左侧股骨下段骨肉瘤 X 线片

病例 17

女性，15 岁。左膝关节红、肿痛 3 周。抗风湿治疗无效。X 线片示软组织肿胀，内见瘤骨，骨皮质呈骨针状骨膜反应（图 10.2.26）。术后病理证实骨肉瘤。最后诊断：左胫骨上段骨肉瘤。

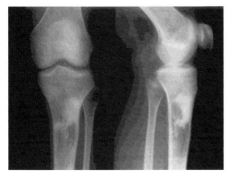

图 10.2.26　正、侧位 X 线片

病例 18

女性，13 岁。右胫前区肿痛 3 周。X 线片示右胫骨中上段皮质呈日射状增生。CT 示骨破坏区内髓腔闭塞，骨膜呈日射状、骨针样增生，软组织内有穹隆状瘤骨（图 10.2.27）。CT 引导下病理活检证实骨肉瘤（小细胞型）。诊断：右胫前骨肉瘤（小细胞型）。

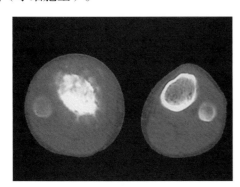

图 10.2.27　右胫骨中上段骨肉瘤 CT 图

病例 19

女性，14 岁。左膝关节肿痛 1 个月。CT 示胫骨下端内缘皮质不光滑，Codman 骨膜反应明显，胫骨背侧有略高密度影，髓腔密度增高，软组织肿胀（图 10.2.28）。术后病理证实骨肉瘤（成骨型）。

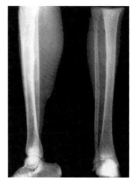

图 10.2.28　左胫骨下端骨肉瘤 X 线片

病例 20

男性，14 岁。左膝关节肿胀 2 个月。CT 示左胫骨平台下干骺端皮质不光滑，骨膜反应增生（图 10.2.29）。术后病理证实骨肉瘤（成骨型）。诊断：左胫骨上端骨肉瘤（成骨型）。

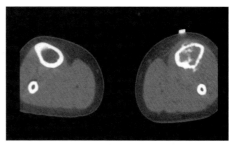

图 10.2.29　CT 示右胫骨平台下干骺端皮质不光滑，呈日射状骨膜反应增生

病例 21

男性，13 岁。右下肢扭伤致右髋疼痛 2d。CT 示右股骨头与股骨颈间有皮质中断，髓腔扩大，呈溶骨样改变，病灶周围软组织略有肿胀（图 10.2.30）。术中刮除病变组织呈灰白色鱼肉样组织。术后病理证实骨肉瘤。最后诊断：右股骨头下骨肉瘤伴病理性骨折。

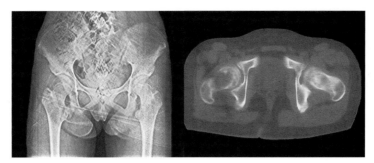

图 10.2.30　右股骨头下骨肉瘤伴病理性骨折 CT 图

病例 22

女性，7 岁。左下肢胀痛 6 个月。术前行 X 线检查（图 10.2.31）。病情进展，术后软组织肿胀，内瘤骨较前增多。MRI（图 10.2.32，图 10.2.33）

检查后，行开放骨活检，病理证实骨肉瘤。术后行放疗，ECT 复查多次（图 10.2.34），又行 PET/CT 评估（图 10.2.35）。诊断：骨肉瘤并右侧股骨髁间转移。

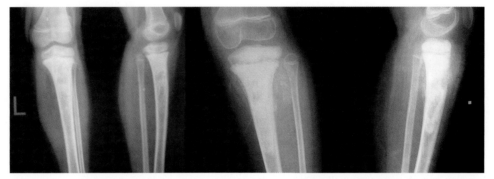

图 10.2.31　X 线片示左胫骨上端髓腔密度增高，骨膜反应性增生，软组织肿胀，内有少量瘤骨。软组织肿胀，内瘤骨较前增多

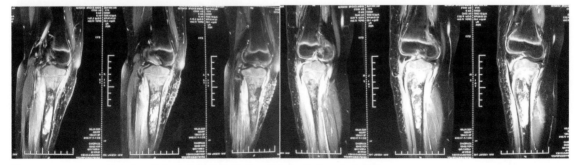

图 10.2.32　MRI 图示左胫骨上端髓腔信号增高，软组织肿胀，内有瘤骨

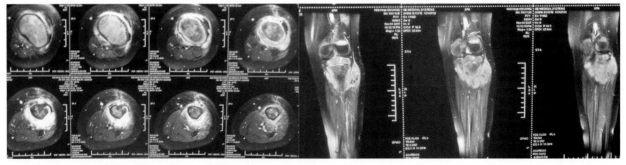

图 10.2.33　MRI 图示左胫骨上端、右股骨髓腔密度增高，软组织肿胀

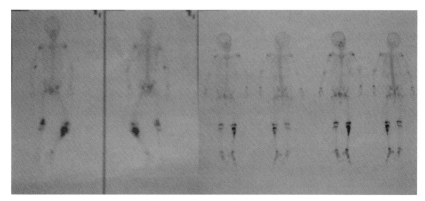

图 10.2.34　ECT 图示左胫骨上端、右股骨髓腔密度增高，软组织肿胀，放射性核素浓聚

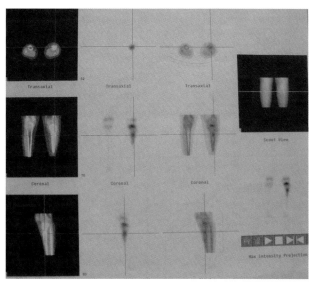

图 10.2.35　PET/CT 图示左胫骨上端髓腔密度增高，骨膜反应性增生，软组织肿胀，放射性核素浓聚

三、富含破骨性巨细胞肿瘤

（一）动脉瘤样骨囊肿

动脉瘤样骨囊肿，是指发生于长骨干骺端、骨干、肋骨、椎体等的骨良性扩张性改变。高发年龄为 10~30 岁。

病例 23

男性，22 岁。摔伤致左髋部疼痛活动受限 1h。术前 DR 示左股骨颈、大小粗隆间皮质不连，未见错位征象，左股骨中上段骨皮质变薄，髓腔增大，其内见多发囊性低密度影，关节周围软组织明显肿胀（图 10.2.36）。术前 MRI 示左侧股骨颈、转子间及股骨中上段信号异常，累及范围广泛；左股骨颈骨质结构紊乱，骨皮质不连续，可见骨髓水肿，左股骨中上段骨髓腔增大，其内见多发囊性异常信号影，并见分隔，病变段髓腔内可见液 – 液分层，压脂序列呈高信号；左髋关节腔内可见长 T1、混杂 T2 异常信号影，关节周围软组织明显肿胀呈长 T2 异常信号，肌间隙增宽；左侧股骨颈、转子间及股骨中上段瘤样病变（图 10.2.37）。

术中取病理活检后行金属内固定。术后病理证实动脉瘤样骨囊肿。

术后诊断：①左侧股骨颈病理性骨折；②左侧股骨中上段骨髓腔动脉瘤样骨囊肿。

（二）纤维性骨皮质缺损

纤维性骨皮质缺损，也称纤维性干骺端骨皮质缺损，是指发生于长管状骨的干骺端骨皮质缺如，病灶周缘骨硬化。此病原因不明。有自愈可

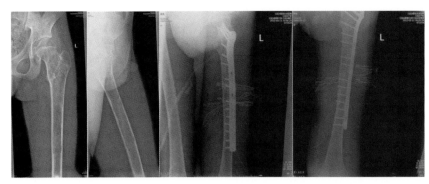

图 10.2.36　左股骨上段动脉瘤样骨囊肿合并股骨颈病理性骨折术前 DR 图

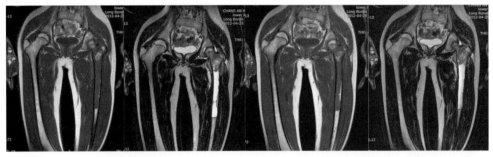

图 10.2.37　左股骨上段动脉瘤样骨囊肿合并股骨颈病理性骨折 MRI 图

能或发展成非骨化性纤维瘤。

1. 病理改变

肉眼所见：病变区边缘光滑，其内为黄棕色浆液或果冻状。镜检：可见陷窝状结缔组织和多核巨细胞。

2. 临床表现

患儿多无临床症状，剧烈活动后觉患肢乏力，局部压痛。多为外伤后病理骨折检出异常。

3. 影像学检查

（1）**X 线检查**　长骨干骺端骨质边缘呈局灶性皮质中断，呈卵圆形或椭圆形透亮区，边缘清楚。病变区有膨胀性改变，骨硬化缘清楚。

（2）**CT**　同 X 线片。HRCT 对病灶细节、肌肉间隙的显示更清晰。

4. 诊断与鉴别诊断

（1）**诊断要点**　发生于长管状骨或股骨，胫骨干骺端局灶性骨皮质缺损，周围有骨硬化缘。

（2）**鉴别诊断**　①骨肉瘤：患儿有发热、局部红肿、疼痛、功能活动障碍。X 线片及 CT 示长管状骨干骺端呈溶骨样或成骨样骨破坏区，软组织肿胀。②骨结核：起病隐匿，有低热、关节肿胀、活动障碍。X 线片及 CT 示病变区骨质疏松，内有溶骨样或虫蚀状骨破坏，关节间隙变窄，软组织肿胀，内有小死骨或干酪样坏死。

📋 **病例 24**

女性，14 岁。跑步后左腹股沟酸困 2d。CT 示左股骨颈内侧有 0.3cm×0.5cm，皮质缺损，病灶周围有骨硬化缘（图 10.2.38）。诊断：左股骨颈骨皮质缺损。

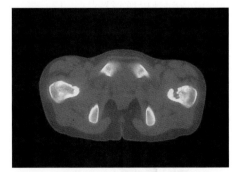

图 10.2.38　左股骨颈纤维骨皮质缺损 CT 图

📋 **病例 25**

女性，7 岁。下肢乏力、不适 3 个月。CT 示双侧股骨干中下 1/3 处内侧骨皮质缺损（图 10.2.39）。诊断：双侧股骨干中下 1/3 处内侧骨皮质缺损。

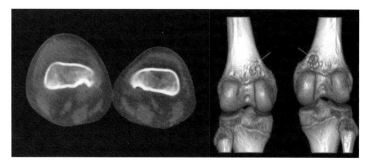

图 10.2.39 双侧股骨干下端骨皮质缺损 CT 平扫＋重建后处理图

📋 病例 26

男性，4岁。傍晚时右膝部疲困，持续2月余。CT 示右侧胫骨上端骨皮质缺损（图 10.2.40）。诊断：右侧胫骨上端骨皮质缺损。

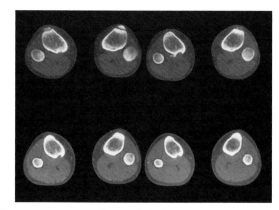

图 10.2.40 右侧胫骨上端骨皮质缺损 CT 图

📋 病例 27

男性，3岁。哭闹、右下肢不适月余。CT 示右侧股骨下段背侧骨皮质缺损（图 10.2.41）。诊断：右侧股骨下段背侧骨皮质缺损。

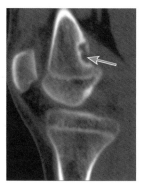

图 10.2.41 右侧股骨下段骨皮质缺损 CT 多层面重建图

（三）骨巨细胞瘤

骨巨细胞瘤，是一种潜在恶性骨肿瘤，好发于成人，青少年罕见。病因不明。病变部位多见于长管状骨的干骺端。该肿瘤对骨质有较强的破坏作用，可穿破骨皮质在软组织中形成瘤体，恶变，发生肺转移。

1. 病理改变

肉眼所见：瘤灶骨皮质变薄，如蛋壳状。瘤体组织血运丰富，瘤体呈暗红色肉芽样组织，质地较软，瘤周有纤维组织增生质地柔韧。镜检：肿瘤内满布单核基质细胞和多核巨细胞，血管丰富。

2. 临床表现

（1）**发病年龄** 多见于青壮年。青春发育期的年长儿偶有报道，无性别差异。

（2）**发病部位** 最常见于股骨下端、胫骨上端、桡骨下端及肱骨上端，脊柱骨盆等非管状骨也有发病。

（3）**症状** 局部疼痛为酸痛、胀痛，剧痛和夜间痛少见。部分病例有局部肿胀，如瘤体侵犯组织间隙则肿胀明显。

（4）**体征** 局部压痛及局部温度增高，疼痛可致邻近关节活动受限。躯干部肿瘤可产生相应的症状和体征，如骶骨巨细胞瘤压迫骶丛神经可有剧痛，压迫直肠造成排便困难。

3. 影像学检查

（1）**DR** 骨组织内溶骨性破坏。有4个特点：①长骨骨骺端大而偏心的膨胀性、溶骨病灶；②瘤区与周围骨边界模糊；③肿瘤不累及关节软骨，关节面周缘骨质受侵犯，瘤灶遮挡关节间隙；④瘤区骨皮质变薄、扩张伴骨折，皮质外骨膜反应少见。

（2）**CT** 瘤灶呈偏心性、膨胀性、溶骨样改变。

骨皮质变薄，瘤周骨质密度稍增高，骨皮质断裂。肿瘤穿透骨皮质侵及周围软组织时局部肿胀。在椎体或小关节等附件肿瘤波及椎管内或椎间孔时，压迫硬膜囊及神经根。瘤内可以有大小不等的骨嵴，形成骨分隔，如瘤内有出血，瘤体内密度增高。

（3）MRI 没有特征性改变，肿瘤 T1WI 呈低至中等信号，T2WI 为高低的混杂信号。瘤内有出血时，则 T1WI 和 T2WI 均为高信号，或有高低分层的液体信号。

4. 诊断与鉴别诊断

（1）诊断要点 通过临床表现和影像学检查诊断并不困难，确诊依靠病理活检。

（2）鉴别诊断 ①软骨母细胞瘤：少见的肿瘤，疼痛、肿胀较骨巨细胞瘤更轻。镜检可见大的圆形细胞，有时核偏位，与浆细胞类似。②孤立性骨囊肿：80% 的骨囊肿发病年龄在 3~14 岁，X 线片、CT 示病灶纵轴大于横轴。③动脉瘤样骨囊肿：不累及骨骺，DR、CT 可见栅栏状或斑点状密度增高影，周围有硬化边缘；MRI 示骨破坏区有液 – 液平。④内生软骨瘤：长骨单发的内生软骨瘤有时根据影像检查很难与骨巨细胞瘤鉴别，靠病理活检鉴别。⑤骨纤维结构不良：病变区可见膨胀

性改变，骨皮质变薄，髓腔内呈丝瓜络样改变。

📋 病例 28

女性，12 岁。右跟部肿痛 2 年，活动后加重。CT 示右跟骨呈膨胀性溶骨样改变，骨破坏区内有小的骨嵴分隔，骨皮质变薄（图 10.2.42）。与左足对比观察。术后病理证实骨巨细胞瘤。

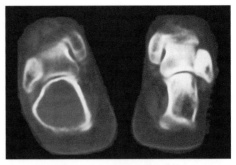

图 10.2.42　右跟骨巨细胞瘤 CT 图

📈 病例 29

男性，10 岁。左髋隐痛半年，X 线片示左侧髂骨呈扩张型改变，皮质变薄，内可见细小骨性分隔，可见多个骨嵴，粗细不等的多个分隔。CT 显示病变骨呈扩张性、溶骨性改变；骨皮质变薄如蛋壳状；骨破坏区内可见多个骨嵴，粗细不等的多个分隔（图 10.2.43）。术后病理证实左髂骨巨细胞瘤。

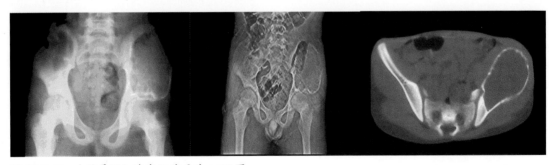

图 10.2.43　左髂骨巨细胞瘤 X 线平片 +CT 图

四、骨的其他间叶性肿瘤

（一）骨纤维结构不良

骨纤维结构不良亦称骨纤维异常增殖症，是一种常见的骨瘤样病变，占良性骨病的 12%，男女无差别。平均年龄约 8 岁，75% 的患者不超过 30 岁。

1. 病　因

病因不明，目前多公认由原始间叶组织发育

异常，骨骼内纤维组织异常增生所致。

2. 病　理

肉眼所见：受累骨的髓腔被坚韧且有弹性的灰白色或棕红色结缔组织替代。如有出血，则呈红色。从 CT 穿刺活检发现出血多并动脉瘤样骨囊肿。多骨性病变偶见囊性变，囊腔内含有血液或浆液，剖面有透明软骨小结节。骨皮质自内侧受侵蚀而

变薄。外缘光滑，内缘呈骨嵴状。镜检：主要为纤维结缔组织及新生骨组织。纤维细胞呈梭形，胶原纤维多而致密，血管组织较少。偶见孤立的小软骨组织，有骨化现象。在扩张的血管或渗出周围检出少量的泡沫细胞及多核巨细胞浸润。

3. 临床表现

通常无临床症状，若局部畸形隆起可引起症状，依照发病部位，可将此病分 3 型：①单骨型；②多骨型；③ Albright 综合征——多骨型合并内分泌异常者，主要为骨畸形伴性早熟（尤其女孩）和皮肤色素沉着。

4. 影像学检查

（1）X 线检查　全身骨骼均可累及。单发者以股骨、胫骨和肋骨常见，脊柱和骨盆相对少见，30% 累及颅面骨。

躯干及四肢骨的表现：①囊状膨胀，多见管状骨及肋骨，分单囊和多囊，边缘硬化光整，内缘呈波浪状或稍粗糙，囊内常见条状骨纹和斑点状致密影。②磨玻璃样改变，髓腔囊状膨胀呈磨玻璃状密度，内可有条状骨纹和斑点状钙化。③丝瓜瓤状改变，骨小梁粗大扭曲，似丝瓜瓤状。④虫蚀状改变，单发或多发溶骨性改变，如虫蚀样，类似溶骨性转移性破坏。⑤病理骨折，常发生于脊柱和长骨。⑥除上述表现外，病变区外及病变区间骨质正常，无全身及局部骨质疏松现象，无骨膜反应。

颅面骨的改变：①囊型，颅面骨多见于颅底蝶骨大翼，呈局限或广泛的圆形、椭圆形单囊或多囊性变。②硬化型，颅面骨及颅顶骨膨胀性骨质增生，密度增高，边缘清楚，可厚达 1~5cm，范围大小不等。可累及数骨，正常骨结构消失，侵及眶骨时，面部畸形，形成"骨性狮面"（见第 12 章）。③混合型，具有以上两种表现，广泛的骨质增生伴骨质破坏。

（2）CT　病变内囊变、破坏、钙化和骨化较 X 线片敏感准确。病变区膨胀性丝瓜瓤样改变，局部 CT 值增高，一般为 70~130HU，甚至可高达 400HU。

（3）MRI　各种病理成分在 MRI 的显示较 DR 或 CT 检查更敏感。骨硬化病灶在 T1WI 和 T2WI 均呈低信号。T1WI 呈不均匀的中至低信号，T2WI 呈弥漫分布的小片状高信号。

5. 诊断与鉴别诊断

（1）诊断要点　本病局部骨畸形，可分为单骨性、多骨性及 Albright 综合征 3 个类型。X 线片、CT 有特征性表现。

（2）鉴别诊断　①骨巨细胞瘤：多见于 20~40 岁骨骺融合的青壮年，常发生于长骨干骺端，偏心性生长，肿瘤呈圆形，肿瘤内有典型的皂泡样改变。病变较局限，常有完整或断续不连的骨包壳。与骨纤维异样增殖症常沿长轴发展且较广泛是不同的。②非骨化性纤维瘤：多发生于靠近干骺端处，常偏心性生长，呈多囊状或分叶状透亮区，周围有较厚的硬化缘，无磨玻璃样变化及骨化。病变较局限。③孤立性骨囊肿：多见于四肢长骨，呈对称性中心性骨破坏，骨只有轻度破坏，变形少见，囊壁外缘光滑整齐，内缘不光整。④内生软骨瘤：好发于短骨，以手部最多见，呈圆形或椭圆形透亮区，边缘整齐，周围有硬化带，内有斑点状钙化。骨皮质膨胀变薄。病变常较骨纤维异常增殖症局限且小。⑤畸形性骨炎：发病年龄较大，以颅骨、脊柱、股骨、胫骨及骨盆多见。头颅不断增大，颅骨增厚，外板疏松，内板硬化。颅骨内有囊状疏松区及斑片状密度增高区，长骨增粗，密度增高，内杂有透亮区，脊椎压缩变扁。碱性磷酸酶增高。⑥甲状旁腺功能亢进：有骨骼系统、泌尿系统及高血钙症状。全身骨质疏松，牙槽骨板及手指骨膜下骨质吸收和颅骨囊性变为主要表现。

📋 **病例 30**

男性，10 岁。双下肢不对称 2 年。X 线片可见左胫骨下段呈多囊状膨胀，囊内有条状骨纹。CT 示髓腔内扩张性改变较对侧髓腔扩大，内缘骨皮质变薄内有丝瓜瓤样骨嵴，髓腔内呈磨玻璃样（图 10.2.44）。病理活检证实骨纤维异常增殖症。诊断：骨纤维异常增殖症。

病例 31

男性，7 岁。左膝关节上不适 1 年余。X 线片及 CT 示左股骨下段呈囊性扩张性改变，内可见丝瓜瓤样改变（图 10.2.45）。病理活检证实骨纤维异常增殖症。

病例 32

男性，14 岁。跑步后左股前区酸痛不易恢复 1 周。X 线片示左股骨上段骨皮质变薄，髓腔膨胀性，内见丝瓜络改变（图 10.2.46）。术后病理证实骨纤维异常增殖症。

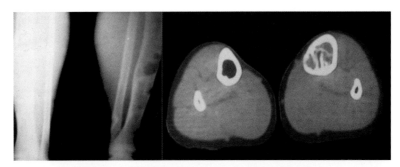

图 10.2.44　左胫骨下段骨纤维异常增殖症 X 线片 +CT 图

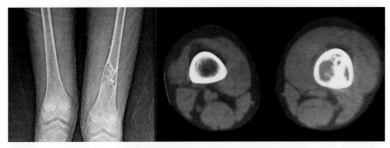

图 10.2.45　左股骨下段骨纤维异常增殖症 X 线片 +CT 图

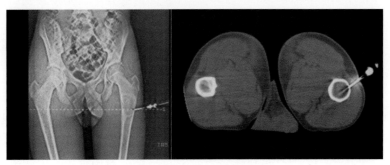

图 10.2.46　骨纤维异常增殖症 CT 引导下穿刺图

（二）单纯性骨囊肿

骨囊肿，是指发生于长骨骨干或近干骺端单房性囊肿。多见于青少年。发病于肱骨上端约占 50%，其次为股骨上、下端，胫骨、腓骨近端，偶见股骨颈。

1. 病　因

①生长旺盛的干骺端骨化不良。②干骺端髓腔或松质骨出血。③干骺端软骨板外伤而损害细胞间液循环障碍。

2. 病　理

肉眼所见：呈蓝色蛋壳状囊壁。剖面有草黄色液体，如合并病理性骨折则呈血性液体。内壁可见骨嵴。镜检：有纤维结缔组织、巨细胞、吞噬细胞、含铁血黄素棕色颗粒、黄色瘤细胞。有病理性骨可检出新生骨。

3. 临床表现

患儿跑、跳等剧烈活动后自觉患侧肢体不适、乏力、隐隐作痛。偶尔因局部病理性骨折检出病变。

4.影像学检查

（1）X 线检查 近长骨干骺端可见顺骨干长轴分布的膨胀性透光区，皮质变薄。如有病理性骨折，皮质连续性中断。

（2）CT 与 X 线片相似。HRCT/MPR 图能更清晰地显示病灶的细微结构，如有病理性骨折，可见皮质中断，内壁不光滑。软组织肿胀，内有骨折碎片。

病例 33

男性，12 岁。右髋隐痛 2 年，摔伤疼痛 3 h。X 线正位片示右股骨颈下、大小粗隆间骨皮质变薄，连续性中断，骨髓腔扩大（图 10.2.47）。诊断：骨囊肿并病理性骨折。转归：经囊肿区刮除，填塞同体碎骨片后出院。

病例 34

男性，13 岁。与同学掰手腕扭伤，上臂疼痛 2d。CT 可见右肱骨上段呈偏心性膨胀性改变，骨皮质断裂（图 10.2.48）。术后病理证实右肱骨上段骨囊肿并病理性骨折。

病例 35

男性，11 岁。扭伤左足肿胀 2 个月。CT 示

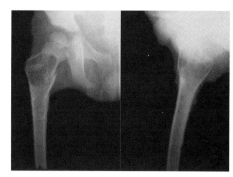

图 10.2.47 右侧股骨颈、大小粗隆间骨囊肿伴病理性骨折 X 线片

左跟骨皮质中断髓腔扩大，有软组织肿块突出（图 10.2.49）。手术病理证实骨囊肿并病理性骨折。

病例 36

男性，14 岁。左膝关节疼痛 1 年。CT 示左腓骨上端骨皮质变薄，膨胀性改变，连续性中断，断端相互重叠（图 10.2.50）。诊断：左腓骨上端骨囊肿并病理性骨折。

病例 37

男性，12 岁。胸锁关节不对称半年，肿痛 2 周。CT 示右侧胸锁关节呈良性扩张性改变，皮质变薄（图 10.2.51）。诊断：右侧胸锁关节内骨囊肿。

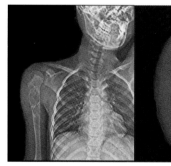
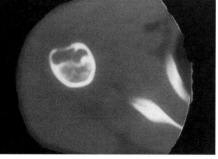
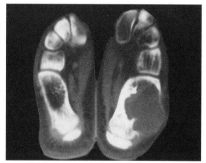

图 10.2.48 CT 图示右肱骨上段呈偏心性膨胀性改变，前外缘皮质中断，向前外翘起

图 10.2.49 左跟骨囊肿 CT 图

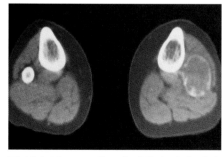
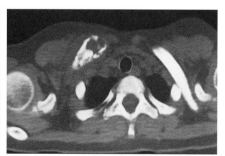

图 10.2.50 CT 图示左腓骨小头皮质变薄，髓腔扩张，右侧腓骨小头正常

图 10.2.51 右锁骨近端骨囊肿 CT 图

病例 38

女性，13 岁。左膝关节肿痛，上下楼活动受限月余。左膝关节胫骨结节区肿胀，压痛明显，屈曲活动受限。

术前 DR 示胫骨上段低密度囊性灶，边界清，前缘骨皮质断裂缺损，并见软组织密度影外突，其大小约 6cm×5cm×3.3cm，囊腔内密度不均，有线样分隔（图 10.2.52）。术前 CT 示左胫骨上

段有一椭圆形低密度影，边界清，密度较均匀，内有分隔，骨皮质变薄，局部断裂，骨膜反应不明显，约 3.6cm×5cm×3.3cm，其前缘软组织间隙有肿胀（图 10.2.53，图 10.2.54）。术后 DR 示病灶内高密度碎骨片填塞，胫骨上段金属内固定（图 10.2.55）。

诊断：左胫骨上段良性扩张性病变并前缘软组织间肿胀，考虑囊肿。

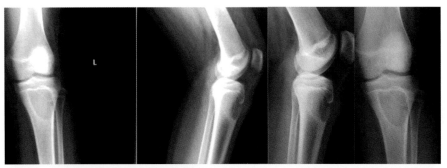

图 10.2.52　左胫骨上段骨囊肿术前正侧位 DR 图

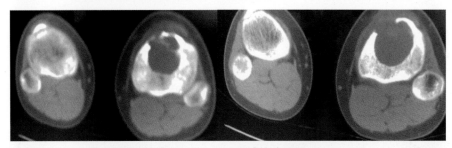

图 10.2.53　术前 CT 图示胫骨上段近干骺端低密度囊性灶

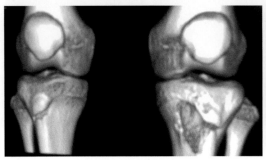

图 10.2.54　三维重建 CT 图示胫骨上段近骨干骺端低密度囊性灶，边缘清楚，前缘骨皮质断裂缺损

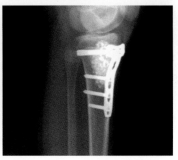

图 10.2.55　术后复查 DR 图

病例 39

女性，13 岁。右髋隐痛 1 周。X 线片示右股骨颈至大转子下有椭圆形扩张性改变，皮质变薄，外侧缘皮质中断（图 10.2.56）。术中病理活检证实骨囊肿。出院诊断：右股骨颈 – 大转子下骨囊肿伴病理性骨折。

病例 40

男性，10 岁。右髋隐痛，跛行 6 个月。CT 示右侧股骨颈皮质不光滑，低密度囊变，外呈不规则皮质密度增高（图 10.2.57）。诊断：右侧股骨颈骨囊肿伴病理性骨折。

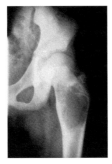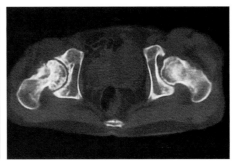

图 10.2.56　右股骨颈 - 大转子下骨囊肿伴病理性骨折 X 线片　图 10.2.57　右侧股骨颈骨囊肿伴病理性骨折 CT 图

五、骨的造血系统肿瘤

（一）淋巴母细胞性淋巴瘤

淋巴母细胞性淋巴瘤，也称 T 淋巴母细胞性淋巴瘤。青少年罕见。淋巴结肿大，累及骨髓。病理镜下：淋巴结正常结构破坏，瘤细胞弥漫性增生，细胞排列紧密，核分裂象多见。

病例 41

女性，16 岁。1 年前初有左上肢疼痛，持续 2 天后自行缓解，间隔数月发作 1 次。外院诊断为骨髓炎，抗炎治疗无效。8 个月前左上肢疼痛规律性半月发作 1 次，并出现右下肢轻度肿痛，局部轻度发热。3 个月前左下肢也出现肿痛。X 线片示左侧肱骨、双侧下肢髓腔内大段膨胀性、溶骨样破坏，骨皮质断裂（图 10.2.58，图 10.2.59）。1 周后 ECT 示左上肢、双侧下肢有放射性核素浓聚（图 10.2.60）。

经右侧胫骨病理活检镜下大片深染的小细胞浸润伴坏死。免疫组化提示淋巴母细胞性淋巴瘤。

最后诊断：淋巴母细胞性淋巴瘤。

（感谢华西医科大学附属医院核医学科李芳兰医生提供病例）

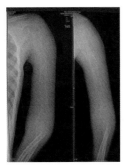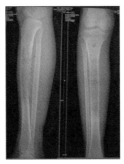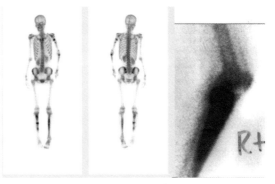

图 10.2.58　淋巴母细胞性淋巴瘤 X 线片　图 10.2.59　右侧胫腓骨 X 线片　图 10.2.60　淋巴母细胞性淋巴瘤 ECT 图

（二）朗格汉斯细胞组织细胞增生症

朗格汉斯细胞组织细胞增生症（LCH），也称嗜酸性肉芽肿。是一种良性肿瘤样病变，多见 5~10 岁儿童，发病率男性多于女性。好发部位：颅骨、脊柱、股骨、长骨，多见于骨干或干骺端。病理表现：组织细胞增生，嗜酸性粒细胞浸润。分为朗格汉斯组织细胞增生期、肉芽肿期和退缩期，后期骨质修复增生。实验室检查：嗜酸性粒细胞增多，血沉升高。

1. 临床表现

局部疼痛，功能障碍，软组织肿胀。

2. 影像学检查

①骨质破坏：长骨源于髓腔，中心有溶骨性破坏，纵径＞横径，皮质受压变薄。后期边界清楚，有硬化缘，其内残留骨嵴、点状死骨。②骨

膜反应：长骨骨膜反应为层状、葱皮样或"套筒"状。③软组织肿胀：早期范围广泛，中晚期局限，为肉芽组织形成，周围软组织反应性水肿所致。增强扫描病灶有强化。

（1）X线检查　病灶内可见片状骨质密度增高，皮质增厚，骨膜反应性增生，病灶内及周围有骨硬化。

（2）CT　病灶局部骨皮质增厚，骨髓腔及骨皮质片状低密度影，病灶内及周围骨硬化。

（3）MRI　病灶局部溶骨性骨质破坏，灶周及髓腔内、股中间肌及股外侧肌间水肿。

病例42

男性，6岁。左髋疼痛2月余，加重15d。X线片示左股骨上段可见片状骨质密度增高，皮质增厚，灶内及灶周骨硬化（图10.2.61）。CT示左股骨上段骨皮质增厚，骨髓腔及骨皮质片状低密度影，病灶内及周围硬化（图10.2.62）。MRI示左股骨上段溶骨性骨质破坏，瘤周骨髓内、股中间肌及股外侧肌间大片状水肿（图10.2.63~图10.2.65）。术后病理：左股骨上段破碎骨组织，骨小梁间片状组织细胞样细胞增生伴浆细胞、淋巴细胞及嗜酸性粒细胞浸润并出血坏死（图10.2.66）。

最后诊断：左股骨上段朗格汉斯细胞组织细胞症。

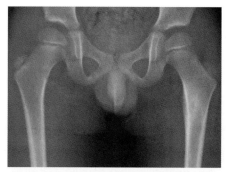

图10.2.61　朗格汉斯细胞组织细胞症X线片

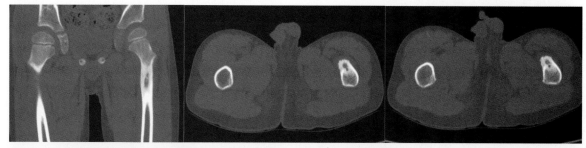

图10.2.62　朗格汉斯细胞组织细胞症CT图

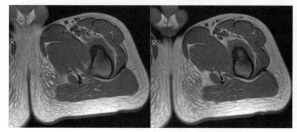

图10.2.63　朗格汉斯细胞组织细胞症MRI图

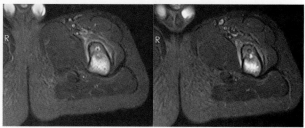

图10.2.64　朗格汉斯细胞组织细胞症MRI图

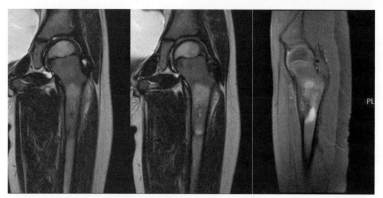

图10.2.65　朗格汉斯细胞组织细胞症MRI图

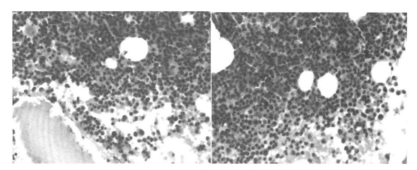

图 10.2.66（见彩插）　朗格汉斯细胞组织细胞症病理图

病例 43

男性，6 岁。患儿于 1 个月前无明显诱因出现左髋部疼痛、活动受限伴跛行，无晨僵、关节游走性疼痛、关节肿胀、畏寒发热、咳嗽咯痰，家长未在意。约半个月前患儿出现左髋部疼痛、跛行加重。患儿左髋部稍肿胀，局部皮肤不红，未见静脉曲张，皮温正常，左腹股沟轻压痛，左髋关节活动稍受限，左侧"4"字试验阳性，双侧托马斯试验阴性；双膝关节活动正常，双侧骶髂关节无压痛及叩击痛；双下肢肌力、肌张力正常，双踝关节活动正常，右足趾活动正常，肢端感觉及血运正常，生理反射存在，病理征未引出。

左髋关节 DR 及 CT 示左髋周围软组织肿胀，股骨小粗隆溶骨样破坏，内有斑片状骨硬（图 10.2.67~ 图 10.2.69）。实验室检查示淋巴细胞百分比降低（28.7%），C 反应蛋白增高（9.20mg/L），其他基本正常。左股骨颈病理活检镜下见圆形、卵圆形朗格汉斯组织细胞片状、弥漫状增生，夹杂大量聚集的嗜酸粒细胞、淋巴细胞及散乱的多核巨细胞（图 10.2.70）。免疫组化标记：Vim（＋）、S100（＋）、CD1α（＋）、CD68（－）、Ki-67（＋）。

最后诊断：朗格汉斯组织细胞增生症。

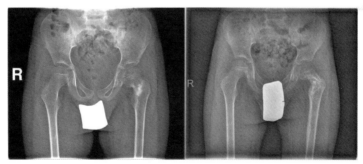

图 10.2.67　DR 图示左髋周围软组织肿胀，股骨颈－股骨小粗隆溶骨样破坏，内有斑片状骨硬化

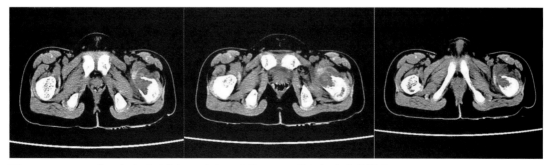

图 10.2.68　CT 图示左髋周围软组织肿胀，股骨颈－股骨小粗隆溶骨样破坏

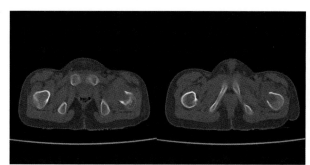 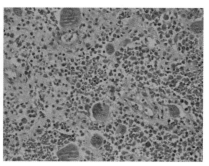

图 10.2.69　CT 图示左髋周围软组织肿胀，股骨颈－股骨小粗隆溶骨样破坏，内有斑片状骨硬化　　图 10.2.70（见彩插）　朗格汉斯组织细胞增生症病理图

六、骨与软组织未分化的小细胞肉瘤

（一）尤因肉瘤

尤因肉瘤是儿童期常见的原发恶性骨肿瘤，其发病率仅次于骨肉瘤，居儿童原发恶性骨肿瘤的第二位。本病多见男性。常发生于 10~20 岁。好发于扁骨（骨盆、胸骨、脊椎骨），长骨的骨干部位。肿瘤源于髓腔内，首先骨皮质破坏，穿破骨膜累及周围软组织，极易发生骨转移。

1. 病理改变

肉眼所见：髓腔内呈灰白色或鱼肉样肿块，剖面有坏死、出血、变性形成囊腔。镜检：细胞呈密集多层的卵圆形，胞浆浅，细胞膜境界不清，核大小接近，染色深，偶见细胞呈菊花瓣样聚积。肿瘤细胞表面糖蛋白 P30/32milz 染色阳性。

2. 临床表现

热型呈间歇性、不规则性、长期性。骨关节疼痛为游走性。多汗、面色苍白、贫血。胸椎病变可导致脊膜和脊髓平面受累的症状、体征。查体：病变局部肿胀、压痛，皮肤无红肿，肢体近端活动时疼痛加重，关节附近无红肿热，叩痛阴性。病变部位疼痛加剧。胸椎病变，受累平面下感觉减退。

3. 实验室检查

- 白细胞计数及中性粒细胞增高。
- 红细胞及血红蛋白减少。
- 血沉增快。
- 血培养阴性。
- 骨活检涂片，PAS 和甲基派络宁染色阴性。

4. 影像学检查

（1）X 线检查　病变骨破坏区呈梭形膨大，由髓腔内向外伸延，其内有虫蚀状、筛孔状溶骨性破坏，周围骨质疏松，葱皮状骨膜反应及软组织间隙肿胀，无瘤骨形成。

（2）CT　病变区见骨皮质膨胀，骨膜呈葱皮样或骨针样增生，穿破骨膜新骨侵袭周围软组织。髓腔内呈梭形扩张，有虫蚀状低密度溶骨性破坏，其边界模糊不清。周围骨质稀疏。增强扫描后可见病灶边缘有环状强化。

（3）MRI　T1WI 呈均匀的无特异性低信号，T2WI 为高信号，可显示髓腔内病灶的范围及周围软组织受累情况。但对骨组织的定性诊断不及 CT 清晰。

5. 诊断及鉴别诊断

（1）诊断要点　发热、贫血、骨痛，白细胞计数及中性粒细胞水平增高，血沉增快。DR 及 CT 见溶骨性破坏，骨膜反应特点，软组织肿胀。活检组织学染色阳性可确诊。

（2）鉴别诊断　①急性骨髓炎：发热，患肢皮肤红肿，功能活动受限，早期本病与尤因肉瘤难以鉴别。根据 X 线片不进行实验性治疗有时可以鉴别，CT 引导下骨病灶穿刺活检加以鉴别。②溶骨性骨肉瘤：常发生长骨干骺端，也见于扁骨。局限性、持续性肢体疼痛、跛行，触及肿块。X 线片及 CT 可见骨破坏区内有骨硬化，溶骨破坏，骨膜反应，软组织肿胀，内有瘤骨形成。③风湿热：可有游走性关节疼痛、红肿。血培养阴性、血沉增快。X 平片无骨破坏。

病例 44

男性，18 岁。发热，游走性关节痛 4 个月。中性粒细胞增高，血沉 96mm/h。血培养两次阴性。X 线片示左侧髂骨有溶骨样破坏。CT 示骨破坏，左髂骨内缘骨膜呈骨针状反应性增生，复查后发现双侧髂骨均有骨破坏（图 10.2.71）。术后病理证实尤因肉瘤。转归：进行左侧骨盆置换术。术后 6 个月复发转移死亡。

病例 45

女性，11 岁。左膝关节肿痛 2 个月。X 线片示左胫骨平台下有一包壳状骨膜反应性增生。骨皮质及髓腔内有大片溶骨样骨破坏区（图 10.2.72）。CT 示病变区域骨皮质增厚，髓腔变窄、闭缩，软组织内有包壳状骨膜增生（图 10.2.73）。病理镜检示大小一致的小圆细胞，排列紧密（图 10.2.74）。最后诊断：尤因肉瘤。

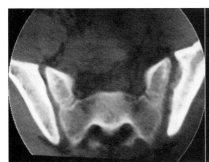
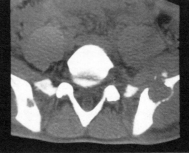

图 10.2.71　左髂骨尤因肉瘤 CT+ 复查 CT

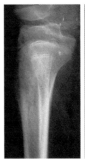
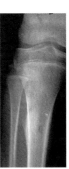

图 10.2.72　尤因肉瘤 X 线片

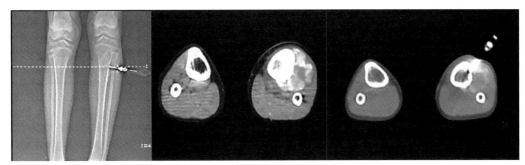

图 10.2.73　左胫骨平台下尤因肉瘤 CT 引导下穿刺活检图

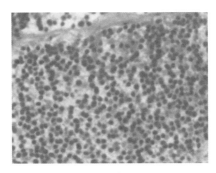

图 10.2.74（见彩插）　病理图可见大小一致的小圆细胞，排列紧密

第3节　骨转移瘤

骨转移瘤，是指原发肿瘤经血运、淋巴转移到骨组织。儿童转移瘤少见，误诊率高。有时在初诊时已为肿瘤晚期，有时以转移瘤临床症状为首发症状。颅内骨转移瘤发生率仅占颅内所有转移瘤的0.1%~3.4%。其中，神经母细胞瘤占第一位，其次为肾母细胞瘤，横纹肌肉瘤及其他骨肿瘤等。

一、神经母细胞瘤并转移

神经母细胞瘤并转移（见第7章第3节），我们的一组资料（42例）显示，73%的病例在初诊时已有远处转移。可转移到全身器官，其中骨转移为主要特征之一。患儿以骨关节疼痛就诊。骨髓穿刺，包括骨破坏区及常规骨穿部位均检出肿瘤细胞。DR、头颅CT、腹部CT均发现骨破坏。

病例1

男性，3岁7个月。发热3个月，食欲缺乏、贫血、眼球突出，失明6d。头颅CT示基底池上，颅骨内板下等多处高密度影，出血量48mL。颅骨内板下略高至等密度出血灶，颅顶部双侧矩状裂（视觉中枢皮层投影区）均被出血填充、挤压。左侧蝶骨翼前缘骨质破坏及细针状，额骨内外板障均有广泛的骨针状骨膜反应增生（图10.3.1，图10.3.2）。双视神经形态及软组织间隙正常。腹部B超检出腹膜后神经母细胞瘤。

最后诊断：腹膜后神经母细胞瘤伴颅内转移、出血。

病例2

男性，2岁7个月。发热、贫血、腹部包块

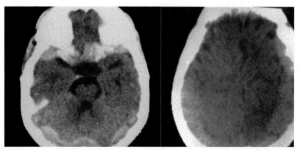

图10.3.1　腹膜后神经母细胞瘤颅内转移伴出血CT图

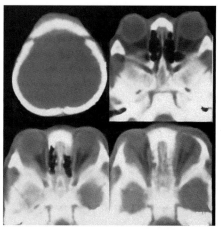

图10.3.2　腹膜后神经母细胞瘤颅内转移伴出血CT图

2个月，哭闹不止3d。CT示右侧髂骨呈溶骨样、膨胀性破坏，左侧髂骨前缘骨膜反应增生（图10.3.3）。CT引导下骨破坏区穿刺病理检出神经母细胞瘤细胞。最后诊断：腹膜后神经母细胞瘤并骨转移。

二、肾母细胞瘤并骨转移

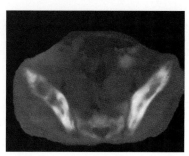

图10.3.3　CT图示右侧髂骨呈溶骨样、膨胀性破坏

肾母细胞瘤并骨转移，是儿童时期仅次于白血病的第二高发肿瘤（见第7章第3节）。

病例3

男性，7岁。左髋疼痛2周，跛行月余。1年前CT、MRI均诊断为肾母细胞瘤，手术切除，术后病理证实左肾肾母细胞瘤。CT示左髂骨溶骨样破坏，左侧髂骨内侧闭孔肌肿胀，并波及左侧臀大肌前缘，范围约7.3 cm×4.7cm×10cm，CT值为19~37HU（图10.3.4）。诊断：肾母细胞瘤并骨转移。

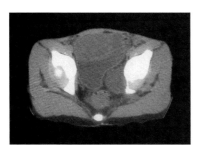

图 10.3.4 左肾母细胞瘤并膀胱、双侧髋臼转移 CT

三、横纹肌肉瘤并全身多发转移

病例 4

女性，16 岁。左侧外眦内眦横纹肌肉瘤并骨、

肺、胰腺头颈、乳腺部、周围软组织转移。CT、MRI 示颅内左额叶有团状稍高密度影包块，大小 6.5cm×6.4cm×8.5cm，形状尚规则，边界欠清；周围可见带状水肿影，病灶密度不均匀，其内可见多个囊状低密度影，左侧侧脑室前角及胼胝体受压，中线结构略向右侧偏移，邻近脑沟变浅；左额顶及左枕顶部颅板外可见软组织密度影向外突出，相邻骨质变薄，骨质破坏影；左眼外可见软组织密度影向外突出，左侧外眦可见片状低密度影（图 10.3.5~ 图 10.3.7）。

最后诊断：左侧外眦内眦横纹肌肉瘤并骨、肺、胰腺头部、乳腺转移。

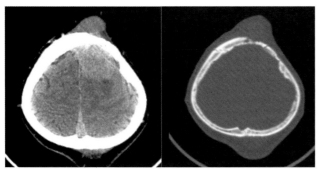

图 10.3.5 CT 图示左额叶包块，约为 6.5cm×6.4cm×8.5 cm

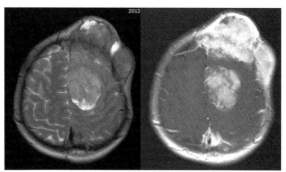

图 10.3.6 MRI 图示颅骨外板隆起软组织包块，颅内转移灶

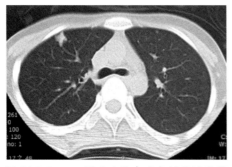

图 10.3.7 CT 图示右肺中叶内侧段近胸膜下可见转移结节影

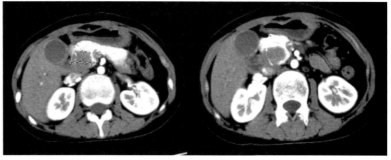

图 10.3.8 CT 增强扫描动脉期可见胰腺头部后缘有低密度肿块影

病例 5

男性，12 岁。2 年前因下腹部胀痛 5d 在当地医院 B 超检出膀胱后有一实质性肿块回声。CT 发现膀胱右后旁有一等密度实质性肿块影（图 10.3.9）。手术剖腹探查发现大网膜满布葡萄状结节，手感滑腻，腹膜后膀胱下方探及肿块。手术切除后病理证实腹膜后横纹肌肉瘤。经放疗、化疗 16 个周期，前症略有好转。此次，又因腹痛、

腹胀、排便困难入院。PET/CT 示腹腔如饼状，肠腔脏器广泛粘连，内有多个放射性核素高摄取结节，腹壁后肠管胀气，双侧肾盂明显扩张，右侧输尿管远端变细，左侧输尿管近段被截断（图 10.3.10）。

诊断：腹膜后横纹肌肉瘤放化疗后复发并腹膜、腹腔内转移，肠管、输尿管不全梗阻。

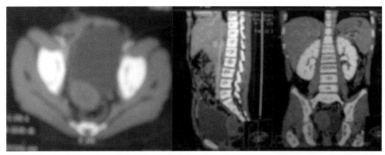

图 10.3.9　重建 CT 图示膀胱右后方有一等密度实质性肿块影

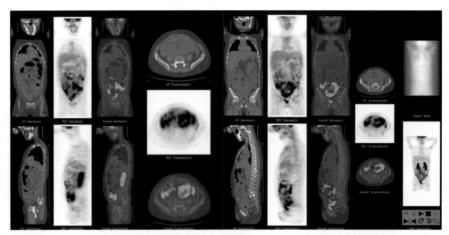

图 10.3.10（见彩插）　腹膜后横纹肌肉瘤并腹膜、肠系膜间隙、左侧输尿管近段转移 PET/CT

四、小脑髓母细胞瘤并骨、脊髓转移

病例 6

男性，17 岁。3 年前因小脑髓母细胞瘤接受手术治疗，术后 1 年双下肢瘫痪。

MRI 全脑、全脊髓平扫 + 增强示头颅术后脑积水。C$_7$、T$_1$、T$_3$、T$_6$、T$_{12}$；L$_4$ 椎体转移灶，T$_9$~T$_{12}$、L$_3$~L$_4$ 椎体平面椎管内结构显示不清，髓外硬膜下增粗，呈条带状略短 T1、T2 异常信号，大小分别为 1.1cm×2.0cm、12cm×1.8cm、7.0cm×0.8cm（图 10.3.11~ 图 10.3.16）。

3 个月后右侧锁骨胀痛，CT 示锁骨近段呈溶骨样骨破坏，软组织肿胀。

诊断：小脑髓母细胞瘤术后并脑积水、骨、脊髓、右侧锁骨转移。

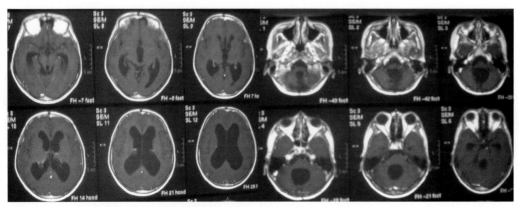

图 10.3.11　MRI 图示双侧幕上双侧侧脑室、第三脑室扩张

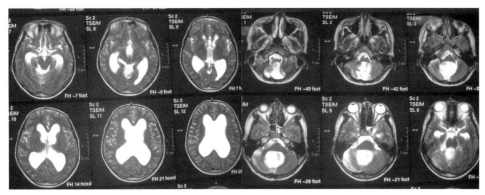

图 10.3.12　MRI 图示幕下术区小脑蚓部缺如，第四脑室扩张

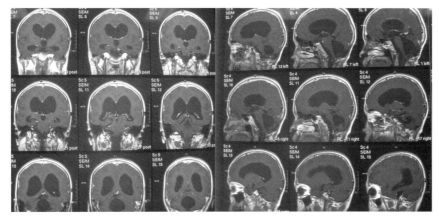

图 10.3.13　MRI 图示双侧幕上双侧侧脑室、第三脑室扩张

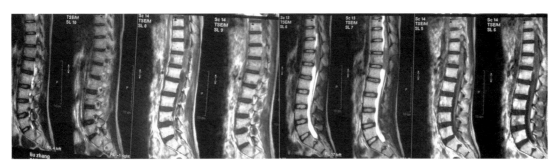

图 10.3.14　MRI 图示 C_7、T_1、T_3、T_6、T_{12}、L_4 椎体信号异常转移灶

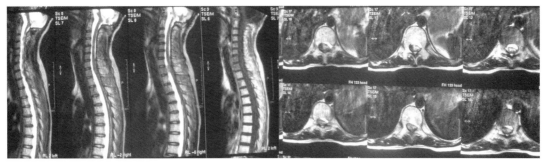

图 10.3.15　MRI 图示多椎体信号异常，T_9~T_{12}、L_3~L_4 椎体平面椎管内结构显示不清，髓外硬膜下增粗，呈条带状略短 T1、T2 异常信号，大小分别为 1.1cm×2.0cm、12cm×1.8cm、7.0cm×0.8cm

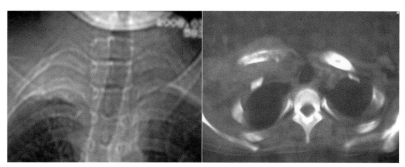

图 10.3.16　CT 图示右侧锁骨软组织肿胀，骨呈溶骨样破坏

五、尤因肉瘤切除术后并骨转移

病例 7

女性，13 岁。左膝外侧肿痛 3 月余，屈曲活动受限。术前、术后 DR 评估见图 10.3.17 和图 10.3.18。第一次行 PET/CT 评估，术后不久发现原发部位在左腓骨上段，胫骨上段周边新发灶，又行二次手术，术后化疗 4 个周期。术后 PET/CT 见图 10.3.19 和图 10.3.20。第二次术后 12 个月，

化疗 8 个周期，放疗 1 个疗程后，再评估（图 10.32.21）。

第 3 次手术后 PET/CT 评估，左股骨中上段及腘窝结节影消失；左腓骨上段复发灶范围较前明显缩小，核素摄取程度明显减低（SUVmax 由 8.3 减低至 3.3）；左股骨下段、胫骨平台骨质改变大致同前，核素浓聚程度减低；全身骨髓摄取程度大致同前。此次左侧腓骨下段骨质破坏，周围可见大小约 5.6cm×4.5cm×10.2cm 的软组织块

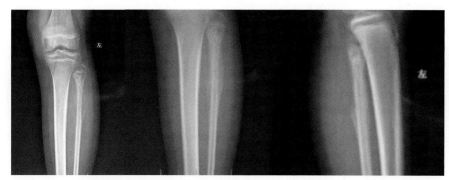

图 10.3.17　化疗前 X 线片可见左腓骨小头下骨干骺端皮质呈包壳状骨膜反应，骨质密度减低，软组织间隙肿胀

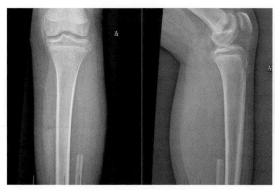

图 10.3.18　化疗 3 个周期后手术切除正位片可见术区左腓骨上段骨缺如，无软组织肿胀

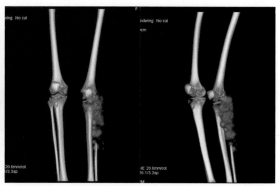

图 10.3.19（见彩插）　术后复发首次三维重建图示左腓骨上段肿瘤原发部位，胫骨上段周边、胫骨平台新发灶，呈放射性核素高摄取

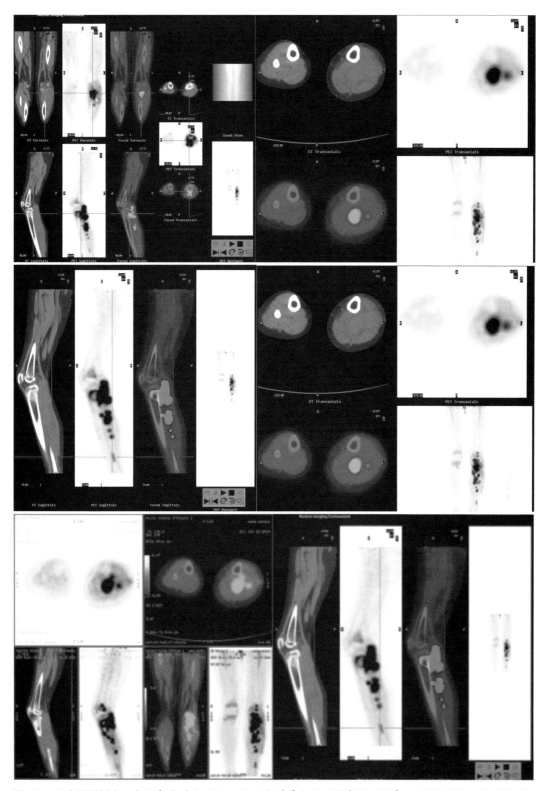

图 10.3.20（见彩插）　术后复发首次 PET/CT 示左腓骨上段原发部位，胫骨上段周边软组织间隙肿胀、胫骨平台新发灶，均呈放射性核素高摄取

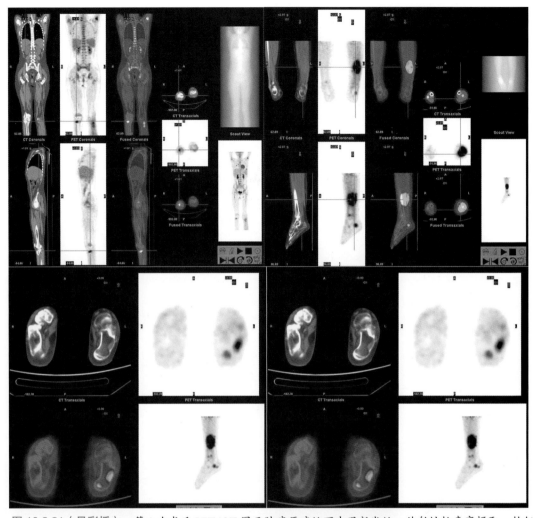

图 10.3.21（见彩插）　第 2 次术后 PET/CT 图示肿瘤原病灶下出现新发灶，放射性核素高摄取，软组织肿胀

影，密度混杂不均，内散在瘤骨，边界尚清，呈放射性核素高度浓聚（SUVmax：10.1）。双侧肱骨近端、股骨头、股骨上段、右侧内踝、左侧胫骨下端、距骨、跟骨成骨性骨质破坏，放射性核素浓聚。两肺野内散在大小不等高密度结节，边缘光滑锐利；长径为 0.2~1.9cm，放射性核素浓聚

（SUVmax：2.3~5.9），累及左侧胸膜。纵隔内结构及放射性核素分布无异常。左室心肌显影良好。双侧肾上腺形态、大小正常，放射性核素轻度摄取。左腹股沟见一个约 1.6cm×0.9cm×1.7cm 的淋巴结，中央液化坏死，放射性核素高度摄取（图 10.3.22，图 10.3.23）。

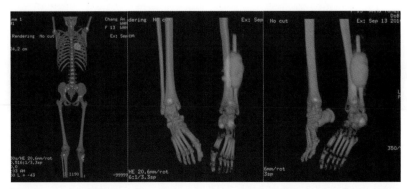

图 10.3.22（见彩插）　第 3 次术后化疗后三维重建图示左侧股骨髁间与原病灶下方又有新发灶，放射性核素高摄取

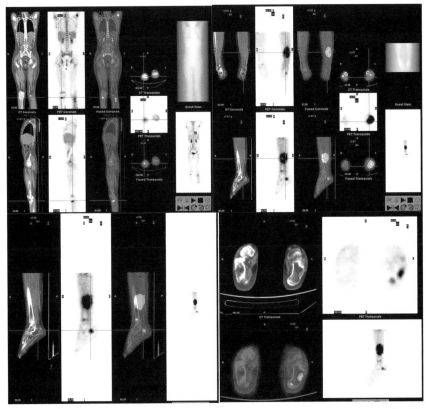

图 10.3.23（见彩插） 第 3 次术后复查 PET/CT 图示原病灶下方双侧股骨髁有新发灶，放射性核素高摄取，软组织肿胀

诊断：左腓骨上段尤因肉瘤术后复发放化疗后，原病灶治疗后明显好转；此次双肺、肾上腺、左腹股沟、全身骨骼出现新发病灶。

六、骨肉瘤转移

病例 8

女性，8 岁。发作性右膝关节疼痛年余，外伤后 X 线检查发现右股骨下端骨破坏（图 10.3.24）。患儿自幼挑食、偏食、不食用任何绿叶蔬菜，喜麻辣、膨化食品及方便面等。经手术病理活检，确诊右股骨远端骨肉瘤 2 月余，化疗 3 周期。MRI 怀疑盆腔转移（图 10.3.25）。

PET/CT 检查：右股骨远端屈侧骨皮质不光整，髓腔内呈斑片状骨质密度增高，软组织间隙肿胀，内见部分包壳状瘤骨，范围约为 9.3cm×7.4cm×10.9cm，呈放射性核素异常高度浓聚（SUVmax：9.1），累及腘窝。右侧腹股沟、股动脉旁淋巴结肿大融合成团，放射性核素高度浓聚（SUVmax：4.6）。右下腹膜后可见沿腰大肌内缘至盆腔内侧壁有一不规则形囊实性软组织肿块影，囊内有分隔，密度不均匀，最大约 5.3cm×3.4cm，放射性核素呈不均匀性高度摄取（SUVmax：10.5）（图 10.3.26~ 图 10.3.29）。全身骨髓腔内广泛放射性核素轻度摄取。

诊断：右股骨远端骨肉瘤化疗后病灶代谢仍活跃；腹膜后、盆腔、右侧腹股沟、股动脉旁软组织肿块，葡萄糖代谢增高，提示恶性病变，考虑转移瘤。

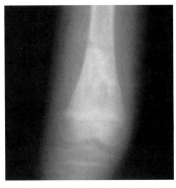

图 10.3.24 X 线片示右股骨下段干骺端骨皮质欠光滑，骨质密度不均匀，周围软组织肿胀，内有瘤骨形成

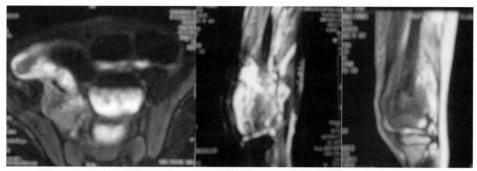

图 10.3.25 MRI 图示右髂窝软组织间隙有混杂信号的肿块影，股骨远端骨髓腔及软组织间隙均呈混杂信号

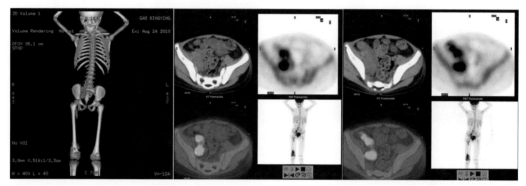

图 10.3.26（见彩插） 三维重建 PET/CT 图示右髂窝软组织间隙肿块影，右股骨上端及股骨远端软组织间隙内均有放射性核素高摄取

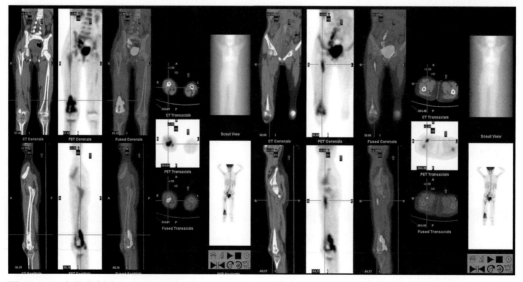

图 10.3.27（见彩插） 多层重建 PET/CT 图示右髂窝软组织间隙肿块影，右股骨远端软组织间隙内均有放射性核素高摄取

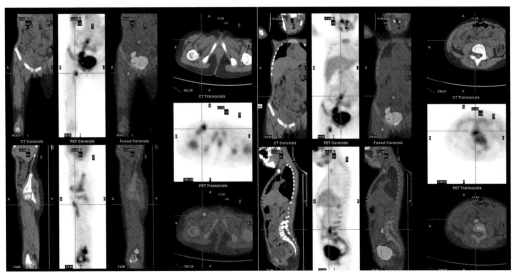

图 10.3.28（见彩插）　多层重建 PET/CT 图示右股骨远端、椎体前方软组织间隙内均有放射性核素高摄取

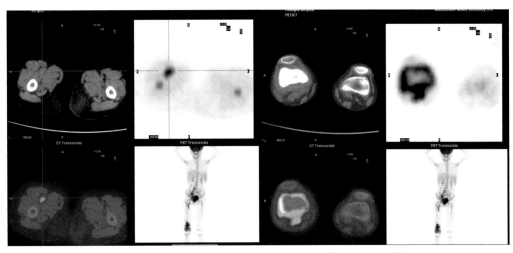

图 10.3.29（见彩插）　PET/CT 图示右股骨上端骨肉瘤原发灶有放射性核素高摄取

七、斜坡脊索瘤并颅内、脊柱转移

斜坡脊索瘤，源于胚胎残留的脊索组织，出生后不退化、消失，可演变成肿瘤，多为良性。病理分型中含有恶性间充质成分，极少数可经血、蛛网膜下腔种植转移，或放疗后恶变。

1. 临床特征

头痛向枕颈部放射，步态不稳及颅内压增高。

2. 影像学表现

CT 示斜坡有软组织肿块及溶骨样破坏。MRI 可见斜坡长 T2 高信号，T1WI 增强后异常强化信号。

病例 9

女性，10 岁。斜坡脊索瘤术后 1 年半，腰背痛 1 个月。既往体健，生长发育正常。头颅无畸形、压痛，左颞部可见一长约 10cm 的弧形手术瘢痕，愈合良好。神经系统查体未见异常。2019 年 8 月因头痛、头晕，行颅脑 MRI 提示斜坡异常强化信号影，考虑肿瘤性病变。于 2019 年 9 月行神经内镜下经鼻蝶斜坡占位性病变切除术，术后病理示脊索瘤（斜坡占位），局部去分化。术后复查头颅 MRI 提示病灶残留。2020 年 1 月发现左侧颞部有一个约 2cm×2cm 的病灶，行原位复发病灶及左侧颞部病灶切除术，术后病理“去分化”脊索瘤，术后复查颅脑 MRI 提示肿瘤残留。随后针对斜坡及左颞部病灶行放射治疗，并于 2020 年 3~6 月行信迪利单抗免疫治疗 6 个周期。2020 年 7 月复查颅脑 MRI 提示额叶新发病灶，行伽马刀治疗。2020 年 12 月复查颅脑 MRI 提示额叶再次出现新发病灶，再次行伽马刀治疗。2021年2月出现腰痛并逐渐加重，保持强迫卧位，平卧时疼痛缓解，活动时疼痛加重。复查颅脑＋胸腰椎体MRI示颅脑病灶较前无明显变化，T_8椎体楔形变，考虑病理性骨折；T_8、L_1、L_4椎体增强明显强化，考虑转移（图10.3.30）。

初步诊断：①斜坡脊索瘤术后3次复发转移放疗后；②左颞部皮下转移术后放疗后；③额叶转移放疗后并T_8、L_1、L_4椎体转移。

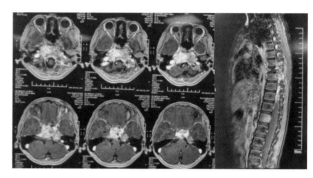

图10.3.30 斜坡脊索瘤术后第3次复发转移增强MRI
图示斜坡脊索瘤术区及T_8、L_1、L_4椎体增强明显强化

第4节 骨关节结核

骨关节结核，是指结核菌经血运，淋巴循环而侵入骨骺、干骺端、关节滑膜内的感染。儿童骨关节结核中最常见的发病部位是髋关节、膝关节，其次是短骨及长骨骨干。当儿童受外伤后或近期患麻疹、百日咳等感染性疾病后免疫力低下，可使体内隐匿的骨结核病灶"死灰复燃"成活动性病变。

1. 病 理

骨关节结核多见血管网丰富的骨骺、干骺端、椎体的松质骨。结核结节融合，易发生干酪样变、坏死、液化，产生病变骨周围或下个部位冷脓肿。滑膜结核的膝、髋、踝关节多见。

2. 临床表现

病程长，有长期低热、盗汗、消瘦、食欲差、贫血、性格异常。出现髋、膝关节损害时已为中、晚期表现。其他有跛行、关节肿胀、疼痛、活动障碍、关节腔积液。

3. 实验室检查

· PPD试验阳性。
· 血沉增快。
· 有些患儿HLA阳性（人体白细胞组织相抗原）。
· T细胞斑点试验阳性。
· 结核体液免疫阳性。

4. 影像学检查

（1）DR 受累骨骺、干骺端、椎体的松质骨骨质疏松、骨质密度减低、骨小梁分辨不清。关节间隙变窄，如有脓肿形成，关节间隙增宽，软组织间隙肿胀。

（2）CT 关节滑膜、骨骺、干骺端、关节周围肌肉间隙内肿胀，有细沙砾状、斑片状的小死骨片，软组织肿胀内有坏死灶，溶骨样、虫蚀状骨质破坏，破坏区周围有骨硬化缘。髋关节可继发性脱位，长骨病理性骨折。

5. 诊断与鉴别分析

（1）诊断要点 患儿有长期低热、盗汗、骨关节疼痛、活动障碍、跛行、瘦小、体重不增、性格异常。结合影像检查、PPD试验、T细胞斑点试验等不难诊断。

（2）鉴别诊断 ①骨关节化脓性炎症：起病急、有发热、骨关节红、肿、热、痛、功能活动障碍。DR、CT示病变区有骨膜反应、髓腔内骨破坏及小死骨片。②骨肉瘤：骨关节肿痛、活动障碍，DR/CT可见骨膜反应，骨骺、干骺端呈溶骨样、成骨样破坏，无骨硬化缘，必要时进行CT引导下骨介入穿刺活检的病理进行鉴别。

📋 病例1

女性，14岁。跛行，左髋疼痛3月余。病前有外伤史。出生后及7岁均未接种卡介苗。CT示髋臼周围肌肉间隙内有大量低密度渗出、肿胀，内可见死骨碎片（图10.4.1）。

转归：住院抗结核治疗4周后，手术清除死骨、脓肿。出院诊断：左髋关节结核病。

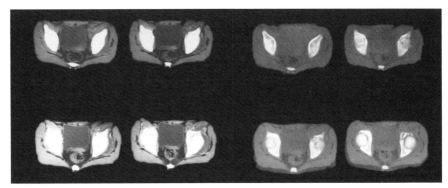

图 10.4.1 CT 图示髋臼周围肌肉间隙内有大量低密度渗出

病例 2

女性，10 岁。右侧锁骨近端肿痛半个月。右锁骨近端有 4cm×2cm 肿块，质硬压痛明显，皮肤不红，皮温正常。X 线片可见右侧锁骨近端骨胀大，软组织肿胀。CT 示右锁骨近端髓腔内骨破坏区内有沙砾状死骨小碎片，周围软组织肿胀（图 10.4.2）。转归：经临床抗结核治疗 6 个月，肿胀消失，疼痛好转。

诊断：右侧锁骨近端骨结核。

病例 3

女性，14 岁。右耻骨联合处肿痛 8 个月，压痛，皮肤不红、不热。CT 示右耻骨联合前上缘软组织肿胀，耻骨联合分离，间隙增宽（图 10.4.3）。转归：经抗结核治疗 3 个月，肿胀消失，压痛好转。诊断：右耻骨联合结核。

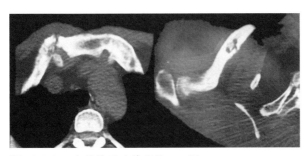

图 10.4.2 右锁骨近端骨结核 CT 图

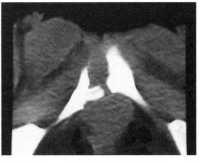

图 10.4.3 右耻骨联合软骨结核 CT 图

病例 4

女性，11 个月。右足不能站立 2 个月。CT 示右髋臼股骨头 - 颈骨质呈虫蚀状破坏，关节囊等密度积液。术后 1 年复查 CT 示右侧髋臼畸形，骨破坏区有骨硬化，右侧股骨头缩小，密度增高，关节囊积液消失（图 10.4.4）。诊断：右髋关节结核。

病例 5

女性，13 岁。左足跟部肿痛 1 年余，活动受限 3 周。CT 示左跟骨骨质密度增高，内后缘皮质连续性中断，有约 1.1cm×0.6cm 大小的低密度骨破坏区（图 10.4.5）。手术清理骨破坏区，术后病理证实跟骨结核。出院诊断：跟骨结核。

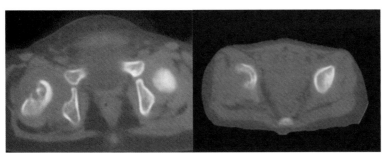

图 10.4.4 右髋关节结核术前 + 术后 CT 图

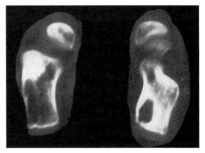

图 10.4.5 CT 图示左跟骨骨密度增高

第5节 化脓性骨关节病

一、化脓性关节炎

儿童化脓性关节炎，是指婴幼儿急性化脓性细菌感染性关节炎。常见部位为膝关节、肩关节及髋关节。局部骨髓炎波及附近关节或为全身血源性感染，经血液循环侵入关节、滑膜。

1.病　因

最常见金黄色葡萄球菌感染。婴儿原发病可能来自呼吸道、消化道或脐部。年长儿可能为关节穿刺消毒不严格所致，或脑膜炎双球菌或肺炎双球菌感染。近年也有年长儿中莱姆病关节炎的报道。

2.病理改变

肉眼所见：关节滑膜充血、水肿，有黄白色浆液纤维性或黏稠成块状脓性渗出。镜检：可见大量炎症细胞浸润、变性、坏死细胞。

3.常见类型

（1）**化脓性髋关节炎**　髋关节急性化脓性炎症，约占儿童化脓性关节炎的83%，多见于婴幼儿。白细胞计数及中性粒细胞水平增高。患儿全身中毒症状明显，发热、乏力、脉搏增快，髋关节肿胀，肢体活动受限，局部皮温增高，压痛、拒按。

（2）**化脓性膝关节炎**　化脓性膝关节炎及肩关节炎少见。患儿除全身症状外，主要以局部症状为主，如关节肿胀、充血，皮肤局部温度增高，功能活动障碍。

4.临床表现

急性化脓性髋关节炎在儿童急性化脓性关节炎中发病率最高，尤其以婴儿最常见。全身中毒症状明显，体温升高，呈弛张热、稽留热或不规则型热，患儿哭闹、易激惹、贫血、苍白、乏力、无欲症。关节肿胀，一侧肢体疼痛、活动受限，拒动。局部发红，皮肤温度升高，疼痛明显。

5.实验室检查

· 白细胞计数及中性粒细胞增高。

· 血沉增快。

· C反应蛋白阳性。

· 关节腔穿刺为浆液性灰白色混浊或黏稠液体，易凝固。镜检：细胞计数增多，以中性粒细胞及变性、坏死细胞为主。

6.影像学检查

（1）**X线检查**　早期仅为软组织肿胀。闭孔内、外肌及关节囊外脂肪层消失，向外呈弥漫性软组织肿胀。关节间隙增宽，关节腔内积液，髋关节病理性半脱位或脱位。晚期主要为骨质破坏，可见股骨头骨骺、髋臼、股骨颈内出现虫蚀状、小灶性骨小梁缺失区，有小死骨形成，病灶周围有骨硬化缘。

（2）**CT**　髋关节周围软组织肿胀。股骨头与髋臼间隙增宽。关节囊周围软组织间隙内正常脂肪层、肌间隙纹理模糊不清或消失。关节囊内为等或低密度积液影，CT值为15~28HU。股骨头、股骨颈、髋臼骨膜反应性增生。病变区骨质密度增高，偶见减低区，有骨硬化缘，内可见小块状、点状密度增高的死骨组织。大量积液时，股骨头可有半脱位。

（3）**MRI**　早期软组织肿胀，关节腔内渗出积液、骨髓水肿，呈长T1、长T2信号。与骨病多处于中晚期破坏与修复增生并存MRI呈混杂信号。关节软骨模糊不清，甚至消失。

7.诊断与鉴别诊断

（1）**诊断要点**　化脓性髋关节炎，发热、局部疼痛、活动受限。白细胞计数及中性粒细胞增高。结合影像检查不难诊断。

（2）**鉴别诊断**　①髋关节结核：多见于学龄前儿童。隐匿起病。跛行、髋部疼痛、多汗、肌肉萎缩、痉挛。患儿有结核病接触史，无卡介苗接种史。PPD试验阳性。X线片、CT示关节囊肿胀、骨质疏松、破坏。晚期则骨质疏松、破坏，关节纤维性强直。②发育性髋关节脱位（DDH）：患肢活动少，有关节弹响征，皮肤纹理改变。结合 X 线检查不难诊断。

病例 1

男性，12 岁。右髋关节矫形术后，疼痛 3 周。右髂骨边缘可触及鸽蛋大肿物，压痛，有波动感。

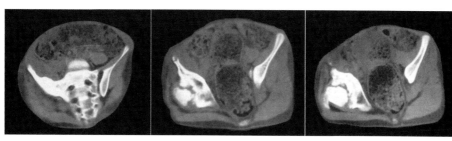

图 10.5.1　CT 图示髂骨变形、密度增高

病例 2

男性，9 岁。高热、右侧髋部肿痛 2 周。白细胞 1.8×10^9/L，中性粒细胞 87%，淋巴细胞 13%。CT 示右侧髋关节肿胀，右髋臼、股骨头骨骺皮质不光滑（图 10.5.2）。诊断：右侧髋关节化脓性关节炎。

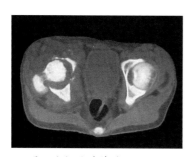

图 10.5.2　CT 图示右侧髋关节肿胀

二、化脓性骨髓炎

化脓性骨髓炎，是指骨组织（骨、骨膜、骨髓腔）的化脓性炎症。多见于 2~10 岁，男性多于女性。常发生于长管骨（胫骨、股骨、桡骨），偶见脊椎骨或髂骨。胫骨多累及上端，股骨则在下端。急性期表现为突然发热，畏寒，患肢肿胀、活动障碍，慢性期则有窦道和死骨形成。

1. 病　因

致病菌 75%~85% 为金黄色葡萄球菌，其次为溶血性链球菌，其病灶可多发。罕见的有阴沟杆菌。骨折并发骨髓炎者多为大肠杆菌、厌氧菌等引起。部分患者可为多种细菌的混合性感染。

CT 示右侧髂骨术后变形、密度增高，关节腔内有小死骨碎片，髋臼增厚、毛糙、紊乱，关节面不光整；软组织间隙肿胀，髋臼前缘肌肉间隙内有囊性低密度影，CT 值为 33HU（图 10.5.1）。诊断：化脓性右髋关节炎。

2. 病　理

急性期病变始于干骺端松质骨内，直接侵犯骨髓或经软组织、骨膜、骨皮质进入骨髓腔，骨膜下脓肿形成，骨小梁破坏，吸收，死骨形成。慢性期则为骨质广泛增生硬化，窦道形成，长期不愈。

3. 临床表现

急性起病，有寒战、高热，伴患肢剧痛、拒动。局部皮肤充血、肿胀、灼热，触之有波动感，穿刺可吸出脓液。慢性则有长期不愈合的窦道，流脓时有小块死骨样组织排出，患肢可粗大、畸形，功能障碍，如僵硬和挛缩，双下肢不等距。

4. 实验室检查

·急性期白细胞计数增高，中性粒细胞增高。

·血培养和吸取的脓液可直接涂片或培养出金黄色葡萄球菌或阴沟肠杆菌等致病菌。经不规则的抗生素治疗后，或慢性期抽取液培养阳性率下降。

5. 影像学检查

（1）X 线检查　早期表现软组织肿胀。皮下脂肪层消失而呈粗大的条网状结构。脓肿所在部位从骨内向软组织间隙波及呈均匀的密度增高影。晚期表现为骨质破坏，呈边缘清楚的虫蚀样破坏，内间以大片死骨。骨质疏松，骨小梁变粗，呈粗网状粗疏骨纹，或骨小梁缺损区广泛骨质硬化。

（2）CT 急性期骨髓腔内密度增高，偶见小的局灶性骨小梁缺失区。骨膜反应，软组织肿胀明显，肌间隙水肿、渗出，模糊不清，脂肪层消失。慢性期髓腔内密度增高，甚至闭塞，骨皮质增生，破坏区域周围骨增生、硬化，偶见死骨。

（3）MRI 病变早期，深部脓肿及软组织肿胀范围较CT清晰。软组织肿胀、渗出、水肿。急性充血、坏死，骨髓水肿，T1WI呈低或中等信号，T2WI则为高信号。骨膜反应不及CT明显。死骨形成的信号可多样，窦道形成为皮肤不规则信号。

CT、MRI在骨髓炎为非特异性，骨肿瘤、骨结核、骨折愈合期也有类似表现。诊断时要结合临床考虑。当术前与骨肉瘤难以鉴别时，行CT引导下骨穿刺活检。

6. 诊断与鉴别诊断

（1）**诊断要点** 急起发热、畏寒，患肢肿胀、疼痛，功能活动受限。慢性则有皮肤窦道不愈、流脓，患肢畸形。X线片、CT有特征性表现。

（2）**鉴别诊断** ①急性蜂窝组织炎：临床也有急性起病，感染多为软组织肿胀，局限于皮下、肌肉间隙内，尚未累及骨组织。X线片、CT示骨髓腔正常。②尤因肉瘤：长期发热，软组织肿胀。

骨破坏区呈溶骨样或成骨样改变，骨膜反应呈骨针状或葱皮样增生。贫血、苍白、骨痛、恶病质。抗感染治疗无效。CT引导下骨穿刺活检鉴别。③骨结核：儿童骨结核、骨髓炎均好侵犯干骺端松质骨。骨髓炎骨破坏区周边骨增生，硬化缘，内有小死骨。骨结核可见骨质疏松、肌肉萎缩、软组织肿胀、冷脓肿形成。PPD试验阳性，C反应蛋白阴性，抗生素治疗无效。抗结核有效。

📋 **病例3**

女性，12岁。左股骨下端反复流脓1年余。X线片示皮质毛糙、缺损、髓腔密度增高（图10.5.3）。诊断：化脓性骨髓炎。

📋 **病例4**

男性，14岁。右胫骨下段红肿2周，活动受限。CT示右胫骨下段软组织肿胀，髓腔内密度增高（图10.5.4）。诊断：右胫骨下段急性骨髓炎。

📋 **病例5**

男性，14岁。砸伤左足面后肿胀、流脓6月余。CT示左足第三趾骨骨质疏松，软组织肿胀，第一、三趾骨及皮下积气，其正常形态消失，内有多个死骨碎片（图10.5.5）。诊断：左足第三趾骨慢性骨髓炎。

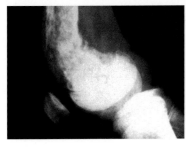 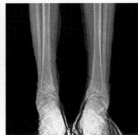 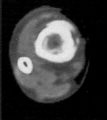 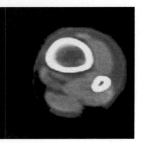

图 10.5.3 左股骨下端慢性髓炎X线片　图 10.5.4 CT图示右胫骨下段软组织肿胀

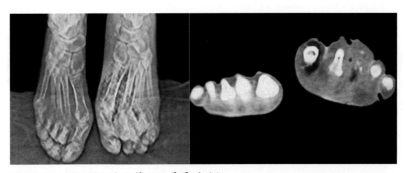

图 10.5.5 CT图示左足第三趾骨骨质疏松

病例 6

女性，13 岁。扭伤左足后肿胀，疼痛 4 个月。CT 示左足软组织肿胀，距骨中部密度增高，内见多个死骨碎片（图 10.5.6）。诊断：距骨骨髓炎。

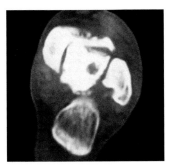

图 10.5.6 CT 图示左足软组织肿胀

病例 7

男性，17 岁。在体育运动会中，跑鞋铁钉刺破右跟骨，反复发作性疼痛 4 年余。CT 示右跟骨骨密度增高，后外骨皮质下区多发囊变区（图 10.5.7）。诊断：右跟骨慢性骨髓炎。

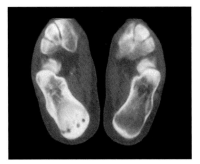

图 10.5.7 CT 图示右跟骨骨密度增高

第 6 节　其他骨与关节疾病

一、骨化性肌炎

骨化性肌炎，是指肌腱、韧带、滑膜及骨骼肌的胶原性支持组织内的异常骨化现象。可分为两个类型：外伤性和进行性骨化性肌炎。

（一）外伤性骨化性肌炎

常发生于肌肉与骨膜或骨接近之处，如肱前肌、股内收肌、股四头肌。其特点为纤维组织、骨组织与软骨组织增生及化生。本病多发生于具有瘢痕体质的患者。

1. 病理改变和发病机制

外伤后出现组织的退化与坏死。组织细胞侵入清除坏死组织的碎块，成纤维细胞进入损伤区形成一个幼稚成纤维细胞层，同时原始间胚叶细胞在损伤的结缔组织中增殖。这些间胚叶细胞具有成骨细胞的特征，钙沉积形成骨骼。骨化由边缘向中心发展，骨化后界限清晰。由于破骨细胞的作用，较小的骨化可以被吸收，肌肉外形得以恢复。

2. 临床表现

早期局部有红、肿、热、痛等表现。数日后症状消退，留有硬性肿块。数周后肿块缩小并出现骨化。病变呈间断性、进行性发展，由上向下，背侧多于腹侧。晚期关节囊、关节软骨可见骨化，关节出现骨性强直。

3. 影像学检查

（1）X 线检查　伤后不久出现局限性肿块。3~4 周肿块内有毛状致密影，其邻近的骨膜反应。伤后 6~8 周，病变边缘被致密骨包围，有新生骨。软组织肿块的核心部有囊性改变，逐渐扩大其内腔，晚期有类似蛋壳状囊肿。伤后 5~6 个月，肿块收缩，肿块与邻近骨皮质和骨膜反应间有透亮带。

（2）CT　病变多见于股骨中下段，肱骨中下段腹侧附近的软组织间隙，骨组织可见陈旧性骨折线。骨前缘的肌间隙中，散在分布或部分融合成斑片状、大小不等的、不规则高密度影，CT 值 > 120HU。骨化灶轮廓清晰。有的骨化组织出现硬化的骨环，其内有髓腔和少量骨纹理。

4. 诊断与鉴别诊断

（1）诊断要点　有外伤史，受伤部位局部留有硬性肿块，肿块缩小后，其边缘光滑，密度增高等。X 线、CT 表现典型，诊断并不困难。

（2）鉴别诊断　①骨皮质旁性骨肉瘤：肿块与骨膜皮质相连，无透亮带，其中心及与骨相接触的基底部钙化最明显，呈日射状、斑片状钙化，边界不清，生长速度较快。②骨软骨肉瘤：发生于软骨，与骨皮质间无透亮区，软组织内有弧形高密度钙化影。

（二）进行性骨化性肌炎

为先天性遗传性疾患，有家族性发病趋向。男性多见，多发于婴儿或幼儿。常合并其他畸形，如短指畸形、小指畸形、关节炎性全身假性麻痹等。

1.病　理

除面肌、膈肌和咽舌肌外都可受累，以骨骼肌为多。早期病变显示为组织浮肿样炎症反应，继而细胞增生部位出现大块胶原组织，胶原组织钙化出现类骨质。

2.影像学检查

常见于颈项部的韧带，向下扩展至斜方肌、背阔肌、胸锁乳突肌、胸背肌、脊柱韧带和腰大肌、骨盆肌。早期临床症状明显，X线检查多无阳性征象，仅见软组织肿胀。后期出现肌肉或韧带内的条状或不规则状的钙盐沉积。

📋 病例 1

男性，14 岁。车祸伤及左侧髋关节。伤后 5 个月因髋关节功能活动障碍复查，CT 示左侧髋臼外缘皮质毛糙，有乱丝麻状密度增高影（图 10.6.1）。诊断：左髋关节骨化性肌炎。

📋 病例 2

男性，15 岁。右侧臀部外伤后，局部疼痛，右侧肢体后伸位活动受限 3 个月。右侧臀部略有隆起，局部压痛。可触及质地较硬肿块，边缘欠清楚。骨盆 X 线片示右侧皮下股骨粗隆外可见斑片状稍高密度影，边界清楚（图 10.6.2）。诊断：外伤后右侧臀肌内骨化性肌炎。

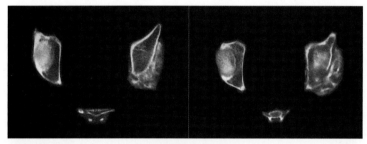

图 10.6.1　CT 图示左侧髋臼外缘皮质毛糙

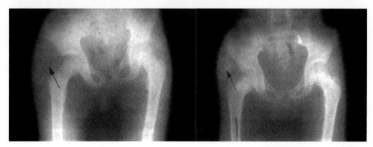

图 10.6.2　外伤后右侧臀肌内骨化性肌炎骨盆 X 线片

📋 病例 3

男性，3 岁。左前臂肿痛，伸屈活动不灵 1 月余。左前臂中段伸屈活动可触及质硬肿物。X线片示左尺桡骨中段呈斑点状、条状骨化影（图 10.6.3）。术中发现软组织间隙内粘连，剥离出多个大小不等，形状不规则的、成团的白色质硬的结节。出院诊断：左尺桡骨中段骨化性肌炎。

二、色素沉着绒毛结节性滑膜炎

色素沉着绒毛结节性滑膜炎（PVNS），又称

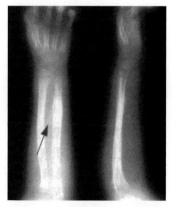

图 10.6.3　左尺桡骨中段骨化性肌炎 X 线片

良性滑膜多形核细胞瘤，是指发生于儿童髋关节、膝关节滑膜的疾病。儿童罕见。

1. 病　因

病因不明。主要为慢性炎症、肿瘤、代谢紊乱、关节创伤、关节腔内反复出血等。

2. 病　理

肉眼所见：关节腱鞘的滑囊滑膜增厚，呈葡萄状。有黄棕色绒毛结节形成，绒毛结节大小、长短不等。关节边缘软骨下晚期可见广泛纤维化，滑膜结节可压迫、侵蚀相邻骨质，形成大小不等的囊状骨破坏区。镜检：绒毛或结节内可见滑膜内皮细胞增生，同时伴有胶原、玻璃样变，还可见胆固醇结晶及泡沫细胞，巨噬细胞内含有大量含铁血黄素。

3. 临床表现

多见于青少年。病程长，发展缓慢，间歇发作，常在 30~40 岁时被发现。发热等全身症状较轻或无。好发于膝、踝、髋、肘、肩等部位。主要有关节肿痛，无局部温度增高。关节腔有积液或关节软骨或骨破坏时活动障碍，交锁或屈曲强直。关节周围可触及结节样肿块，压痛明显。

4. 实验室检查

·关节腔抽取液呈褐黄色或浆液血性，镜检有大量胆固醇结晶。

·有感染时，周围血象白细胞和中性粒细胞增高。

5. 影像学检查

（1）**X 线检查**　无钙化的软组织肿块。关节软骨被破坏，间隙变窄。关节两侧骨质有缺损。早期边缘不清，后期有周围硬化透光区。

（2）**CT**　关节滑囊边界清晰，有低至等密度滑膜腔内积液，尤其靠滑膜壁密度增高。增强扫描，增厚的滑膜组织及相邻的肿块有强化。骨质破坏改变：软骨下，靠皮质边缘有大小不等低密度囊变区，病变区周围有骨硬化缘。

（3）**MRI**　滑膜增厚，关节腔积液，呈绒毛状、结节状的滑膜隆起，关节间隙软组织肿块。病变组织内有含铁血黄素沉积。MRI 特征：T1WI、T2WI 均为低信号。长 T2 高信号关节腔积液衬托下更有特征性。当病变早期或以纤维化为主时，表现为 T1WI 等至低信号，T2WI 稍高信号改变。有骨侵蚀 FLAIR 序列信号增高。在 X 线没有改变前即可看到关节软骨下髓腔内的长 T1、长 T2 信号。

6. 诊断与鉴别诊断

（1）**诊断要点**　反复发作性关节肿胀、疼痛或轻压痛，功能活动障碍。X 线片、CT 示骨破坏，软组织肿胀。关节腔穿刺呈棕褐色或浆液血性液体，检出胆固醇结晶即可确诊。

（2）**鉴别诊断**　①骨关节结核：患儿低热、盗汗、体重不增，关节肿胀、疼痛，活动受限。血沉增快，PPD 试验 (+++)。X 线片及 CT 可见骨破坏呈溶骨样、虫蚀状骨质疏松，关节间隙狭窄。②滑膜软骨瘤病：有游离样钙化，滑膜增厚不如 PVNS 明显，MRI 表现无特征性的 T2 更低信号改变。③滑膜肉瘤：关节肿痛，活动障碍。X 线片及 CT 示软组织肿胀，内有不规则钙化影及骨破坏。④血友病甲型关节炎：患儿自幼反复皮肤黏膜出血，发作性关节肿痛，关节假瘤畸形。第Ⅷ因子缺乏，凝血时间异常。

📋 病例 4

男性，5 岁。左膝关节反复肿胀 6 个月。X 线片示左膝关节软组织肿胀，股骨下端、胫骨平台骨小梁稀疏（图 10.6.4）。MRI 示 T1WI 显示左膝屈曲畸形，关节软骨变性，关节腔内及周围软组织可见多个形态不一的 T1WI 等至稍高信号改变。沿近端向远端蔓延。软组织内纤维瘢痕的低信号。关节穿刺术后病理：色素沉着绒毛结节性滑膜炎。

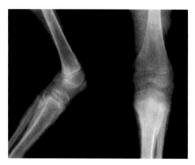

图 10.6.4　X 线片示左膝关节软组织肿胀

三、肋软骨炎

肋软骨炎，也称蒂策病（Tietze's disease），是指胸肋关节近端的肋软骨炎症性肿胀、局部疼痛。肋软骨本身无血管组织，血液主要依靠软骨膜的弥散供应。软骨膜发生感染时，软骨内有死骨、钙化等。

1. 病　因

常见病毒感染后，结核病全身感染免疫状态低下或伤寒、副伤寒经血运感染或胸外手术后局部感染。

2. 实验室检查

- 白细胞计数增高，中性粒细胞增高。
- 血沉增快。
- C 反应蛋白阳性。

3. 临床表现

胸部疼痛或胸肋关节附近皮肤充血、肿胀、皮温较高、压痛明显，尤其于吸气末胸部扩张时胸肋关节疼痛明显。查体：第 1~4 胸肋关节隆起、肿胀、充血，压痛阳性。

4. 影像学检查

（1）X 线检查　患侧胸肋关节略有增大。患侧偶有检出肺内结核感染灶，但大多在胸部 X 线片显示正常。

（2）CT　胸部骨性结构完整、不对称。发病部位的胸骨体与肋软骨交界处有肿胀，边缘粗糙，呈细小的锯齿状改变。局部肋软骨增大且见小斑块状钙化，软组织间隙无渗出、破坏。

📋 病例 5

女性，13 岁。反复左胸部疼痛 5 年余。5 年前上呼吸道感染时发热伴胸疼。胸骨体旁左侧第 4 肋软骨部位较对侧明显隆起，局部压痛。CT 示左侧第 4 前肋肋软骨斑片状略高密度影（图 10.6.5）。诊断：左侧第 4 肋肋软骨炎。

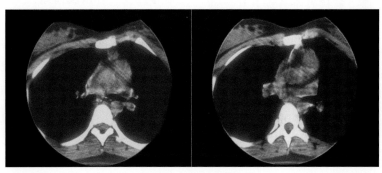

图 10.6.5　CT 图示左侧第 4 肋关节有略高密度影，软骨增粗、膨胀，较对侧增大畸形，边缘欠光滑

四、骨骺炎

骨骺炎，是指骨骺遭受各种病原菌感染后所致的急、慢性炎症。

1. 病　因

在各种感染中，尤其是全身性严重的感染最易造成本病的发生。致病菌主要有金黄色葡萄球菌、溶血性链球菌、肺炎球菌。临床上更多见毒力较低的致病菌引起的骨骺感染。

2. 实验室检查

- 白细胞计数升高 [（1.5~2.0）× 10^9/L]。急性期中性粒细胞增多。隐匿起病，则白细胞的计数、分类均正常，偶有淋巴细胞增多。有时红细胞总数及血红蛋白减少。
- 血沉增加。

3. 临床表现

患儿绝大多数起病隐匿，病程较长。有肩、膝关节肿痛、不适、活动障碍。每遇傍晚时分或临睡前症状明显。查体：局部皮肤肿胀，肤色不红。肩、膝关节屈曲、外展、内收或者上抬的活动受限，局部有轻压痛。

4. 影像学检查

（1）X 线检查　受损的关节间隙变狭窄或增宽，

关节囊内有积液。骨骺板不完整，密度不均匀，且呈溶骨样、虫蚀样破坏，周边有硬化缘。

（2）CT 骨骺破坏与增殖性病理细微的结构改变较 X 线平片清晰。可见骨骺内有低密度的溶骨样破坏，周边处的骨骺密度更清晰。

5.诊断与鉴别诊断

①骨肉瘤：多见于青少年。发热、近关节处红肿、疼痛活动障碍。X 线片及 CT 示骨骺端软组织肿胀，骨膜反应表现为增生，骨质被破坏呈溶骨样。发病部位是干骺端，非骨骺处。必要时可做 CT 引导下的骨介入穿刺活检。②骨髓炎（硬化型）：骨干骨髓腔内的急、慢性炎症，尤其在慢性骨髓炎中，骨皮质增厚，骨密度增多，骨髓腔发生闭塞。③低毒感染：临床多见一些骨局限性溶骨样破坏，皮质发生缺损，破坏区内抽出巧克力样或果酱样稠厚的液体。④骨瘤：有骨局部疼痛，傍晚或夜间症状可加重，水杨酸治疗有效。X 线片及 CT 示骨皮质下有圆形、类圆形的透光区，骨皮质密度增高，内可见瘤巢。⑤骨结核：患儿有长期的低热、盗汗、体重不增。骨关节肿痛，跛行，活动受限。X 线片、CT 可见邻近关节以下的骨质破坏。⑥白血病：患儿有长期的低热、贫血、肝脾大及淋巴结肿大。X 线片、CT 示长骨的干骺端病变。血常规有异常细胞增高。

📋 病例 6

女性，14 岁。右肩肿痛 3 个月，上举困难。CT 示右肩肱骨头骨骺不完整，密度不均匀，外上有多个灶状的低密度溶骨样破坏（图 10.6.6）。CT 引导下穿刺活检，术后病理证实骨骺炎。诊断：右肱骨骨骺炎。

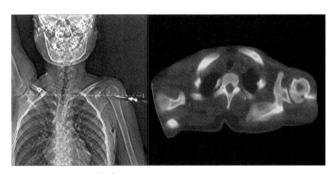

图 10.6.6　右肱骨骨骺炎 CT 图

📋 病例 7

男性，6 岁。左膝关节肿痛 2 月余。术前 CT 示左股骨下端的骨骺内有多个溶骨性破坏，同时还有斑点状密度增高。CT 引导下穿刺针已准确进入预选区内，取病理组织数小块（图 10.6.7）。术后病理证实左股骨下端骨骺炎。诊断：左股骨下端骨骺炎。

五、发育性髋关节脱位

发育性髋关节脱位（DDH），是儿童较常见的髋关节畸形，中国的发病率为 3.8‰。病变累及髋臼、股骨头，关节囊和髋关节周围的韧带和肌肉。出生时体征不明显，尽管在新生儿期内由专门的医生进行普查，仍有漏诊。如果延误诊治，最终将导致不可逆的创伤性骨关节炎和残疾。

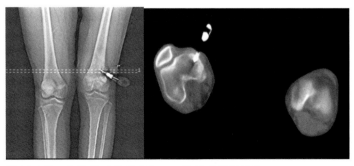

图 10.6.7　左股骨下端骨骺炎 CT 引导下穿刺活检

1. 病因及发病机制

发病原因多样，包括基因遗传、产后和机械损伤。这些因素之间的因果关系目前仍未明确。本病为单基因或多基因遗传。文献报告同胞兄弟姐妹中发病率为7.10%，高于普通人群发病率的7倍。

母体内雌激素过高与胎儿关节韧带松弛有关。本病患儿雌酮及雌二醇水平明显高于健康婴儿，雌激素有很强的致骨盆、关节囊、韧带松弛作用。胎儿在宫内由于胎位异常或承受机械压力可能导致髋关节正常解剖关系被破坏，影响髋关节发育。

2. 病理改变

脱臼前期仅有关节囊松弛、股骨头及髋臼发育不良，脱臼后髋部各组织将发生明显变化。随着年龄增加及负重行走增多，病变将日趋加重。①髋臼：变浅呈碟形、拉长。后缘、上缘及前上缘凸起不够，较平坦，致髋臼深度不够，斜度增加，臼面软骨凹凸不平，失去正常光滑度，臼窝内由脂肪组织填充，圆韧带肥厚变长，关节盂唇肥厚、内翻，臼横韧带肥厚，位置上移。②股骨头：病侧头骺骨出现较晚，发育异常，由于失去与臼的相互刺激而一部分发育小，一部分由于失去臼的制约而发育过大，形状不规则，呈锥形或半锥形，部分软骨面变性脱落。③股骨颈：正常儿童股骨颈与股骨干形成前倾角为25°~30°，该病患儿此角度增加，甚至可达80°。④关节囊：由于股骨头的脱位上移，导致松弛的关节囊进一步拉长、肥厚，进而与髂骨翼粘连，其形状为葫芦状，甚至哑铃状。⑤髂骨翼：由于长期脱出及行走，在脱出的股骨头处，髂板形成一凹性浅窝，即所谓的"假臼"或"继发性髋臼"。⑥肌肉：髋关节周围肌肉随着股骨的上移而发生继发性挛缩，髂腰肌、内收肌群挛缩尤为明显。

3. 临床表现

婴儿期，患侧肢体喜屈曲，活动少。足蹬踩时力量明显低于对侧。会阴部增宽，臀纹增深。在更换尿布时出现弹响声，髋屈曲时外展受限，行髋关节脱出试验(BarLow征)及复入试验

（Ortolani 征）均为阳性。双髋和双膝关节屈曲、两腿并拢、双足跟对齐时，患侧膝平面较健侧短。

站立、行走后患儿臀部增宽，股骨大粗隆突出，如双侧脱位，表现为臀部后耸，腰前突增大。臀中肌阳性步态，双侧脱位者行走为摇摆的"鸭步"步态，股三角空虚，股动脉搏动减弱。内收肌群紧张，髋关节外展受限，Allis 征阳性。

4. 影像学检查

（1）X 线检查　髋臼发育不良，髋臼变浅，髋臼角增大，股骨头骺骨化中心出现晚且发育小，股骨头向外移位，位于 Perkin 方格的外下、内上或外上象限中，CE 角小于 20°，ShenTon 线及髂颈线连续性中断，脱臼侧 Kohler 泪点征象消失。

（2）CT　双侧或单侧髋关节发育不良的全貌。髋臼、股骨头与髋臼窝关系紊乱，向前平行或稍向外上移位，其夹角 ≥ 90°。股骨头骺小，密度不均。髋臼与股骨头间隙增宽，由脂肪密度填充，CT 值为 7~20HU。三维重建图可示股骨头骺与髋臼的关系。将股骨头骺移位、游离后观察单纯髋臼，臼窝似浅盘状改变。

病例 8

女性，3 岁 5 个月。学步时呈"鸭步"，关节弹响，经蛙式石膏固定，右侧复位，左侧欠佳。CT 可见右侧髋臼与股骨头的位置恢复正常；左侧髋臼盂浅，股骨头向前外移位，头骺形态小，密度不均（图 10.6.8）。术中切除增生脂肪组织，将股骨头还纳正常位。出院诊断：左侧发育性髋关节脱位。

病例 9

女性，13 岁。跛行 10 年余。CT 示左侧髋臼变浅、增宽畸形，关节间隙较对侧也增宽，股骨头向前外侧脱位（图 10.6.9）。诊断：左侧髋关节发育性脱位。

病例 10

女性，8 岁。跛行，髋部疼痛 7 年，第二次手术。CT 冠状位示左股骨头位于 Perkin 方格外的左前方（图 10.6.10）诊断：左发育性髋关节脱位。

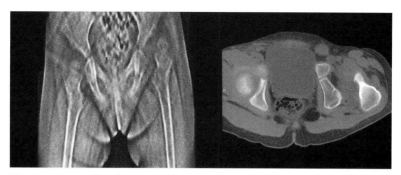

图 10.6.8　CT 图示左侧髋白盂浅

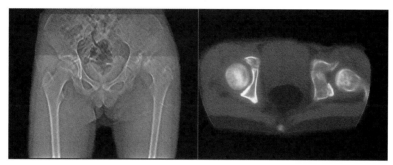

图 10.6.9　左侧发育性髋关节脱位 CT 图

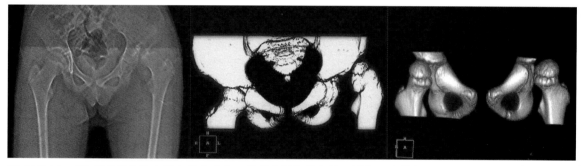

图 10.6.10　CT 图示冠状位左髋白呈浅盘状，股骨头骺与髋白间距增大，股骨头骺位于 Perkin 方格外的左前方

📋 病例 11

男性，9 个月。双下肢不等长，蹬力不对称。查体发现臀纹不对称，双下肢相差 2cm，髋关节弹响征可疑。DR 示骨盆骨结构形态不对称，左侧明显异常，左侧髋白较右侧变浅，股骨头骺形态小，密度浅；双髋关节 Higenreiner 线呈右高左低，左侧髋白角较右侧增大，左侧股骨头部分不在 Perkin 方格内下象限，左侧 Shenton 线不连续，右侧 Shenton 线连续；双侧股骨骺线清晰（图 10.6.11）。诊断：骨盆发育异常并左髋关节半脱位。

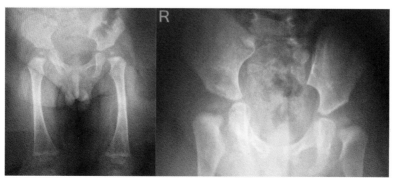

图 10.6.11　骨盆发育异常并左髋关节半脱位图

六、股骨头骨骺缺血坏死

股骨头骨骺缺血坏死，也称股头骨骺骨软骨病，是指股骨头骨骺血供中断引起软骨缺血坏死。本病在 1910 年分别由美国的 Legg、法国的 Calve 和德国的 Perthes 同时报道，故称为 Legg-Calve-Perthes 综合征。本病为自愈性疾病。以北欧和俄罗斯北部多见，发病率约为 1%~3%。本病多发于男性，男女之比为（4~5）:1。发病年龄为 3~10 岁，以 5~9 岁为高发，偶见于 12 岁。80% 的病例为单侧，20% 则表现为双侧均受累。女孩发病预后较差。

1. 病 因

股骨头骨骺缺血坏死。股骨头骺有独特的血供方式，股骨颈表面以网状相互吻合式的血管床，被膜内供血。如果血管床先天发育异常、炎症或外伤后致使血供中断，侧支循环尚未建立，可导致软骨缺血坏死。

2. 病 理

本病主要为骨坏死与骨修复交替进行。早期肉眼所见患肢股骨头骨骺、关节腔黏膜充血、肿胀。股骨头骺变小。头骺下有微小骨折，塌陷。镜检：骨骺变性、充血、水肿、坏死。坏死区内骨细胞固缩，细胞核消失。骨隐窝空虚。髓腔溶解、液化和萎缩，并有少量炎症细胞浸润。晚期肉眼所见股骨头骨骺畸形，密度增高。镜检：骨骺广泛的肉芽组织增生，修复后钙盐沉积。

3. 临床表现

起病缓慢，病程长。患儿常诉股前区或髋部隐痛或间歇性疼痛，向膝部或下腰部放射，乏力。初行走步态不稳，间歇性跛行或"无痛性跛行"，后持续性跛行。劳累后加重。

查体：双下肢不等距，患肢稍短。髋关节肌肉紧张伴轻度活动受限。屈曲内收畸形。伸直时外展、内旋、内收均有受限。晚期臀部股骨近端的肌肉萎缩。

4. 影像学检查

（1）**X 线检查** 早期为股骨头骨骺较健侧小，伴有皮质下骨折或半脱位。变性期可见骨骺嵌塞、硬化或头骺呈碎骨片状的扁平髋。晚期股骨头呈蘑菇头样变，股骨颈增宽变短。

（2）**CT** HRCT 显示患侧股骨头骨骺形态小，呈方形、杵状或扁平状。边缘不光滑、毛糙，有花边或细齿状的凹凸不平。骨质密度不均，或畸形的头骺密度增高，呈斑点状、条块状或斑片状骨化，骨硬化区内有碎片状、圆形或类圆形囊变，病灶周边有硬化缘。坏死囊变多位于皮质下区。骺内有微小骨折。股骨头骨骺与髋臼之间距离增宽，髋臼盂变浅，导致继发性股骨头骺半脱位。股骨颈增粗变短。

（3）**MRI** T1WI 呈扇形或楔形血管分布区的低信号，T2WI 则呈高信号。病灶缺血、水肿。中晚期可见股骨头骨骺内信号不均匀，呈低信号、稍高信号改变，即"双边征"，并有继发软骨下骨折及关节腔内积液。

5. 诊断与鉴别诊断

（1）**诊断要点** 起病隐匿，髋部疼痛、跛行。DR、CT 示早期股骨头形态正常，骨骺密度不均、增高，囊变。晚期股骨头形态异常、头骺碎裂，颈增粗变短，髋臼变浅而宽。

（2）**鉴别诊断** ①短暂性滑膜炎：多见于 3~9 岁的儿童。近期病毒性感染后髋关节肿胀、疼痛、功能活动受限。DR、CT 均显示关节间隙增宽，关节面光滑，关节囊肿胀。文献报告关节镜检查示滑膜细胞增生、肥大，关节囊内滑膜液增多，关节内压力增高。MRI 显示髋关节内积液信号。②髋关节结核：髋关节间隙变窄，髋臼非持重关节面骨质破坏，骺疏松。结合临床表现、血沉快、C 反应蛋白阴性、PPD 试验阳性、T 细胞斑点试验阳性作出诊断。③化脓性髋关节炎：起病急，症状重。早期髋关节积液，骨膜反应，骨皮质破坏。晚期则有关节强直。

📋 病例 12

女性，8 岁。右侧髋关节疼痛、跛行 3 年。CT 示右股骨头呈方形，右髋臼外缘皮质下有囊变，右侧股骨颈增粗变短（图 10.6.12）。诊断：右侧股骨头骨骺缺血坏死。

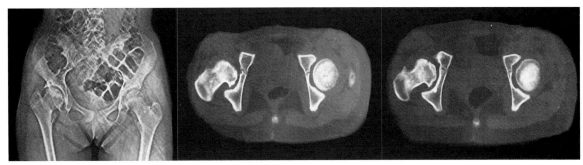

图 10.6.12　右侧股骨头骨骺缺血坏死 CT 图

📋 病例 13

男性，6 岁。右髋疼痛 1 年，跛行 8 个月。CT 示右侧股骨头骨骺呈方形，股骨颈较左侧增粗变短（图 10.6.13）。诊断：右侧股骨头骨骺缺血坏死。

📋 病例 14

男性，7 岁。左髋不适，跛行 10 月余。CT 示左侧股骨头骺增大，皮质不光滑，皮质下有斑点状低密度囊变，头骨骺大部分密度增高（图 10.6.14）。诊断：左股骨头骺坏死。

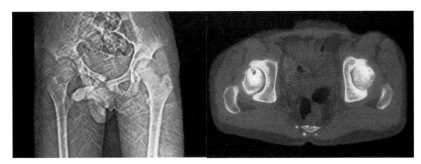

图 10.6.13　CT 图示右侧股骨颈较左侧粗、短

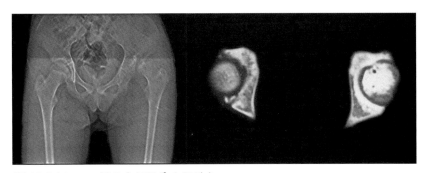

图 10.6.14　CT 图示左侧股骨头骺增大

📋 病例 15

男性，11 岁。右侧髋部疼痛，行走困难 4 年。CT 示右侧股骨头骨骺形态变小，密度增高，头骺前缘皮质下可见大的低密度囊变区及皮质下骨折，骨碎片游离；同时可见右侧股头骨骺与髋臼间距增宽（图 10.6.15）。诊断：右侧股头骨骺缺血坏死并关节腔积液。

📋 病例 16

男性，14 岁。跛行，腘窝部疼痛 6 年。CT

示双侧股骨头变形，股骨颈增粗（图 10.6.16）。诊断：右侧股骨头骨骺缺血坏死。

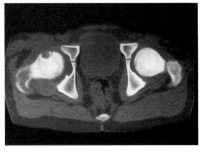

图 10.6.15　右侧股骨头骨骺缺血坏死 CT 图

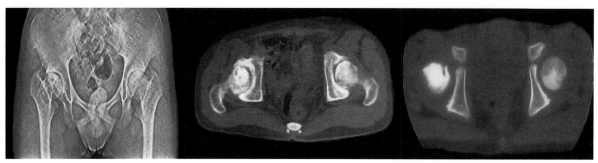

图 10.6.16　CT 图示双侧股骨头骺变形，股骨颈增粗变短，股骨头骺皮质毛糙，持重面皮质下呈低密度囊变，其周边骨质密度增高

七、股骨头骨骺滑脱

股骨头骨骺滑脱，是指股骨头骨骺近端由于骺软骨板分离、滑脱，或发生 Salter Harris I 型骺骨折。发病情况，多见 9~14 岁青少年，发病年龄：平均 13 岁。发病部位，80% 为单侧，20% 为双侧患病。

1. 病　因

原因不明确，与创伤、肥胖、局部血液循环障碍、骨骺短期内生长迅速有关。内分泌原因包括甲状腺功能减退、肾性营养不良。文献报告生长激素治疗矮小症后罕见发生。

2. 病　理

大体所见：患肢的骺与干骺端之间连接不紧，间隙增宽。

3. 临床表现

急性发病或起病隐匿，患儿自觉臀部、腹股沟或膝关节疼痛，后者仅有 20% 不适。跛行，患肢足尖向外，呈八字形。查体：患肢仅能外旋、外展，不能内旋。当屈髋时，外旋加重。

4. 影像学检查

（1）X 线检查　患侧骺软骨板旋转、增宽。骺软骨板与干骺端接触面为不规则形。骺骨从中心向内后下方移位，或骺翻转位于股骨颈的前外缘。慢性期可见股骨头骨骺滑脱后溶解、吸收。侧位片示骺向股骨颈的背侧移位、倾斜。骨骺位于前角低，后角高。

（2）CT　患侧髋关节形态畸形。股骨头骨骺外形异常，双侧不在同一水平线。股骨头骨质与干骺端不在一条垂线上，成角改变。骺向干骺端的

内下方或外上方滑脱、移位。慢性病例可见滑脱的股骨头骨骺变小、溶解、吸收。软组织间隙在急性期有渗出、水肿，或仅见骺、干骺端位置异常。关节间隙未见异常。

📋 病例 17

男性，14 岁。左腹股沟疼痛半年，活动受限。CT 示左侧股骨头骨骺增大，密度增高；干骺端与股骨头骺间有半弧形密度减低区，头骺向髋臼内后下方滑脱（图 10.6.17）。诊断：左侧股骨头骨骺滑脱。

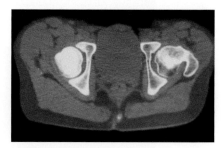

图 10.6.17　CT 图示左侧股骨头骨骺增大

📋 病例 18

男性，12 岁。右臀部疼痛、跛行 1 年。CT 示右侧股骨头骨骺形态异常，并向髋臼内下滑落（图 10.6.18）。诊断：右侧股骨头骨骺滑脱。

八、股骨头下疝窝

股骨颈疝窝，又称股骨颈前上部的纤维囊性改变。发生于股骨头基底和股骨颈中轴线外侧位，外上象限有圆形、卵圆形透亮区，周边有硬化缘，股骨颈少见病变。本病于 1982 由 Pitt 首先报告。当手术切除疝窝后，临床症状消失。可能为髋关节撞击综合征。病因不明。多见于年长儿。

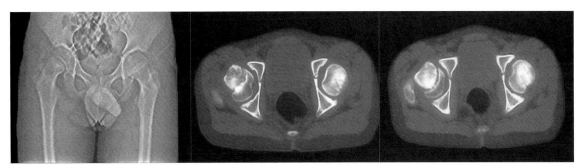

图 10.6.18　右侧股骨头骨骺滑脱 CT 图

病例 19

　　男性，35 岁。右下肢不适月余，CT 检出股骨头下疝窝，其母曾因股骨头缺血坏死行髋关节置换术。CT 示右髋关节右股骨头非持重面骨膜下可见一类圆形低密度囊性灶，边界清，周边可见骨硬化缘，所见关节结构完整，关节面光滑，关节间隙不窄，关节周围软组织无明显肿胀征象（图 10.6.19）。三维重建示右髋关节右股骨颈骨膜下可见类圆形囊性密度影，境界清晰。诊断：右股骨头下疝窝。

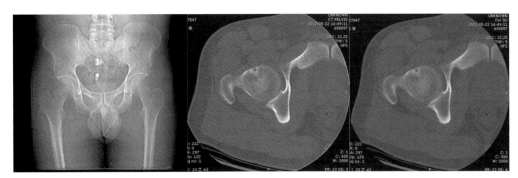

图 10.6.19　CT 图示右髋关节右股骨头非持重面骨膜下有一类圆形低密度囊性灶，边界清

第 11 章
膝关节疼痛

儿童膝关节疼痛是儿科临床最常见的就诊原因之一。临床医生常常首先考虑生长性骨痛，这样可能会遗漏许多其他疾病。应在排除器质性疾病后，多方考虑，避免误诊。

第 1 节　先天性异常代谢病

一、肝豆状核变性

📋 病例 1

男性，12 岁。双膝关节疼痛 3 年，多次尿常规检查隐性血尿。角膜 K-F 环阳性。意向震颤明显。隐血实验（++），血、尿铜蓝蛋白排泄增高。双腕部 X 线片示干骺端增宽，杯口状改变，骺线模糊。头颅 CT 示双侧基底节区对称性低密度影，边缘模糊。确诊：肝豆状核变性致膝关节疼痛。

经青霉胺治疗 3 年后，双侧膝关节疼痛症状和隐性血尿消失。粒细胞、血小板减少，青霉胺减量维持，血象逐渐恢复。复查头颅 CT 示双侧豆状核低密度影无改善，丘脑对称性低密度影，较前略有改善，CT 值为 26HU，脑沟回、小脑蚓部增宽加深（图 11.1.1）。

二、黏多糖贮积症（Ⅳ型）

📋 病例 2

女性，11 岁。膝关节疼痛伴活动障碍 2 年，逐渐出现下蹲困难。身高 135cm，体重 25kg，无异常面容。脊柱侧弯畸形，双下肢呈"X"形，步态不稳。X 线片示脊柱侧弯，椎体呈"子弹头样变"（图 11.1.2）。尿黏多糖排泄：硫酸软骨素。

确诊：黏多糖贮积症Ⅳ型。

转归：双侧膝关节经矫形术后行走恢复。随访 1 年一直未长高。黏多糖贮积症Ⅳ型并侏儒症（矮小症）。

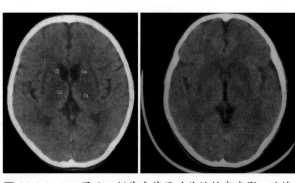

图 11.1.1　CT 图示双侧基底节区对称性低密度影，边缘模糊

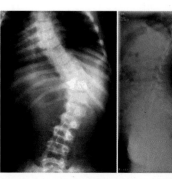

图 11.1.2　脊柱正侧位片图示脊柱侧弯，椎体呈"子弹头样变"

三、血友病甲型致骨关节病

病例 3

男性，10 岁。自幼常有牙龈渗血。7 年前撞伤后皮肤瘀斑、左膝关节肿痛持续不退。2018 年 10 月诊断血友病甲型。此后，反复皮肤黏膜瘀斑、左膝关节肿痛时轻时重，活动不便。静脉输入凝血因子Ⅷ，初始 2~3 次 / 月，方能缓解。随出血频率增加，1 次 / 周，近期 2~3 次 / 周，左膝关节肿痛不缓解，同年 11 月又有右踝关节肿胀，每次均以输入凝血因子Ⅷ好转。

现查体：精神一般，神志清楚。皮肤黏膜未见黄染、瘀斑、出血点。浅表淋巴结未及。心肺腹未检出异常。肝脾未触及。左膝关节肿胀、压痛明显，活动障碍，浮髌试验阳性。神经系统未检出异常。活化部分凝血活酶时间和 D 二聚体升高。

左膝关节彩超示左膝关节少量积液伴多发滑膜结节增生及骨侵蚀。DR 示膝关节诸骨密度减低，骨端膨大，股骨髁间凹增宽、加深，关节边缘骨质破坏，关节面不平整，关节间隙狭窄；髌上囊肿胀、密度增高，周围软组织萎缩（图 11.1.3）。MRI 示 T1WI+ PDWI 序列滑膜明显增厚，可见结节样双低信号（含铁血黄素沉积），关节腔积液，信号不均匀（图 11.1.4，图 11.1.5）。

诊断：血友病甲型并左膝关节骨关节病。

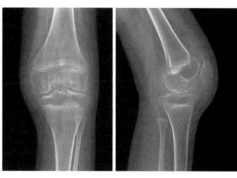

图 11.1.3　血友病甲型 DR 图

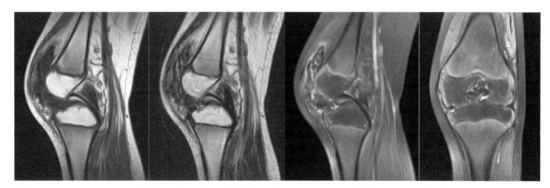

图 11.1.4　MRI 图示除骨质改变以外，膝关节软骨侵蚀、破坏，关节腔积液，关节滑膜不规则增厚、信号不均，内可见斑片状及结节状双低信号（含铁血黄素沉积）

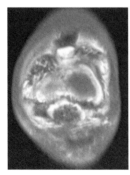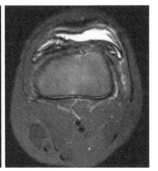

图 11.1.5　MRI 图示关节腔积液，关节滑膜增厚，T2WI 呈低信号

四、迟发性佝偻病 - 低磷性佝偻病

低磷性佝偻病，也称低磷性骨软化症或骨质疏松症，*PHEX* 基因变异致病。*PHEX* 基因如发生致病变异可引起 X 连锁低磷性佝偻病。根据遗传方式分为 X 连锁低磷性佝偻病、常染色体显性遗传低磷性佝偻病、遗传性低磷性佝偻病并高尿钙症、X 连锁隐性低磷性佝偻。临床表现：5~6 岁左右出现典型的活动性佝偻病，表现为骨骼畸形、侏儒症、骨折、肌张力减低。血磷升高，尿磷降低，钙磷乘积 < 30；血清碱性磷酸酶增高；血甲状旁腺激素增高，血 1,25（OH）$_2$D$_3$ 水平降低。

鉴别诊断：①活动性佝偻病有临床症状及体征，血钙、血磷降低，血甲状旁腺激素升高，尿磷正常。维生素 D$_3$ 治疗有效。②家族性抗维生素 D$_3$ 病：四肢末梢抽搐、肌无力较重，血钙降低、血磷正常或增高。生理剂量或短期大剂量维生素 D₃ 治疗有效。

病例 4

女性，6 岁。在拍球活动中，拾球时摔倒撞至马路道沿台阶，右股骨下段骨折，拍片发现右股骨下段骨皮质断裂，断端移位。身高 116cm。体重 22kg。发育营养中等，消瘦。胸廓轻度畸形，左侧肋膈沟、肋外翻（图 11.1.6）。双侧手腕、踝关节呈"手镯、脚镯"改变。足月顺产第二胎，母乳喂养，适龄添加辅食，不挑食。曾间断添加维生素 D₃、钙剂。户外活动较多。父母体健，否认近亲结婚，否认家族中类似病变。

实验室检查：①碱性磷酸酶 560U/L（正常值＜ 100U/L）；②肌酸激酶 35U/L（正常值

36~174U/L）；③血钙、血磷降低。尿磷排泄增高。

患儿、父母全血基因检测检测结果：*PHEX* 基因变异与所致疾病临床表型相符，且变异评级为致病的变异。结合其父母检查结果，推测该变异极有可能为新发变异，同时不能完全排除其父母为生殖细胞嵌合型携带者的可能。*PHEX* 基因如发生致病变异可引起 X 连锁低磷性佝偻病，X 连锁显性遗传。基因诊断：低磷性佝偻病（*PHEX* 基因突变）。

患儿第二掌骨近端的小多角骨关节面略变凹（图 11.1.7）。头骨、钩骨相邻面未见重叠，舟骨骨化中心未出现。尺桡骨，尺骨骨骺骨化中心未出现。骨龄略迟滞，符合 4 岁 2 个月。DR 示股骨中下段可见骨皮质断裂，断端成角错位，软组织肿胀（图 11.1.8）。

最后诊断：低磷性佝偻病（*PHEX* 基因突变）骨龄略迟滞并右股骨中下段骨折。

转归：经维生素 D 31 000IU+ 磷酸盐合剂 4 次／天，每次 20mL 治疗 2 个月 + 日光浴。复查右下肢骨折部位有少量骨痂形成；甲状旁腺素、25- 羟基维生素、骨钙素均正常。目前仍在随访中，高磷饮食，预防骨折再次发生。

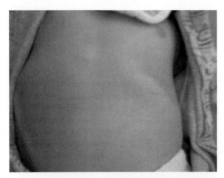

图 11.1.6　低磷性佝偻病（*PHEX* 基因突变）外观

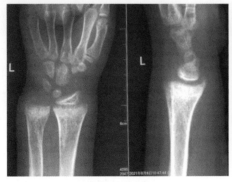

图 11.1.7　低磷性佝偻病骨龄

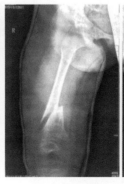
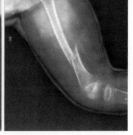

图 11.1.8　DR 图示右股骨中下段可见骨皮质断裂，断端成角错位，软组织肿胀

第 2 节　骨的其他间叶性肿瘤

一、纤维性骨皮质缺损

纤维性骨皮质缺损，也称纤维性干骺端骨皮质缺损，是指发生于青少年长管状骨的干骺端骨皮质缺如，同时间以病灶周围骨质硬化。此病原因不

明。有自愈可能或发展成非骨化性纤维瘤。

1. 临床表现

患儿多无临床症状，或在剧烈活动以后自觉患肢疲困不适。偶尔局部有压痛，有时外伤后发

生股骨颈骨折而检出异常。

2. 影像学检查

（1）DR 长骨干骺端骨质边缘呈局灶连续性中断，为卵圆形或椭圆形、类圆形透亮区，边界清。病变区有膨胀性改变，其边缘骨质密度增高，有骨硬化缘。

（2）CT 骨窗显示与 X 线征象相似，病变区域的细微结构显示更清晰。如有病理性骨折，可见皮质中断，内壁不光滑。软组织窗显示，如发生病理骨折，软组织肿胀，内有骨折碎片。

病例 1

女性，7 岁。下肢乏力，不适 3 月余。CT 示股骨远端屈侧骨皮质缺损，周边有骨硬化缘（图 11.2.1）。诊断：股骨远端屈侧骨皮质缺损。

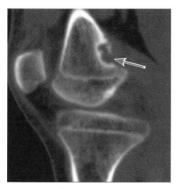

图 11.2.1 CT 图示股骨远端屈侧骨皮质缺损

二、腓骨上端骨囊肿

腓骨上端骨囊肿，是指发生于长骨骨干或近干骺端单房性囊肿。多见于青少年。发病部位中肱骨上端约占 50%，其次为股骨上、下端、胫骨、腓骨近端，偶见股骨颈。临床表现为患儿跑、跳等剧烈活动后自觉患侧肢体不适、乏力、隐隐作痛。偶尔因局部病理性骨折，检出病变。

病例 2

男性，14 岁。左膝关节疼痛 1 年。CT 示左腓骨上端骨皮质变薄，膨胀性改变，连续性中断，断端相互重叠（图 11.2.2）。诊断：左腓骨上端骨囊肿并病理性骨折。

病例 3

女性，13 岁。左膝关节肿痛，上下楼活动受限 1 月余。左膝关节胫骨结节区肿胀，压痛明显，

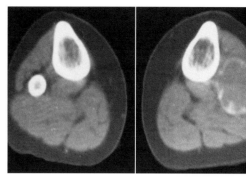

图 11.2.2 CT 图示左腓骨上端骨皮质变薄，膨胀性改变，连续性中断，断端相互重叠

屈曲活动受限。

DR 示胫骨上段低密度囊性灶，边界清，前缘骨皮质断裂缺损，并见软组织密度影向外隆突，其大小约 6cm×5cm×3.3cm，囊腔内密度不均，有线样分隔（图 11.2.3）。诊断：左胫骨上段良性扩张性病变，术前考虑骨囊肿。

CT 示左胫骨上段可见一椭圆形低密度影，边缘清楚，密度较均匀，内有分隔，周围骨皮质变薄，局部断裂，骨膜反应不明显，其大小约 3.6cm×5cm×3.3cm，其前缘可见软组织间隙有肿胀。CT 诊断：左胫骨上段及前缘软组织间肿胀，考虑骨囊肿。术后病理证实左胫骨上段骨囊肿。

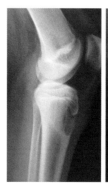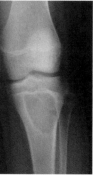

图 11.2.3 左胫骨上段骨囊肿 DR 图

三、骨纤维结构不良

病例 4

男性，7 岁。左膝关节上不适 1 年余。X 线片 +CT 示左股骨下段呈囊性扩张性改变，内可见丝瓜络样改变（图 11.2.4）。病理活检证实骨纤维结构不良。

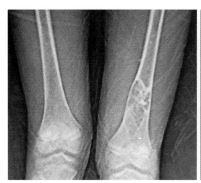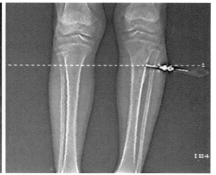

图 11.2.4　骨纤维结构不良 CT 引导下穿刺活检图

病例 5

男性，10 岁。左膝困乏，双下肢不对称 2 年。CT 示左胫骨下段呈多囊状膨胀，囊内有条状骨纹（图 11.2.5）。病理活检证实骨纤维结构不良。诊断：骨纤维结构不良。

四、骨软骨瘤

骨软骨瘤，又称软骨性外生骨疣，是源于软骨内化骨的改变。多见于长骨的干骺端，以膝关节附近常见。瘤体包括骨性基底、顶端软骨帽和纤维包膜。早期无症状，肿瘤增大可出现局部隆起和轻度压痛，膝关节周围的肿瘤可妨碍关节活动。DR+CT 可见膝关节周围长骨端宽基底或带蒂的骨性隆起，背向膝关节，垂直于骨干，皮质与骨干延续，顶端有软骨帽，小儿软骨帽骨化、钙化少见，成人则见钙化或菜花样密度增高。MRI 示软骨帽呈长 T1、长 T2 信号。

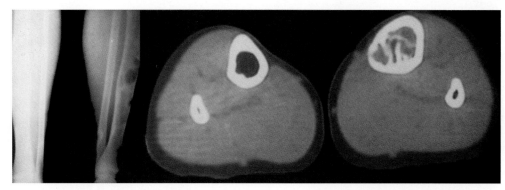

图 11.2.5　骨纤维结构不良 CT 图

病例 6

男性，3 岁。右膝发作性疼痛 1 周。DR 示右胫骨平台内下缘可见骨性隆起，背离向下生长，宽基底与右胫骨相连，顶端无软骨帽钙化（图 11.2.6）。诊断：右胫骨平台内下缘外生骨软骨瘤。

五、骨软骨瘤病

骨软骨瘤病，也称多发性骨软骨瘤，多有家族史，为常染色体显性遗传病，由 EXT1 和 EXT2 基因突变所致。好发于男性，男女之比 3∶1。本病特征：①具有遗传性；②四肢长管骨的干骺端

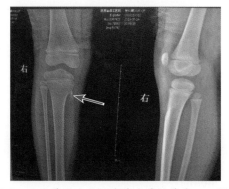

图 11.2.6　右胫骨平台内下缘外生骨软骨瘤 DR 图

多见，在膝关节周围股骨远端、胫骨上端骨短宽、畸形；③偶有软骨肉瘤发生（发生率 2%）；④有肢体短缩弯曲畸形。

病例 7

男性，15 岁。体检发现肋骨边缘有多个高密度影，边缘光滑。双膝关节走行过多时疼痛 1 年余。双膝关节屈侧外形异常，压痛（＋），可触及皮下多个骨性隆起，质地硬，固定、不易推动。其母患全身多发性骨软骨瘤病，行多次手术切除。

DR 示双膝关节屈侧、胸廓可见多个骨性隆起，部分呈长柄，远端无软骨帽钙化。CT 骨窗＋三维重建示双膝关节屈侧可见多个骨性隆起，部分呈长柄，远端软骨帽无钙化（图 11.2.7）。

诊断：骨软骨瘤病。

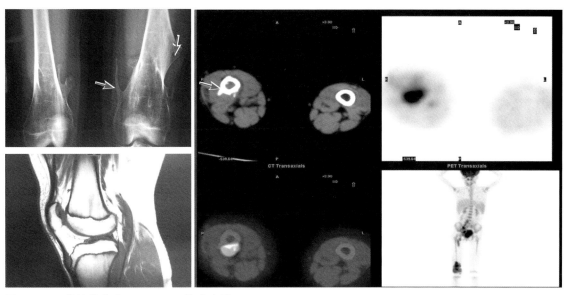

图 11.2.7　骨软骨瘤病 DR＋CT 三维重建图

病例 8

男性，17 岁。双膝关节痛疼痛多年，加重 2d。行 DR 检查。可见双侧股骨粗隆间、双侧胫腓骨多个骨性隆起，顶端未见软骨帽（图 11.2.8）。

诊断：骨软骨瘤病。

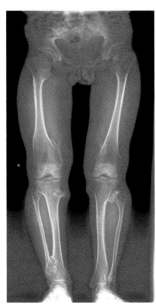

图 11.2.8　骨软骨瘤病 DR 图

六、软骨母细胞瘤

病例 9

男性，13 岁。右膝疼痛 1 年，加重 4 个月。CT 示右侧胫骨上端有类圆形，呈偏心、膨胀性密度降低区，皮质薄如蛋壳状变、表面光滑；内有多发的蜂房状骨嵴形成，大小为 7cm×8cm×5.1cm（图 11.2.9）。诊断：右膝软骨母细胞瘤。

术中所见病变局部骨皮质灰暗色，质软，皮质很薄。髓腔内为红色肉芽及破坏的骨质，探查腔内约 4cm×3cm×3.5cm。术后病理证实软骨母细胞瘤。

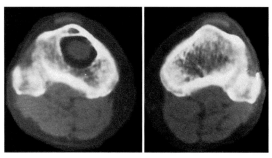

图 11.2.9　右胫骨上端软骨母细胞瘤 CT 图

第3节　骨源性肿瘤

一、胫骨后外方骨样骨瘤

骨样骨瘤，为一种成骨性的良性肿瘤。好发于下肢长骨。临床特征为患肢局部疼痛，夜晚尤甚，用水杨酸类可止痛。病理特征：病灶内骨组织核心的瘤巢，周边骨硬化缘。影像学特征：DR/CT示骨干增粗致密，中间有瘤巢，部分有软组织水肿。MRI示瘤巢、骨髓水肿。

病例1

女性，8岁。右腓骨上段傍晚疼痛月余，多汗。当地医院按生长性骨痛治疗无效。CT示右腓骨上段骨皮质增厚，髓腔骨质密度增高，瘤周水肿明显（图11.3.1）。住院后经骨活检，术后病理证实骨样骨瘤。最后诊断：右腓骨上段骨样骨瘤。

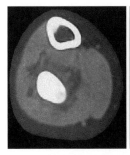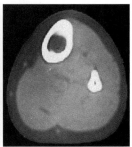

图11.3.1　右腓骨上段骨样骨瘤CT图

二、骨母细胞瘤

病例2

男性，12岁。右膝关节疼痛4个月。CT右胫骨平台下呈不规则形低密度破坏区，内有多个骨碎片及大片低密度影，膨胀性骨破坏区周围有骨硬化缘（图11.3.2）。手术病理证实骨母细胞瘤（非侵袭型）。转归：术后5年随访，手术病灶未见异常变化。最后诊断：骨母细胞瘤（非侵袭型）。

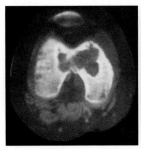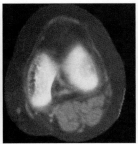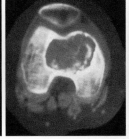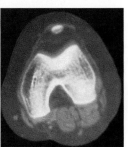

图11.3.2　骨母细胞瘤（非侵袭型）CT图

三、股骨下端骨肉瘤

病例3

男性，9岁。左膝关节肿痛2周、加重伴发热3d。X线片正、侧位示左股骨下端呈溶骨样破坏，软组织广泛肿胀，呈网络状高密度的瘤骨形成（图11.3.3）。病理活检证实左股骨下段骨肉瘤。

四、股骨远端端骨肉瘤

病例4

女性，8岁。发作性右膝关节疼痛年余，外伤后拍片发现右股骨下端骨破坏。经手术病理活

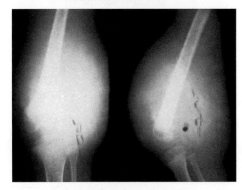

图11.3.3　左股骨下端骨肉瘤X线片

检，确诊右股骨远端骨肉瘤2月余，化疗3个周期。怀疑盆腔转移。放疗前评估。自幼患儿挑食、偏食、不食用任何绿叶蔬菜。喜食麻辣、膨化食品及方

便面等。

X 线片示：右股骨下端呈溶骨样破坏，软组织广泛肿胀，高密度的瘤骨形成（图 11.3.4）。

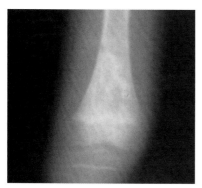

图 11.3.4　右股骨下端骨肉瘤 X 线片

PET/CT 检查：右股骨远端屈侧骨皮质不光整，髓腔内呈斑片状骨质密度增高，软组织间隙肿胀，内见部分包壳状瘤骨，范围约 9.3cm×7.4cm×10.9cm，呈放射性核素异常高度浓聚（SUVmax：9.1），累及腘窝；右侧腹股沟、股动脉旁淋巴结肿大融合成团，放射性核素高度浓聚（SUVmax：4.6）；右下腹膜后可见沿腰大肌内缘至盆腔内侧壁有一不规则形囊实性软组织肿块影，囊内有分隔，密度不均匀，最大径约 5.3cm×3.4cm，放射性核素呈不均匀性高度摄取（SUVmax：10.5）（图 11.3.5）；全身骨髓腔内广泛放射性核素轻度摄取。

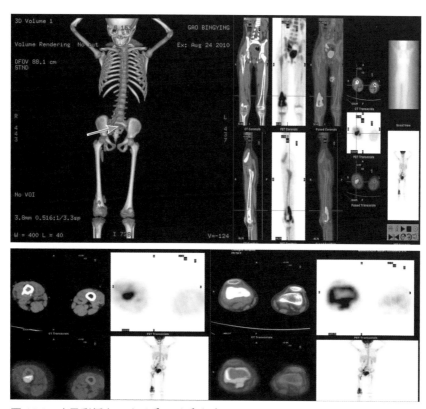

图 11.3.5（见彩插）　右股骨下端骨肉瘤 PET/CT 图

诊断意见：右股骨远端骨肉瘤化疗后病灶代谢仍活跃；腹膜后、盆腔、右侧腹股沟、股动脉旁软组织肿块，葡萄糖代谢增高，提示恶性病变，考虑转移瘤。

病例 5

女性，15 岁。左膝关节红、肿、痛 3 周，抗风湿治疗无效。X 线片正、侧位均显示软组织肿胀，内可见瘤骨，骨皮质呈骨针状骨膜反应（图 11.3.6）。术后病理证实骨肉瘤。最后诊断：左胫骨上段骨肉瘤。

病例 6

女性，13 岁。右胫前区肿痛 3 周。X 线片示右胫骨中上段皮质呈日射状增生。CT 骨窗示病变区域骨破坏区内髓腔闭塞，骨膜呈网络状、日射状、骨针样增生，软组织内有穹隆状瘤骨（图 11.3.7）。手术病理证实右胫前骨肉瘤（小细胞型）。

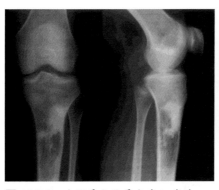
图 11.3.6　左胫骨上段骨肉瘤 X 线片

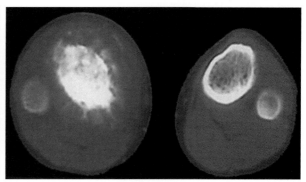
图 11.3.7　右胫前骨肉瘤 CT 图

📋 病例 7

男性，14 岁。左膝关节肿胀 2 个月。CT 示右胫骨平台下干骺端皮质不光滑，呈日射状骨膜反应增生，行 CT 引导下骨破坏区穿刺活检（图 11.3.8）。手术病理证实骨肉瘤（成骨型）。

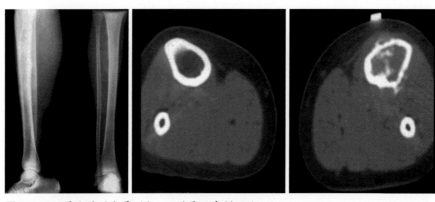
图 11.3.8　骨肉瘤（成骨型）CT 引导下穿刺活检

第 4 节　骨与软骨组织的未分化小圆细胞肿瘤

📋 病例 1

女性，11 岁。左膝关节肿痛 2 个月。X 线片的正位片显示左胫骨平台下有一包壳状骨膜反应性增生。骨皮质以及髓腔内有大片溶骨样骨破坏区。CT 示病变区域的骨皮质增厚，髓腔变窄、闭缩，软组织内有包壳状骨膜增生（图 11.4.1）。病理镜检可见左胫骨小圆细胞恶性肿瘤，倾向于尤因肉瘤。

最后诊断：尤因肉瘤。

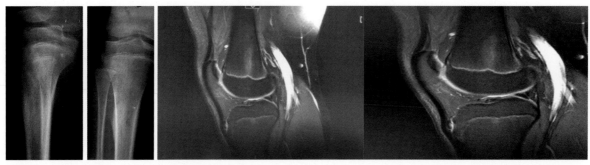
图 11.4.1　尤因肉瘤 DR＋CT 引导下穿刺活检

第5节 骨关节病炎症

一、化脓性骨髓炎

病例 1

女性，12 岁。左股骨下端反复流脓 1 年余。X 线片示皮质毛糙、缺损、髓腔密度增高（图 11.5.1）。诊断：化脓性骨髓炎。

二、股骨远端骨骺炎

病例 2

男性，6 岁。左膝关节肿痛 2 月余。术前 CT 冠状位示左股骨下端的骨骺内有多个溶骨性破坏，内有斑点状密度增高。CT 示穿刺针已准确进入预选区域内，取病理组织数小块（图 11.5.2）。术后病理证实骨骺炎。诊断：左股骨下端骨骺炎。

三、胫骨结节骨骺炎

左侧胫骨结节骨骺炎，左侧胫骨结节位于膝关节股四头韧带附着点。是青春期青少年临床常

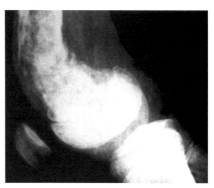

图 11.5.1　化脓性骨髓炎 X 线片

见的一种疾病，尤其爱体育活动的男性多发。胫骨结节疼痛。DR 示胫骨结节骨骺呈碎裂征。为一种自限性疾病，无需特殊治疗。

病例 3

男性，12 岁。左侧胫骨前缘疼痛，活动受限 1 周。左侧胫骨前缘压痛明显，局部皮肤略有隆起，无红肿热。DR 示左胫骨前结节骨骺碎裂征（＋）（图 11.5.3）。诊断：左胫骨前结节骨骺炎。

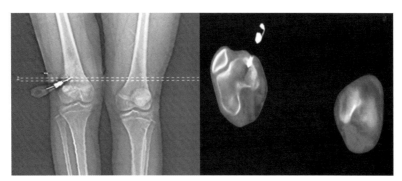

图 11.5.2　CT 引导下穿刺活检图示左股骨下端的骨骺内有多个溶骨性破坏，内有斑点状密度增高影

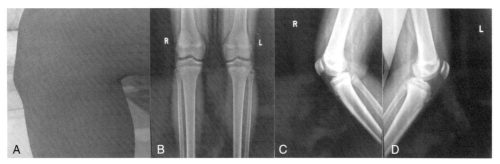

图 11.5.3　A. 外观图示左胫骨结节骨骺局部皮肤略有隆起，无红肿热。B，C，D. DR 示左侧胫骨前缘骨骺碎裂征

病例 4

男性，11 岁。左膝疼痛不适 2 月余，下蹲、屈膝明显。左膝关节无红、肿、热、痛，功能活动无障碍。CT 平扫 +MPR+ 三维重建后处理图像示左胫骨前结节骨骺碎裂征（+）（图 11.5.4，图 11.5.5）。诊断：左胫骨结节骨骺炎。

四、滑膜囊肿

病例 5

男性，13 岁。右胫骨粗隆疼痛 2 年，活动后明显。MRI 示右膝诸骨骨骺形态、大小未见异常，生长板未见明显分离；胫骨结节局部可见絮状异常信号，边缘模糊，T1WI 序列呈低信号，PDWI/STIR 序列呈稍高信号；髌上囊可见少许积液征象（图 11.5.6）。诊断：①右膝胫骨结节轻度水肿；②右侧腓肠肌内侧头滑膜囊肿。

病例 6

男性，9 岁。膝关节疼痛。MRI 示关节腔内可 T1、长 T2 贝壳状囊肿影，同时发现滑膜囊与关节腔内有 T2 高信号管道影（图 11.5.7）。诊断：膝关节腔内滑膜囊肿。

（感谢江西省景德镇市妇幼保健院影像科胡俊华副主任医师提供病例）

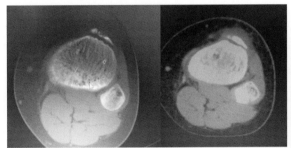

图 11.5.4　CT 图示左胫骨前结节骨骺碎裂征

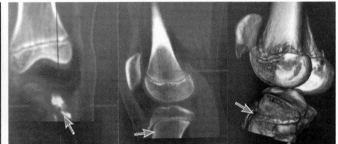

图 11.5.5　CT 图示左胫骨结节骨骺碎裂征

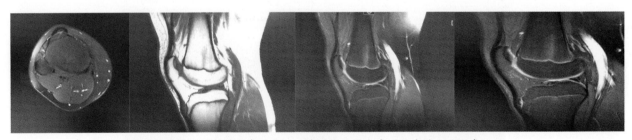

图 11.5.6　MRI 图示胫骨结节局部可见絮状异常信号，边缘模糊，髌上囊可见少许积液征象

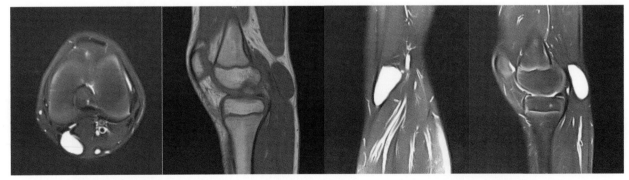

图 11.5.7　MRI 图示股骨髁及胫骨近端滑膜软骨增厚水肿，厚度约 7mm，关节间隙如常。右膝关节诸骨骨皮质连续。右股骨外髁、胫骨平台骨骺内可见斑片状长 T1、长 T2 信号（T1WI 低信号、T2WI 和脂肪抑制 PDWI 呈高信号）

五、幼年特发性关节炎

幼年特发性关节炎(JIA),是指16岁以前发病,持续6周以上、无明确病因,累及多系统的慢性炎症性疾病,是儿童常见的自发炎症性骨骼肌肉系统疾病。病理:关节受累表现为滑膜增生伴炎性细胞浸润,继而滑膜渗出增多、血管翳形成。滑膜持续炎症可导致关节软骨和骨受损,最终引起关节破坏和功能丧失。膝关节、髋关节、腕关节、踝关节、颞下颌关节都可受累,膝关节最常见。

MRI:JIA是最常见的儿童关节炎症,致残率高且缺乏特效治疗,MRI无电离辐射,软组织分辨率高,能够全面评估关节损伤。对滑膜增生和幼稚软骨受损敏感,增强后滑膜强化明显:①滑膜增生,膝关节滑膜增生。T1WI表现为低或等信号,T2WI与脂肪抑制PDWI为高信号,很难与关节积液区分。脂肪抑制增强T1WI中炎性滑膜明显强化,形态规则或不规则。②关节积液,关节腔内T1WI低信号,T2WI与脂肪抑制PDWI为高信号,增强扫描早期无强化。髌上囊受累。有的患者仅有膝关节积液。③骨髓水肿,松质骨内T1WI呈稍低信号,T2WI和脂肪抑制PDWI呈高信号,病变边界模糊,有的患儿多部位。④软骨损伤,关节软骨变薄、边缘不光滑或中断。⑤骨侵蚀,在反复发作的慢性病例可出现骨侵蚀征象。

📋 病例7

男性,9岁。无诱因右膝关节疼痛1年,剧烈活动时明显。右膝关节略肿胀,功能活动无明显障碍。MRI示右膝关节股骨髁远端及胫骨近端滑膜、软骨增厚水肿;右股骨外髁、胫骨平台骨骺内可见斑片状T1WI低信号、T2WI和脂肪抑制PDWI呈高信号。关节面光滑,内外半月板未见异常信号;前、后交叉韧带结构完整、连续、形态、走行及信号未见异常,关节腔未见异常,周围肌肉软组织未见异常(图11.5.8,图11.5.9)。

诊断:①滑膜炎;②右膝关节股骨外髁、胫骨平台骨骺内骨髓水肿。

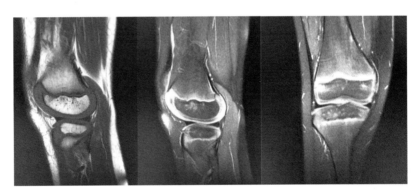

图11.5.8 MRI图示胫骨平台骨骺内可见斑片状T2WI/PDWI高信号

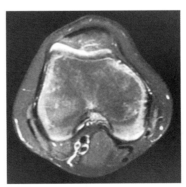

图11.5.9 MRI图示关节腔内可见长T1、长T2贝壳状囊肿影,轴位图可见滑膜囊与关节腔内有细线状T2高信号管道影

第6节　膝关节半脱位

先天性双膝关节半脱位为罕见的骨病。本病女性多见，发病率是男性的 2~8 倍。半数病例并发其他先天畸形。无家族史及遗传倾向。后天性多见继发性膝关节脱位，常发生于运动损伤、车祸伤等。

1. 临床表现

膝关节过伸、屈曲受限、股四头肌紧张呈挛缩状，髌骨多移位至膝关节外侧，胫骨平台位于股骨前方，呈半脱位或全脱位。

2. 影像学检查

（1）DR　胫骨及股骨内侧、外髁发育不良，髌骨多移位至股骨外髁的外侧。侧位片可见胫骨向股骨前上方移位。

（2）CT　扫描后重建后处理图像显示更清楚。

📋 病例 1

女性，11 岁，行走困难 10 年。因诊断先天性髌骨脱位来院进行康复训练。生长发育较同龄儿迟滞。6 个月抬头，1 岁独坐，2 岁可叫"爸爸、妈妈"。3 岁有简单单音节语言，吐字欠清。5 岁始独走，步态不稳。出生 6 个月发现与同龄儿有异，但头颅 MRI、脑电图、血尿筛查及基因检测未见明显异常。4 岁时曾注射鼠神经生长因子，间断综合康复训练 2 年。至今肌力差，走行姿势异常，可独站立，独行但步态欠稳，不能跑跳，可扶梯上下楼。言语可，吐字不清，理解力尚可。发病来无发育倒退、抽搐，无特殊气味，精神、食欲、睡眠尚好。

DR 示胫骨及股骨内侧、外髁发育不良，髌骨移位至双侧股骨外髁的外侧，侧位可见胫骨向股骨前上方移位（图 11.6.1）。CT+MPR 重建 + 三维重建图示股骨内外髁与胫骨平台髁间嵴错位，膝关节面间隙不对称，髌骨多移位至股骨外髁的外侧，侧位片可见胫骨向股骨前上方移位（图 11.6.2，图 11.6.3）。

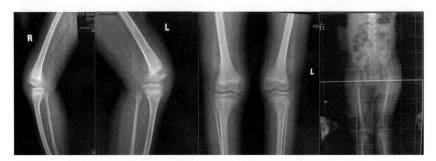

图 11.6.1　DR 图示胫骨及股骨内侧、外髁发育不良，髌骨移位至双侧股骨外髁的外侧，侧位可见胫骨向股骨前上方移位

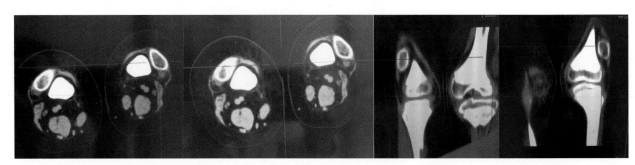

图 11.6.2　重建 MPR 股骨内外髁与胫骨平台髁间嵴错位，膝关节面间隙不对称，髌骨多移位至股骨外髁的外侧

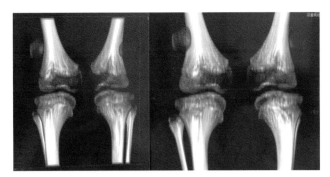

图 11.6.3 CT 三维重建图示股骨内外髁与胫骨平台髁间嵴错位

病例2

男性,16 岁。踢足球时扭伤后持续左膝疼痛,休息后好转,但局部肿胀,剧烈运动后疼痛不止 3 个月。一般状况良好。左侧股骨内髁局限性肿胀,触痛明显,关节运动轻度受限。

左膝 DR 示左膝关节骨质结构完整,骨皮质连续,骨密度无明显异常表现,股骨内外髁与胫骨平台髁间嵴错位,膝关节面间隙不对称,左侧明显变窄,关节面光滑,周围软组织无明显肿胀

征象(图 11.6.4)。诊断:外伤性左膝关节半脱位。

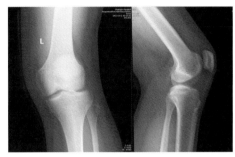

图 11.6.4 外伤性左膝关节半脱位 DR 图

第7节 其 他

一、活动期肿瘤性钙盐沉着症

病例1

女性,7 岁。2 个月前发现右膝关节前外侧硬性肿物,局部皮肤无红、肿、热、痛。曾于当地医院拍片发现右膝关节外前方软组织内多发钙化灶。

神志清楚,右膝关节肿胀,右髌骨前外侧可及一 2.0cm×3.0cm 的肿物。局部肤温正常,肤色不红,未见静脉曲张。局部无压痛,质硬,推之不动,与周围软组织无粘连。右髋、膝关节活动好,右足背动脉搏动正常,右足各趾主动活动正常,趾端感觉、血运正常。

DR 示右膝正、侧位、切线位示皮下软组织内髌骨前下缘可见簇状分布高密度结节影(图 11.7.1)。CT 平扫 + 三维重建后处理图像可见右膝髌骨旁可见不规则高密度影堆积(图 11.7.2)。MRI 示右膝髌骨旁可见 TIWI/T2WI 序列均呈结节

状低信号(图 11.7.3)。

在右髌骨前正中取肿块处切开长约 12cm 的纵向切口,髌骨前方和前下方有多个独立分布的结节,逐一完整切除。术后病理(右膝):送检皮肤真皮纤维组织和皮下脂肪组织间质多灶的小片状、孤立的质硬结节,剖开结节,有淡黄色膏状物流出。颗粒状钙化灶,周围环绕增生的单核细胞、多核细胞、成纤维细胞。符合活动期肿瘤性钙盐沉着症。

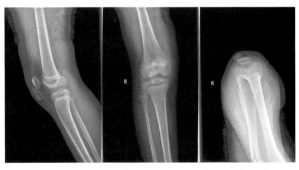

图 11.7.1 DR 图示右膝正、侧位、切线位示皮下软组织内髌骨前下缘可见簇状分布高密度结节影

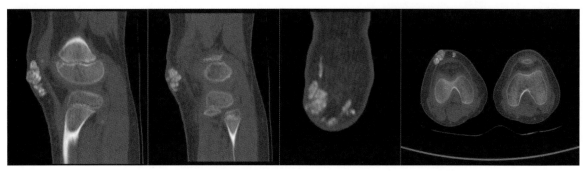

图 11.7.2　CT 图示右膝髌骨旁可见不规则高密度影堆积

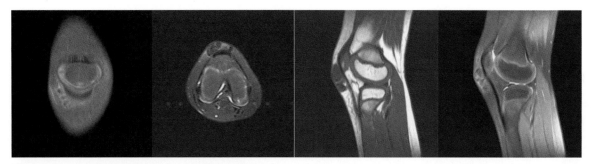

图 11.7.3　MRI 图示 TIWI/T2WI 均呈结节状低信号

第 12 章

青少年运动损伤

青少年运动损伤有明确的外伤史，DR、MRI、CT 图像可见骨或骨骺损伤、软组织肿胀、关节囊积液，骨髓水肿。在各种影像学检查中，MRI 在显示骨微小骨折、骨髓腔内挫伤水肿、韧带、半月板损伤优势明显。

第 1 节 游泳损伤

一、游泳损伤左肩关节

📋 病例 1

男性，12 岁。患者于 2 个月前运动达标训练中突感左肩疼痛，停止运动，理疗后略有改善。患者系青少年游泳队学员，每天的游泳运动强度达 6000m。

MRI 示左肩关节内冈上肌、冈下肌、肩胛下肌及小圆肌肌肉间隙内可见长 T1、长 T2 信号；肱骨结节肌腱附着处信号异常，T2WI 呈信号增高；左肩关节肱骨近端骨髓内有长 T1、长 T2 信号，信号局限（图 12.1.1，图 12.1.2）。诊断：①左肩关节囊内、肩袖肌间隙内少量积液；②左肩关节冈上肌肌腱及肱二头肌肌腱轻度损伤。

二、跳水致颈、胸皮下和纵隔内气肿

📋 病例 2

男性，14 岁。游泳前跳水入池后突感胸闷、胸痛 5h 急诊就医。跳水入池时，胸腹部的腹侧大面积落水，被挤压后自感胸闷、胸痛、气短。进食后前症加剧。

查体：体温 36.8℃，脉搏 85 次 / 分，呼吸 16 次 / 分，血压 115 / 70mmHg。神清，精神欠佳，无发绀、呼吸困难，颈静脉无充盈，颈部饱满、触痛，皮下可触及气肿、握雪感、捻发感。双肺听诊呼吸音粗，未闻及干、湿啰音；心率 85 次 / 分，

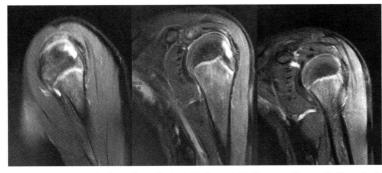

图 12.1.1 图示左肩关节肱骨近端骨髓斑片状长 T1、长 T2 信号，左肩关节内冈上肌、冈下肌、肩胛下肌及小圆肌肌肉间隙内可见长 T1、长 T2 信号

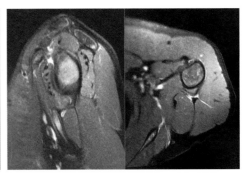

图 12.1.2 MRI 图示左肩关节内冈上肌、冈下肌、肩胛下肌及小圆肌肌肉间隙内可见长 T1、长 T2 信号。左肩关节囊内、肩袖肌间隙内少量积液

律齐，未闻及病理性杂音。腹软，无压痛，肝脾肋下未触及。双下肢不肿。

急诊胸部 CT 示胸廓对称，前胸壁及背部皮下软组织内可见大片不规则气体密度影（图12.1.3）。双肺纹理清晰，走行自然，肺野透光度良好，双肺未见异常实变影，双肺门不大。纵隔窗示纵隔无偏移，纵隔内脂肪间隙内可见不规则斑片状气体密度影（图 12.1.4）。心影及大血管形态正常，纵隔内未见肿块及肿大淋巴结。无胸腔积液及胸膜肥厚。CT 诊断：①颈部皮下、纵隔气肿；②前胸壁及背部皮下积气；③双侧少量气胸。

经治疗后呼吸困难及颈部、前胸壁及背部皮下气肿、握雪感好转复查 CT 示与胸廓对称，左侧前上胸壁及双侧上胸背部皮下软组织内可见少许不规则、线样低密度影。T_{11} 椎体偏右侧可见斑片状高密度影，边界清（图 12.1.5）。CT 诊断：胸背部皮下及纵隔少量积气残留。

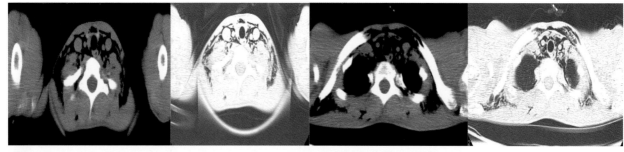

图 12.1.3　CT 图示颈部、前胸壁及背部皮下软组织内可见大片不规则气体密度影

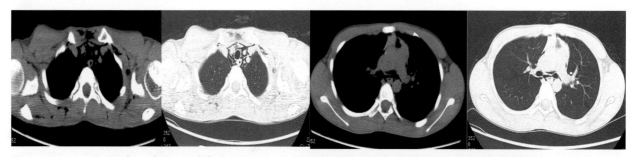

图 12.1.4　CT 图示颈部、前胸、后背部皮下软组织内、纵隔内脂肪间隙内可见大片不规则气体密度影

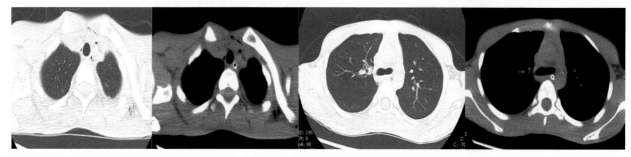

图 12.1.5　CT 图示左侧前上胸壁及双侧上胸背部皮下软组织内可见少许不规则气体样低密度影

第 2 节　膝关节损伤

📋 病例 1

男性，17 岁。在篮球运动中拉伤右膝关节外侧肿痛 14h。右膝关节外侧皮肤肿胀，皮温增高，压痛明显，功能活动障碍。MRI 示右膝关节髌上囊和关节腔内积液信号；髌骨下缘和股骨外髁骨髓腔内呈长 T1、长 T2 信号增高影（图 12.2.1）。

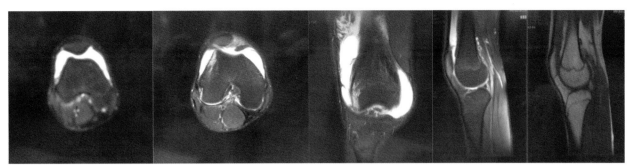

图 12.2.1 MRI 图示右膝关节髌上囊和关节腔内积液呈信号长 T1、长 T2 信号影

诊断：①右膝关节髌骨下缘及股骨外髁骨髓水肿；②右膝关节髌上囊和关节腔内积液。

📋 病例 2

男性，15 岁。1 周前在 1000m 长跑后左膝关节肿痛。MRI 示左股骨下端、胫骨上端骨髓腔及骨骺内可见不规则片状、斑片状异常信号，边缘模糊；股骨内髁上缘局部骨皮质欠连续，可见横行低信号，边界稍清；胫骨平台骨骺板髁间嵴可见纵向异常信号，边缘模糊；髌上囊及关节腔内可见少量积液信号（图 12.2.2~ 图 12.2.4）。诊断：①左股骨内髁上缘、胫骨平台骨骺隐匿性骨折伴左股骨下端、胫骨上端骨髓水肿；②腘肌水肿；③前交叉韧带损伤Ⅰ度；④髌上囊及关节腔内少量积液。

📋 病例 3

男性，9 岁。6 个月前体育课中撞伤右膝关节肿胀明显、疼痛、活动不便。经制动、休息前症减轻。1 周前因咽干痛，右膝关节再现肿痛，前来就医。

MRI 示关节囊内可见少量长 T1、长 T2 积液信号影；右膝股骨内外髁、髌骨下缘骨髓腔内可见斑片状长 T1、稍长 T2 信号影（图 12.2.5，图 12.2.6）。诊断：①右膝关节股骨内外髁、髌骨下缘骨髓水肿；②关节囊少量积液。

📋 病例 4

男性，6 岁。10h 前在玩滑板冲向下坡，滑板撞至水泥道沿，翻倒后右膝关节前直接磕到道沿后肿痛、不能活动，休息后未改善。

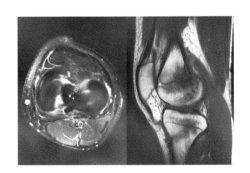

图 12.2.2 左膝关节肿痛治疗前 MRI 图

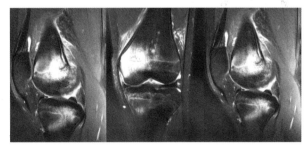

图 12.2.3 治疗前 MRI 图示左股骨内髁上缘、胫骨平台骨骺隐匿性骨折伴左股骨下端、胫骨上端骨髓水肿，腘肌水肿，前交叉韧带损伤Ⅰ度，髌上囊及关节腔内少量积液

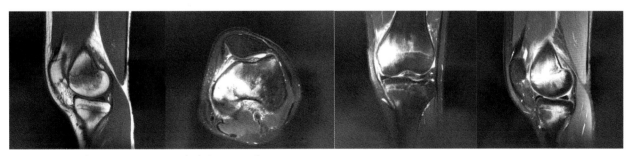

图 12.2.4 治疗后 MRI 图示较治疗前变化不显著

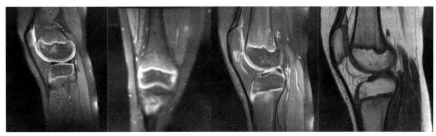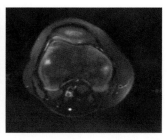

图 12.2.5　MRI 示右膝股骨内外髁、髌骨下缘骨髓腔内可见斑片状长 T1、稍长 T2 信号影，边缘模糊

图 12.2.6　MRI 图示右膝股骨内外髁、髌骨下缘骨髓腔内可见斑片状长 T2 信号影，边缘模糊

　　DR 示右膝关节结构紊乱，关节肿胀（图 12.2.7）。MRI 示右膝关节组列可，关节间隙正常，未见明显狭窄与增宽。关节面光滑，髌上囊

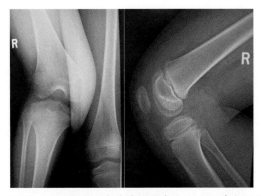

图 12.2.7　DR 图示右膝关节结构紊乱，右股骨内髁见游离小骨片，关节肿胀

及关节间隙可见长 T1、长 T2 水样信号聚集。外侧半月板前、后角及内侧半月板后角形态尚可，其内侧可见稍高信号，前交叉韧带形态略增粗，信号略增高。后交叉韧带连续，形态、走行、信号未见异常。内外侧副韧带结构完整、信号正常。右侧股骨内髁骺板信号不均匀，可见游离小骨片影，干骺端信号不均匀，边缘模糊。关节前下软组织间隙大片信号增高，模糊影（图 12.2.8，图 12.2.9）。诊断：①右侧股骨内髁骺板撕裂性骨折伴干骺端轻度损伤；②前交叉韧带轻度损伤；③外侧半月板前、后角及内侧半月板后角轻度损伤；④髌上囊及关节间隙积液；⑤关节前下软组织挫伤水肿。

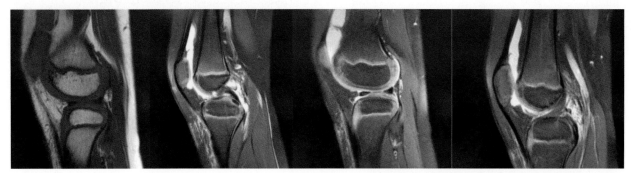

图 12.2.8　MRI 图示髌上囊及关节间隙可见长 T1、长 T2 积液信号聚集，外侧半月板前、后角及内侧半月板后角形态尚可，其内侧可见稍高信号

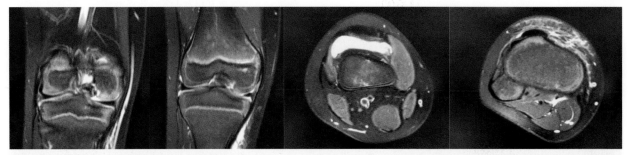

图 12.2.9　MRI 图示髌上囊及关节间隙可见长 T1、长 T2 积液信号聚集，外侧半月板前、后角及内侧半月板后角形态尚可，前交叉韧带形态略增粗，信号略增高

病例 5

男性，10 岁。6 个月前骑自行车碰伤右膝关节，肿痛，活动障碍，经关节腔积液穿刺，抽取血性液体。休息制动 1 周后肿胀消失。1 周前咽干、声音嘶哑，膝关节再现疼痛，活动受限，行 MRI 检查（图 12.2.10）。诊断：①关节囊内少量积液；②右股骨内外髁及髌骨下缘局限性骨髓腔水肿。

病例 6

男性，15 岁。1 年前运动中撞伤右膝，持续性隐痛不缓解。关节无红肿，功能活动无障碍。MRI 示右膝关节内半月板内可见线条状高信号，未达关节面上下缘（图 12.2.11）。诊断：右膝关节内半月板损伤 II 级。

病例 7

男性，14 岁。4d 前活动中左膝关节碰伤，关节肿胀，活动受限，一直用支具固定。MRI 示左膝关节腔内及髌上囊见少量长 T1、长 T2 积液信号；左股骨外髁及髌骨可见斑片状长 T1、稍长 T2 信号，边缘模糊；左膝关节外侧半月板前角呈

"一"字形线样高信号未达关节面；左外侧副韧带形态正常，部分 T2 信号增高。左膝关节外侧皮下可见少量长 T1、长 T2 水肿信号（图 12.2.12~图 12.2.14）。诊断：①左膝关节腔内及髌上囊积液；②左膝关节外侧半月板前角损伤 I 级；③左外侧副韧带损伤；④左股骨外髁及髌骨骨髓水肿；⑤左膝关节外侧皮下挫伤水肿。

病例 8

男性，11 岁。奔跑中摔伤右膝、疼痛、活动障碍。右膝关节肿胀，屈曲活动受限。MRI 示关节腔内可见少量长 T1、长 T2 水样信号影；右侧股骨内髁髓腔可见斑片状稍长 T1、稍长 T2 信号影（图 12.2.15）。诊断：①右关节腔内少量积液；②右侧股骨内髁髓腔水肿。

病例 9

男性，10 岁。6 个月前骑自行车碰伤右膝，关节肿痛，活动障碍。经关节腔积液穿刺，抽取血性液体。休息制动 1 周肿胀消失。1 周前咽干、声音嘶哑，膝关节再现疼痛，活动受限，行 MRI 检查（图 12.2.16）。诊断：①关节囊内

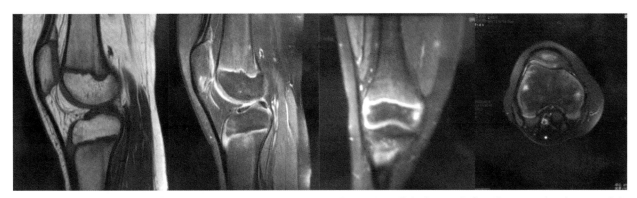

图 12.2.10　MRI 图示右关节腔内见少量长 T1、长 T2 积液信号，且右股骨内外髁及髌骨下缘可见斑片状长 T1、稍长 T2 信号，边缘模糊

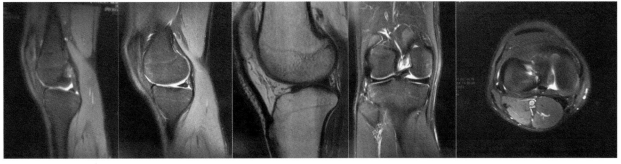

图 12.2.11　MRI 图示右膝关节内半月板外缘后角内可见线条状高信号，未达关节面上下缘

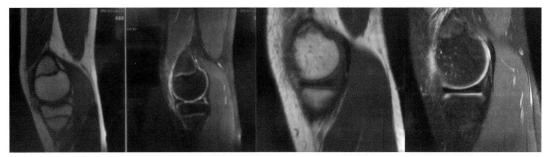

图 12.2.12　图示左膝关节腔内及髌上囊见少量长 T1、长 T2 积液信号

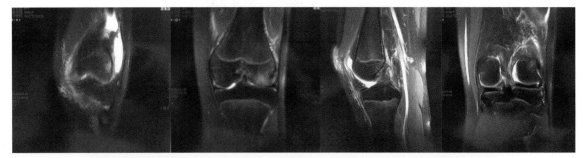

图 12.2.13　MRI 图示左股骨外髁皮下及髌骨可见斑片状长 T1、稍长 T2 信号，边缘模糊

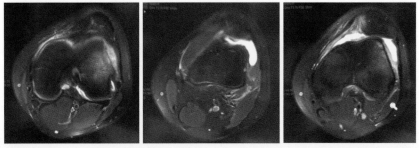

图 12.2.14　MRI 图示左股骨外髁斑片状长 T1、稍长 T2 信号，边缘模糊，左膝关节外侧皮下挫伤水肿

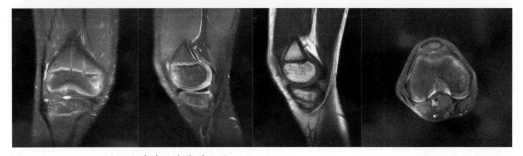

图 12.2.15　MRI 图示右关节腔内少量积液

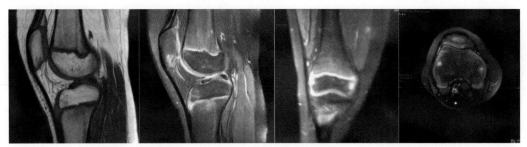

图 12.2.16　MRI 图示右关节腔内见少量长 T1、长 T2 积液影，右股骨内外髁及髌骨下缘可见斑片状长 T1、稍长 T2 信号，边缘模糊

少量积液；②右股骨内外髁及髌骨下缘局限性骨髓腔水肿。

病例 10

男性，15 岁。左膝关节扭伤后疼痛 4 月余。MRI 示左膝关节组列可，关节间隙正常，未见明显狭窄或增宽；关节面光滑；关节腔内未见明显积液信号（图 12.2.17）。诊断：①髌骨前骨髓略水肿，股骨内侧髁及胫骨平台骨髓轻度水肿；②髌骨前皮下水肿。

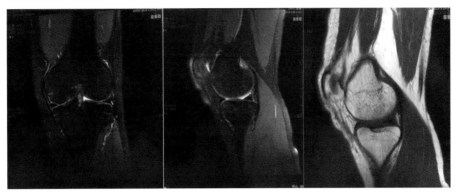

图 12.2.17　MRI 图示左侧髌骨前缘皮质略毛糙，骨质信号稍增高，股骨内侧髁及胫骨平台关节面可见片状稍长 T1、稍长 T2 信号，边缘模糊。髌骨前皮下软组织信号稍增高

第 3 节　踝关节损伤

病例 1

男性，16 岁。球赛后右踝关节肿痛 1 周。曾有习惯性崴脚史。右踝关节肿胀，局部压痛。行 MRI 检查（图 12.3.1，图 12.3.2）。诊断：①右侧胫距骨骨髓挫伤；②右侧外踝腓前韧带、跟腓韧带、距腓后韧带慢性损伤。

病例 2

男性，8 岁 8 个月。活动中左踝扭伤伴肿痛 3h。左踝关节外侧皮肤肿胀，瘀斑。局部压

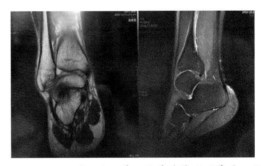

图 12.3.1　MRI 图示右距骨、跟骨关节面下骨质可见 T2 呈斑片状高信号，脂肪抑制序列仍见信号增高。距骨髓腔内可见 T2 呈斑片状高信号，距骨关节间隙变窄、模糊

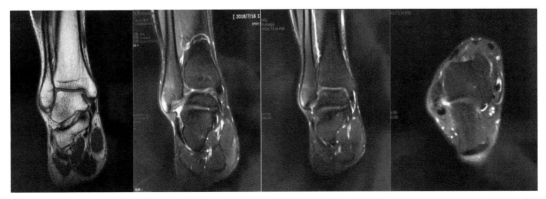

图 12.3.2　MRI 图示右距骨、跟骨关节面下骨质可见 T2 呈斑片状高信号。脂肪抑制序列仍见信号增高。胫距骨骨髓腔内可见 T2 呈斑片状高信号，胫距骨关节间隙变窄、模糊。右侧外踝腓前韧带、跟腓韧带、距腓后韧带呈等 T1、高 T2 信号

痛，左足活动受限。行 MRI 检查（图 12.3.3，图 12.3.4）。诊断：①左踝关节腔内积液、出血；②左胫骨远端后缘骨骺、距骨前内缘骨髓水肿；③左胫骨远端骨骺内隐匿性骨折可疑；④左外侧副韧带、胫腓联合韧带损伤；⑤左踝外侧缘皮下软组织间隙损伤水肿。

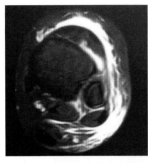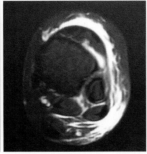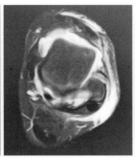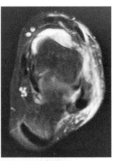

图 12.3.3　MRI 图示关节面欠光滑，间隙略增宽，关节囊内可见长 T1、长 T2 积液影。外侧缘肿胀，可见皮下、软组织间隙内腓长肌、腓短肌信号混杂。组成骨结构欠完整，胫骨远端骨骺后缘可见细线样或斑片样影，距骨前内缘皮质下片状异常信号。外侧副韧带、胫腓联合韧带形态增粗，信号混杂

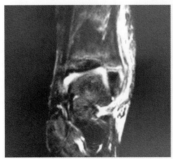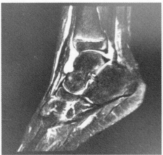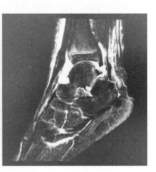

图 12.3.4　MRI 图示外侧副韧带、胫腓联合韧带形态增粗，信号混杂

病例 3

男性，11 岁。奔跑中被参赛者踩中右足，肿疼、活动受限 3d。右足跟外缘、足跟皮肤肿胀、淤血，压痛明显，屈背、外展、内收轻度受限。行 MRI 检查（图 12.3.5）。诊断：①右踝关节跟、距、舟骨髓水肿；②足底、后踝皮肤挫伤。

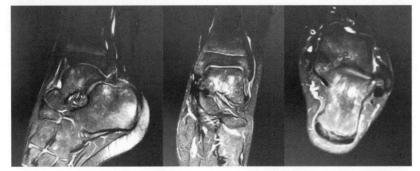

图 12.3.5　MRI 图示跟骨、距骨、舟骨骨结构完整，骨髓内有不规则斑片状影，足底、后踝皮肤呈长 T2 信号

第 4 节　青少年疲劳性骨折

青少年疲劳性骨折，也称应力性骨折，是指青少年在竞技运动中肢体有节律的、反复创伤所致的慢性骨结构损伤。

1. 发病机制

应力性骨折是正常骨过度使用导致的骨皮质中断。正常儿童由于骨组织血供丰富，组织含钙

少，胶质成分多，骨骼在应力范围内具有应变性，不易发生骨折。当超过应力极限时，可发生骨皮质下的微小骨折或骨小梁的断裂。当应力仍不断积累时，造成骨小梁断裂比骨修复能力大，产生应力性骨折。胫骨是人体站立活动时，身体承重最大的骨骼之一。形态学上可见骨皮质厚、骨质密度高。

2. 临床表现

多见于学龄期儿童或青春期男性。受伤后首先感觉下肢股前区肌肉、小腿后腓肠肌、比目鱼肌酸痛、不适，经短暂休息后逐渐恢复正常。当反复、持续、激烈运动后，疲劳不易恢复，导致胫骨中上段固定、持续的疼痛难以缓解。

3. 影像学检查

（1）**X 线检查**　好发于胫骨上段，其次为胫骨中段。可见骨皮质不光滑、连续性中断，断端无明显移位。骨折线呈细小的、斜形和（或）水平状。骨痂的形态，可见沿骨皮质呈层状或葱皮状皮质增厚。增厚的范围较大。病变区骨髓腔密度增高。范围可 2~5cm，边缘不规则，无骨硬化缘。

（2）**CT**　可分辨骨的细微结构，是 X 检查的补充。可见骨皮质不光滑，沿骨长轴有层状骨膜反应，骨痂形成，骨折皮质的连续性中断或水平状骨密度增高，髓腔内骨小梁普遍密度增高。

（3）**CT 引导下骨介入性诊断**　当胫骨中上段局部肿胀、疼痛，难以与骨肿瘤及其他骨病鉴别，可采取 CT 引导下骨介入穿刺取病理活检。

4. 诊断与鉴别诊断

（1）**诊断要点**　骨折多见于胫骨的中上段骨皮质下或髓腔内骨小梁断裂。一般情况下，病史清楚诊断可成立。但多数患儿难以问出损伤病史。

（2）**鉴别诊断**　①胫骨中、上段骨肉瘤（或尤因肉瘤）：患肢有疼痛、肿胀，局部皮肤温度增高。平片及 CT 示患侧局部骨膜反应性增生，呈层状、日射状，软组织中有瘤骨，骨髓腔内有溶骨性或成骨性骨破坏。②急性骨髓炎：可有患肢损伤诱因。局部皮肤有红、肿、热、痛等急性炎症表现。平片 +CT 示患肢骨膜反应性增生，弥漫性软组织肿胀，内无瘤骨形成。髓腔内有溶骨样破坏或少量小死骨片形成。③骨结核：如发生于胫骨上段，近干骺端的骨结核，骨膜反应少见。平片 + CT 早期表现为骨皮质变薄，骨小梁稀疏。软组织肿胀。血沉增快，PPD 试验阳性。肺内或其他部位有结核病灶。

📋 病例 1

男性，13 岁。经体育达标竞技测验后，双下肢疼痛月余，严重时跛行。要求明确诊断，行 CT 引导下骨介入穿刺活检（图 12.4.1，图 12.4.2）。活检术后病理：新生骨痂组织。最后诊断：左胫骨中上段应力性骨折。

📋 病例 2

男性，14 岁，身高 192cm。持续性双侧胫骨前区疼痛 10 个月，休息后不能缓解，曾怀疑骨肉

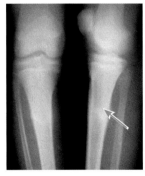

图 12.4.1　CT 图示胫骨中上段骨破坏区的骨膜增厚，髓腔变窄

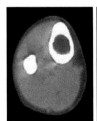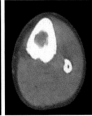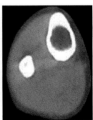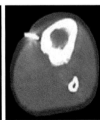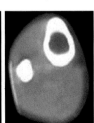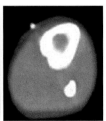

图 12.4.2　CT 引导下骨穿刺活检图示骨膜增厚，髓腔变窄。穿刺针刺入预选骨破坏区骨膜增厚

瘤、骨结核。经抗结核治疗，前症加重。患儿为篮球队队员，每天训练时间约10h。要求明确诊断。行CT引导下骨穿刺活检。双下肢胫腓骨平片示胫腓骨骨膜反应明显，髓腔骨质密度增高（图12.4.3）。CT示右胫骨中上段骨膜呈层状增生，髓腔密度增高（图12.4.4）。术后病理证实病变区增厚骨皮质为新生骨痂组织。

最后诊断：右胫骨中上段应力性骨折。

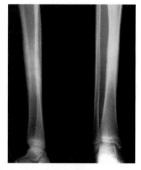

图12.4.3　X线片示胫腓骨骨膜呈层状增生，髓腔密度增高

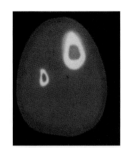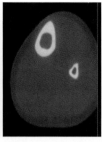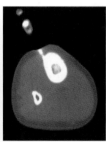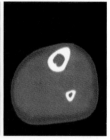

图12.4.4　CT图示右胫骨中上段有大范围骨膜反应增生，骨皮质增厚、呈线状骨质密度增高

第5节　髂前上棘骨骺撕脱性骨折

📋 病例1

男性，15岁。3d前体育活动中，未经热身，起跑不久感左髋部疼痛、活动受限，休息后疼痛未缓解。查体：左髋局部肿胀，皮肤无红肿，皮温不高。髂前上棘压痛，叩击痛明显。左髋关节活动受限。骨盆挤压、分离实验阳性。

骨盆CT扫描＋三维重建术前左髂前上棘骨骺分离，可见弧形骨片向外下方脱落、移位；左髋关节关系不对应，股骨头略向外前移位；双侧髋关节骨结构完整（图12.5.1，图12.5.2）。诊断：①左髂前上棘骨骺撕脱性骨折；②左髋关节关系欠对应，股骨头略向外前移位。

鉴别诊断：①血管－神经损伤：外伤后疼痛伴感觉麻木、运动障碍，末梢血运障碍。术中探查可鉴。②左髋关节骨折：左髋关节明确外伤，左髋关节肿痛、活动受限，影像学可鉴别。

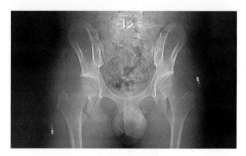

图12.5.1　DR图示左髂前上棘骨骺分离，可见弧形骨片向外下方脱落、移位

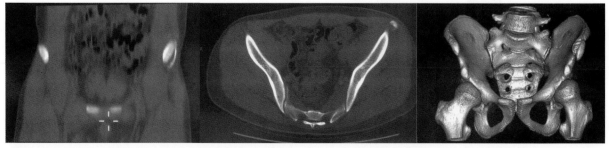

图12.5.2　术前CT平扫＋三维重建图示左髂前上棘骨骺分离，可见弧形骨片向外下方脱落、移位

转归：手术切开内固定术10个月后复查，恢 复良好，去除内固定（图15.5.3，图15.5.4）。

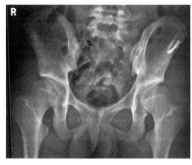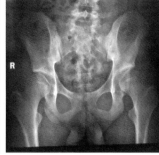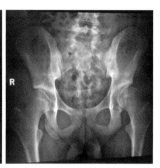

图 12.5.3 DR 图示左髂前上棘骨折线模糊，断端可见两枚螺钉影

图 12.5.4 DR 图示左髂前上棘骨折线模糊，可见两枚螺钉窦道影，螺钉手术去除。左髋关节、股骨头对应关系恢复

第 6 节　胫骨前结节骨骺损伤

胫骨前结节骨骺损伤是青少年常见的运动损伤性疾病，外伤致胫骨结节部分撕脱。11~15岁胫骨前结节骨化中心出现，16~18岁骨骺融合钙化，局部肥大。

1. 临床症状

膝关节前方局限性疼痛，运动中或运动后明显。髌骨肌腱肥厚，胫骨结节增大，压痛明显。浮髌试验阴性。

2. 影像学检查

DR+CT 示胫骨结节骨骺碎裂征，表面不光滑。MRI 或股四头韧带附着点肿胀、充血、水肿，呈长 T1、长 T2 信号。

📋 病例 1

男性，13 岁。左膝关节胫骨粗隆疼痛 2 年。时轻时重，跑步后明显。左膝关节胫骨粗隆略有隆起，局部压疼。皮肤无充血，浮髌试验阴性。DR 示左胫骨结节骨骺碎裂征（图 12.6.1）。诊断：左胫骨前结节骨骺损伤。

📋 病例 2

男性，12 岁。左侧胫骨前缘疼痛，活动受限 1 周。左侧胫骨前缘压痛明显，局部皮肤略有隆起，无红肿热。DR 示左膝关节骨质结构完整，左胫骨近端骨皮质呈碎裂状，欠光整（图 12.6.2）。骨性关节面光整，关节周围软组织间隙未见异常。右膝关节未见异常。诊断：左胫骨近端胫骨结节骨骺损伤。

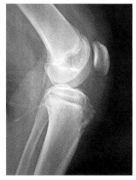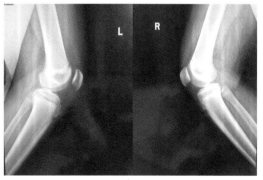

图 12.6.1 DR 图示左胫骨结节骨骺碎裂征，表面不光滑，前缘软组织肿胀

图 12.6.2 DR 图示左膝关节骨质结构完整，左胫骨近端骨皮质呈碎裂状，欠光整

病例 3

男性，13 岁。右胫骨粗隆疼痛 2 年，活动后明显。MRI 示右膝诸骨骨骺形态、大小未见异常，生长板未见明显分离；胫骨结节局部可见絮状异常信号，边缘模糊，T1WI 序列呈低信号，PDWI/STIR 序列呈稍高信号；髌上囊可见少许积液征象（图 12.6.3）。诊断：①右膝胫骨结节轻度水肿；②右侧腓肠肌内侧头滑膜囊肿。

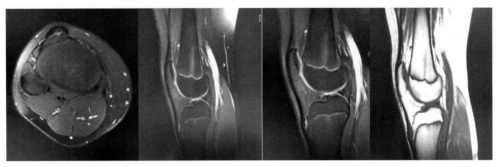

图 12.6.3　右膝胫骨结节运动损伤 MRI

第 13 章

矮小症

第 1 节　概　论

矮小症,是指患儿身高低于同龄、同性别、同种族正常儿童平均身高 2~3SD(标准差),或身高评估位于正常发育坐标图的 3%,或年生长发育速度小于 5cm。出生 6 个月后,儿童生长发育由垂体分泌的生长激素开始起作用,逐渐替代生命早期营养调控模式。2.5 岁后,遗传因素或垂体分泌生长激素对生长发育的作用充分显现。从 3 岁到青春期开始前(女性约 10 岁,男性约 12 岁),每年平均身高增长 5~6cm。青春期后,生长激素、性激素对人体的生长起主导作用,生长再次加速。生长激素分泌高峰时间在晚间,其分泌量是白天的 3 倍。熬夜使大脑长期处于兴奋状态,会影响生长激素的正常分泌,从而影响处于快速发育儿童的生长发育。

我国现有矮小症患儿约 800 万,我国儿童矮小症发病率约 3%,每年新发病例约 17 万。卫健委发布的《中国居民营养与慢性病状况报告(2020)》中指出居民的平均身高持续增长,我国 18~44 岁男性平均身高 169.7cm,较 2015 年增加了 1.2cm;女性平均身高 158cm,较 2015 年增加了 0.8cm。其中 6~17 岁男性平均身高增加了 1.6cm,女孩平均身高增加了 1cm。

一、病　因

(1)生长激素缺乏或分泌不足　侏儒症,如果不进行生长激素(GH)替代治疗,最终身高只能达到 130cm 左右。生长激素缺乏原因:①特发性(原发性),这类患儿下丘脑、垂体无明显病灶,但 GH 分泌功能不足,其原因不明。②器质性(获得

性),继发于下丘脑、垂体或其他颅内肿瘤、感染、细胞浸润、放射性损伤和头颅创伤(包括产伤)等。此外,垂体发育异常,发育不良或空蝶鞍,其中伴有视中隔发育不全、唇裂、腭裂等畸形,均可引起 GH 合成和分泌障碍,可有多种垂体前叶激素缺乏。③暂时性体质性青春期生长延迟、社会心理性生长抑制、原发性甲状腺功能减退等均可造成暂时性 GH 分泌功能低下,在外界不良因素消除或原发疾病治疗后即可恢复正常。

(2)家族性矮小

(3)生长激素不敏感或抵抗综合征　多由 GH 受体基因突变所致,多呈常染色体隐性遗传。

(4)先天性卵巢发育不全(特纳综合征)　应进行染色体核型分析以鉴别。

(5)骨骼发育障碍　各种骨病、软骨发育不全等,均影响身高。

(6)其他内分泌代谢病　先天性甲状腺功能减退症(甲减)、先天性肾上腺皮质增生、性早熟、皮质醇增多症、黏多糖病、糖原贮积症、肾小管酸中毒等。

二、检查流程

1. 询问病史和查体

①母亲妊娠情况(包括早孕反应、妊娠期营养、妊娠期血糖、各种指标);是否双胎、试管婴儿、高危儿。②出生时的具体情况。③每年的身高增长速率。④父母在青春期的发育情况家族中有无矮小症患者。⑤智力发育情况;有否慢性

肝炎、肾脏疾病和哮喘。⑥曾经是否使用过影响生长发育的药物，如泼尼松、地塞米松。

2.检 查

（1）生长激素刺激试验 根据情况做 GH 刺激试验，以判断垂体分泌 GH 的功能。随意取血测血 GH 对诊断没有意义，但若任意血 GH 水平明显高于正常（> 10μg/L），可排除侏儒症。生理试验系筛查试验，药物试验为确诊试验。一般认为在试验过程中，GH 的峰值< 10μg/L 即为分泌功能不正常；GH 峰值< 5μg/L，为 GH 完全缺乏；GH 峰值 5~10μg/L，为 GH 部分缺乏。由于各种 GH 刺激试验均存在一定局限性，必须两种以上药物刺激试验结果都不正常时，才可确诊为侏儒症。一般多选择胰岛素加可乐定或左旋多巴试验。对于年龄较小的儿童，尤其空腹时有低血糖症状者给胰岛素时要特别小心，因其易引起低血糖惊厥等严重反应。此外，若需区别病变部位是在下丘脑还是在垂体，须做生长激素释放激素（GHRH）刺激试验。

（2）血 GH 的 24h 分泌谱测定 24h 的 GH 分泌量能比较正确地反映体内 GH 的分泌情况，尤其是对生长激素神经分泌功能障碍（GHND）患儿，其 GH 分泌功能在药物刺激试验可为正常，但其 24h 分泌量则不足，夜晚睡眠时的 GH 峰值亦低。但该方法烦琐，抽血次数多，不易为患者接受。

（3）胰岛素样生长因子（1GF-1）的测定 IGF-1 主要以蛋白结合的形式（1GF-BP）存在于血循环中，其中以 IGF-BP3 为主（95% 以上），IGF-1 和 IGF-BP3 日夜波动较少，其浓度在 5 岁以下儿童很低，目前一般可作为 5 岁到青春发育期前儿童侏儒症筛查检测。该指标有一定的局限性，还受营养状态、性发育程度和甲状腺功能状况等因素的影响，判断结果时应注意。

（4）其他检查 ①骨龄：用左手腕、掌、指骨 X 线 DR 片评定，侏儒症患儿骨龄落后于实际年龄 2 岁或 2 岁以上。②CT 或 MRI 检查：已确诊为侏儒症的患儿，根据需要选择头颅 CT 或 MRI 检查，

以了解下丘脑—垂体有无器质性病变，尤其对肿瘤有重要意义。③其他内分泌检查：一旦确诊侏儒症，必须检查下丘脑—垂体轴的其他功能。根据临床表现可选择测定 TSH、T4 或促甲状腺素释放激素刺激试验和黄体生成素释放激素刺激试验以判断下丘脑—垂体—甲状腺轴和性腺轴的功能。

（5）基础检查 ①血、尿常规、血糖、肝肾功能、癌胚抗原。必要时，女性患者与父母同做染色体核型检查。②左腕骨龄＋左膝关节评估是否有生长潜。骨盆片观察双侧股骨头骺形态、位置及双侧髂骨翼骨骺板形态。③腹部 B 超观察肝、胆、胰、脾、双肾、腹膜后、盆腔脏器形态及回声是否正常，有无潜在肿瘤。女性卵巢子宫发育、卵泡形态。④头颅 MRI 观察蝶鞍形态、鞍底及鞍背骨质变化；垂体形态（高度、横径）、垂体柄居中、偏移或阻断，增粗、信号异常，有无空泡蝶鞍。鼻旁窦炎、牙周黏膜病、腺样增殖体肿大。

三、影像学检查

1.骨 龄

左腕 DR 示指骨、掌骨、腕骨及桡尺骨远端的骨骺骨化中心的发育程度（图 13.1.1）。

骨龄评估能较准确地反映个体的生长发育水平和成熟程度。确定儿童的生物学年龄还可判断生长发育潜力及性成熟的趋势。预测儿童的成年身高，对儿科内分泌疾病的诊断有助。我国骨龄评估标准：《中国青少年儿童手腕骨成

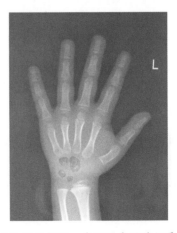

图 13.1.1 DR 图示拇指、中指远中近节指骨骨骺板；掌骨近节骨骺形态、密度。腕骨发育顺序、形态与掌骨接触点，尺桡骨骨化中心出现，尺骨茎突形态

熟度及评价方法》（简称《中华 -05》标准 TY/T 3001-2006）。

2.骨龄筛查

基础检查：3~7 岁时，发现矮小，骨龄迟滞，此时干预花费最低，治疗效果明显。

·青春发育前期，男性 10 岁，女性 8 岁，是儿童增高的黄金期，骨龄测定亦可早发现异常、早干预。

·青春发育期，女性 12 岁（月经初潮），男性 13 岁性成熟（出现遗精），如身高生长减缓，可测定骨龄，以判断身高是否正常及有无增高潜力。这也是增高的最后阶段。

3.骨龄发育意义

实际测出骨龄与年龄的差值在 ±1 岁以内为正常。

（1）早熟 骨龄与生理年龄的差值＞1 岁。骨龄早熟包括肾上腺皮质增生症或肿瘤、Alrebert 综合征、性早熟、甲状腺功能亢进等，以性早熟最常见。

（2）骨龄迟滞 骨龄与生理年龄的差值＜2 岁，包括卵巢发育不全（特纳综合征）、软骨发育不全、甲状腺功能减退等。

骨龄与生长发育典型特征：

·女孩：①身高突增期——骨龄 11~13 岁。②青春期——骨龄 11 岁后平均约第 9 个月出现月经初潮。③停止生长期——骨龄 17.3 岁。

·男孩：①身高突增期——骨龄 13~15 岁。②青春期——骨龄 13 岁前后，约第 9 个月开始变声，长出腋毛、胡须，喉结突出等。③停止生长期——骨龄 18.4 岁。

四、诊断与鉴别诊断

1.诊断要点

矮小症，身高低于同龄、同性别、同种族正常儿童平均身高 2~3SD（标准差），或身高评估位于正常发育坐标图的 3%，或年生长发育速度每年＜5cm。

2.鉴别诊断

（1）活动性佝偻病 冬春季出生，未及时补充维生素 D_3 或维生素 A、D。

（2）甲状腺功能减退症（简称"甲减"） 儿童多见先天性甲减，新生儿筛查发现促甲状腺激素增高，未能及时补充甲状腺素。

（3）黏多糖病贮积症 是一组由溶酶体异常引起的遗传性黏多糖代谢障碍，其中黏多糖贮积症 Ⅰ、Ⅳ 型最常见且较具特征性。Ⅰ 型最典型，为常染色体隐性遗传，分为 3 个亚型：Hurler 综合征（MPS-IH 型），Scheie 综合征（MPS-IS 型，亦即原 7 大类中 MPS-V 型）和 Hurler-Sheie 综合征。本病在内脏病变、骨骼畸形和智力障碍方面的症状都很严重。1~2 岁时出现特征性表现。患儿鼻梁宽而平，眼距宽，唇厚，舌大，耳低位，牙齿小而稀疏，齿龈肥厚。皮肤粗厚，毛发增多。头围增大，矢状缝早闭，前后径增大（舟状头），偶有脑积水。骨关节严重畸形，手指粗短，短颈，脊柱后弯。各关节逐渐挛缩强直，手指固定于半屈位，呈爪状，身材矮小。Ⅳ 型：矮小，智力正常，X 形腿，脊柱椎体呈子弹头状，肋骨呈飘带状，股骨头骺发育不全。儿童组织细胞的溶酶体内缺乏黏多糖降解酶，使酸性黏多糖不能完全降解，贮积在全身各个组织内，产生骨骼畸形等一系列临床症状体征。

（4）成骨不全 也称脆骨症，反复多发性骨折。

（5）多发性骨骺发育不良 是一种少见遗传性软骨发育缺陷，特征是多骨骨骺异常骨化，生长发育障碍，手指粗短。男性发病多于女性，有家族史。以髋、肩、踝多见，其次为膝、腕、肘，骨骺增大。

（6）垂体性侏儒 垂体前叶功能障碍，导致生长激素分泌不足，生长发育迟缓，身材呈均匀性矮小。骨龄延迟，性器官不发育或第二性征缺乏。智力正常。

病例 1

女性，2 岁，身高 80cm，体重 10kg。自幼睡眠少，睡觉晚，食欲缺乏。出生体重为 2850g，身长 50cm。母体妊娠早期反应一般，进食蛋白质较少，果蔬较多。母亲身高 150cm，父亲 175cm。母系家族身高均不高。

左手骨龄测定：第 3、4、5 远节关节间指骨骨骺未显示；拇指近端指骨骨化中心未显示，第

2、3 掌骨骨骺骨化中心显示；腕骨三角骨骨化中心未显示；桡骨远端骨骺骨化中心未显示（图13.1.2）。影像检查提示骨龄迟滞：符合"9个月至1岁"。

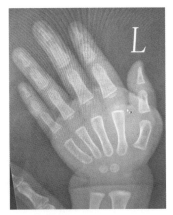

图 13.1.2　矮小症骨龄迟滞 DR 图

📋 病例 2

男性，2 岁 11 个月。新生儿期筛查出甲减，矮小症。现身高 84cm，体重 11kg。

骨龄测定：第 5 近端指骨，3、4 指骨中节骨骺骨化中心显示。3、4 指骨远节骨骺骨化中心未显示。第 5 掌骨骨骺未见骨化中心显示。腕骨头、钩骨骨骺骨化中心未显示。桡骨骨骺骨化中心未出现。骨龄迟滞：头骨、钩骨、桡骨骨骺骨化中心未出现（图 13.1.3）。

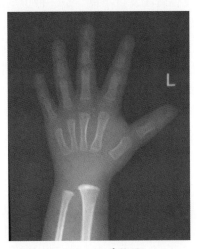

图 13.1.3　甲减致矮小症 DR 骨龄图

双卵双胎在妊娠期很难达到足月妊娠，常出生低体重，身长不达标。后天发育较差时，骨龄检测：双胎具有共同特征，同样骨龄迟滞。单卵双胞胎仅见出生低体重者。

📋 病例 3

双胞胎次女，8 岁 1 个月，身高 120cm，体重 22kg。出生体重 2.6kg，身高 48cm。自幼食欲缺乏，挑食，睡眠少。

骨龄：3~5 远端指骨骨骺与其干骺端接近等宽；第 2 掌骨与相邻的小多角骨面较平坦；近排、远排腕骨骨化中心均出现，舟骨、月骨形态较小，密度低（图 13.1.4）；尺骨骨化中心未显示。骨龄迟滞，符合 6 岁。

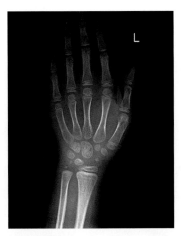

图 13.1.4　矮小症骨龄图

MRI：垂体大小形态、信号未见异常，可见垂体高度 5.1mm，横径 7.3mm，垂体柄居中，鞍底无塌陷，鞍背无后突。双侧视交叉走行、信号无异常。鞍区周围未见异常信号。双侧下鼻甲略有肥大，长 T2 呈稍高信号。鼻咽顶后壁软组织轻度增厚，信号均匀；边缘光滑，局部气道略有受压变形，A/N 约 0.61。

📋 病例 4

男性，8 岁 1 个月。双胞胎头胎。出生体重 2.8kg，身长 48cm。现身高 128.5cm，体重 24.5kg。

骨龄：3~5 远端指骨骨骺与其干骺端接近等宽；第 2 掌骨与小多角骨相邻骨面较平坦；尺骨骨骺骨化中心未显示（图 13.1.5）。骨龄迟滞，符合 6 岁。

📋 病例 5

女性，6 岁。在拍球活动中拾球时摔倒撞击至马路道沿台阶，右股骨下段骨折，在当地医院就医拍片，发现右股骨下段骨皮质断裂，断端移位。查体：身高 116cm，体重 22kg（正常标准）。发

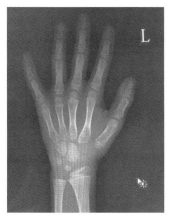

图 13.1.5 矮小症骨龄图

育营养中等,消瘦。胸廓轻度畸形,左侧肋隔沟、肋外翻。心肺听诊未见异常,腹平软,肝脾肋下未及。右下肢外石膏固定。双侧手腕、踝关节,呈"手镯、脚镯"样改变。抗佝偻病治疗无效。基因测定低磷性佝偻病。

　　骨龄:第二掌骨近端的小多角骨关节面略有变凹;头骨、钩骨相邻面未见重叠,舟骨骨化中心未出现;尺骨骨骺骨化中心未出现(图13.1.6)。骨龄略迟滞,符合 4 岁 2 个月。诊断:迟发性活动性佝偻病。

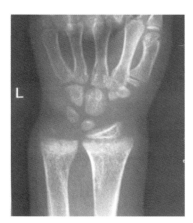

图 13.1.6 低磷性佝偻病骨龄图

病例 6

　　女性,6 岁。乳腺胀痛,可触及结节 1 个月。

　　骨龄测定:头、钩骨相邻面重叠,大小多角骨、舟骨、月骨、三角骨形态、密度发育正常;三角骨掌侧面豆骨骨化中心出现;尺骨骨化中心出现,形态、密度尚可。

　　诊断:骨龄早熟,符合 8 岁(图 13.1.7)。

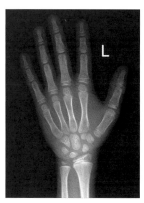

图 13.1.7 性早熟骨龄图

病例 7

　　女性,14 岁 9 个月。身材矮小,月经初潮 5 年。查体:身高 143.6cm($P_{50} = 160cm$),体重 48.1kg。无特殊面容。心、肺、腹部及神经系统检查未见异常。双侧乳腺隆起,可触及乳核 B4 期。诊断:矮小症。DR 骨龄:2~5 掌骨骨骺完全融合,融合线接近消失;尺桡骨干骺端部分融合,以尺骨明显(图 13.1.8)。诊断:骨龄早熟,符合 15 岁。

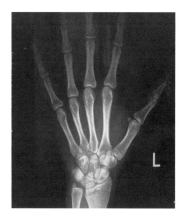

图 13.1.8 性早熟骨龄图

五、对生长发育潜能的评估

病例 8

　　男性,17 岁。现身高 165cm,父亲身高 168cm,母亲 165cm。治疗前评估患者骨骺情况及增高潜能:左膝、双侧股骨粗隆间、髂骨翼仍残存极少量的骨骺线未闭合。坚持 1 年治疗后,增高 9cm,最终身高 174cm。

第2节 先天、遗传病致发育障碍

一、卡尔曼综合征

卡尔曼综合征，为特发性促性腺激素性腺功能减退的严重类型。男性发病率为1/10 000。临床特征：嗅觉缺失，早产，出生低体重，矮小。青春期性腺未发育，无第二性征，未变声，无胡须。骨龄延迟，生长激素水平低，经激发试验后仍见缺乏。治疗：确诊后首选生长激素替代治疗，达到预期身高后，再给促性腺激素替代治疗。

病例1

男性，8岁。出生低体重，腭裂，食欲缺乏，矮小7年。个人史：29^{+1}周出生，体重2000g，身长45cm。腭裂，曾两次手术修补。查体：身高91cm，体重15kg。精神、体力差，神志清。皮下脂肪很薄。心肺腹部、神经系统未见异常。双侧睾丸黄豆大。

经用生长激素治疗后3个月，反应很差，食欲仍不增，身高、体重无改善。家长放弃治疗。

二、软骨发育不全

软骨发育不全，又称软骨营养障碍性侏儒症。是一种常染色体显性遗传性疾病，或自发性基因突变。

1.病 因

第4对常染色体短臂成纤维细胞生长因子受体的基因位点发生突变。

2.临床表现

出生时头大、躯干长，四肢短小，四肢远端粗短、膨大，尺桡骨短缩。面部特征：前额宽、塌鼻梁、下颌突。上、下肢短而弯曲呈弓形，腕关节或踝关节肌肉臃肿。

查体：上部量大于下部量，双腕关节、踝关节可触及关节间隙增宽。

3.影像学特征

（1）**颅骨** 颅盖骨大，前额突，顶枕骨隆突，颅底短小，枕骨大孔变小或呈漏斗形，其直径仅为正常人的1/2~2/3，伴发脑积水。

（2）**四肢** 长骨短，骨干厚，髓腔小，骨骺碎裂或不整齐，骨化中心近骨干，膝关节间隙增宽，可见骨端呈"V"形分开，骨骺的骨化中心嵌入其内。上肢尺骨长于桡骨，下肢腓骨长于胫骨，肢体呈弓形、膝内翻。

（3）**胸廓** 肋骨短，胸骨短宽，肩胛骨不对称，肩胛盂浅小。

（4）**脊椎** 椎体高度降低，L_1~L_5椎体椎弓间距逐渐变小，且伴椎间盘突出。

（5）**骨盆** 骨盆狭小，髂骨扁圆，内径小，髋臼向后移位接近坐骨切迹，髋内翻，髋臼与股骨头不对称。

4.诊断与鉴别诊断

典型身材、特殊面貌；肢体短小，手指食指与中指呈三叉戟状分开。

病例2

女性，9岁10个月。身材矮小，体力差，穿衣、生活不能自理。足月顺产二胎，母乳喂养。自幼较同龄儿矮小，智力可。否认家族同类疾病，父亲身高185cm，母亲165cm，其兄170cm。基因测定：第4对常染色体短臂基因突变。

治疗史：3年前使用生长激素治疗，第一年身高增高5cm，第二年仅2cm。现身高102cm。

头颅CT：颅骨术后骨结构不完整，可见脑积水行脑室－腹腔分流术后引流管穿出。颅盖骨大，前额突，顶枕骨隆突，颅底短小，枕骨大孔变小，最大径23mm。双侧侧脑室前后角形态正常，大脑白质区无异常密度。脑室系统形态正常，脑沟回形态可见双侧额、颞叶增宽加深。

11岁前来复诊。骨龄测定：第3远端指骨骨骺的桡侧缘已开始覆盖住骨干，指骨向尺侧略有偏斜；第5掌骨骨骺的尺桡侧的白线为其部分掌缘，指骨、掌骨骨干骺端中心呈"V"形凹陷，骨骺形态小且不规则，密度降低；腕骨远排形态小，近似方形，密度减低，近排诸骨数目、形态、密度均好；尺骨干骺端近端膨大，呈手镯状且向外侧偏斜，桡骨骨化中心扁平薄，密度低；尺骨茎突骨骺已形成，尺骨远端形态短小，骨干厚，所见髓腔略变小；左膝关节间隙增宽，骨端呈"V"形，骨骺的骨化中心嵌入其内，股骨远端、胫腓骨近端骨骺形态增大；腓骨长度长于胫骨，下肢肢体略有弓形改变（图13.2.1~图13.2.6）。

影像提示：骨龄略有早熟，符合11岁；所见长骨征象符合软骨发育不全。

病例3

男性，7岁。1岁后生长发育较同龄儿缓慢，行走摇摆、乏力。在多家医院诊断为"软骨发育不全"。父母亲染色体检查核型均正常，患儿基因测定核型属自发性基因突变。足月顺产头胎，母乳喂养。自幼较同龄儿矮小，智力尚可。家族否认同类疾病，父亲身高175cm，母亲163cm。

查体：身高101cm，体重15kg。神清，精神尚好。皮肤黏膜未见异常。四肢短小（图13.2.7），步态不稳，脊柱无侧弯。神经系统未检出异常。

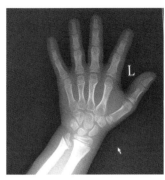

图13.2.1 骨龄图

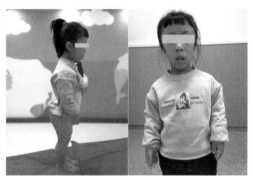

图13.2.2 图示前额突，四肢短小，骨端肥大，双手中环指外观呈"三叉戟"

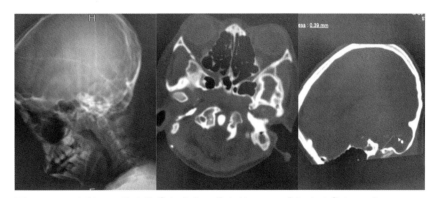

图13.2.3 头颅CT图示枕骨大孔小，最大径23mm（仅为正常人1/2）

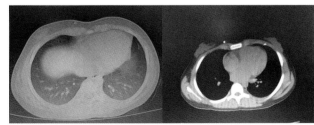

图13.2.4 胸部CT图示两肺下叶磨玻璃样变，双侧乳房已发育

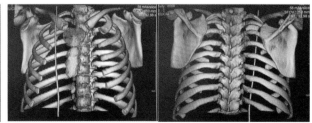

图13.2.5 胸部CT图示胸骨短宽、肩胛骨不等高

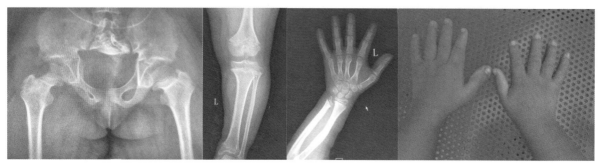

图 13.2.6　四肢 DR 图示关节间隙增宽，骨骺的骨化中心嵌入其内，双侧股骨头呈"方形"。腓骨长度长于胫骨，下肢肢体呈弓形变

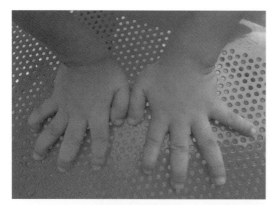

图 13.2.7　双手及身体外观图示双手中指与环指不能并拢，右侧手腕畸形外翻，肌肉臃肿

骨龄测定：指骨、掌骨骨干骺端中心呈"V"形凹陷，骨骺形态小且不规则，密度降低；腕骨远排形态小，近似方形，密度减低，近排腕骨骨化中心未显示（图 13.2.8）。尺骨骨化中心未显示，尺骨干骺端近端膨大，呈"手镯"状且向外侧偏斜；桡骨骨化中心扁平薄，密度低；左膝股骨远端，胫腓骨近端干骺端膨大，中间呈"V"形凹陷；骨骺密度降低。胸片示双侧肋骨、肋胸骨的骨端可见"杯口状"改变（图 13.2.9）。

诊断：软骨发育不全，骨龄 7 岁。

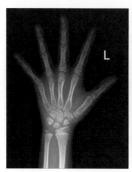

图 13.2.8　软骨发育不全手部 DR 图

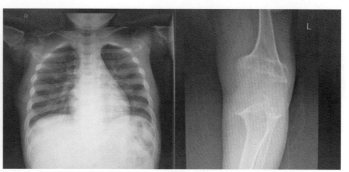

图 13.2.9　胸部、左膝 DR 图

三、黏多糖贮积症

病例 4

女性，1 岁 8 个月。神经-运动发育落后 1 年余。1 岁会翻身；1 岁多才会坐，不会爬，不会独站，不会支撑，仅会讲 1 个字。无抽搐史。足月顺产，无娩出窒息。查体：发育营养正常，神清，反应迟缓，面部略异常。四肢肌力可，腱反射存在。双侧通贯掌。实验室检查：尿硫酸角质素。影像学检查：①DR 示脊柱椎体形态呈子弹头样或喙突样改变，

肋骨呈飘带肋（图 13.2.10）；②MRI 示垂体扁小，蝶鞍内脑脊液信号填塞（图 13.2.11）。

诊断：黏多糖贮积症 I 型并空泡蝶鞍。

四、特纳综合征

特纳综合征，也称原发性性腺功能减退，是女童中十分罕见的矮小症之一。本病最早由 Turner 在 1935 年报告首例成年女性，表现为性幼稚、蹼颈和肘外翻等。1959 年发现本病患者染色体异常。

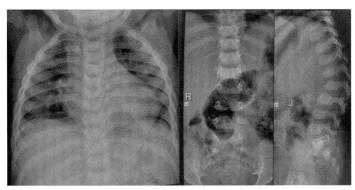

图 13.2.10 黏多糖贮积症Ⅰ型 DR 图

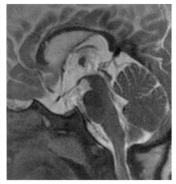

图 13.2.11 黏多糖贮积症Ⅰ型
并空泡蝶鞍 MRI 图

1.临床表现

出生身高、体重正常或低于正常。患儿手、足背水肿，颈部皮肤松软，蹼颈。后发际低，腭弓高深。2.5 岁时体内生长激素水平低下，身高、体重均低于同龄儿，位于第 2 百分位。有感音性神经性耳聋，智力低下，言语表达能力差。

2. 实验室检查

（1）**生长激素检测** 低于正常水平。经口服可乐定激发试验后，连续动态抽血监测有一个很小的峰值，很快呈陡线降落至正常水平以下。

（2）**染色体培养** 可发现有多种核型异常，最常见为 45，X/45，X/46XX，45X/46，X，i（Xq）45，X/46，X，r（X），45，X/46fra.。

3.智力测验

智力水平明显低于正常同龄儿。

4.影像学检查

（1）**X线检查** 骨龄明显发育迟滞，仅见头骨、钩骨。

（2）**B超** 双侧卵巢呈条索状，未探及卵泡。

（3）**CT** 脑实质密度均匀、对称。脑室系统形态正常，中线居中，脑沟回形态尚可。鞍区形态正常。骨窗发现颅底双侧乳突小房气化较差，呈致密型。

5.诊断与鉴别诊断

（1）**诊断要点** 女性发病，生长发育迟滞，智力低下，生长激素水平低下，经激发试验后，仅见小峰值后又回落。B超探及卵巢呈条索状；CT示双

侧乳突小房气化差。染色体培养检出核型异常。

（2）**鉴别诊断** ①甲减：母体妊娠期期超过 42 周，患儿出生体重大于 4kg，四肢短小，上部量明显增长，黄疸持续时间长，喂养困难，呆滞，哭声低弱，嘶哑。体温低、2~3 个月出现皮肤粗糙、头大、脐疝、生长发育迟缓，身长与坐高之比大于 1.5。智力降低、聋哑症、动作发育、精神神经迟缓。②先天性巨结肠：生后即出现便秘、腹胀、脐疝，但哭声、面容、精神、皮肤正常。③唐氏综合征（21 三体综合征）：生后即可检出塌鼻、眼距宽、伸舌，皮肤正常，手纹贯通。X 线平片示骨龄迟滞，染色体核型异常。④佝偻病（活动期）：多汗、易哭、睡眠差、易惊、动作发育落后；化验骨碱磷酸酶增高、钙磷比值异常；手腕 DR 见骨骺线模糊。

📋 **病例 5**

女性，5 岁 10 个月。食欲缺乏，动作、言语、智力迟滞，矮小。身高 95cm，体重 14kg，血压 105/46mmHg。听力较差，反应慢。面容异常，皮肤粗糙，蹼颈，后发际低，双手通贯掌（图 13.2.12）。浅表淋巴结可及，质地中等。盾牌胸，

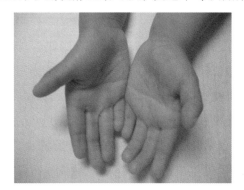

图 13.2.12 特纳综合征双侧手纹外观

心肺听诊未闻及异常。腹平软，肝脾未触及。神经系未检出异常体征。B超示双侧卵巢呈索条状，未见原始卵泡形成。

骨龄测定：指骨3~5远端指骨骨骺与其干骺端等宽；腕骨头骨、钩骨显示，形态小，间隙宽，密度低；大、小多角骨、舟骨、月骨、三角骨骨

化中心均未显示，提示骨龄迟滞，符合2岁（图13.2.13）。头颅CT示颅骨可见双乳突小房呈致密性，颅内未见异常征象（图13.2.14）。

染色体培养核型异常（图13.2.15）。

转归：经生长激素治疗45d后，身高由95cm增加至104cm。复查骨龄：三角骨骨化中心显示。

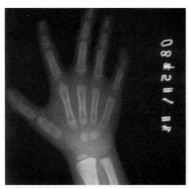 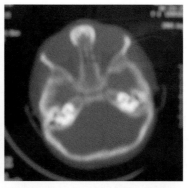

图13.2.13　特纳综合征骨龄测定图　　图13.2.14　CT图示颅底双侧乳突小房气化较差，呈致密型

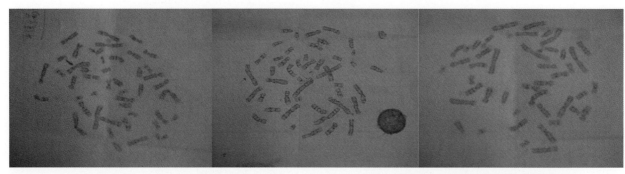

图13.2.15　染色体培养。A.患儿检出多核型异常。B.患儿父亲检出核型异常，为嵌合体。C.患儿母亲核型正常

五、肾小管酸中毒伴孤立肾

肾小管酸中毒是指近曲小管重吸收碳酸根离子障碍，和（或）远曲小管排泌氢离子障碍所致的临床综合征。当孤立肾（左肾缺如）时伴范科尼综合征、矮小症临床症状更明显。

🗒 病例6

女性，12岁。浮肿、贫血2年，身材矮小。身高112cm，体重18kg。发育、营养均差，贫血貌。

实验室检查：尿糖及尿蛋白（+）。血钾低，高氯性酸中毒。尿素氮增高。腹部CT示左侧肾脏缺如，仅见梭形软组织影；右侧肾脏形态小，呈"固缩状"；肾实质密度均匀增高，肾盂显示正常（图13.12.16）。

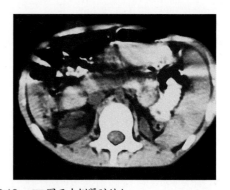

图13.2.16　CT图示左侧肾脏缺如

诊断：肾小管酸中毒伴孤立肾（左肾缺如）、矮小症。

六、鞍区造釉细胞型颅咽管瘤

造釉细胞型颅咽管瘤，是鞍区及鞍旁的良性

肿瘤，源于颅咽管瘤上皮细胞或 Rathke 囊的残留。无性别差异，约占颅内肿瘤的 5%，多见于东亚国家。由 *CTNNBI* 基因突变导致。起病缓慢，患儿多以矮小、发育迟缓、尿崩症、性早熟、头痛起病。影像学检查：CT 可见颅内鞍区、鞍旁囊实性钙化；MRI 示鞍区、鞍旁囊实性混杂信号肿瘤；MRA 提示肿瘤血管供血及鉴别。

📋 病例 7

女性，7 岁 1 个月。身高偏矮 3 年。查体：体温 36.5℃，脉搏 90 次 / 分，呼吸 20 次 / 分，血压 90/60mmHg，体重 17.8kg，身高 108.5cm。一般状况良好。双侧乳腺 Tanner Ⅰ 期。无腋毛、阴毛，女童外阴。

住院后检查血常规、肝功、肾功、血糖、血脂大致正常。胰岛素样生长因子 –126.9ng/mL。性激素（七项）：孕酮 < 0.2ng/mL、总睾酮 < 20.0ng/dL、总 β 人绒毛膜促性腺激素 < 1.00mIU/mL、黄体生成素 < 0.10ng/mL、卵泡刺激素 0.27mIU/mL、催乳素 22.00ng/mL、雌二醇 10.00pg/mL、皮质醇 9.70 μg/dL。甲状腺功能五项：总三碘甲状腺原

氨酸 3.73pg/mL、总甲状腺素 5.78μg/dL、游离甲状腺素 0.7 ng/dL、促甲状腺激素 3.71μU/mL、游离三碘甲状腺原氨酸 3.78pg/mL。促肾上腺皮质激素 11.40pg/mL。癌胚抗原 1.30ng/mL。生长激素激发试验：GH（0 分）0.58ng/mL、GH 激发（30 分）0.98ng/mL、GH 激发（60 分）1.18ng/mL、GH 激发（90 分）0.59ng/mL、GH 激发（120 分）0.68ng/mL，提示生长激素缺乏。

左腕骨龄：相当于 2 岁 6 个月左右（图 13.2.17）。头颅 CT：鞍区可见斑片状高密度影（图 13.2.18）。垂体 MRI：鞍区及鞍膈有不规则囊性灶，呈长 T1、长 T2 信号，FLAIR 序列信号增高。垂体受压变扁，挤压膈上双侧侧脑室、第三脑室形态异常并梗阻性脑积水（图 13.2.19，图 13.2.20）。

手术切除，术后病理证实鞍区造釉细胞型颅咽管瘤（WHO Ⅰ 级）。

出院诊断：①鞍区造釉细胞型颅咽管瘤（WHO Ⅰ 级）术后改变；②术后右额、颞硬膜下出血；③甲状腺功能减退、低钠血症。

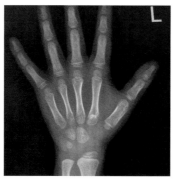

图 13.2.17 DR 骨龄图示骨龄迟滞

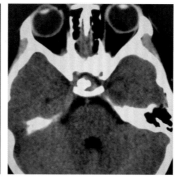

图 13.2.18 CT 图示鞍区斑片状高密度影

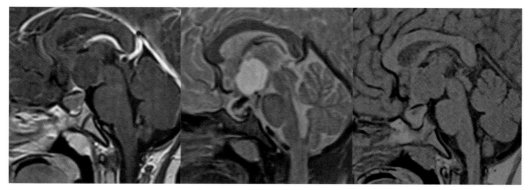

图 13.2.19 MRI 图示鞍区及鞍上膈有不规则囊性灶，呈长 T1、长 T2 信号，FLAIR 序列信号增高

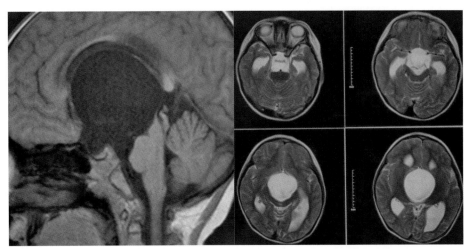

图 13.2.20　MRI 图示垂体受压变扁，挤压膈上双侧侧脑室、第三脑室形态异常并梗阻性脑积水

七、颅颊裂囊肿

颅颊裂囊肿，又称垂体囊肿。在胚胎发育残留的小腔隙，逐渐被上皮细胞填充，出生后未退化持续存在时，腔隙扩大形成。病理：囊肿壁由单层立方纤毛柱状上皮形成，内含清亮的黏液、棕色胆固醇结晶或胶冻样黏液。临床常见头痛、内分泌及视觉功能障碍。MRI 示平扫鞍区内肿物边缘清楚，呈长 T1、长 T2 型号；增强扫描周边环形强化，囊内无强化。

📋 病例 8

男性，11 岁。身高偏矮 1 年。查体：体重 27.1kg，身高 135cm，坐高 71cm，指间距 132cm。男童外阴，双侧睾丸容积约 3~4mL，质地正常，阴茎长 6cm。无阴毛及腋毛。神经系统检查未见异常。

DR 示骨龄掌骨可见拇指屈肌间籽骨骨化中心

未出现。骨龄迟滞，符合 10 岁（图 13.2.21）。MRI 示垂体窝内椭圆形肿物，呈长 T1 长 T2 信号（图 13.2.22）。

诊断：颅颊裂囊肿。

八、先天性甲状腺功能减退

先天性甲状腺功能减退（甲减），中国发病率约为 1/4000，是儿童少见病之一。

1. 临床表现

特殊面容：塌鼻、眼距宽、伸舌、皮肤粗糙、表情呆滞。矮小，身材部量上身大于下身。顽固性便秘，腹胀。

2. 实验室检查

促甲状腺分泌激素（TSH）> 20mU/L，T4 降低，T3 降低或正常。

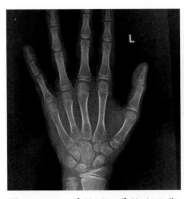

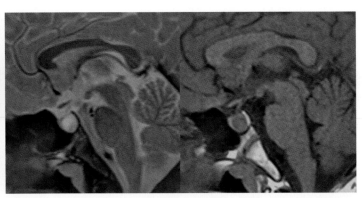

图 13.2.21　骨龄图示骨龄略迟滞　　图 13.2.22　MRI 图示垂体窝内椭圆形肿物，呈长 T1、长 T2 信号

3. 影像学检查

（1）**骨龄** 指骨的指间骨骺骨化中心出现延迟，头、钩骨不显示。

（2）**核素检查** 静脉注射 ^{99m}Tc 后行 SPECT，或静脉注射 ^{18}F– 脱氧葡萄糖 PET/CT 显示甲状腺大小、形态、位置（包括异位甲状腺）。

（3）**B 超** 甲状腺形态、轮廓饱满，边缘包膜完整。

（4）**CT** 甲状腺形态、轮廓饱满，边缘包膜完整，弥漫性密度减低，可见散在大小不等低密度结节影。

4. 诊断与鉴别诊断

（1）**诊断要点** 典型临床症状 + 新生儿筛查甲状腺功能。

（2）**鉴别诊断** ①先天性巨结肠：生后出现便秘、腹胀、脐疝。钡剂灌肠示结肠痉挛性狭窄与扩张。②骨骼发育畸形：软骨发育不全、黏多糖贮积症。③活动性佝偻病：多汗、易惊、生长发育迟缓，智力、皮肤正常。实验室检查示骨碱磷酸酶活性增高、钙磷比值减低。④唐氏综合征：面容特殊（塌鼻、眼距宽、伸舌、皮肤正常），伴先心或其他异常，染色体核型异常。

5. 治 疗

甲状腺素终身替代治疗，定期复查甲状腺功能，每年复查骨龄。

📋 **病例 9**

女性，10 岁 8 个月。出生后习惯性便秘，10 个月检出 TSH 增高，甲状腺素降低。遂行优甲乐逐渐增量治疗，现维持量优甲乐每次 75μg/d。查体：身高 136cm，上下部量正常。神志清，精神尚好，问答切题，智力正常。皮肤光滑细腻。

骨龄：指骨第 3 远端指骨骺的桡侧缘已开始覆盖住骨干；第 5 掌骨骨骺的尺、桡侧的白线为其部分掌侧缘；豌豆骨骨化中心出现；尺骨茎突未出现（图 13.2.23）。骨龄迟滞，符合 8 岁 10 个月。

📋 **病例 10**

男性，2 岁。新生儿筛查出甲减、矮小，优

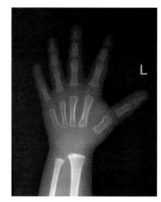

图 13.2.23　先天性甲减治疗后骨龄 DR 图

甲乐 75μg/d 治疗 1 年。

骨龄测定：第 5 指骨近端、第 3、4 指骨中间骨骺骨化中心显示；第 3、4 远端指骨间骨骺骨化中心未显示；第 5 掌骨骨化中心未出现；腕骨头、钩骨骨化中心未出现（图 13.2.24）。

诊断：骨龄发育异常，头、钩骨骨化中心未发育。

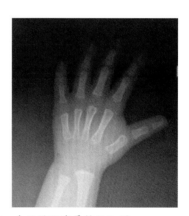

图 13.2.24　先天性甲减骨龄 DR 图

📋 **病例 11**

男性，3 岁 3 个月。新生儿筛查出甲减、矮小，经优甲乐 75μg/d 治疗 1 年复查。现身高 89cm。

骨龄：第 2~4 指骨中间骨骺骨化中心呈"条片状"（正常呈卵圆形）；腕骨头、钩骨、三角骨骨化中心未出现。尺桡骨，桡骨骨骺骨化中心未出现（图 13.2.25）。

诊断：先天性甲低骨龄发育异常。

📋 **病例 12**

女性，2 岁 1 个月。于出生 20d 筛查新生儿先天性疾病发现：促甲状腺素 33.1μIU/mL（参考值 0.38~4.31μIU/mL）。出生 1 个月复查：TSH > 100 μIU/mL，

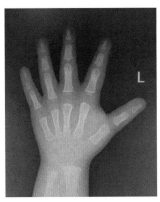

图 13.2.25　先天性甲低复查骨龄 DR 图

游离 T3 2.18ng/d（参考值 0.82~1.63ng/dL），游离 T4 0.20ng/dL（参考值 0.82~1.63ng/dL）。诊断：先天性甲减。

服用优甲乐 8μg 替代治疗 2 年，每 3 个月

检测甲状腺功能五项。现 6 岁，促甲状腺素值正常，健康体检、智力测查正常。身高 86cm，体重 11kg。身长部量匀称，精神一般。

B 超示甲状腺形态、轮廓饱满，边缘包膜完整；左叶 24mm×12mm×7mm，右叶 23mm×14mm×8mm，峡部厚 2.8mm；实质回声细小均匀，其内未见异常回声。CDFI 示甲状腺血流分布及频谱未见明显异常；双侧颈动静脉周围可见数个低回声结节，边缘清晰，最大者左侧 13mm×5mm，右侧 13mm×5mm；结节之间界限清楚，内部以低回声为主，中心回声增强，后部回声无衰减；上述包块周边及内部见丰富动静脉血流信号；提示甲状腺形态稍大，双颈部淋巴结稍大。

第 3 节　生长激素缺乏

一、原发性生长激素缺乏

病例 1

男性，8 岁 1 个月。身高 118cm，体重 24.1kg。测量上、下部量未见异常。一般情况良好。双侧睾丸已降，1.5cm，等大。神经系统体检：生理反射存在，病理体征未引出。患儿出生体重 4000g，其母妊娠期正常，娩出时无新生儿窒息、缺血缺氧性脑病，无头颅外伤史。其父身高 168cm，其母身高 150cm。生长发育测评：身高位于同龄儿的 2%，体重位于中位数 50%。

骨龄：指骨 2~4 远节指骨骨骺板形态均较小

而薄，不能覆盖骨干；腕骨小多角骨、舟骨骨化中心显示，三角骨、月骨呈点状，形态小，密度低；大多角骨与第 1 掌骨的相邻面变扁平；尺骨骨骺骨化中心未显示（图 13.3.1）。骨龄：发育迟滞，符合 6 岁。

MRI：垂体形态正常，垂体高度 6.7mm，横径 5.1mm，垂体柄居中；垂体窝、蝶鞍区内未见异常；双侧视神经形态、走行无受压（图 13.3.2）。

诊断：生长激素缺乏性矮小症。

病例 2

女性，6 岁 5 个月。身材矮小，食欲缺乏、

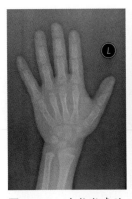

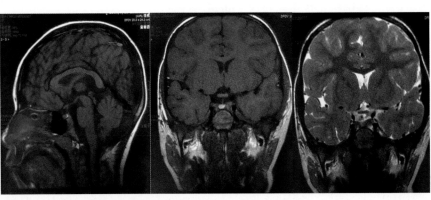

图 13.3.1　生长激素缺乏性矮小症骨龄 DR 图　　图 13.3.2　生长激素缺乏性矮小症 MRI 图

反复扁桃体炎症、睡眠打鼾、张口呼吸。身高 112.8cm，体重25kg。MRI示垂体形态、信号正常，可见垂体高度6.0mm，横径8.0mm，垂体柄居中；垂体窝、鞍背、蝶鞍区内未见异常信号；双侧视神经形态、走行无受压；双侧上颌窦、筛窦黏膜轻度增厚，双侧下鼻甲肥大、长T2呈稍高信号；鼻咽顶后壁软组织增厚，信号均匀，边缘光滑，局部气道轻度受压略变形；A/N约0.71（图13.3.3）。

诊断：①垂体未见异常；②鼻旁窦炎；③腺样增殖体肥大。

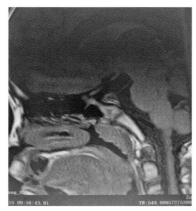

图13.3.3　生长激素缺乏矮小症并腺样体肥大MRI图

📋 病例3

女性，4岁6个月。双胎的头胎，娩出体重1.9kg，身长45cm。自幼食欲缺乏，挑食。经常流涕、睡眠打鼾。现体重13kg，身长91cm。消瘦，精神欠佳，皮下脂肪薄。临床诊断：矮小症。

骨龄：指骨4、5近端指骨骨骺开始变凹；第2掌骨近端的小多角骨面见一小切迹；腕骨三角骨、月骨、大小多角骨骨化中心均未出现；桡骨骨骺的远侧缘尺侧部分变平（图13.3.4）。骨龄

发育迟滞，符合2岁10个月。

MRI：垂体大小形态、信号未见异常，可见垂体高度6.0mm，横径4.8mm，垂体柄居中，鞍底无塌陷，鞍背无后突；双侧视交叉走行、信号无异常；鞍区周围未见异常信号。双侧上颌窦、

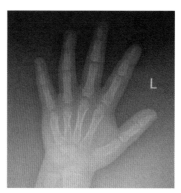

图13.3.4　生长激素缺乏骨龄DR图

筛窦、蝶窦、额窦黏膜增厚，双侧下鼻甲略有肥大，呈长T1、长T2信号，FLAIR序列信号明显增高；鼻咽顶壁软组织增大，边缘光滑，信号均匀，局部气道受压略变窄；A/N约0.68（图13.3.5）。影像提示：①垂体未见异常；②全组鼻旁窦炎；③腺样增殖体轻度肥大。

二、空泡蝶鞍

空泡蝶鞍综合征，由于鞍膈缺损或垂体萎缩蛛网膜疝入鞍区内。分原发性与继发性。病因不详。临床可见头痛、尿崩症、矮小。

📋 病例4

女性，5岁。挑食、睡眠晚，夜间时常梦呓。身高91cm,体重14kg。MRI示垂体形态小，信号无异常，其最高径2.7mm，横径6.8mm；鞍底无塌陷，鞍背无后突，双侧视神经交叉无受压及信号异

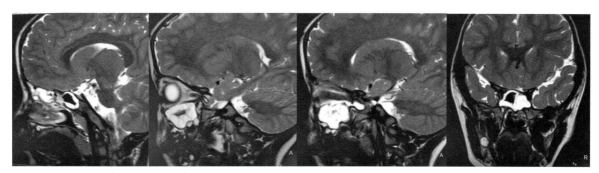

图13.3.5　生长激素缺乏并鼻旁窦炎症MRI图

常；垂体窝内可见脑脊液信号填充，挤压垂体（图13.3.6）。诊断：①垂体高度减低；②空泡蝶鞍。

📋 病例 5

女性，6 岁 9 个月。食欲缺乏，身材矮小。身高 101.7cm，体重 15kg。MRI 示垂体窝内脑脊液影填充，垂体被挤压高度 1.7mm，横径 7.2mm（图13.3.7）。诊断：空泡蝶鞍。

骨龄：左腕 DR 示头、钩骨相邻面未重叠，仍见透光间隙；尺骨骨骺骨化中心未出现（图13.3.8）。骨龄迟滞，符合 5 岁 9 个月。

三、尿崩症

尿崩症，是由于下丘脑—垂体病变导致缺乏抗利尿激素或肾小管重吸收水功能障碍。分中枢性尿崩症与肾性尿崩症。临床多见多饮、多尿、烦渴，尿比重降低，生长发育阶段出现矮小。

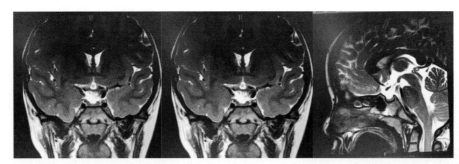

图 13.3.6　空泡蝶鞍 MRI 图

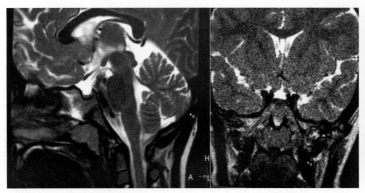

图 13.3.7　空泡蝶鞍 MRI 图

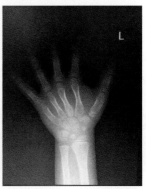

图 13.3.8　空泡蝶鞍骨龄 DR 图

📋 病例 6

男性，10 岁。瘦小、多饮、多尿 1 年。体重39.6kg，身高 131.6cm。外阴男童，睾丸、附睾未见异常。MRI 示垂体柄增粗。

患儿口服醋酸去氨加压素片后尿量明显减少，提示有效。监测肾功能、电解质、血糖均未见异常。醋酸去氨加压素片（每次 25μg，3 次 / 天）。

胰岛素样生长因子 –126.9ng/mL。性激素（七项）：孕酮 < 0.2ng/mL、总睾酮 < 20.0ng/dL、总 β 人绒毛膜促性腺激素 < 1.00mIU/mL、黄体生成素 < 0.10ng/mL、卵泡刺激素 0.27mIU/mL、催乳素 22.00ng/mL、雌二醇 10.00pg/mL、皮质醇

9.70 μg/dL。甲状腺功能五项：总三碘甲状腺原氨酸 3.73pg/mL、总甲状腺素 5.78μg/dL、游离甲状腺素 0.7ng/dL、促甲状腺激素 3.71μIU/mL、游离三碘甲状腺原氨酸 3.78pg/mL。促肾上腺皮质激素 11.40pg/mL。癌胚抗原 1.30ng/mL。

生长激素激发试验：GH（0 分） < 0.05ng/mL、GH 激发（30 分） < 0.05ng/mL、GH 激发（60 分）0.29ng/mL、GH 激发（120 分）0.2ng/mL。提示生长激素缺乏。

骨龄：3~5 远端指骨骨骺与其干骺端等宽；第 2 掌骨的小多角骨面凹陷明显；尺骨骨化中心显示，形态小，呈点状，密度低（图13.3.9）。

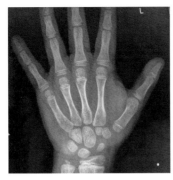

图 13.3.9　尿崩症致矮小骨龄 DR 图

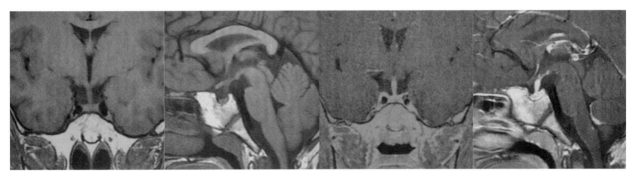

图 13.3.10　尿崩症 MRI 平扫 + 增强扫描图

骨龄迟滞，符合 8 岁。

MRI 平扫 + 增强扫描：垂体柄增粗，垂体形态小，强化未见异常（图 13.3.10）。

出院诊断：①尿崩症；②垂体柄增粗；③代谢性酸中毒；④生长激素缺乏。

四、垂体发育不全

垂体发育不全，是指垂体形态小，前叶功能障碍受影响使生长激素分泌不足。

病例 7

男性，8 岁 2 个月。体重 21.5kg，身高 126.1cm，坐高 67.5cm，臂展 124.5cm。双侧乳腺 Tanner Ⅰ 期。无腋毛、阴毛，男童外阴、生殖器，外阴 Tanner Ⅰ 期。双侧睾丸容积 2mL，质地正常。阴茎长约 1cm，直径 4.5cm。

胰岛素样生长因子 –33.62μg/mL。性激素（七项）：孕酮 < 0.2ng/mL、总睾酮 < 20.0ng/dL、总 β 人绒毛膜促性腺激素 < 1.00mIU/mL、黄体生成素 < 0.10ng/mL、卵泡刺激素 0.27mIU/mL、催乳素 22.00ng/mL、雌二醇 10.00pg/mL、皮质醇 19.80 μg/dL。甲状腺功能五项：总三碘甲状腺原氨酸 3.73pg/mL、总甲状腺素 5.78μg/dL、游离甲状腺素 0.7ng/dL、促甲状腺激素 3.71μIU/mL、游离三碘甲状腺原氨酸 3.78pg/mL。促肾上腺皮质激素 21.70pg/mL。癌胚抗原 1.30ng/mL。生长激素激发试验：GH（0 分）0.42ng/mL、GH 激发（30 分）0.24ng/mL、GH 激发（60 分）2.23ng/mL、GH 激发（90 分）7.58ng/mL、GH 激发（120 分）7.46ng/mL。提示生长激素缺乏。

骨龄：骨龄迟滞，符合 6 岁（图 13.3.11）。

MRI 示垂体形态薄（< 2mm），信号正常（图 13.3.12）。

五、垂体阻断综合征

垂体阻断综合征，又称垂体柄横断综合征，

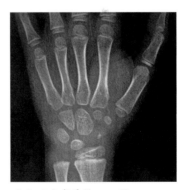

图 13.3.11　垂体不发育骨龄 DR 图

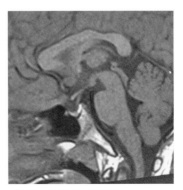

图 13.3.12　垂体不发育 MRI 图

是指各种原因导致垂体柄缺如、变细并垂体后叶异位，下丘脑分泌激素输入障碍。本病罕见，发病率约0.5/10万。Fujisawa等于1987年首次报告。MRI特征性改变：①垂体柄缺如或变细；②垂体窝内垂体后叶高信号消失；③垂体前叶发育不良或缺失，在矢状T1和T2像最明显。

📋 **病例8**

男性，13岁。身材矮小3年。体重21.5kg，身高126.1cm，坐高67.5cm，臂展124.5cm。双侧乳腺Tanner Ⅰ期。无腋毛、阴毛，男童外阴、生殖器，外阴Tanner Ⅰ期。双侧睾丸容积2mL，质地正常。阴茎长约1cm，直径4.5cm。

胰岛素样生长因子-3为3.62μg/mL。性激素（七项）：孕酮<0.2ng/mL、总睾酮<20.0ng/dL、总β人绒毛膜促性腺激素<1.00mIU/mL、黄体生成素<0.10ng/mL、卵泡刺激素0.27mIU/mL、

催乳素22.00ng/mL、雌二醇10.00pg/mL、皮质醇9.70μg/dL。甲状腺功能五项：总三碘甲状腺原氨酸3.73pg/ml、总甲状腺素5.78μg/dl、游离甲状腺素0.7ng/dL、促甲状腺激素3.71mIU/mL、游离三碘甲状腺原氨酸3.78pg/mL。促肾上腺皮质激素11.40pg/mL。癌胚抗原1.30ng/mL。

生长激素激发试验：GH（0分）0.58ng/mL、GH激发（30分）0.98ng/mL、GH激发（60分）1.18ng/mL、GH激发（90分）0.59ng/mL、GH激发（120分）0.68ng/mL，提示生长激素缺乏。

骨龄：2~5近端指骨骨骺形态薄扁，其桡侧向远侧无小凸起；尺骨、籽骨骨化中心未出现；腕骨的大小多角骨、舟骨、月骨骨化中心出现，形态小、密度低（图13.3.13）。骨龄迟滞，符合6岁。

MRI示垂体形态小，垂体柄与垂体间无联系（图13.3.14）。

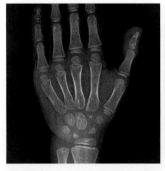 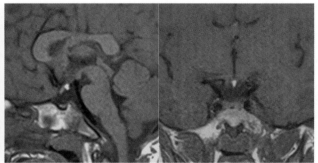

图13.3.13 垂体阻断综合征骨龄 图13.3.14 垂体阻断综合征MRI图
DR图

第4节 颅内肿瘤致内分泌代谢紊乱

一、垂体瘤

垂体瘤，也称垂体腺瘤。起源于脑垂体细胞，其内发生的肿瘤约占颅内肿瘤的12%~15%。根据肿瘤大小分为微小腺瘤（<10mm）和大腺瘤（>10~30mm，并向鞍旁和丘脑下伸展）。同时伴内分泌症状，出现继发性矮小。

📋 **病例1**

女性，12岁。头痛、视物不清10个月，加重1月。CT冠状位可见鞍上、鞍区内有2.7cm×1.8cm×0.8cm大小、类圆形的混杂密度影，周边有壳状钙化（图13.4.1）。CT增强后可见瘤体

及边缘有部分强化，同时瘤周供血脑血管亦有强化。术后病理证实垂体大腺瘤。诊断：垂体大腺瘤。

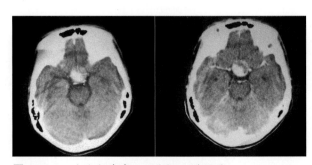

图13.4.1 垂体大腺瘤CT平扫＋增强图

转归：术后 15 年，平卧无症状，直立后眩晕、恶心。

二、垂体微小腺瘤

📋 病例 2

女性，8 岁 6 个月。性早熟。MRI 检查发现垂体形态丰满，信号未见异常。头颅 MRI 动态增强扫描示动脉早期垂体内有低信号灶影，边界清，其大小约 5.3mm×4.1mm；随时间推移，仍未见强化；垂体柄居中，鞍底无塌陷；鞍背无后突；双侧视交叉走形、信号无异常（图 13.4.2）。诊断：垂体微小腺瘤。

📋 病例 3

女性，10 岁 4 个月。肥胖，发作性头晕 2 年。垂体 MRI 平扫发现垂体内信号异常。体重 50kg，中度肥胖。实验室检查指标基本正常。

MRI 动态增强扫描：平扫可见垂体窝内有一 5.2mm×3.5mm 实质性结节影，边界清；T1WI/T2WI 均呈等信号，挤压垂体（图 13.4.3，图 13.4.4）。行垂体动态增强扫描：可见增强早期病灶呈类圆形低信号；晚期病灶有不均质强化，结节略向上隆起，鞍膈略有抬高，鞍上池受压不明显；垂体柄无移位，鞍底无塌陷，鞍背无后突；

双侧视交叉走形、信号无异常。海绵窦未见异常信号。

诊断：考虑垂体微小腺瘤。

三、甲状腺功能减退并垂体增生

📋 病例 4

女性，5 岁 11 个月。身材矮小，皮肤干燥、畏寒、怕冷、食欲缺乏、便秘。4 岁时身高增加 5cm，近 1 年身高未增加。母亲身高 168cm，父亲 174cm。患儿出生第 3 天，新生儿期筛查甲状腺功能正常。查体：身高 110.2cm。体重 20kg。面色苍黄、四肢皮肤伸侧粗糙、干燥、可及棘皮。浅淋巴结可及。头颅可见前额凸起。颈部甲状腺无肿胀。胸廓无异常，心率 78 次 / 分。心音尚可，各瓣膜未闻及病理性杂音。两肺呼吸音清晰。腹平软，肝脏肋缘下可及，质软，边缘锐利。脾脏肋下未及。脊柱四肢未见异常。神经系统：未引出病理体征。

实验室检查：血常规、肝功、肾功、血糖、血脂、心肌酶、电解质、糖化血红蛋白、乙肝系列大致正常。胰岛素样生长因子 –3 为 3.62μg/mL。性激素（七项）：孕酮＜ 0.2ng/mL、总睾酮＜ 0.1ng/dL、总 β 人绒毛膜促性腺激素＜ 1.00mIU/mL、黄体生成

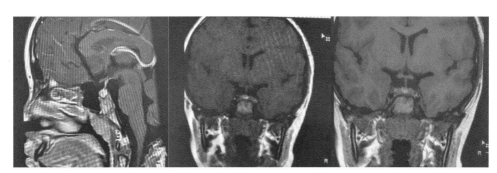

图 13.4.2　垂体微小腺瘤 MRI 动态增强扫描图

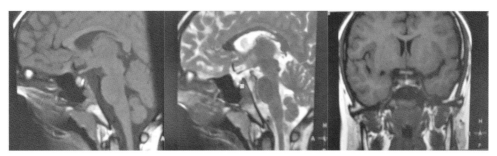

图 13.4.3　MRI 图示垂体窝内 T1WI/T2WI 等信号的实质性结节，大小约 5.2mm×3.5mm

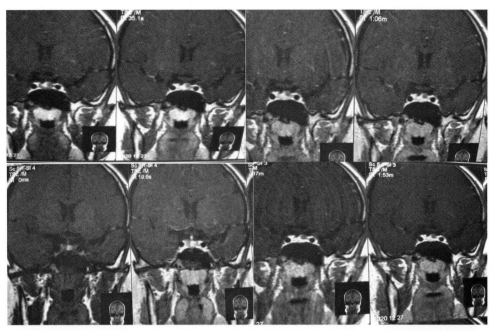

图 13.4.4　MRI 动态增强扫描图示动态增强早期病灶呈类圆形低信号；晚期病灶有不均质强化，结节略向上隆起

素＜ 0.2ng/mL、卵泡刺激素 0.2mIU/mL、催乳素 40.3ng/mL、雌二醇＜ 10.00pg/mL、皮质醇 6μg/dL。甲状腺功能：三碘甲状腺原氨酸 0.47ng/mL、甲状腺素 1.3μg/dL、游离甲状腺素 ＜ 0.3ng/dL、游离三碘甲状腺原氨酸 1.5pg/mL、促甲状腺激素＞ 100μIU/mL、抗甲状腺蛋白抗体 38.9IU/mL、抗甲状腺过氧化物酶抗体 248IU/mL。促肾上腺皮质激素 11.40pg/mL。甲胎蛋白 1.99ng/mL、癌胚抗原 2.98ng/mL。

　　生长激素激发试验：GH（0 分）0.58ng/mL、GH 激发（30 分）0.98ng/mL、GH 激发（60 分）1.18ng/mL、GH 激发（90 分）0.59ng/mL、GH 激发（120 分）0.68ng/mL，提示生长激素缺乏。

　　骨龄：4、5 近端指骨骨骺开始变凹，以适应相应的掌骨头；第 2 掌骨近端的小多角骨关节面出现切迹；腕骨舟骨、大、小多角骨骨化中心未出现，三角骨的钩骨面平直，骨呈圆形，腕骨成熟度评分 256 分；桡骨骨骺的远侧缘尺侧部分变平（图 13.4.5）。骨龄迟滞，符合 3 岁 8 个月。

　　MRI 平扫：垂体高度 14.1mm，横径 8.9mm；突向鞍膈，呈等信号的"雪人征"，朝上突向鞍膈，鞍底略有下陷，鞍背略有后突；垂体柄居中。双侧视交叉走形、信号无异常；所见双侧侧脑室间有脑脊液信号影隆突，双侧侧脑室受压变窄；

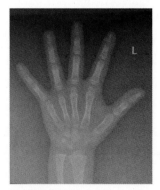

图 13.4.5　甲减骨龄 DR 图

上颌窦、筛窦、蝶窦黏膜增厚，长 T2 呈高信号（图 13.4.6）。诊断：①垂体瘤大腺瘤或垂体良性增生；②终室形成；③鼻旁窦炎。

　　MRI 动态增强扫描：动脉早期垂体呈不均匀高信号强化，动脉中、晚期造影剂完全、均匀弥合入肿块内，呈高信号；肿块呈"雪人征"，其肿块高度约 14.1mm，横径约 8.9mm，突向鞍膈，鞍区周围未发现异常强化影；双侧侧脑室间脑脊液囊性灶，可见动脉期囊壁有部分强化；双侧上颌窦、筛窦黏膜增厚，呈轻度强化（图 13.4.7）。影像提示：①体区异常强化肿块，考虑垂体巨腺瘤或垂体良性增生；②终室（生理变异）；③鼻旁窦炎。

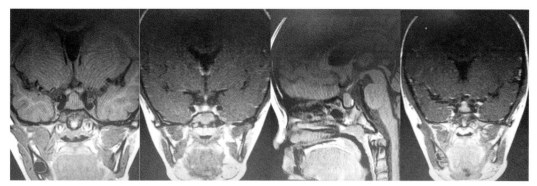

图 13.4.6 垂体 MRI 平扫图

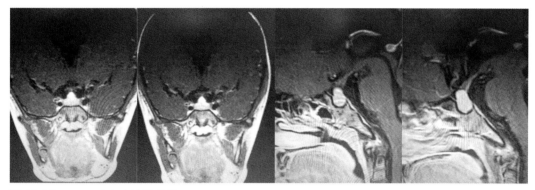

图 13.4.7 MRI 动态直接增强图

病例 5

女性，6 岁。因甲减服用优甲乐 75μg/d，治疗 6 个月后复查。畏寒、怕冷、便秘症状消失。无面色苍黄。皮肤光滑，无治疗前棘皮征。

复查 MRI：与之前相比，垂体区葫芦状"束腰征"消失；T1WI 呈等信号为主的肿块影较前明显缩小，高度约 4.9mm（治疗前约 14.1mm），横径 8.7mm（原 8.9mm）；垂体后叶高信号影仍存在；双侧侧脑室间脑脊液囊性灶，与之前相比无变化；双侧上颌窦、筛窦黏膜增厚较前好转；鼻咽顶壁软组织略有隆起，局部气道轻度受压变窄，A/N 约 0.62（图 13.4.8）。

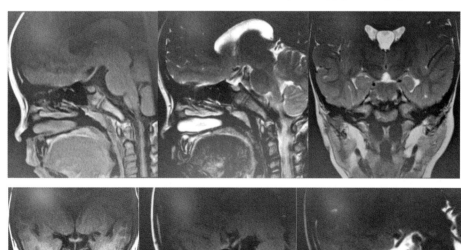

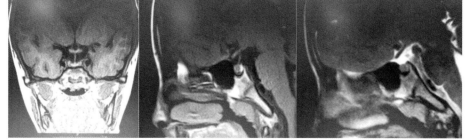

图 13.4.8 甲减治疗后 MRI 图

诊断：①甲减并垂体良性增生，优甲乐治疗后明显缩小；②终室；③腺样体轻度肥大。

病例6

女性，10岁5个月。身高增长缓慢2年。体重29kg，身高119.5cm，坐高64.5cm，臂展113cm。身材矮小，体形偏胖。双侧乳腺Tanner Ⅰ期。无腋毛、阴毛，女童外阴、生殖器，外阴Tanner Ⅰ期。

住院后检查：血常规、肝肾功、血糖、血脂、心肌酶、电解质、糖化血红蛋白、乙肝系列大致正常。胰岛素样生长因子-3为3.62μg/mL。性激素（七项）：孕酮<0.2ng/mL、总睾酮<20.0ng/dL、总β人绒毛膜性腺激素<1.00mIU/mL、黄体生成素<0.10ng/mL、卵泡刺激素0.27mIU/mL、催乳素22.00ng/mL、雌二醇10.00pg/mL、皮质醇9.70μg/dL。甲状腺功能五项：总三碘甲状腺原氨酸3.73pg/mL、总甲状腺素5.78μg/dL、游离甲状腺素0.7ng/dL、促甲状腺激素3.71μIU/mL、游离三碘甲状腺原氨酸3.78pg/mL。促肾上腺皮质激素11.40pg/mL。癌胚抗原1.30ng/mL。生长激素激发试验：GH（0分）0.58ng/mL、GH激发（30分）0.98ng/mL、GH激发（60分）1.18ng/mL、GH激发（90分）0.59ng/mL、GH激发（120分）0.68ng/mL，提示生长激素缺乏。

B超：子宫及双侧卵巢符合同龄儿。

骨龄：骨龄迟滞，符合6岁（图13.4.9）

MRI：垂体增生巨大，向上突破膈顶，呈"束腰征"，鞍背受挤压向后略有隆突。垂体柄居中（图13.4.10）。

临床诊断：甲减致矮小、生长激素缺乏。

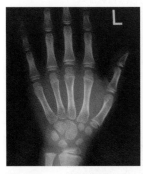
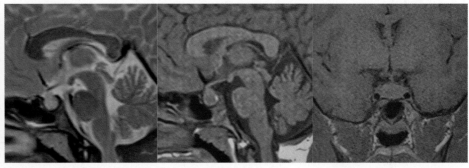

图13.4.9 骨龄迟滞　　图13.4.10 甲减并垂体巨大增生MRI图

四、垂体瘤切除术后内分泌代谢紊乱

病例7

男性，30岁。患者于14岁确诊垂体瘤。行首次伽马刀放疗后前症缓解。放疗后1年突然昏迷，检查发现梗阻性脑积水，考虑垂体瘤复发，行手术切除。术后逐渐出现双侧视野、视力减退，双下肢肿胀，步态不稳。实验室检查证实甲状腺、肾上腺皮质功能减退。长期服用优甲乐50μg/d、醋酸泼尼松片5mg/d，以及醋酸去氨加压素片0.05mg，2次/天。现步态不稳，双下肢肿胀较前加重。

神志清，精神差，颈软，甲状腺无肿大，未触及结节。心肺未闻及异常。腹平软，肝脾未触及。脊柱四肢关节未见异常。双下肢紧张性水肿。神经系统未见异常。临床诊断：①垂体瘤并尿崩症放疗后、术后并双眼视力减退、视野缺陷；②甲减、甲旁减、肾上腺皮质功能减退症；③痛风；④右髌骨陈旧性骨折并右膝关节前交叉韧带损伤、骨梗死。

影像学检查：DR示骨盆双侧髋臼前柱可见低密度囊性变，右足第2~4跖骨基底部低密度囊性灶，结合相关实验室检查，考虑甲旁减致骨病（棕色瘤）（图13.4.11）。头颅CT示鞍区未见明确占位性病变。脑干、脑桥、双侧大脑脚、丘脑、基底节区可见对称性、多发斑片状钙化；双侧侧脑室前角旁可见小片状低密度影，边缘模糊（图13.4.12，图13.4.13）。考虑：①垂体瘤放疗后+术后并代谢紊乱，未见肿瘤复发；②颅内多发性钙化，结合相关实验室检查，考虑继发性甲状旁腺减低及甲减并代谢性骨病（棕色瘤）；③大脑

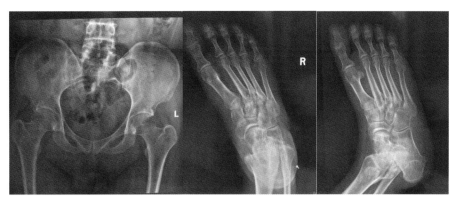

图 13.4.11　垂体瘤放疗后、术后并甲状腺、甲状旁腺、肾上腺功能减退 DR 图

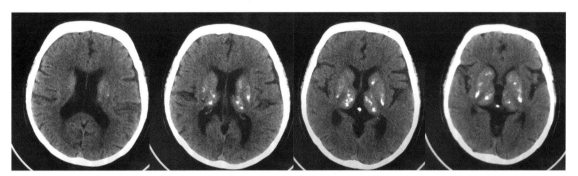

图 13.4.12　CT 图示丘脑、基底节区可见对称性、多发斑片状钙化，双侧侧脑室前角旁可见小片状低密度影，边缘模糊

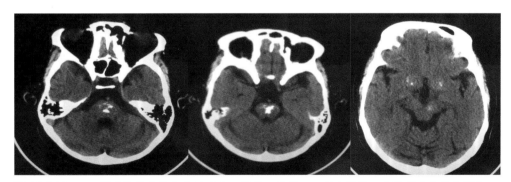

图 13.4.13　CT 图示鞍区未见占位性病变，脑干、脑桥、双侧大脑脚、丘脑多发斑片状钙化

白质少许缺血缺氧性改变。右膝关节 MRI 示右髌骨局部骨皮质毛糙、不连续，周边有斑片状异常信号，T1WI 序列呈低信号，STIR/PDWI 序列呈稍高信号，边缘模糊；右股骨远端及胫骨近端，髓腔内斑片状异常信号，T1WI 序列呈中间等，周边低信号环绕，STIR/PDWI 序列呈低信号；右膝滑囊内见絮状、结节状异常信号，STIR/PDWI 序列呈低信号（图 13.4.14，图 13.4.15）。考虑：①右髌骨陈旧性骨折伴骨髓轻度水肿；②右股骨远端及胫骨近端骨髓水肿；③前交叉韧带损伤（Ⅰ°）；④关节周围滑膜炎、滑膜增生，髌上囊

及关节腔少量积液；⑤股外侧肌及右膝局部软组织肿胀。

五、颅内生殖细胞瘤致性早熟

颅内生殖细胞瘤，是一种发生于青少年罕见的肿瘤，发病率 3.5%。好发于鞍区、松果体、丘脑、基底节区。生殖细胞瘤极易经脑脊液播散种植。临床表现：颅内压增高、脑室系统扩张、脑脊液循环出现梗阻、尿崩症、视力减退、视野障碍、发育迟滞矮小症。影像学检查：CT 用于肿瘤定位，MRI 更清楚显示肿瘤特征，PET/CT 用于评估肿瘤

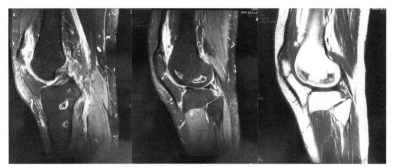

图 13.4.14　MRI 图示右髌骨局部骨皮质毛糙，不连续，周边有斑片状异常信号

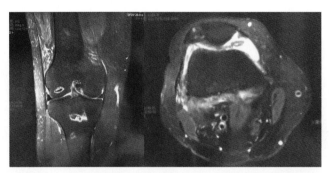

图 13.4.15　MRI 图示前交叉韧带连续，内见絮状异常信号；髌上囊及关节腔内可见少许积液征象；股外侧肌及右膝局部脂肪层见少许絮状异常信号，STIR/PDWI 序列呈稍高信号

复发、转移更有优势。

病例 8

男性，13 岁。性早熟 5 年，视力减退 3 年，行为异常 8 个月。该患儿 5~6 岁出现胡须，7 岁变声，9 岁始有遗精，11 岁有视力减退。1 年 7 个月前头颅 CT+MRI 检出生殖细胞瘤，增强 MRI 示双侧基底节区、第三脑室、松果体及双侧脑室、左侧颞叶、小脑半球多发异常信号影，考虑生殖细胞瘤伴脑室、脑内转移。3 个月前行伽马刀治疗后，记忆减退，食欲增加，体重减退，视力无改善。诊断为颅内生殖细胞瘤致性早熟。

伽马刀治疗后对肿瘤再评估，增强 MRI 示松果体区可见一类圆形高低混杂密度影，无放射性核素异常摄取，第三脑室、双侧侧脑室扩张、积水，侧脑室壁明显不均匀性增厚；双侧侧脑室内、室管膜下、胼胝体膝部、双侧基底节区、丘脑、左颞叶可见多发结节样稍高密度影，边界尚清，放射性核素高度摄取，以左侧基底节区为著；左侧额、颞叶可见中度低密度水肿，左额、颞叶皮层放射

性核素摄取较对侧明显减少，累及枕叶；双侧小脑半球放射性核素大致对称。PET/CT 示松果体区病灶无葡萄糖异常代谢；其余脑内播散灶葡萄糖代谢明显增高，提示放疗后肿瘤病灶仍有活性（图 13.4.16）。直接增强后 MRI 显示大脑白质、室管膜下、左侧颞叶多发的、不规则形的长 T1、长 T2 异常信号。与原片比较病灶增多（图 13.4.17）。

MRI 增强复查示右颞顶骨术后改变，右额枕顶部颅板下方有弧带状积液信号，相应脑皮质移位；病灶部分与右侧侧脑室相通伴相应侧脑室尖角样改变，鞍上池内可见结节状强化影；余脑实质内未见异常强化，脑室系统扩大，以左侧侧脑室为著，双侧侧脑室旁可见片状长 T2 异常信号；中线未见明显移位（图 13.4.18）。PET/CT 复查示右前额部放疗后、术后局部脑组织缺失，右侧侧脑室旁、大脑脚 T_{12}~L_2 椎体水平椎管内有斑点状核素浓聚（图 13.4.19~ 图 13.4.22）。

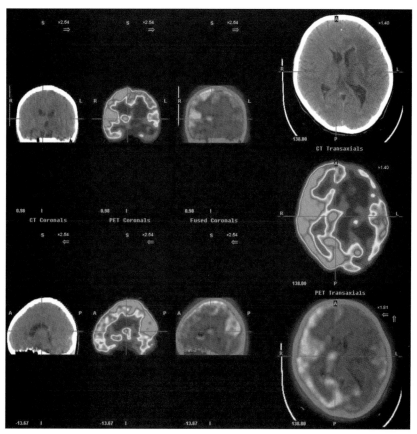

图 13.4.16（见彩插） 生殖细胞瘤 PET/CT 图

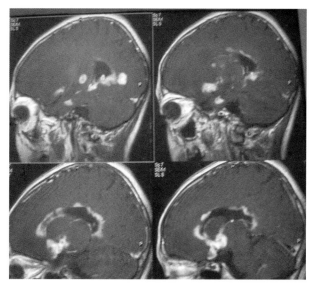

图 13.4.17　MRI 增强扫描后示左侧大脑半球病灶多发，室管膜上也可见颅内转移瘤的高信号强化，病变累及海马回附近

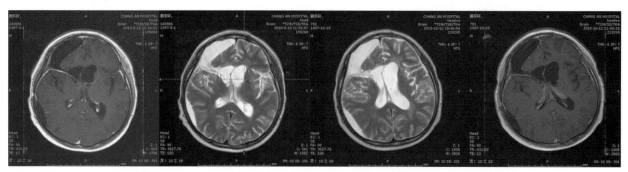

图 13.4.18　生殖细胞瘤术后复发 MRI 增强扫描图

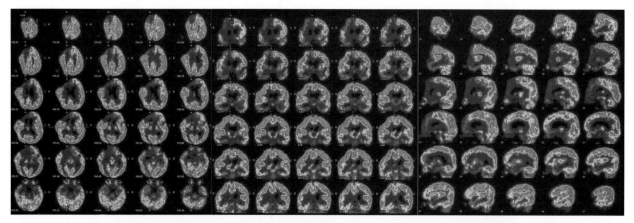

图 13.4.19（见彩插）　PET 图示右前额部放疗后、术后局部脑组织缺失，右侧侧脑室旁核素浓聚

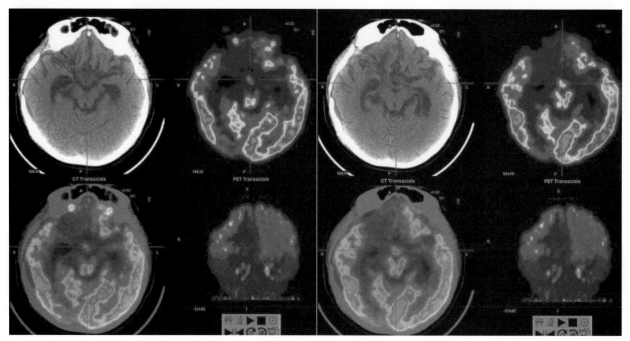

图 13.4.20（见彩插）　PET/CT 图示大脑脚有点状核素浓聚

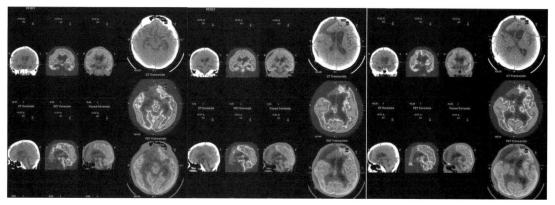

图 13.4.21（见彩插） PET/CT 图示侧脑室旁有斑点状核素浓聚

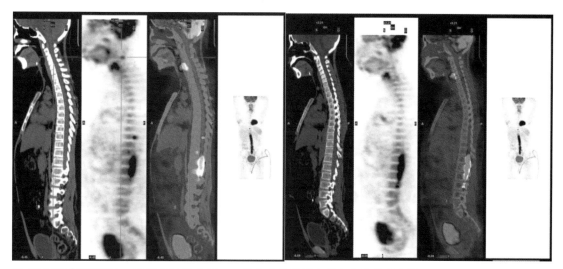

图 13.4.22（见彩插） PET/CT 图示 T_{12}~L_2 椎体水平椎管内有斑点状核素浓聚

第 14 章

皮　疹

本章介绍以皮疹或皮肤黏膜青紫为主要体征，依据循证医学检出一组相关临床表现的疾病。

第 1 节　皮肤黏膜淋巴结综合征

皮肤黏膜淋巴结综合征（MCLS），又称川崎病，是一种儿童全身性中、小血管为主要病理改变的急性发热出血性疾病。1967 年日本学者川崎富作首先报道本病。以后陆续报告病例增多。本病主要发生于东亚、东南亚地区。本病是中国儿童后天性心脏病的主要病因之一，也是成人冠状动脉瘤、冠状动脉粥样硬化性心脏病的主要病因之一。

1. 病　因

目前认为是以免疫反应为介导的全身血管炎症性的病理过程。

2. 病理改变

血管炎的病理过程中，累及冠状动脉，最常见的狭窄与阻塞部位为右冠状动脉，左前降支冠状动脉次之，左旋支最少。心肌节段放射性稀疏或缺损。成人冠状动脉损害最常累及左前降支。肉眼可见心脏外形有扩大，重量增加。冠状动脉有微小动脉瘤形成，剖面可见血管狭窄，血管内有血栓形成。镜检早期可见冠状动脉及周围小血管有血管炎症表现，血管周围有淋巴和中性粒细胞浸润，随着病程推移可检出单核细胞浸润，血管坏死。晚期血管内膜增厚，玻璃样变，瘢痕形成。除冠状动脉损伤以外，全身小血管均可受累及，包括脑、肺、肝、肾等脏器。

3. 临床表现

85% 发生于小于 5 岁的儿童，好发于 6~8 个月的婴儿。男性多于女性。主要症为状持续发热（7~14d），甚至可超过 2 周，有的患者退热后 1~2d 又有发热、皮疹。热型呈间歇性或持续性发热。体温超过 39℃。皮肤黏膜充血，可见眼结膜充血，口唇潮红，口角皲裂或出血，杨梅舌。手足硬性水肿。手掌和跖部早期潮红，晚期在甲床与皮肤交界处脱皮，呈细屑样或残片状或大块膜状脱皮。皮疹可有斑丘疹或充血性皮疹，最多可见猩红热样皮疹。颈前三角区颈部淋巴结肿大。有的患儿可出现阵发性腹痛，少见者可有头痛、呕吐或发热、惊厥等症状。近年来文献报道，非典型者居多。发热的病例占 98%~100%，发热可于疾病初期、病程中或病后 10d 左右。球结膜充血占 81%~93.5%，口唇红干裂占 75%~95.4%，手足硬肿、膜状蜕皮占 56.5%~94.1%，多形性皮疹占 61.7%~84%，颈侧淋巴结肿大占 24.6%~45.4%。

4. 实验室检查

· 急性期白细胞计数增多，中性粒细胞百分数增多，也可见到核左移。红细胞计数及血红蛋白均减少，呈轻度小细胞低色素性贫血。

· 血沉增快，可超过 100mm/h。

· 血清蛋白电泳：球蛋白增高，以 γ 球蛋白为主。白蛋白 / 球蛋白比例减少。

·肝功能检查中谷丙转氨酶、血清胆红素增高。

·血清免疫球蛋白可见 IgG、IgA、IgM 均增高。

·血清补体结合试验正常或稍增高。

·血小板计数于病程 2 周时增高。

·抗"O"滴度 < 500。类风湿因子和抗核抗体均阴性。

·C 反应蛋白，或超敏反应蛋白在病程初期有明显增高。

·尿常规：在尿沉渣的镜检中有白细胞增多，尿蛋白阳性。部分患儿急性期出现头痛、呕吐、颅内压增高症状。脑脊液检查：淋巴细胞计数 50~70/cm²。生化正常。

5. 心电图检查

当心脏受到损害时出现：①最常见 ST 段和 T 段改变；② P-R 或 Q-T 间期延长；③出现异常的 Q 波及各种心律失常，表现为房性、结性及室性心律失常。

6. 影像学检查

（1）**B超** 可探及心包渗出的液性暗区。左心室扩大。二尖瓣关闭不全。根据文献，病程第 3 天可检出冠状动脉扩张。血管内径扩张范围 ≥ 3mm。在追踪随访的病例中可见冠状动脉扩张约于 3~6 个月消退。在持续冠状动脉扩张的病例中，有形成冠状动脉瘤的可能。

（2）**DSA** 在并发心肌缺血、心肌梗死的病例中，血管造影示受累的冠状动脉主干，以左前降支最多见，血管壁形态不规则，狭窄或闭塞，呈串珠状或囊袋状"瘤样"扩张。

（3）**CTA** 采用曲面重建、最大密度投影术（MIP）、三维重建技术，可清楚显示冠状动脉的形态、管径宽窄，冠状动脉内附壁血栓形成，软斑块、硬斑块。并可沿着心脏的长轴、短轴、横断、斜位等多层面成像，可显示心脏各腔室内的形态结构。还可通过动态回放技术显示心肌收缩功能、射血功能及心肌外形等动态活体的改变信息。

据文献报道冠状动脉瘤样扩张可持续数年，导致成人期冠心病发作。

（4）**PET/CT** 采用排泄很快的 N¹³ 放射性核素

静脉注射，快速扫描将 CT 扫描与同位素扫描后图像叠加、融合、重建后图像清楚显示冠状动脉瘤的发生部位。瘤区内附壁血栓形成的大小、形态、范围的显示。

（5）**MRI** 采用自旋回波序列，显示心肌缺血或心肌梗死的病灶，呈长 T1 长 T2 信号。MRI 为无创检查，任意方向成像。

7. 诊断与鉴别诊断

（1）**诊断要点** 有发热、皮肤黏膜充血、皮疹、手足末梢呈硬性肿胀，热退、疹退后又有皮肤蜕皮或脱屑；颈部淋巴结肿大，心电图异常，血沉增快等，考虑川崎病。日本川崎病委员会提出的诊断标准如下：①不明原因的发热，持续 5d 或更久。②双侧眼结膜充血。③口腔及咽部黏膜充血。唇发红及干裂，并呈杨梅舌。④发病期手足硬肿和掌跖发红；恢复期指趾端出现膜状蜕皮。⑤躯干部多形红斑，但无水疱及结痂。⑥颈部淋巴结为非化脓性肿胀，直径 ≥ 1.5mm 或更大。⑦ B 超或冠状动脉 CTA 检出冠状动脉瘤，扩张 ≥ 3mm。

上述诊断标准中有 4 条阳性即可确诊。但近年常见非典型的川崎病。凡有发热、皮疹、淋巴结肿大，或（和）在急性期发热消退，皮疹消失后再现，或又有发热，应做 B 超筛查，如果冠状动脉扩张 ≥ 3mm，经临床随访，则考虑本病的诊断。

（2）**鉴别诊断** ①各种出疹性传染疾病：多见于冬春季，发热、出疹，常有规律性；水痘（第 1 天），猩红热（第 2 天），风疹（第 3 天），麻疹（第 4 天），斑疹伤寒（第 5 天）。②水痘的皮疹特点：淡红色斑丘疹很快由上至下，发际中可见皮疹的诸多过程，如出疹—斑丘疹—疱疹—结痂—干燥痂盖等。③猩红热的皮疹为粟粒样疹，皮肤皱褶处、腹股沟及腋窝皮疹为帕氏征阳性，口周苍白。β 内酰胺类抗生素治疗有效。④在各种发疹性的疾病中，体温正常、皮疹隐退后，又有发热，需考虑川崎病。心脏 B 超筛查有无冠状动脉扩张，内径 ≥ 3mm。对疑似病例，3~6 个月的临床随访很重要。⑤流行性脑膜炎：冬春季发病，发热、惊厥、颈项强直、病理体征阳性及脑脊液常规和生化检查异常。但神经症状、体征消失，仍有发热，则要考虑川崎病致神经系统改变。

病例 1

男性，10岁4个月。因发热2d伴咳嗽1d入院。查体：体温38.4℃，脉搏104次/分，体重37kg，血压100/70mmHg。神志清，精神可。全身皮肤无皮疹及出血点。双侧颈部可及数枚黄豆大，质软，无红肿，活动好的淋巴结肿大，右侧稍有压痛。口唇红润，口腔黏膜光滑。咽充血。两肺呼吸音粗，可闻及少许痰鸣音。心界叩诊不大。心率104次/分，律齐，心音有力，各瓣膜听诊区未闻及病理杂音。腹软。肝脾肋下未及。肠鸣音4次/分。神经系统未见异常。血常规：白细胞14.93×10⁹/L，中性粒细胞79.5%，淋巴细胞11.3%，红细胞4.72×10¹²/L，血红蛋白128g/L，血小板183×10⁹/L。C反应蛋白84.99mg/L，超敏C反应蛋白＞10mg/L。

入院检查肺炎支原体抗体阳性，胸部正位片示两肺纹理增多，心电图示窦性心动过速。B超示餐后胆囊、肝胰脾未见明显异常。颈部双侧淋巴结肿大。左侧约21mm×8mm，右侧21mm×9mm。诊断急性支气管炎。给予头孢曲松钠抗感染，口服阿奇霉素抗肺炎支原体感染，雾化吸入重组人干扰素抗病毒。维生素C及补液支持治疗。

入院后持续发热。第3天颜面、躯干出现散在红色皮疹，高出皮面，压之褪色，疹间皮肤正常。第4天仍发热，结膜稍充血，舌尖潮红，呈"杨梅舌"，肛周皮肤潮红。心脏B超示双侧冠状动脉主干内径正常，管壁稍毛糙。心内结构未见明显异常。彩色血流信号未见明显异常。复查血常规，白细胞16.19×10⁹/L，血小板200.00×10⁹/L。全程C反应蛋白29.1mg/L，超敏C反应蛋白＞5.0mg/L。

入院第5天，患儿仍发热。查体：结膜充血、淋巴结肿大，口唇、肛周潮红、杨梅舌，躯干、四肢出现皮疹，在接种卡介苗处出现红色皮疹（图14.1.1，图14.1.2）。结合实验室检查和心脏B超确诊川崎病。调整治疗：大剂量人免疫球蛋白冲击治疗+阿司匹林抑制血小板聚集及对症治疗。当天夜间体温37.4℃。晨起体温正常。结膜充血消失，口唇、肛周稍潮红，皮疹明显减少。淋巴结回缩。

入院第8天（病程第10天），双手大拇指、小拇指可见脱皮（图14.1.3）。复查心脏B超：双侧冠状动脉主干内径测量正常，管壁稍毛糙。血常规：白细胞8.40×10⁹/L，中性粒细胞56.7%，淋巴细胞11.33.80%；红细胞4.84×10¹²/L，血红蛋白132g/L，血小板316×10⁹/L。全程C反应蛋白＜5mg/L，超敏C反应蛋白1.8mg/L。凝血四项正常。肝肾功及心肌酶正常。血沉69mm/h。

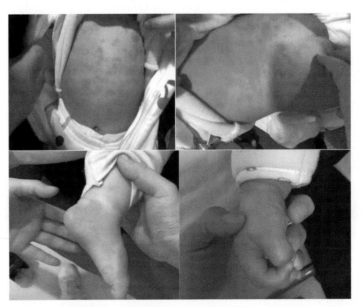

图14.1.1（见彩插） 图示躯干、四肢红色皮疹，高出皮面，压之褪色，疹间皮肤正常

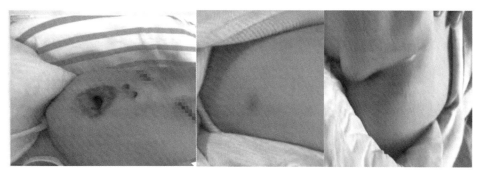

图 14.1.2（见彩插） 图示患儿口唇充血、肿胀，起皮屑，上臂卡介苗接种处充血皮疹；肛周皮肤潮红

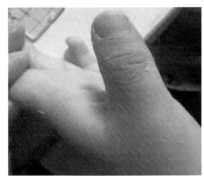

图 14.1.3（见彩插） 图示手指末梢、手掌心/背交界处有细小的脱皮

患儿体温正常、无咳嗽，精神、食欲好，一般情况良好，临床治愈出院。

出院诊断：①川崎病；②急性支气管炎。

病例 2

男性，7 岁。发作性心前区不适、疼痛 2 年。冠状动脉 CTA 示三维立体显像区间最大密度投影。可见心尖位置呈向前下时，心脏表面左、

右冠状动脉起始部有多个结节样、瘤样扩张（图 14.1.4，图 14.1.5）。诊断：川崎病并冠状动脉内附壁血栓，左、右冠状动脉起始部瘤样扩张。

病例 3

男性，1 岁 3 个月。入院前 10d 发热，超声检查发现右冠状动脉扩张。CTA 示右侧冠状动脉近端动脉瘤样扩张（图 14.1.6）。出院确诊：川崎病合并冠状动脉瘤样扩张。

病例 4

男性，3 岁，因发热 4d 伴皮疹入院，B 超多次探及双侧冠状动脉呈"瘤样"扩张。随访中患者病后常有"阵发性哭闹"，怀疑"心绞痛"。临床诊断：川崎病。

行冠状动脉 CTA 检查：左前降支及右冠状动脉主干呈串珠样扩张改变（图 14.1.7）。诊断：双侧冠状动脉动脉瘤形成。

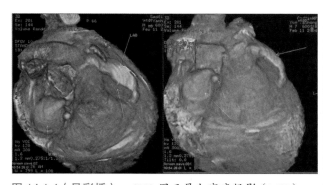

图 14.1.4（见彩插） CTA 图示最大密度投影（MIP），可见心脏表面左、右冠状动脉起始部有多个结节样、瘤样扩张，将心尖旋转到向前偏右位时，仍显示左、右扩张的冠状动脉瘤，以及左前降支冠状动脉附壁血栓仍为低密度的充盈缺损，血栓两端有冠状动脉狭窄

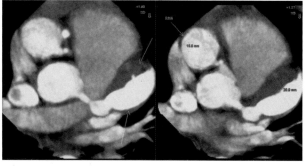

图 14.1.5 CTA 图示右侧冠状动脉起始口 5mm 处狭窄，血管内径仅为 2mm。狭窄远段呈瘤样膨大，内径 19.8mm，明显大于同层面的主动脉管径。在右冠状动脉下方，可见球形微小动脉瘤形成，直径 4mm。左冠状动脉前降支出口处后方 6mm，可见梭形膨大的血管瘤，近端内径 8mm，远端 20.9 mm，以及血管内有低密度的附壁血栓形成，血栓大小约 7.4mm×20.9mm

病例5

女性，2岁，以发热5d入院，心脏B超多次探及前降支近段及右冠状动脉主干近段、中段及远段动脉瘤形成。经冠状动脉三维图像+MIP重建图像显示左前降支近段及右冠状动脉主干近段、中段及远段有"瘤样"扩张（图14.1.8）。冠状动脉CTA：双侧冠状动脉动脉瘤形成。诊断：川崎病。

（感谢安徽蚌埠第一医院放射科祁冬主管技师提供病例）

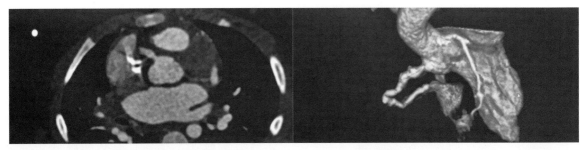

图14.1.6　CTA图示右冠状动脉近端呈"瘤样、串珠样"扩张

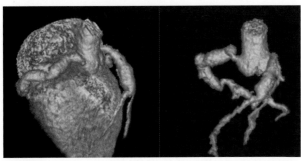

图14.1.7　CTA图示左前降支及右冠状动脉主干呈串珠样扩张改变

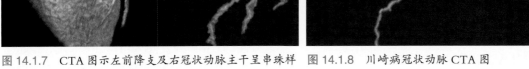

图14.1.8　川崎病冠状动脉CTA图

第2节　猫抓病

猫抓病（CSD），是指儿童在经常玩逗宠物或（和）密切接触宠物后，被宠物抓、咬伤所致的一种浅表性淋巴结及良性网状细胞增多症。本病的病理特征为亚急性、局灶性肉芽肿性淋巴结炎。本病在1889年由Pairtnallel首次描述。

气候温和的地区多见，每年9月至次年2月多见于温带地区，较热地区每年7~8月发病多。男性患者占发病总数的55%。

1. 病　因

汉赛巴尔通体引起皮肤损伤区域的淋巴结感染。汉赛巴尔通体，为革兰氏阴性杆菌，一端有鞭毛，需氧。在含有兔血的半琼脂中培养，28℃的环境中生长最佳。淋巴结的病理活检，经镀银染色后，最容易找到汉赛巴尔通体。

2. 病　理

肉眼所见：肿大的淋巴结，呈类圆形或椭圆形。剖面有多发性的小脓肿，呈圆形、类圆形、星形。发病初期（4周内）病理检查的阳性率较高。镜检：可见淋巴结的坏死区内近血管壁、胶原纤维及在微小脓肿内有大量的汉赛巴尔通体。网状细胞增生、小动脉增生和动脉管壁增厚。

3. 实验室检查

· 白细胞计数增高，嗜酸细胞增多。网织红细胞增高。红细胞、血红蛋白减少，呈小细胞低色素性贫血。

· 血沉增快。

·猫抓病抗原皮试阳性。汉赛巴尔通体阳性，血清抗体阳性并有抗体 4 倍升高（1:64）。

·结核分枝杆菌纯蛋白衍生物 PPD 试验阴性 /T 细胞斑点试验阴性。

·淋巴结穿刺抽出液检查或培养均检出汉赛巴尔通体。

·脑脊液常规检查提示红细胞增多和（或）蛋白增高。

4. 临床表现

（1）**发热** 患儿有发热，其体温呈低热、中热、高热。一般约 38.5℃，热程约 3 天至 2 周。

（2）**皮疹** ①手背、前臂有抓痕状、线条状、淡红色、略高于皮面的斑丘疹，这种皮疹压之褪色，无压痛。②抓痕状的脓疱疹，皮疹大小呈大头针针帽状，顶端有淡黄色脓点。皮肤损害可持续不退或达数天或数月。

（3）**淋巴结肿大** 在皮损区域引流的淋巴结肿大。①肘关节的滑车、腋窝部、颈部的淋巴结肿大，直径为 1~5cm，病初因水肿明显直径还可达 10~12cm。②肿大的淋巴结质地中等偏硬，压痛明显，可移动，多数为单个。③淋巴结肿的病变往往以右侧上肢多见。

（4）**一般症状** 约 50% 的患儿可有乏力、头痛、食欲缺乏、恶心、呕吐、全身不适等表现。约 2% 的患儿因高热、惊厥而出现中枢神经系统和精神的异常改变。

（5）**其他** 据文献报道，儿童患病后可出现溶血性贫血伴肝脾肿大，血小板减少性紫癜。

5. 临床分型

（1）**肝脾型** 主要表现为肝脾肿大和腹部疼痛。

（2）**脑病型** 主要表现为癫痫样抽搐，进行性昏迷。

（3）**眼型** 主要为视神经网膜炎、结膜炎、视网膜血管炎。

6. 影像学检查

极少数有惊厥、精神改变的患儿头颅 CT 显示局灶性的低密度影。双颈部、腋窝在皮损引流区域则显示软组织肿胀或混杂密度不等的肿块影。皮下脂肪内可见斑片状、条索状密度增高影，边界不清。局部肿大的淋巴结呈高密度或稍高密度的肿大影，边界清，其内密度不均，CT 值为 47HU。增强扫描后，肿大的淋巴结有轻度强化，CT 值为 78HU。病灶周围血管影增多。经三维重建可见肿块与周围组织分界清楚。

7. 诊断与鉴别诊断

（1）**诊断要点** ①患儿有与猫玩耍或被猫抓、咬的病史；②发热、皮疹、局部淋巴结肿大；③猫抓病的抗原皮试阳性；④手术病理活检或淋巴结穿刺液检查汉赛巴尔通体阳性。血清抗体阳性并有抗体 4 倍升高（1:64）。临床符合 4 项中的 3 项者即可诊断。

（2）**鉴别诊断** ①溶血性链球菌或（和）金黄色葡萄球菌感染后淋巴结炎：患儿发热、皮疹、浅表淋巴结肿大。白细胞计数增高，中性粒细胞增多。血沉快。溶血性链球菌感染后可有抗"O"1:500升高。②传染性单核细胞增多症：患儿有发热、皮疹、浅表淋巴结肿大、肝脾肿大。白细胞及分类正常或（和）轻度增高。周围血的异淋巴细胞计数 > 5%。③各种病毒感染后伴发疹。

📋 病例 1

女性，11 岁。发热伴右腋部肿块 2 周。临床治疗无效。CT 示左侧腋窝有一混杂密度肿块影，大小约 3cm×2.5cm，呈圆形等 - 略低密度的肿大阴影，其边界清，密度不均，内可见半弧形低密度阴影，CT 值为 38HU。CT 增强扫描后可见左腋窝肿块的下半部呈半弧形状强化，CT 值为 78HU；延迟 10min 后扫描，仍见肿块内呈半月形强化（图 14.2.1）。

进行腋窝淋巴结病理活检。术后病理：淋巴结内可见多个淋巴细胞成团簇状分布（图 14.2.2）。

诊断：猫抓病。

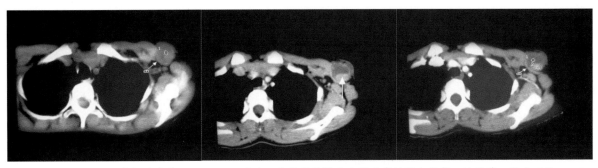

图 14.2.1 A.CT 图示左侧腋窝有 3cm×2.5cm 大小，呈圆形的等至略低密度的肿大阴影，边界清，密度不均。B.CT 增强扫描＋延迟期图示增强扫描后动脉期可见左腋窝肿块呈"半弧形状"强化，延迟 10min 后扫描，仍见肿块内有部分强化

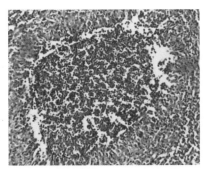

图 14.2.2（见彩插） 猫抓病左腋窝淋巴结活检病理图

第 3 节　先天性心脏病

一、房间隔缺损

房间隔缺损（ASD），为常见的心脏先天畸形，发病率占先天性心脏病的 23%。女性多于男性。缺损小时临床症状不明显，缺损大时肺循环血流增多，肺动脉压力增加，导致肺动脉高压。

病例 1

女性，65 岁。先心封堵术后近 30 年，发作性胸闷、心悸。血管 CTA 示先天性心脏病房缺封堵术区可见封堵器无移位，左侧肺动脉根部增宽（图 14.3.1）。诊断：先天性心脏病房缺封堵

术后、左侧肺动脉根部扩张。

二、室间隔缺损

室间隔缺损，是指胚胎期室间隔发育不全，形成心室内异常通道，血液左向右分流。为常见先天性心脏病，其发病约占 20%。

病例 2

男性，4 岁，呼吸困难、乏力、反复肺部感染。查体：心尖波动增强，向左下移位。心界向左下扩大。胸骨左缘第Ⅲ、Ⅳ肋间闻及异常杂音。心

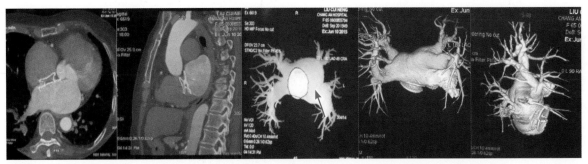

图 14.3.1 CTA 图示先天性心脏病房缺封堵术区可见封堵器无移位，左侧肺动脉根部增宽（箭头）

脏 CTA 示左右心室水平产生左向右分流异常通道（图 14.3.2）。诊断：室间隔缺损。

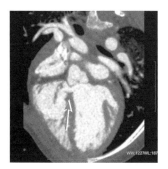

图 14.3.2　CTA 图示心室水平产生左向右分流

三、主动脉缩窄

主动脉缩窄，为较罕见的先天性心脏血管发育畸形，发生率在活产婴儿为 0.02%~0.06%。缩窄发生部位在主动脉弓至降主动脉之间。通常分为动脉导管前型与动脉导管后型。左前胸、背部及肩胛区可闻及收缩期杂音。

📋 病例 3

男性，9 岁。发作性乏力、气短 1 年余。DR 示 T_8 椎体呈楔形半椎体（图 14.3.3）。超声示：①切面超声显示降主动脉左锁骨下动脉远侧局部内径变窄，最窄处内径 5~6mm，彩宽 6mm。窄后扩张，内径约 19mm。彩色血流显示降主动脉窄后湍流，流速 375cm/s，压差 56mmHg。②多切面

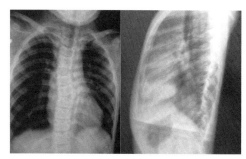

图 14.3.3　DR 图示 T_8 椎体呈楔形半椎体，脊柱胸段轻度侧弯

超声显示二尖瓣发育不良，瓣叶厚度、回声未见异常，心尖两腔切面显示二尖瓣呈双入口型，分别于后内、前外可见两入口，前外口较小，开放未见异常。彩超血流显示肺动脉瓣少量返流，反流速度 168cm/s。③肺动脉主干及左、右肺动脉内径增宽，余房室腔大小及大血管内径未见异常。④室间隔及左室后壁略增厚，搏幅略增强，房、室间隔连续性好（图 14.3.4）。

进一步行 MRI 检查示主动脉走行正常，腔内未见异常信号。弓下可见局限性狭窄，内径约 0.5cm，狭窄后又呈局灶性扩张状态，内径约 2cm（图 14.3.5，图 14.3.6）。由主动脉弓上发出的三支大血管在起始部走行、形态未见异常。上腔静脉及其回流属支形态结构正常。

诊断：主动脉狭窄并脊柱侧弯畸形。

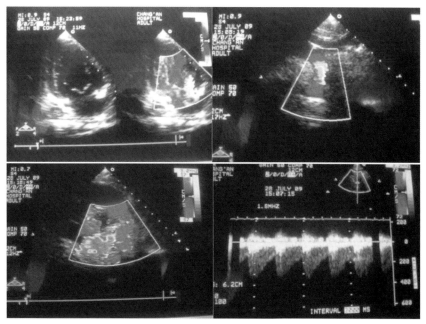

图 14.3.4（见彩插）　主动脉狭窄并脊柱侧弯畸形 B 超图

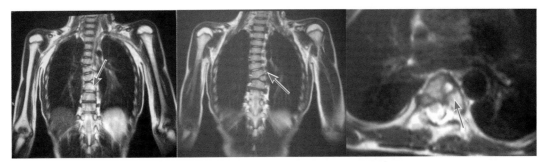

图 14.3.5　MRI 图示 T$_8$ 椎体呈楔形半椎体，挤压椎管脊髓移位，脊柱胸段轻度侧弯

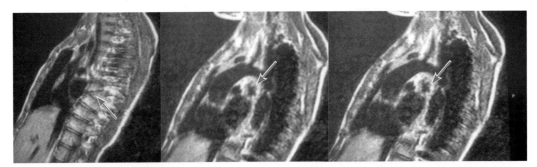

图 14.3.6　MRI 图示主动脉走行正常，弓下可见局限性狭窄，狭窄后远端又有局灶性瘤样扩张。T$_8$ 椎体呈楔形半椎体，脊柱胸段轻度侧弯

📋 病例 4

　　男性，6 岁。呼吸困难、反复咳嗽。左前胸及背部及肩胛区闻及收缩期杂音。心脏 CTA 示胸主动脉节段性狭窄，管腔缩小（图 14.3.7）。诊断：主动脉缩窄。

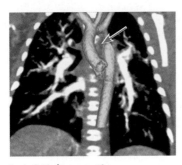

图 14.3.7　主动脉缩窄 CTA 图

　　（感谢安徽蚌埠市第一医院影像科祁冬主管技师提供病例）

📋 病例 5

　　男性，14 岁。8 岁因主动脉缩窄症行缩窄部位金属支架置入术。DR 图可见降主动脉管腔内有一金属支架植入，无移动、滑脱（图 14.3.8）。两肺内纹理清楚，心脏形态正常。诊断：①主动脉缩窄症行缩窄部位金属支架置入术后改变；②两肺未见异常。

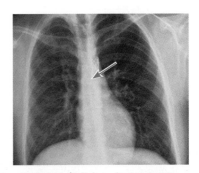

图 14.3.8　主动脉缩窄症介入术后 DR 图

📋 病例 6

　　男性，41 岁。先天性主动脉瓣缩窄，瓣膜置换术后 3 年，突然胸闷、大汗淋漓 2h。胸廓对称，胸骨断裂可见多个金属环置入，肺动脉增宽，主动脉腔内可见金属环影（图 14.3.9，图 14.3.10）。诊断：先天性主动脉瓣缩窄，瓣膜置换术后改变。

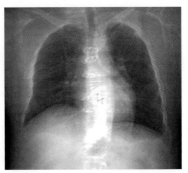

图 14.3.9　图示胸骨断裂，有多个金属环置入

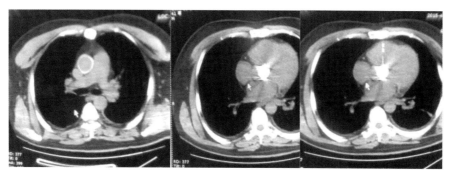

图 14.3.10 CT 图示主动脉腔内可见管型影，主动脉瓣膜置换术后心腔内高密度影

四、肺动脉导管未闭

肺动脉导管未闭，发病约占先天性心脏病的 12%~15%，女性多于男性，约 10% 的病例合并其他脏器畸形。

胸骨左缘第 2 肋间闻及"隆隆"样粗糙杂音，向心前区、后背、颈部传导。X 线片 +CT 示心影增大，以左室增大为著。肺动脉段突出，肺门血管影增粗，可直接测量肺动脉最大径。心脏 CTA 完全显示动脉导管未闭畸形所在部位。

预后：儿童期发现及时手术，心脏形态、功能不受影响，无肺动脉高压，预后很好。

病例 7

女性，6 岁，发热、咳嗽 1 周。精神欠佳，胸骨左缘第 2 肋间闻及"隆隆"样粗糙杂音，向心前区传导。两肺呼吸音粗，肩胛下区闻及湿性啰音。心脏 CTA 检查 CTA 三维重建图、MIP、MPR 重建图示肺动脉导管未闭畸形所在部位（图 14.3.11）。DR 示两侧胸廓对称，所见骨质未见异常；两肺纹理增粗、增多、模糊；两肺门未见增大、增浓；心影增大，左心室弧度延长，肺动脉段突出平直，心胸比约为 0.61，主动脉未见异常；纵隔居中，两膈面光整，肋膈角清晰锐利（图 14.3.12）。诊断：动脉导管未闭。

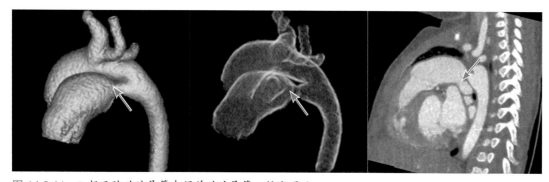

图 14.3.11 B 超示肺动脉导管未闭并动脉导管口扩张明显

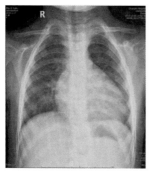

图 14.3.12 动脉导管未闭术前 DR 图

病例 8

女性，3 岁 11 个月。自幼发现心脏杂音，杂音位于胸骨左缘第 2 肋间，呈"隆隆"样、连续性、全程粗糙杂音并向四周传导。

开胸在直视下行动脉导管未闭结扎术。术后 CT 发现两侧胸廓对称、所见骨质未见异常；两肺纹理增粗、增多、模糊，呈片絮状，两肺门未见增大、增浓；心影大，肺动脉段膨隆（图 14.3.13）。

胸部CT复查示胸廓对称，双侧胸壁软组织内可见广泛气体密度影，右侧上腔静脉内可见PICC管，左胸可见引流管影，肋骨未见异常。肺窗示双侧胸腔前方可见带状无肺纹理区，可见压缩肺组织边缘。双肺纹理清晰，走行自然，肺野透光度减低，右肺下叶及左肺上叶后段及下叶可见片状稍高密度影，边界模糊，双肺门不大。纵隔窗示纵隔无偏移，纵隔内可见气体密度影（图14.3.14），心影及大血管形态正常，纵隔内未见肿块及肿大淋巴结。无胸腔积液及胸膜肥厚。诊断：动脉导管未闭直视下结扎术，左侧胸腔闭式引流术后改变。①双侧胸壁软组织内广泛气体密度影，上纵隔积气；②双侧气胸，左肺压缩10%~15%，右肺压缩20%；③右肺下叶及左肺上叶后段及下叶片状稍高密度影，考虑炎症。

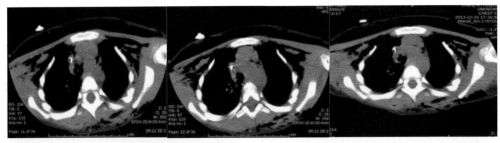

图14.3.13　CT图示胸部皮下弥漫性积气征

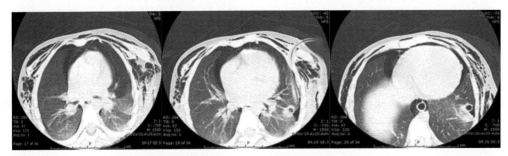

图14.3.14　CT图示胸部皮下、纵隔内外弥漫性积气征

病例9

女性，26岁，无明显诱因头晕、心慌、恶心。曾于9岁时行肺动脉导管未闭封堵术。急性病容，巩膜无黄染，心肺听诊未闻及异常，腹平软。未见胃肠型及蠕动波，剑突下局限性压痛。

CT示胸廓对称，肋骨及胸壁软组织未见异常。肺窗示双肺纹理清晰，走行自然，肺野透光度良好，双肺未见异常实变影，双肺门不大。纵隔窗示纵隔无偏移，心影形态正常，主动脉弓下缘与左肺动脉间可见帽状高密度影附着（图14.3.15）。边界清晰，纵隔内未见肿块及肿大淋巴结。无胸腔积液及胸膜肥厚。冠状像示肺动脉段未见隆起，肺动脉内可见帽状高密度影附着。

诊断：动脉导管未闭封堵术后改变。

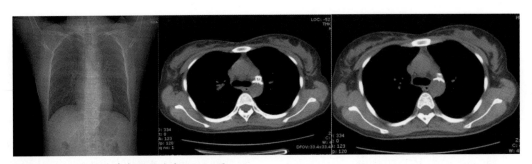

图14.3.15　动脉导管未闭封堵术后CT图

五、唐氏综合征伴先天性心脏病

病例 10

女性，4 岁。发现心脏杂音伴反复发热、咳嗽 4 年。眼距宽，塌鼻梁，朝天鼻孔。胸骨左缘 3~4 肋间可闻及 4 级收缩期杂音。右手呈通贯掌（图 14.3.16）。心脏彩超示室间隔缺损、动脉导管未闭。诊断：唐氏综合征伴先天性心脏病（室间隔缺损、动脉导管未闭）。

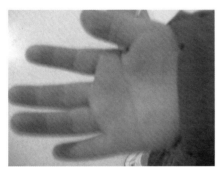

图 14.3.16　唐氏综合征伴先天性心脏病（室间隔缺损、动脉导管未闭）通贯掌

六、先天性心脏病并右心旁囊肿形成

病例 11

男性，57 岁。27 年前因胸闷气短，心脏血管造影发现右冠状动脉至左心室瘘，行瘘管修补术。现前症再现，心脏彩超探及右冠状动脉瘤样扩张。又行右冠状动脉瘤折叠术，将右冠状动脉闭锁。术后不久，又因胸闷胸痛，怀疑心肌梗死，急诊行心脏冠状动脉造影（DSA），术中发现左前降支阻塞 100%，第一对角支阻塞 80%，右冠状动脉窦口闭锁、阻塞 100%。

术后冠状动脉 CTA 示左冠状动脉发自左窦口，右冠状动脉与窦口分辨不清。左前降支近中段可见一枚金属支架置入，支架内管腔通畅。右冠状动脉形态短小，起始部闭塞并见小硬斑块。余前降支、回旋支、对角支管径均匀，管腔未见斑块、狭窄，造影剂未见充盈缺损。心包内右前方右房室间可见一低密度囊性灶影，大小约 6.6cm×4.4cm×7.2cm，CT 值为 27~58HU，密度不均，其边缘内可见斑点状、短线样钙化（图 14.3.17~图 14.3.19）。

诊断：①先天性心脏病 右冠状动脉–左心室瘘修补术后、右冠状动脉瘤样扩张瘤折叠术后；②左前降支近中段支架置入术后；③右冠状动脉闭锁并小硬斑；④心包内右前方右房–室间囊性占位，考虑心包旁囊肿形成。

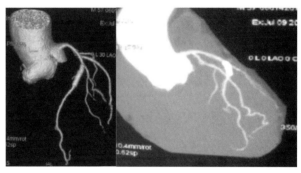

图 14.3.17　图示左冠状动脉发自左窦口，右冠状动脉与窦口分辨不清

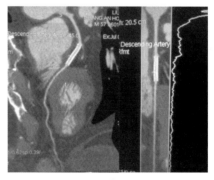

图 14.3.18　MPR 及曲面重建左前降支近中段可见一枚金属支架置入，支架内管腔通畅

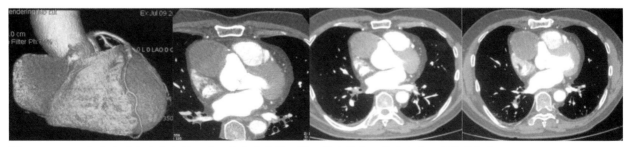

图 14.3.19　心包内右前方右房室间可见一低密度囊性灶影，其边缘内可见斑点状、短线样钙化

七、主动脉弓离断

主动脉弓离断，是指主动脉弓与降主动脉间无管腔连续的异常发育。畸形特征为主动脉弓离断、室间隔缺损、动脉导管未闭，也称先心三联征。

病例 12

女性，8 岁。患者于出生不久，因肺炎在当地医院就医，发现口唇、四肢末梢青紫，心脏听诊发现杂音，考虑先心病，但未予治疗。此后，前症间断发作，劳累、感冒后症状明显，喜蹲踞。活动耐力越来越差。1 个月前前症再现，伴气短、咳嗽、咳痰、晕厥及下肢浮肿。偶有夜间阵发性呼吸困难。无咳嗽，咯粉红色痰。步行 30m 就要蹲踞休息，上二层楼就感不适。

查体：脉搏 102 次 / 分，血压 108/62mmHg，神志清，精神差。眼睑轻度浮肿。颈静脉轻度怒张。两肺呼吸音略粗，双下肺底闻及细湿啰音。心尖波动不弥散，心尖区无明显隆起，可触及震颤。心尖向左下扩大。心率 102 次 / 分，律齐。胸骨左缘第 2/3 肋间隙可闻及"隆隆"样杂音，向周围传导，未闻及心包摩擦音。腹平软，肝脾肋下未触及。双下肢轻度浮肿。四肢末梢杵状指（趾）（图 14.3.20）。

超声心动图示主动脉弓离断（A 型）室间隔缺损、动脉导管未闭、三尖瓣前瓣脱垂伴关闭不全，肺动脉高压，左室收缩功能正常。彩色血流示降主动脉与主动脉弓之间未见通过，大血管水平双向分流，以右向左分流为主。DR（胸片）示两肺野纹理增粗，心影增大，肺动脉段隆突，呈瘤样

扩大（图 14.3.21）。CTA：扫描范围由颈总动脉近段至双侧髂内外动脉，包括升主动脉、降主动脉、肺动脉、腹主动脉、髂总动脉及其分支血管。后处理技术包括 VR MRP 方法，示主动脉弓起源于左锁骨上、左颈总动脉，主动脉弓形成离断状态。心脏周围侧支循环网丰富；肺动脉与主动脉间导管未闭合为起源于肋间动脉代偿；主动脉弓局部不连续、缺如；大血管周围可见多发的侧支循环血管生成，呈网状分布；右胸廓内乳动脉、肋间动脉明显增粗、充盈，以右侧为著；降主动脉与肺动脉主干间似见细小交通支相通；肺动脉增粗，呈瘤样扩张，最宽径 4.6cm；左锁骨下动脉起源于主动脉降主动脉近段；外形纤细，心影扩大，以左室增大为著；脾脏增大，占 8 个肋单元（图 14.3.22）。

诊断：①主动脉弓离断；②脾大。

鉴别诊断：①风湿性心脏病，为心脏瓣膜增殖性炎症，瓣叶交界炎症后，纤维化、钙化、僵硬、挛缩、融合畸形，引起瓣膜狭窄伴关闭不全。②艾森门格征畸形为室缺，进行性肺动脉高压，由左向右分流发展成右向左分流。患儿有发绀、心浊音界扩大，心前区胸骨左缘第 3~4 肋间搏动明显，肺动脉听诊区第 2 心音亢进、分裂，可闻及舒张期杂音。③法洛四联症，畸形包括肺动脉狭窄、室间隔缺损、主动脉骑跨，右心室肥厚。患儿自幼有青紫，活动耐力越来越差、喜蹲踞、阵发性呼吸困难。

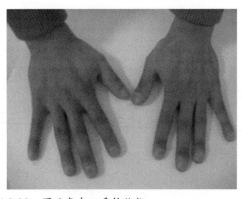

图 14.3.20　图示患者双手杵状指

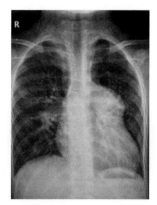

图 14.3.21　DR 图示肺动脉呈瘤样扩张，右肺门血管丰富，右侧呈"蝶翼征"

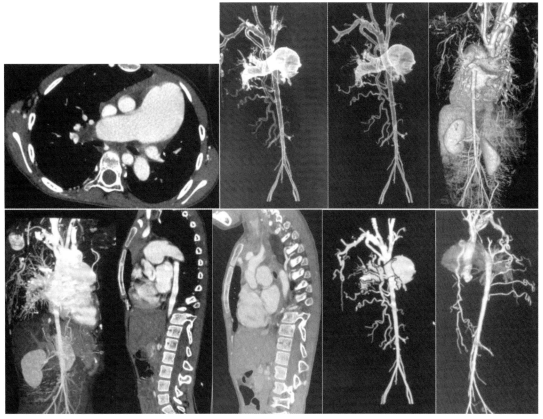

图 14.3.22　主动脉弓离断（A 型）室间隔缺损、动脉导管未闭、肺动脉高压 CTA 图

八、肺动脉悬吊

肺动脉悬吊（PAS），是一种罕见的先天性心血管畸形。左肺动脉异常起源于右肺动脉远端或后方，呈半环或环形跨过右支气管或缠绕主气管。约 50% 患儿合并其他脏器发育异常。临床表现：气道不全梗阻，每次发病呈阵发性呼吸困难，濒死状态，复发性肺炎，肺不张。不手术矫正畸形，病死率达 90%。

病例 13

男性，2 岁 8 个月。反复急性发作性暴喘急诊 4 次住院。每次发作无发热、犬吠样咳嗽、咳痰。已接种卡介苗，否认肺结核接触史。否认呼吸道异物吸入史。查体：体温 36.7℃，脉搏 147 次 / 分，呼吸 60 次 / 分，体重 14.5kg。发育营养尚好。神清，精神欠佳，急性重病容。呼吸困难，面色苍白，鼻翼翕动（＋）。咽充血（＋＋＋）。气管向右偏移。两肺满布哮鸣音及粗大的痰鸣音。实验室检查：白细胞计数 7.7×10^9/L，中性粒细胞 50%，红细胞计数 14.2×10^{12}/L，血红蛋白 121g/L。吸氧状态

下血氧饱和度 98%。

影像学检查：① 4 次胸片示右肺上叶不张，阻塞性炎症周围肺野代偿性肺气肿（图 14.3.23）。② X 线片示右肺动脉后方似有血管影环绕在右侧支气管起始部。③两次胸部 CT 示右肺上叶实变不张，气管纵隔向右移位；主气管由上向下逐渐变细，最细径像针尖样改变；主气管近端形态回复正常；右侧外缘支气管壁增粗增厚。上腔静脉增宽（图 14.3.24）。④ CTA 示右侧肺动

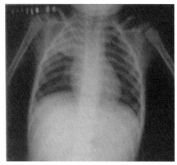

图 11.3.23　胸片示右肺上叶不张，阻塞性炎症周围肺野代偿性肺气肿

脉起源于肺动脉根部，左肺动脉缺如，右肺动脉远端向后发出左肺动脉；在左肺动脉发出同层面水平（约 T_3~T_4 胸椎）可见主气管形态呈针孔状。主气管周围被强化血管影包绕。左肺动脉走行于气管、食管间隙内，并缠绕主气管及右肺上叶前段支气管，形状如吊带，对两个管腔挤压，造成主气管形态呈针孔状，右肺上叶持续性阻塞性不张，最后回到肺动脉根部（图 14.3.25）。诊断：肺动脉悬吊并右肺上叶阻塞性不张。

诊断要点：患儿起病急，反复发作性暴喘，鼻翼翕动。当有鼻卡他症状时，呼吸困难尤为明显。胸片呈持续性右肺上叶实变不张。CT 示气管移位，主气管形态呈针孔状。CTA 示左肺动脉缺如。主气管形态呈针孔状，周围可见多个异常强化血管。

鉴别诊断：①急性喉炎，感冒后可见犬吠样咳嗽、喘憋、三凹征。②支气管哮喘或喘息性支气管炎，咳嗽、喘憋、呼气性呼吸困难，发作时两肺满布哮鸣音及粗大的痰鸣音。肾上腺皮质激素＋平喘药治疗症状缓解。③支气管异物吸入，家长否认异物吸入史。④肺门原发综合征：右肺门淋巴增大、肺内结核感染、淋巴管炎。本例患者出生接种卡介苗，无结核接触史。PPD 试验（＋），故排除。

最后诊断：肺动脉悬吊。

转归：肺动脉悬吊矫形术，术中探及左肺动脉起源于右肺动脉远端。走行中于 T_3~T_4 椎体水平间缠绕右侧支气管起始部及主气管两圈半后，返回左肺动脉正常位置。术中探及右侧支气管及主气管壁未见软化、塌陷。行肺动脉根部与左肺动脉吻合术。现随访 9 年，健在，前症未再现。

（感谢西安交通大学第二附属医院李润明、齐乃新教授提供病例）

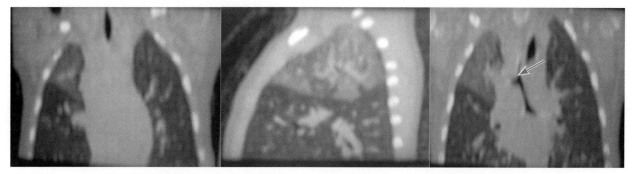

图 14.3.24　CT 重建图像示右肺上叶不张，阻塞性炎症。主气管阶段性变细，右肺上叶支气管闭锁

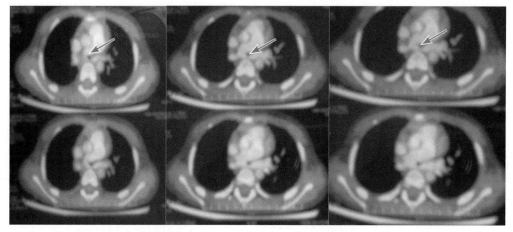

图 14.3.25　CTA 图示右侧肺动脉起源于肺动脉根部，左肺动脉缺如，于 T_3~T_4 椎体间被缠绕主气管呈针孔状狭窄，主气管周多个异常血管强化影

病例 14

男性，5 岁，反复发作呼吸困难。查体：体温 36.7℃，脉搏 147 次 / 分，心率 60 次 / 分，体重 16kg。神志清，精神萎靡，急性重病容。呼吸困难，面色苍白，鼻翼翕动（+++）。咽充血（+++）。气管向右偏移。两肺满布哮鸣音及粗大的痰鸣音。

实验室检查：白细胞计数 7.7×10^9/L，中性粒细胞 50%。红细胞计数 14.2×10^{12}/L。血红蛋白 121g/L。

经抢救病情平稳后行心脏 CTA 检查，重建图像显示左肺动脉异常起源于右肺动脉的后方，呈半环形跨过右主支气管向左穿行于食道前和气管后到达左肺门，常合并气管下段、右主支气管和食管受压，主气管变细（图 14.3.26）。

诊断：肺动脉悬吊。

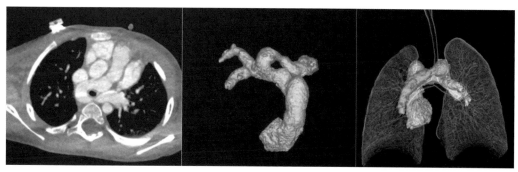

图 14.3.26　CTA 图示左肺动脉异常起源于右肺动脉的后方，呈半环形跨过右主支气管向左穿行于食道前和气管后到达左肺门，左肺动脉呈"吊钩状"缠绕 - 压迫气管下段、食管和右主支气管变细

九、法洛四联症并急性偏瘫

法洛四联症是一种常见的先天心脏畸形，其发病占青紫型心脏病首位，死亡率在 10 岁以下儿童达 90%。基本病理：室间隔缺损、肺动脉狭窄、主动脉骑跨及右心室肥厚。临床表现：发绀，运动或哭闹时加剧；缺氧发作、抽搐、晕厥；蹲踞。心脏检查：心尖波动弥散、心前区扪及震颤、闻及粗糙的收缩期杂音，向周围传导。

病例 15

男性，5 岁。发作性晕厥 5 年，进行性青紫、蹲踞 4 年。B 超诊断为法洛四联症。查体：颜面、口唇、四肢末梢杵状指、青紫（图 14.3.27）。心脏听诊：胸骨左缘可闻及明显收缩期杂音，向四周传导。两肺呼吸音粗糙，未闻及干湿啰音。腹平软，肝脾肋缘下未触及。诊断：法洛四联症。

病例 16

女性，14 岁。突然右侧肢体偏瘫 18h。自幼患先天性心脏病（法洛四联症）。查体：面色青紫、呼吸急促。左侧心前区隆起。扪及有猫喘（震颤）。听诊胸骨左缘第 2~4 肋间闻及"隆隆"样收缩期杂音，质地粗糙，向颈部、胸骨右缘、后背部传导。腹软，肝脏肋缘下 3cm。质地中等。压痛阳性。肝 -

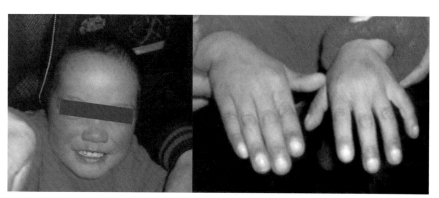

图 14.3.27（见彩插）　法洛四联症面容：双侧面颊、口唇青紫；双侧手末端呈杵状指、青紫

颈反流征阳性。指（趾）杵状。CT示左侧尾状核、豆状核呈大片低密度影，边界清，密度均匀（图

14.3.28）。诊断：法洛四联症并发左侧大脑中动脉供血区脑梗死。

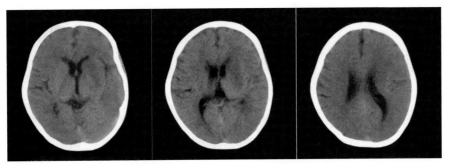

图 14.3.28　CT图示左侧尾状核、豆状核呈大片低密度影，边界清，密度均匀，范围 10.3mm×3.4mm,CT值为22HU。范围累及侧脑室前角及侧脑室体部，均表现为占位效应

十、肺静脉畸形引流

肺静脉畸形引流是指起源于肺泡壁周围的毛细血管网，无瓣膜。在肺门汇集成左右各两条，最后穿过心包纤维包膜汇入左心房。当发育异常时：①心上型占55%，汇入头臂静脉或上腔静脉。②心下型肺静脉异位引流汇入下腔静脉。这种罕见畸形一般影像学检查很难发现，肺静脉CTA检查可发现畸形所在。临床表现：发绀、心前区闻及杂音。胸部DR+CT可见右心房、右室增大，肺动脉段突出、肺血管影增多。约20%的患儿合并房缺。

病例17

女性，4岁，因心悸、气急、乏力、咳嗽入院。查体：发育矮小，活动后发绀，气急，呼吸浅快。鼻翼翕动。心前区闻及杂音吹风样杂音。行肺静脉血管CTA检查，三维重建图示4支肺静脉汇成1支后，引流入上腔静脉（图14.3.29）。诊断：心上型肺静脉异位引流。

病例18

男性，7岁。发绀，反复呼吸道感染，怀疑

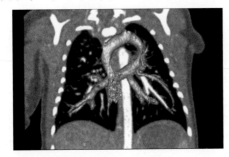

图 14.3.29　肺静脉畸形引流CTA图

先天性心脏病。行肺动静脉CTA、心脏血管CTA检查：4支肺静脉汇成1支后，引流入门静脉（图14.3.30）。诊断：心下型肺静脉异位引流。

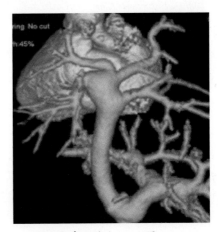

图 14.3.30　肺静脉畸形引流CTA图

（感谢安徽蚌埠市第一人民医院影像科祁冬主管技师提供病例）

十一、马方综合征

病例19

男性，32岁。抬重物后胸腹闷痛18h，持续不缓解。该患者于9h前提重物时突然感胸背部撕裂样疼痛，向胸腹放射伴头痛、头晕、呼吸困难、大汗淋漓、恶心。无咳嗽、咳痰。休息后无缓解。患者有高血压病史，其母38岁死于高血压、马方综合征，其外甥患马方综合征。

查体：体重65kg，身高192cm。血压170/110mmHg（左），180/110mmHg（右）。神志清，精神差，急性病容。头尖，额部圆凸，高颚弓，

脸瘦长。颈静脉轻度怒张，胸廓扁平，双侧肩胛翼状隆起，两肺听诊呼吸音粗，两下肺闻及少许细湿啰音。心脏向左侧扩大，心率90~105次/分，律齐，心音低钝。胸骨左缘第3、4肋间隙，主动脉瓣区闻及叹息样舒张期杂音。腹主动脉波动减弱，股动脉闻及枪击音，桡动脉触及水冲脉，毛细血管搏动明显，双侧股动脉、足背动脉搏动减弱。腹平软，全腹压痛不著，肝脾未触及。双下肢轻度浮肿。四肢指（趾）端杵状（图14.3.31）。神

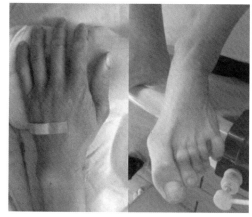

图14.3.31　马方综合征手足末梢图

经系统未检出异常。心电图示窦性心律，心率94次/分，电轴不偏，频发性室早。

心脏彩超示主动脉夹层动脉瘤，彩色血流示主动脉弓管腔可见双向血流信号。腹主动脉二维及彩色血流未见明显异常。心脏CTA示主动脉起始部、升主动脉、主动脉弓、降主动脉、腹主动脉可见真假双腔形成，真腔小而密度高，假腔大而密度低。在造影剂衬托下可见血管内膜有多个低密度裂隙，内膜破口位于主动脉根部，呈瘤样扩张，直径7.7cm，可见主动脉瓣膜，内膜撕裂成多个碎片（图14.3.32~图14.3.35）。左右髂总动脉及部分髂内动脉，包括主动脉、腹腔干、肠系膜上动脉、左右肾动脉未见异常征象。

诊断：①主动脉夹层动脉瘤Ⅰ型（夹层起源于升主动脉，扩展超过主动脉弓、降主动脉至腹主动脉）主动脉根部瘤样扩张，符合马方综合征。②双肺下叶、右肺中叶外侧段渗出，考虑急性肺水肿、淤血，炎症不除外。

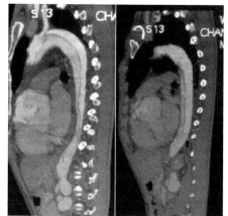

图14.3.32　CTA图示主动脉起始部、升主动脉、主动脉弓、降主动脉、腹主动脉呈真假双腔

图14.3.33　CTA图示主动脉根部呈瘤样扩张，直径7.7cm

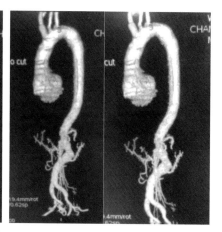

图14.3.34　CTA图示主动脉根部呈瘤样扩张，直径7.7cm，呈"大蒜头征"

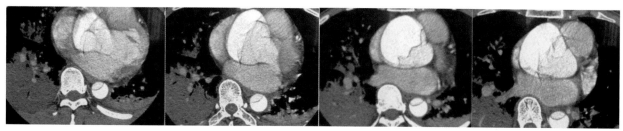

图14.3.35　CTA图示主动脉根部呈瘤样扩张，直径7.7cm，并见主动脉瓣膜、内膜撕裂成多个碎片

第 4 节　遗传性鲜红斑痣

遗传性鲜红癜痣，临床不常见的皮肤损害。病因不详。病理改变为皮肤浅表毛细血管扩张。实验室检查血常规、骨碱磷酸酶、微量元素均正常。

1. 临床表现

体表皮肤可见大片鲜红色皮疹，呈不规则形，略高出皮面，压之无褪色。局部浅表淋巴结无肿大。本病呈家族聚集性发病。不同患者的发病位置、皮损部位、大小面积不同。

2. 诊断与鉴别诊断

（1）**诊断要点**　体表可见大片鲜红色皮肤斑片，呈不规则形，略高出皮面，压之无褪色。局部浅表淋巴结无肿大。全身其他部位未见异常。

（2）**鉴别诊断**　遗传性鲜红癜痣如发生于颜面三叉神经分布区域，要与颅面血管瘤病鉴别，后者可见高出皮面的鲜红色皮疹或呈葡萄酒样痣，患者除皮损外，可见癫痫样发作、肢体轻瘫、智力改变。CT 显示颅内有粗大的脑沟回样钙化，局部脑萎缩。

📋 病例 1

女性，8 岁。查体发现左颈外后大片鲜红色不规则皮疹，边缘清晰，略高出皮面，范围约 7.1cm × 5.1cm（图 14.4.1）。家族史：其曾外祖父、祖母、父亲、姑姑、表妹体表均有大小不等的类似皮疹，为常染色体显性遗传。

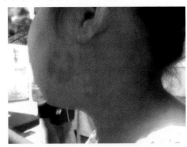

图 14.4.1（见彩插）　图示左颈外后大片鲜红色不规则皮疹，边缘清晰

第 5 节　舌体草莓状血管瘤

📋 病例 1

男性，5 岁。因发热半天急诊就医。精神尚可，舌体硕大，舌面黏膜下充满点状鲜红色草莓状凸起（图 14.5.1）。诊断：舌体草莓状血管瘤。

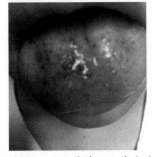

图 14.5.1（见彩插）　舌体草莓状血管瘤外观

第 6 节　鱼际肌血管瘤

📋 病例 1

男性，17 岁。出生既有左手掌面鱼际肌紫色隆起，随年龄增大，隆起明显。MRI 示鱼际肌内可见 T1/T2 混杂信号肿块影，边缘清楚，大小范围约 5.1cm × 4.3cm × 2.0cm（图 14.6.1）。诊断：左手掌面鱼际肌内海绵状血管瘤。

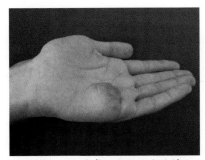

图 14.6.1（见彩插）　左手掌面鱼际肌内海绵状血管瘤外观

第7节 胎 斑

📋 病例1

男性，4个月。查体发现后背躯干部皮肤大片乌青色胎斑（图14.7.1）。诊断：躯干蒙古斑。转归：约5岁8个月，胎斑逐渐浅淡褪色。

📋 病例2

女性，4岁。因矮小症行垂体MRI检查后查体发现：右下肢胫前远端－足背大片乌青色胎斑（图14.7.2）。诊断：异位胎斑。

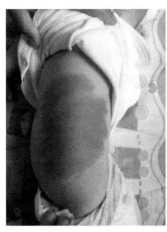 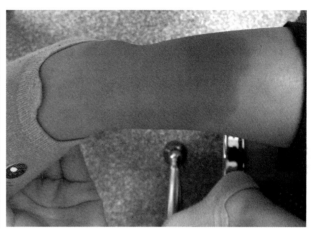

图 14.7.1（见彩插） 躯干部 图 14.7.2（见彩插） 右侧胫前远端皮肤有乌青色胎斑
胎斑外观

第8节 神经皮肤综合征

神经皮肤综合征，致病基因位于常染色体17q11.2，基因突变，尤其位点缺失不能产生神经纤维瘤蛋白。病理特征：脊神经、脑神经、皮肤、皮下多发神经纤维瘤。这组病例中共性的临床表现有多发性皮肤咖啡牛奶斑和皮肤多发性神经纤维瘤（皮赘）。

神经皮肤综合征－结节性硬化皮肤表现：双侧面颊对称性皮脂腺瘤，躯干部可见散在的大小不等咖啡牛奶斑及皮赘。

神经纤维瘤病Ⅱ型：致病基因定位于常染色体22q11.2，该基因为肿瘤抑制基因，当缺失时，皮肤咖啡牛奶斑少见，颅内可见双侧听神经瘤、多发性脑膜瘤、非肿瘤性脉络膜丛钙化、多节段梭形神经鞘瘤、脊髓室管膜瘤和星形细胞瘤。

📋 病例1

女性，38岁。诊断神经纤维瘤病Ⅱ型3年，中药治疗1年。近期头痛、头晕加重，步态不稳复查。查体：躯干可见多发、大片咖啡牛奶斑（图14.8.1）。MRI复查示右侧桥小脑角、鞍区、前颅底、大脑大静脉池旁、双侧颞枕顶、大脑镰旁有20个大小不等的脑膜瘤、神经纤维瘤（图14.8.2）。诊断：神经纤维瘤Ⅱ型。

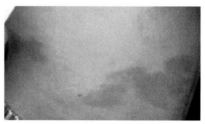

图 14.8.1（见彩插） 躯干部可见散在的、大小不等的咖啡牛奶斑

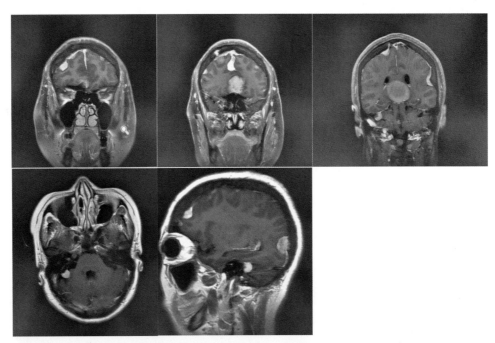

图 14.8.2　增强后 MRI 图示右侧桥小脑角、鞍区、前颅底、大脑大静脉池旁、双侧颞枕顶、大脑镰旁有 20 个大小不等的脑膜瘤、神经纤维瘤

第 15 章
视力障碍

第 1 节　白瞳征

　　白瞳征，是指瞳孔区呈白色、粉白色、黄白色的反光，为一种常见的眼科临床症状和体征。单眼或双眼均可发生。本节为一组共同表现为白瞳征的疾病，主要包括视网膜母细胞瘤、Coats 病、永存原始玻璃体增生症、先天性白内障。

一、视网膜母细胞瘤

　　视网膜母细胞瘤，是指发生于眼部的先天性恶性肿瘤，是婴幼儿常见肿瘤之一，其发病率约占儿童恶性肿瘤的 2%，大约 89% 发生于 3 岁以前。单眼或双眼均可发生，单眼发病约占 60%~82%，常为患者视网膜母细胞发生突变所致，为非遗传性。新近的文献资料表明本病均有遗传性。在新发现的本病中，有的文献报道双眼发病者约 6% 为家族性、遗传性，94% 为散发性，约 18%~40% 的病例为常染色体显性遗传。少数患者发病与位于第 13 号染色体长臂上第 1 区 4 带中间缺失有关。现认为视网膜母细胞瘤的发生是视网膜母细胞基因的缺失或失活而导致细胞恶变的结果。

1. 病　理

　　肉眼所见瘤组织呈灰白色，质脆，似脑组织，间以棕灰色坏死出血，偶见白色钙化颗粒。根据其生长方式分为内生性（肿瘤向玻璃体内生长）和外生性（肿瘤沿视网膜下间隙及脉络膜方向生长）。镜检瘤细胞丰富，呈圆形或椭圆形，胞浆较少，排列紧密。间质较少。未分化的肿瘤细胞较小，细胞大小较一致，染色质较细；少数有腺样排列倾向，无典型的菊形团结构；恶性程度高。分化较好时，可见典型的菊形团结构，部分接近正常组织，恶性度低。

2. 临床表现

　　最常见症状为瞳孔区黄白反光（白瞳征），有的患儿并发青光眼。可有眼压增高、眼球充血、疼痛、哭闹、失明，一向很乖巧的孩子易激惹等，才被家人发现视物不清，于傍晚症状加重。视力减退，斜视。并发青光眼时，眼球充血疼痛。临床上根据发病部位及浸润分为 4 期，即眼内期、青光眼期、眼外期、眶外期。

3. 影像学检查

　　（1）X 线检查　早期可见眼球内肿瘤有钙化。晚期可见眶壁破坏，视神经孔扩大。

　　（2）B 超　①眼内型：可探及眼球玻璃体内基底起自眼环为圆形或不规则形低回声肿块，占据玻璃体后部或整个玻璃体。肿瘤为不均匀的强回声。常伴有钙化斑点形成的强回声及后方声影。肿块较大或渗出时可引起视网膜剥离的较强隆起光带。在本病超声诊断的准确率可达 80%~85%。②眼外型：肿瘤侵及眼球壁而增厚，眶内出现不规则低回声团块，视神经增粗＞ 4mm。③混合型：出现上述两种声像图。

　　彩色多普勒显示粗大搏动性高速血流，肿瘤内彩色信号与视网膜中央动脉相连通。

（3）CT　诊断本病的敏感性和特异性较超声高。根据累及的范围分为3期：①第一期为眼内期，眼球内有圆形或椭圆形软组织肿块影，密度不匀，境界尚清，眼环内局灶性巩膜和脉络膜增厚。玻璃体内肿块钙化，钙化为斑片状或斑点状，这是诊断本病的重要依据，视网膜母细胞瘤的钙化率为70%~95%。随着肿瘤增大，眼内容物增加，眼压升高并发青光眼时，眼球轻度增大。②第二期为眼外期，肿瘤穿破眼球壁，在眶内有不规则形软组织肿块，视神经受侵犯表现为视神经增粗。③第三期为眶外期，肿瘤沿视神经侵入颅内，向鞍上区发展，形成哑铃状的眶颅联合肿块。同时视神经管扩大是此期重要征象。增强扫描可见肿瘤有强化。最大密度投影图（MIP）、三维重建图、MPR重建图冠状位、矢状位可以显示肿瘤位于眼眶内的位置，周围眼眶、视神经管骨性组织有否侵犯破坏。

（4）MRI　是CT扫描的补充。T1WI肿瘤呈中－低信号，T2WI呈中等信号。MRI显示肿瘤的原发部位，且毗邻器官转移、浸润灶的观察优于CT，如视网膜母细胞瘤沿视神经鞘的蛛网膜扩散，MRI的敏感性较CT高。MRI增强可显示肿瘤明显强化。颅内转移可以显示鞍上池及其周围软脑膜有病理性的强化。瘤内的钙化灶为局限性低信号。不如多螺旋CT显示钙化清晰。

4. 诊断与鉴别诊断

（1）**诊断要点**　患儿有白瞳征、视力障碍。影像学检查发现眼球内有实质性肿块伴钙化。

（2）**鉴别诊断**　①Coats病：单眼发病，好发于5~10岁，为视网膜毛细血管扩张渗出所致的眼球内良性病变，影像学检查可见视网膜渗出脱离。②转移性眼内炎：多继发于全身感染病后，眼部感染致玻璃体积脓，瞳孔出现黄白色反光，结合病史可鉴别。③早产儿视网膜病变综合征：早产儿，出生时低体重，常有在保温箱内过度吸入高浓度氧的病史，晚期可出现白瞳征，常为双眼发病。④永存原始玻璃体增生症（PHPV）：单眼发病，为发育期原始玻璃体的残留物，可伴有小眼球，

玻璃体密度增高，无钙化。B超和MRI见玻璃体内锥形肿块，前连晶状体后部，后与视盘相连。⑤先天性白内障：双眼发病，仅表现晶状体浑浊，玻璃体无变化。患儿多有早产、出生窒息、缺血缺氧性脑病史，查体发现双眼球颤动。

📋 **病例1**

女性，2岁3个月。家人发现右眼有黄色闪光。B超示右眼球内不规则锐边状肿块伴部分强回声钙化斑及后方声影（图15.1.1）。术后病理证实视网膜母细胞瘤。出院诊断：视网膜母细胞瘤（眼内型）。

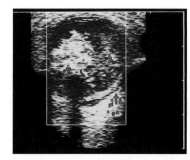

图15.1.1　视网膜母细胞瘤B超图

📋 **病例2**

男性，2岁半。B超示双眼球多发性肿块伴视网膜脱离（箭头所指）（图15.1.2）。术后病理证实视网膜母细胞瘤。诊断：视网膜母细胞瘤（双侧眼内型）。

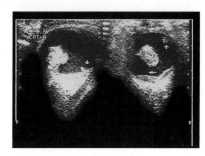

图15.1.2　视网膜母细胞瘤B超图

📋 **病例3**

女性，10个月。B超：左图为右眼球内强回声团块伴声影（箭头2所示），并发白内障及晶状体后纤维增生（箭头1所示）；右图为左眼球后极颞侧部隆起性初发视网膜母细胞瘤回声（箭头所指）（图15.1.3）。术后病理证实视网膜母细胞瘤。诊断：视网膜母细胞瘤（双侧眼内型）。

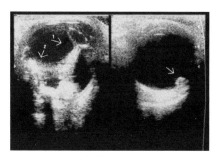

图 15.1.3 视网膜母细胞瘤 B 超图

🗒 病例 4

男性，3 岁。左眼视网膜母细胞瘤眼球摘除术后 1 年。右眼出现白瞳征，斜视 1 周。CT 示右后眼球内软组织肿块并有不规则高密度钙化（图 15.1.4）。术后病理证实视网膜母细胞瘤。诊断：双眼视网膜母细胞瘤（眼内型）。

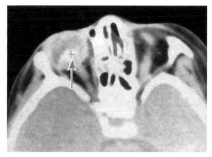

图 15.1.4 双眼视网膜母细胞瘤 CT 图

🗒 病例 5

男性，4 岁。白瞳征合并青光眼。CT 示左眼球增大，眼球内后 2/3 为软组织肿块占据，并可见斑片状高密度钙化灶（图 15.1.5）。术后病理证实视网膜母细胞瘤。诊断：左眼视网膜母细胞瘤（白瞳征合并青光眼）。

🗒 病例 6

女性，3 岁。视物不清 3 周。查体：白瞳征（＋），

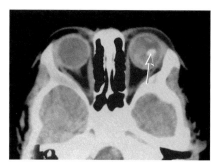

图 15.1.5 CT 图示左眼球增大

眼压增高；眼底视网膜可见黄白色反光隆起。CT 可见左眼球后内方大片高密度影（图 15.1.6）。术后病理证实视网膜母细胞瘤。诊断：视网膜母细胞瘤（眼内型）。

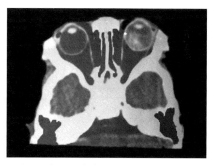

图 15.1.6 视网膜母细胞瘤 CT 图

🗒 病例 7

男性，2 岁。右眼发红 1d 伴哭闹、睡眠差。查体：右侧眼球结合膜呈睫状充血，眼压增高，眼底视网膜有黄白色隆起。CT 冠状位示右眼鼻侧 2~4 点钟位有不规则形高密度影，沿鼻侧呈外缘整齐、内缘锯齿状分布；骨窗示眼眶骨皮质光滑，骨质密度均匀，肿块未累及骨组织（图 15.1.7）。术后病理证实视网膜母细胞瘤。诊断：视网膜母细胞瘤（眼内型）。转归：手术后接受 10 次放疗。

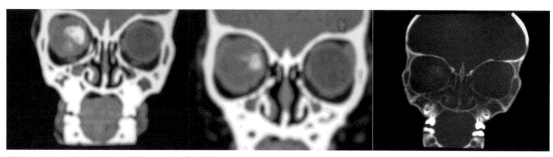

图 15.1.7 视网膜母细胞瘤 CT 重建图像

二、Coats 病

Coats 病是指发生于单侧视网膜血管异常和渗出性疾病，又名视网膜毛细血管扩张症。多见于男性儿童，常为单侧发病。本病病因不明，可能与先天异常有关。

1908 年，Coats 首先描述本病。1912 年，Leber 报道了本病眼底视网膜多发性血管瘤伴视网膜变性。1955 年，Reese 阐述了前两者描述有相似之处，基本表现为 Leber 粟粒性血管瘤，继发性、进行性血管周围渗出和视网膜剥脱。本病为非遗传性疾病，不伴有其他脏器异常。

1. 病 理

视网膜毛细血管扩张引起脂肪蛋白渗出积聚，病变多在视网膜外层，呈局限性黄白色斑块。在视网膜内弥散存在。病变继续发展，少数可导致视网膜部分或全部脱离，继发性虹膜睫状体炎，并发性白内障或继发性青光眼而失明。

2. 临床表现

好发年龄 5~10 岁，男性较多，常单侧发病。症状有视力减退，斜视，瞳孔区呈现黄白色反光（白瞳征）。眼底检查：视网膜毛细血管扩张，视网膜有大片黄白色脂类渗出及胆固醇结晶。眼底荧光血管造影可显示大片毛细血管扩张及渗漏的特征性征象。

3. 影像学检查

（1）X 线检查 无特殊表现。

（2）B 超 早期探及局限性球壁非均匀性增厚，多位于颞上极或后极部。晚期为球内视网膜呈"V"形或"Y"形脱离，视网膜下类脂体结晶形成细密点状强回声分布，其后运动活跃并自发性流动感。患眼眼轴稍短于对侧健眼轴长径。

彩色多普勒可在脱离的视网膜上见到血流信号。脉冲多普勒频谱与视网膜中央动脉相似，血流指数为低阻壁（RI ≤ 0.7）。

（3）CT 患侧眼球无增大。眼球内玻璃体后方有均匀一致的梭形、新月形软组织密度影，轮廓、境界清楚。增生的软组织影可侵及整个视网膜。

病灶内无钙化，增强扫描后无强化。

（4）MRI 显示常比 CT 清晰。视网膜下积液形态可呈半月形，"V"字形及其他形状，T1 和 T2 加权像上的信号改变与积液中蛋白含量有关，蛋白含量高时 T1WI 呈高信号，T2WI 呈中等或高信号；当蛋白含量低时，T1WI 呈低信号，T2WI 为高信号。Gd-DTPA 增强扫描病灶无明显强化。

4. 诊断与鉴别诊断

（1）诊断要点 男性，5~10 岁，单眼发病多见。B 超、CT 和 MRI 显示视网膜下渗出及视网膜脱离，增强扫描无强化。

（2）鉴别诊断 ①视网膜母细胞瘤：多为 3 岁以前发病，单侧或双侧发病；白瞳征；以眼球内肿块合并钙化为主要特征性表现，眼球可轻度增大；晚期肿瘤向眼内或颅内侵犯，增强扫描有强化。②转移性眼内炎：多继发于全身感染后，眼部感染致玻璃体积脓，呈现黄白色反光，结合病史可鉴别。③早产儿视网膜病变综合征：早产儿，体重轻，常有保温箱里过度吸入高浓度氧的病史，晚期可出现白瞳征，常为双眼发病。④永存原始玻璃体增生症：多见于儿童，单眼发病，为发育期原始玻璃体的残留物，可伴有小眼球，玻璃体密度增高，无钙化，B 超和 MRI 见玻璃体内锥形肿块，前连晶体后部，后与视盘相连。⑤先天性白内障：双眼发病，仅表现晶状体浑浊，玻璃体无变化。患儿眼球发作性震颤，双眼反复发作性挤眼，视物不清。

📋 **病例 8**

男性，5 岁 6 个月。视物不清 3 个月。B 超示眼球后玻璃体内视网膜呈"Y"形隆起，视网膜中央动脉——视网膜血流信号，其下腔类脂体结晶形成的细密点状回声呈自发性流动感（箭头所指）（图 15.1.8）。诊断：Coats 病。

📋 **病例 9**

男性，14 岁。左眼视力下降 2 年。CT 示左眼球后见呈"V"形软组织密度影，边界清，密度均匀，无钙化（图 15.1.9）。诊断：Coats 病。

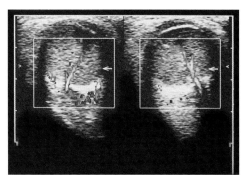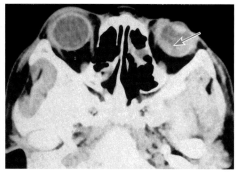

图 15.1.8　Coats 病 B 超图　　　　图 15.1.9　Coats 病 CT 图

三、永存原始玻璃体增生症

永存原始玻璃体增生症是指出生后胚胎期原始玻璃体未消失，且继续增生所致的一种玻璃体先天异常。

1. 病　理

肉眼所见：在晶状体后原始玻璃体内有增殖形成纤维膜，在纤维组织中含有残留的玻璃体动脉，其向前黏附于晶状体后囊，甚至穿破后囊进入晶状体之中，后连于视盘。镜检：玻璃体内增殖纤维膜中检出发育不全的小动脉。有时可见陈旧性出血。

2. 临床表现

多见于婴幼儿或儿童。90% 为单眼发病。瞳孔区发白，视力障碍。眼底检查：瞳孔区晶状体后方有一片致密的白色纤维膜上常伴有新生血管。

3. 影像学检查

（1）X 线检查　无特殊表现。

（2）B 超　眼轴径较健侧眼缩短，晶状体后至玻璃体内呈漏斗状较强回声带连接于后极部（视盘处）。彩色多普勒显示条索状强回声中测得红色血流信号为玻璃体动脉。脉冲多普勒频谱（RI > 0.7）。

（3）CT　患侧眼球的外形变小，前房变浅，晶状体小而扁平。眼球内密度普遍增高，无钙化。晶状体后方有线状或三角形较高密度影，为视网膜剥脱后出血，或表现为晶状体至视神经方向有密度稍高的条索状影，将眼球纵行分成两半。增强扫描可见眼球内密度增高区，或分隔有部分强化明显或轻度强化。视神经显示正常，或略较健侧变细。

（4）MRI　小眼球，玻璃体内锥形肿块，其前连晶状体后部，后与视神经起始部相连，T1WI、T2WI 呈中等信号，中央信号较低，周围信号略高。Gd-DTPA 增强扫描可强化。

4. 诊断与鉴别诊断

（1）诊断要点　单眼发病，临床表现视力障碍。CT 示小眼球畸形以及玻璃体密度增高。B 超及 MRI 见玻璃体内锥形肿块，前连晶状体后于视盘相连。

（2）鉴别诊断　①先天性白内障：双眼发病，晶状体浑浊，玻璃体无异常。②早产儿视网膜病变：早产儿，体重轻，双眼发病，眼球正常或小眼球。有温箱内高浓度吸氧史。CT 示视网膜附近有高、等、低密度混杂影，但很少见钙化。③视网膜母细胞瘤：单眼或双眼发病，眼球内肿块并钙化为主要特征，B 超、CT 及 MRI 检查即可鉴别。

📋 病例 10

男性，5 岁。左眼视力下降 3 年。B 超示晶状体后至玻璃体内呈漏斗状强回声带，连接眼球后极；左眼轴径小于右眼（图 15.1.10）。诊断：永存原始玻璃体增生症。

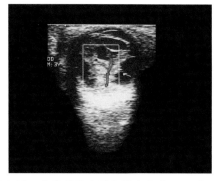

图 15.1.10　永存原始玻璃体增生症（PHPV）B 超图

病例 11

男性，3 岁。B 超探及右眼玻璃体内"T"形的强回声，其中间可见玻璃体动脉血流信号（箭头所示）（图 15.1.11）。诊断：永存原始玻璃体增生症。

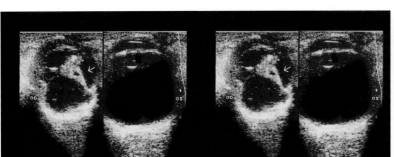

图 15.1.11　永存原始玻璃体增生症 B 超图

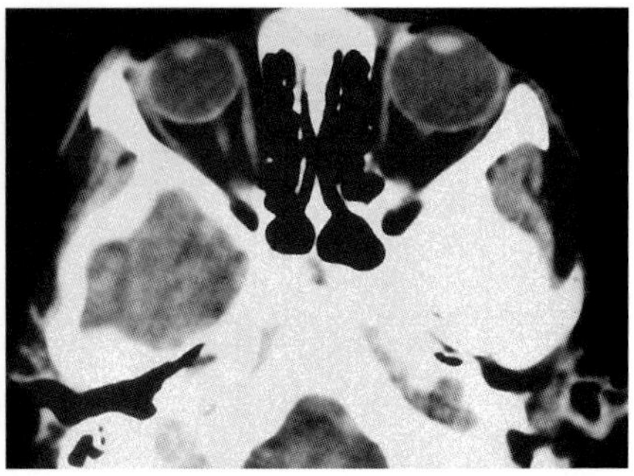

四、先天性白内障

先天性白内障，是指出生后或第一年发生的晶状体部分或全部混浊，也称婴幼儿白内障。

1. 发病机制

先天性白内障是胎儿发育过程中，晶体发育性障碍的结果。大约有 1/3 的先天性的白内障与遗传因素有关，1/3 与环境因素有关（妊娠期前 3 个月母体受病毒感染，或营养代谢失调），另外 1/3 为散发性，病因不明。

2. 临床表现

患儿出生或出生一年内眼球瞳孔区出现白瞳征。多为双眼发病，少数也可单眼发病。可伴有斜视，眼球震颤，双眼反复发作性挤眼，视物不清等。

3. 影像学检查

B 超：核性白内障可见晶体中央部分弱光点均匀分布，周围呈无回声光带环绕。前 / 后极性白内障，发生在晶体前 / 后极部以半月状较强回声为主，伴中间部（核部）暗区显示。双眼对称性晶体全混浊时，晶体周边两侧线性连续，回声模糊，后极部透声性差。其他类型白内障根据晶体混浊的部位、范围及程度均具有相应病理改变下的光点强弱和分布等声像图改变。

病例 13

女性，10 岁。自幼视物不清，其家人曾多次

病例 12

男性，5 岁。右眼视力下降 3 年。CT 示右侧眼球的外形变小，前房变浅，晶体小而扁平（图 15.1.12）。诊断：永存原始玻璃体增生症。

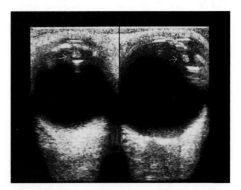

图 15.1.12　永存原始玻璃体增生症 CT 图

发现患儿双眼频繁眨眼。B 超示晶状体中央非均匀较强回声区（箭头所示）（图 15.1.13）。诊断：双眼先天性白内障。

图 15.1.13　双眼先天性白内障 B 超图

病例 14

男性，7 岁。视物不清 6 年余，角膜裂隙镜检示双眼前、后极性白内障。B 超示晶状体后极部为主的强回声表现（箭头所示）（图 15.1.14）。诊断：双眼先天性白内障。

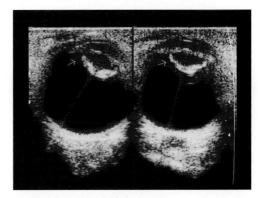

图 15.1.14　先天性白内障 B 超图

第 2 节　眼眶部肿瘤

一、血管瘤

血管瘤，是指发生于眼部的一种良性瘤，由发育未成熟的毛细血管窦或血管网组成。

（一）毛细血管瘤

较少见，起自眼眶或眼眶邻近组织。好发于婴幼儿，出生后 6~10 个月增大最明显，以后可逐渐消退，故亦称婴幼儿血管瘤。

1. 病　理

毛细血管瘤是由增生的毛细血管构成，靠渗透营养，一般无包膜，生长缓慢。病变可呈灶性或广泛分布于眼眶及眼眶邻近组织，在皮肤或黏膜可见暗红或紫红色斑（亦称草莓样血管痣）。

2. 临床表现

患儿常有患侧眼球突出，眼睑和结膜水肿，皮肤有草莓样血管痣，哭闹或低头时加重。

3. 影像学检查

（1）X 线检查　无特殊表现。

（2）B 超　边界清，形态不规则，内回声强弱不等、分布不匀。

（3）CT　平扫可见眼睑及眶内有软组织密度块影，密度不匀，边界尚清，很少有钙化。增强扫描后肿瘤呈均匀一致的强化。在多螺旋 CT 血管增强扫描后（CTA），以 MPR 技术进行图像后处理，冠状像、矢状像示眼眶内软组织肿块与结节影与眼眶内其他组织关系。冠状像肿块影位于眼球内具体位置显示明确。矢状像肿块影距离眼眶壁的深度均可表示出来。

（4）MRI　各个方位显示 T1WI 呈中等信号，T2WI 呈高信号。增强扫描后肿瘤明显强化。

4. 诊断与鉴别诊断

婴幼儿皮肤黏膜检出草莓样血管痣，眼睑及眼眶内有软组织肿块。CT 或 MRI 示眼睑和眼眶内软组织肿块影，呈长 T1、长 T2 信号。增强扫描后明显强化。影像检查即可诊断，无需鉴别诊断。

📋 **病例 1**

男性，2 岁。右眼眶鼻侧皮肤肿胀发蓝，哭闹时明显，眼球向前、向外突出。CT 示右眼眶鼻侧皮下及眼眶内有不规则形软组织肿块影，右眼球受压变形并移位，视神经亦受压移位（图 15.2.1）。临床诊断：眼眶毛细血管瘤。

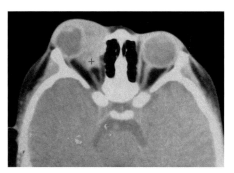

图 15.2.1　眼眶毛细血管瘤 CT

（二）海绵状血管瘤

发病多见于 10 岁以上的儿童与青少年，女性多于男性。呈缓慢生长进行性增大，通常位于眼眶肌锥以内，也可侵犯肌锥外。

1. 病理改变

毛细血管瘤的区别仅在于血管腔的大小。海绵状血管瘤由扩张的血窦构成，窦腔大小不等，窦腔间有薄的间隔，类似海绵。

2. 临床表现

慢性无痛性、进行性眼球突出，低头时加重。视力减退，眼球运动障碍，眼底改变可见视盘水肿及视神经萎缩。

3. 影像学检查

（1）X 线检查　肿瘤较大时，眼眶内容积扩大，骨壁有时可见骨质变薄骨吸收，骨硬化缘。

（2）B 超　可探及眼眶内有圆形、椭圆形肿块的回声，边界清，包膜光滑完整，具有压缩性且后壁透声性好。肿瘤由含血管内皮细胞和纤维组织多时，表现为栅栏状强回声；若肿瘤含血液成分多时，则呈低回声或无回声区。彩色多普勒显示血流速度极慢，甚至有血窦，但测不到血流，采用高频探头有时可检出斑点状或树枝状低速血流。彩色能量血管造影高度敏感地显示血管瘤内特征性血湖交错结构，如眶内巨大血管瘤显示丰富的血流信号。

（3）CT 平扫可见肌锥内有圆形或椭圆形软组织肿块影，其边界清，密度均匀或不均匀。增强扫描后肿瘤有明显强化，当延迟扫描时可见强化更显著。在多螺旋CT血管增强扫描后（CTA），以MPR技术进行图像后处理，冠状像、矢状像示眼眶内明显强化的软组织肿块与眼眶内其他组织关系。在冠状像肿块影位于眼球内具体位置显示明确，矢状像肿块影距离眼眶壁的深度均可表示出来。

（4）MRI T1WI呈中等信号，T2WI呈高信号，瘤区有时可见管状结构，信号表现不一。增强扫描肿瘤有明显强化。

4. 诊断与鉴别诊断

（1）**诊断要点** 患儿有无痛性、进行性眼球突出。B超、CT、多螺旋CT、MRI可见眼眶内有圆形或椭圆形软组织肿块影，增强扫描明显强化。

（2）**鉴别诊断** ①淋巴管瘤：为眼眶内分叶状多房状肿块，密度不均，境界不清，肌锥内外同时受累。增强扫描肿块边缘强化，中间不强化。②横纹肌肉瘤：儿童眼球突出进行性加重，类似于眶内蜂窝织炎。早期肿瘤多位于肌锥外眼眶内上部。形状不规则，境界尚清。短期蔓延整个眼眶，累及鼻副窦进入颅内。增强扫描均呈不均匀强化。③炎性假瘤：成年人多见，儿童少见。眼球突出，运动受限，眶内不规则肿块，常有眼球增厚，眼外肌肿胀，球后结构模糊不清。④视神经纤维瘤：眶内眼球后局限性软组织肿块影。术前鉴别较困难，必须通过术后组织病理学鉴别。

📋 病例2

　　女性，3岁。左眼球突出，视力较差。B超

示左眼球后类圆形肿物压迫视神经，使其中央动脉弯曲变形（箭头所示）（图15.2.2）。诊断：眼眶海绵状血管瘤。

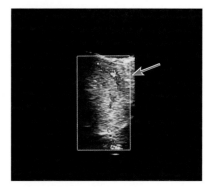

图15.2.2　眼眶海绵状血管瘤B超图

📋 病例3

　　男性，2岁。左眼球突出，哭喊时加重。B超示左眼球后鼻侧较大椭圆形肿物（箭头所示），其内显示部分血湖及星点状静脉低速血流信号（图15.2.3）。诊断：眼眶内海绵状血管瘤。

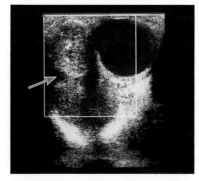

图15.2.3　眼眶海绵状血管瘤B超图

📋 病例4

　　女性，4岁。左侧眼球突出3个月，眼球运动受限。CT示左眼眶内眼球鼻侧有一椭圆形软组织密度包块，眼球被推挤向外下移位（图15.2.4）。术后病理证实海绵状血管瘤。

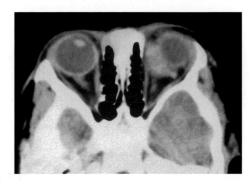

图15.2.4　眼眶海绵状血管瘤CT图

二、眼眶神经纤维瘤

神经纤维瘤病，是一种儿童先天性疾病，有家族遗传史，为常染色体显性遗传。往往在脑、脊神经和周围神经形成多发性肿瘤，称为多发性神经纤维瘤病。发生于眼眶和眶周组织的肿瘤可有视神经胶质瘤、视神经脑膜瘤、视神经纤维瘤、神经纤维肉瘤及神经鞘瘤等。常伴有眶骨发育不良、蝶骨大翼发育不全、眼睑及眶周组织增厚及眼外肌增厚、眼眶扩大等多种异常，常为双侧性。本病若单独发生在眼某一部位（如眼眶），称为神经纤维瘤。

1. 病理改变

肉眼所见：肿瘤呈白色结节状。剖面：瘤内为致密的白色条索纤维。镜下：肿瘤由增生的神经鞘膜细胞和成纤维细胞构成，排列紧密，外形呈小豆状，并散布于神经纤维之间，伴多量网状纤维和胶原纤维及疏松的黏液样变质。

2. 临床表现

多见于幼儿，女童较多。症状为眼球突出，眼球移位，视力障碍。

3. 影像学检查

单发于眶内，不伴其他异常的神经纤维瘤，无特殊影像学表现。

（1）X 线检查　早期无改变。肿瘤增大时可见眼眶扩大，局部骨质受压变薄，无骨质破坏。

（2）B 超　可探及眶内有孤立性的占位病变，形态呈不规则或类圆形，边界清但不光滑（缺乏包膜）。内部回声较弱且主要分布在肿瘤前部，因肿瘤含有许多纤维组织，使声衰减显著而不能显示其后界。彩色多普勒示血流较多者属供血丰富的肿瘤。

（3）CT　平扫眼球后梭形或椭圆形软组织密度肿块影，密度均匀，边缘光整，视神经受压或包绕。增强后均匀强化。若肿瘤较大时压迫骨质引起眶骨变形、骨质缺损，但无骨质破坏。钙化罕见。多螺旋 CT 扫描后 MPR 处理图像，冠状位、矢状位显示眶内肿块与视神经、眶壁、眼球后脂肪间隙、视神经管、颅内视交叉关系。骨窗多方位显示肿瘤挤压周围骨组织改变。

（4）MRI　T1WI 呈等信号或略低信号，T2WI 为稍低信号，在质子加权像上为高信号。增强后肿瘤明显强化。

4. 诊断与鉴别诊断

（1）诊断要点　单发于眼球后椭圆形或梭形软组织密度的肿块影，密度均匀，境界清楚，增强扫描后明显强化。

（2）鉴别诊断　血管瘤、视神经胶质瘤、视神经脑膜瘤的影像鉴别困难。仔细询问病史，详细进行临床及影像学检查有助于鉴别，最后诊断依靠组织病理学检查。

病例 5

女性，3 岁。左眼球突出半年。CT 示左眼球后有椭圆形软组织肿块，边界清，视神经显示不清，视神管扩大（图 15.2.5）。术后病理证实神经纤维瘤。

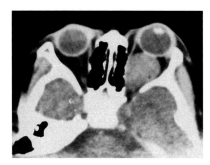

图 15.2.5　左眼眶球后神经纤维瘤 CT 图

第3节　眼眶部横纹肌肉瘤

眼眶横纹肌肉瘤，为儿童期最常见的原发性恶性眶内肿瘤。75%在10岁以前发病，平均发病年龄7.5岁，男性多于女性。发病较急，进展快，恶性程度高，预后差。发病部位：多见于头颈、眼及泌尿生殖系统。常发生全身转移而死亡。

1. 病　因

本病为一种罕见的来自中胚层未分化的间充质细胞或胚胎肌肉组织的恶性肿瘤。

2. 病　理

横纹肌肉瘤的确诊必须依靠病理诊断及分型。肉眼所见：肿瘤无包膜，可有假包膜。剖面可见：瘤组织呈粉红色，如鱼肉状。质软。镜检：①多形性横纹肌肉瘤。②胚胎性横纹肌肉瘤，其发病约占横纹肌肉瘤的50%~60%。这种肿瘤具有高侵袭性、高复发率、低生存率。③腺泡状横纹肌肉瘤，儿童眼眶以胚胎性横纹肌肉瘤多见。可见肿瘤细胞分化较差，大多为圆形、椭圆形细胞，少数呈长梭形。胞浆不清楚，少数细胞的胞浆鲜红染，或有纵纹及横纹分化。核深染，核分裂多见，且围绕在血管周围。

3. 临床表现

突然出现单侧性眼球突出，多向下、向外发展，伴有疼痛及流泪。眼球运动受限，眼睑肿胀。病情进展很快，短期内临床症状明显加重，常误诊为眶蜂窝织炎、白血病及神经母细胞瘤。

4. 影像学检查

主要采用B超、CT、MRI检查，帮助术前评估时了解肿瘤原发灶、侵袭毗邻器官情况及寻找骨、淋巴结等远处转移灶。

（1）**X线检查**　眼眶密度增高，眼眶扩大，骨质有破坏。

（2）**B超**　眼眶内出现低回声或无回声区，光点非均匀分布，伴部分暗区，边界不规则，缺乏完整的包膜，透声性较好。眶内组织受压、移位或变性，亦可破坏骨板而侵犯邻近器官。

彩色多普勒示肿瘤周围及内部丰富血流信号，由周边延伸至瘤体内部，呈分布状改变，可检测到高速或阻型动脉血流频谱。

（3）**CT**　肿瘤多位于眼眶的后上方。可见眶内上部有不规则、边界尚清的软组织肿块影，呈均匀的等密度或混杂密度，增强扫描肿块呈均匀或不均匀强化。随着病情发展常侵及肌锥内外，蔓延眶周；侵犯眶壁，鼻副窦、颅骨骨质破坏，向颅内、全身转移。多螺旋CT扫描后MPR处理图像，冠状位、矢状位示眶内肿块与视神经、眶壁、眼球后脂肪间隙、视神经管、颅内视交叉关系。骨窗多方位显示肿瘤挤压周围骨组织改变。

（4）**MRI**　肿瘤在T1WI呈稍低信号，肌锥内正常解剖结构分界不清或充满软组织肿块影，T2WI呈稍高信号，并可清楚显示肿瘤毗邻扩散的范围。增强后肿瘤明显强化。

5. 诊断与鉴别诊断

（1）**诊断要点**　儿童突眼进行性加重，影像学检查见眼眶内肿块侵入肌锥内外，并向眶周蔓延。

（2）**鉴别诊断**　①眶蜂窝织炎：为眶内软组织的急性化脓性炎症。常见病因为鼻旁窦炎及外伤等，有高热、头痛、突眼、眼睑红肿等表现，眶内正常结构之间界限不清，眼内直肌增粗，视神经向外移位。结合临床病史、症状、体征及影像学表现予以鉴别。②恶性淋巴瘤：儿童少见，多见于成人，多发生于全身淋巴系统病变，仅见眼前部分发病。表现为眶内弥漫性占位病变。CT、MRI示肿瘤外观呈铸形软组织肿块影，很少出现眶周的骨质破坏。③白血病眼眶浸润（绿色瘤）：儿童患白血病，有发热、贫血、皮肤黏膜出血、肝脾肿大。病变进展快，高度突眼，眼睑肿胀，双眼同时或先后发病。CT、MRI示眶内有结节状肿块影，眶壁有骨质破坏。结合病史、血液及骨髓检查可帮助鉴别。④神经母细胞瘤：

有发热、贫血、视力改变。出现前症时，即有远处骨转移或骨转移为首发症。CT、MRI 检出眼眶内肿块，眶壁骨破坏。结合病史及血液、骨穿检查诊断。

一、眼眶内横纹肌肉瘤

病例 1

男性，10 岁。左眼眶肿胀 3 月余。B 超示左侧眼眶内低回声为主的不规则无包膜肿物，其间血流丰富，呈低阻型频谱（图 15.3.1）。诊断：左眼眶横纹肌肉瘤。术后病理活检证实左眼眶横纹肌肉瘤。

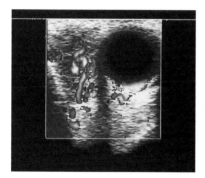

图 15.3.1　左眼眶内横纹肌肉瘤 B 超图

二、眼内眦横纹肌肉瘤

病例 2

女性，16 岁。15 岁时发现左额发际有蚕豆大小包块，可移动，无压痛，肤色正常。此后包块逐渐增大，波及左眼球，并向外突起，同时发现左枕部亦有包块。青霉素治疗 20d 无效。患者逐渐出现左眼视力减退，失明。病理活检证实左眼内眦横纹肌肉瘤。经放疗、脱水、降颅压治疗后，头颅包块明显缩小，遂出院。出院后 10d 前右侧乳房 4~10 点钟位可及包块，质硬，无压痛，且不断增大，再次入院。初步诊断：左眼内眦横纹肌肉瘤（左额、左枕，T4NxM1 Ⅳ 期）。

第 1 次 CT 结果见图 15.3.2~ 图 15.3.4。

第 2 次 CT：于左额顶、枕部叶见一大大小约为高低不等混杂密度影，该处颅骨薄厚不均，部分呈溶骨样缺如，皮下软组织肿胀，其周围可见带状水肿影，病灶密度不均匀，其内可见多个囊状低密度影，左侧侧脑室前角及胼胝体受压，中线结构居中，邻近脑沟变浅；左眼外可见软组织密度影向外突出，左侧眼内眦、外眶可见片状低密

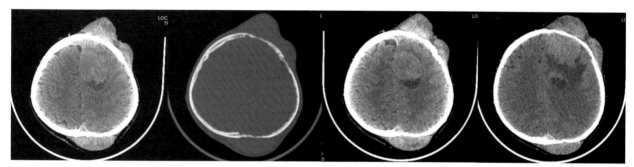

图 15.3.2　CT 图示左额叶有一约 6.5 cm×6.4 cm×8.5 cm 团状稍高密度影，形状尚规则，边界欠清，周围可见带状水肿影，病灶密度不均匀，其内可见多个囊状低密度影。左侧侧脑室前角及胼胝体受压，中线结构略向右侧偏移，邻近脑沟变浅。左额顶及左枕顶部颅板外可见软组织密度影向外突出，相邻骨质变薄，可见骨质破坏影。左眼外可见软组织密度影向外突出，左侧外眶可见片状低密度影

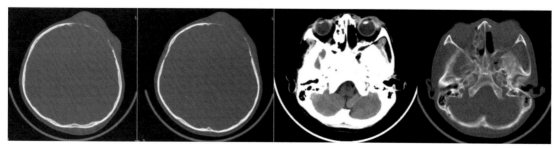

图 15.3.3　CT 图示左额叶仍见团状稍高密度影，边界欠清，瘤周可见带状水肿影，病灶密度不均匀，其内可见多个囊状低密度影，中线结构略向右侧偏移，邻近脑沟变浅。左额顶及左枕顶部颅板外可见软组织密度影向外突出，相邻骨质变薄，可见骨质破坏影

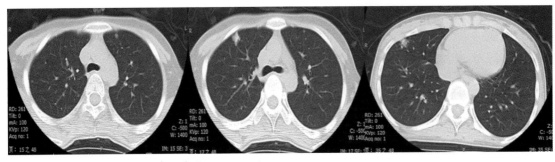

图 15.3.4　CT 图示两肺野散在结节影

度影，左侧筛窦外壁呈溶骨样破坏；双侧上颌窦及筛窦黏膜增厚（图 15.3.5）。

胸廓对称，右侧平乳头水平乳房内可见两个囊性包块，边界清，密度均匀，大小分别约 3.1cm×1.8cm×4.0cm 与 1.2cm×1.0cm×2.2cm，CT 值为 20HU（图 15.3.6）。肋骨未见异常。肺窗示双肺上叶、右肺中叶外侧段及右肺下叶可见小结节样略高密度影较前增多，肺野透光度良好，双肺门不大。纵隔窗示纵隔无偏移，心影及大血管形态正常，纵隔内见肿大淋巴结。无胸腔积液及胸膜肥厚。肝内胆管增宽。

MRI 检查：双额叶以左额为著，可见范围广泛混杂异常信号影，呈膨胀性生长，占位表现明显，其内可见多发囊实性占位，部分融合，相应区域颅骨骨质破坏，病变向脑外呈丘形及结节样疝出，并向眶部及上颌窦蔓延，压迫左侧眼球，灶周水肿明显，病变累及胼胝体及左侧基底节区、丘脑、左侧侧脑室；增强扫描后病变实性部分明显异常强化，囊性部分呈环形异常强化，并可见壁结节；中线结构明显向右侧偏移；双额脑膜可见弧带样及结节样异常强化，左额为著；左侧枕顶部皮下可见稍长 T2 丘形占位性病变，境界较清晰，增强

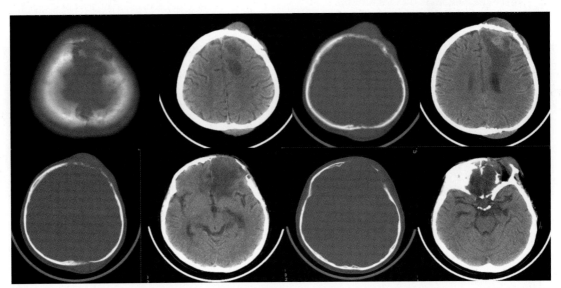

图 15.3.5　CT 图示左眼内眦原发灶波及左侧筛窦外壁、左额顶叶恶性病变较前范围缩小，颅骨溶骨性骨破坏较前略有好转，皮下软组织肿胀较前明显减轻

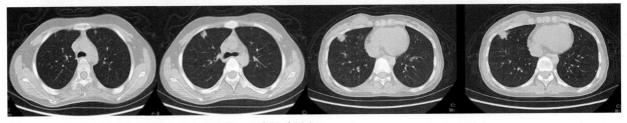

图 15.3.6　CT 图示两肺近胸膜下多发结节影，形态较前增大

扫描后边缘呈高信号影,内部可见线样稍高信号,相应颅骨骨质破坏;双侧上颌窦、筛窦、额窦及蝶窦黏膜增厚,双侧乳突蜂房可见斑片状长 T2 异常信号影(图 15.3.7~ 图 15.3.9)。

第 3 次腹部 CT:胰腺头部体积不规则增大,约为 2.5cm×2.4cm,病灶与周围正常胰腺组织分界欠清,增强扫描病灶呈不规则强化,胰周围组织

分辨不清楚。胆总管、胰管扩张,肝内及肝门区胆管明显扩张,腹膜后未见明显肿大淋巴结。右侧胸壁仍见软组织肿块应,最大横径 2.9cm(图 15.3.10,图 15.3.11)。诊断:此次左眼内眦横纹肌肉瘤并胰腺转移并胆总管、胰管、肝内及肝门区胆管扩张。

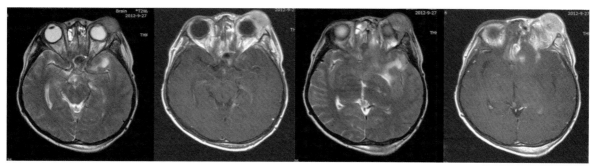

图 15.3.7　MRI 图示左眼内眦肿瘤原发灶明显强化

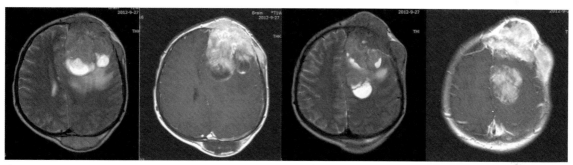

图 15.3.8　MRI 图示左眼内眦肿瘤原发灶明显强化,颅内、颅骨、左枕后转移灶强化

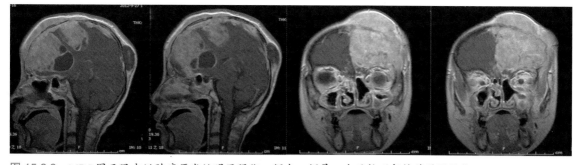

图 15.3.9　MRI 图示眼内眦肿瘤原发灶明显强化,颅内、颅骨、左后枕顶部转移明显强化

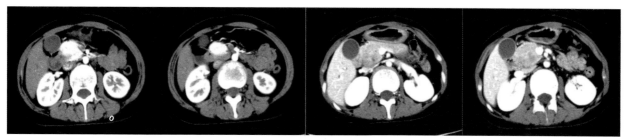

图 15.3.10　CT 图示增强扫描动脉期胰腺头部体积增大,约为 2.5cm×2.4cm,病灶与周围正常胰腺组织分界欠清,呈不规则强化,胰周围组织分辨不清楚,胆总管、胰管扩张,肝内及肝门区胆管明显扩张

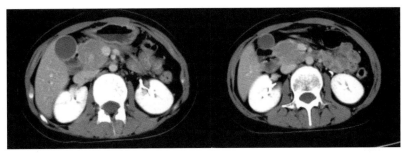

图 15.3.11　CT示胰腺头部体积不规则增大，病灶与周围正常胰腺组织分界
欠清，呈不规则强化，腹膜后未见明显肿大淋巴结

三、颊部胚胎型横纹肌肉瘤

病例 3

男性，20岁。右颊部肿胀、齿槽肿痛半年。病理活检证实右颊部胚胎型横纹肌肉瘤。术后行MRI复查：右颊侧以翼腭窝可见分叶状软组织块影，较大层面约为 5.1cm×3.9cm，呈膨胀性改变，弥散显著受限，累及右侧咬肌、颞肌及翼内肌，右侧上颌窦窦壁、同侧筛板及颞骨、颧弓骨质破坏，病变突入眶内，右侧眼球突出；双侧颈动脉鞘区可见多发结节样软组织信号影，以右侧为著，大

小分别约为 1.8cm×1.5cm 及 1.9cm×1.4cm。右侧乳突蜂房可见斑片状长 T2 异常信号（图 15.3.12~图 15.3.15）。

胸部 CT：胸廓对称，肋骨及胸壁软组织未见异常。肺窗示双肺纹理清晰，走行自然，肺野透光度良好，左肺上叶舌段可见小结节样高密度影，边界清，双肺门不大；纵隔窗示纵隔无偏移，心影及大血管形态正常，纵隔内未见肿块及肿大淋巴结；无胸腔积液及胸膜肥厚（图 15.3.16）。

诊断：左肺上叶舌段小结节影，考虑肺内转移瘤。

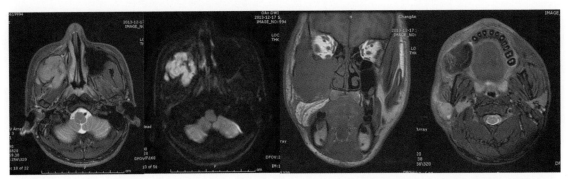

图 15.3.12　MRI示右颊部可见分叶状软组织块影，累及右侧咬肌、颞肌及翼内肌，右侧上颌窦窦壁、同侧筛板及颞骨、颧弓骨质破坏，病变突入眶内，右侧眼球突出；双侧颈动脉鞘区可见多发结节样软组织信号影

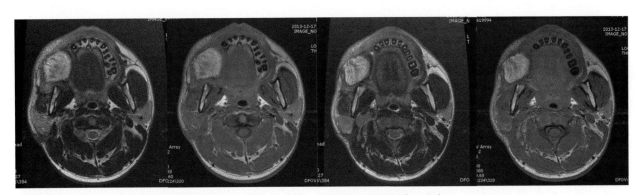

图 15.3.13　MRI示未压脂程序病灶周围显示脂肪高信号，范围波及右侧齿槽、牙齿

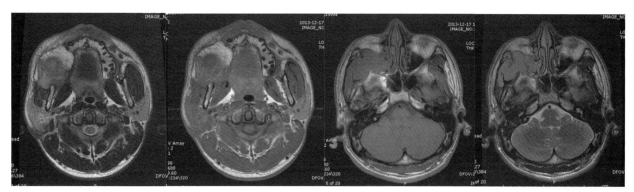

图 15.3.14　MRI 图示未压脂程序病灶周围显示脂肪高信号，范围波及右侧齿槽、牙齿、右侧上颌窦

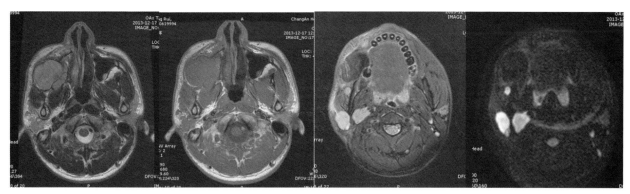

图 15.3.15　MRI 示压脂序列、DWI 后病灶周围显示脂肪等信号，范围波及右侧齿槽、颈后淋巴结肿大

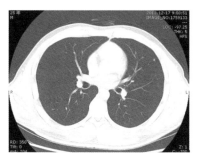

图 15.3.16　右颊部胚胎型横纹肌肉瘤病理活检术后复查 CT 图

第 4 节　马方综合征眼部表现

　　马方综合征，又称蜘蛛指（趾）综合征。其发病率为 1∶10 000，无性别差异。本病于 1896 年由 Marfan 首先报道，描述其临床特征为指（趾）细长，身材瘦高。之后陆续发现这类患者肌肉发育不良，韧带松弛。80% 的病例有视力障碍，30% 有主动脉扩张、主动脉夹层瘤。常有猝死报道。

1. 病　因

　　常染色体显性遗传病，多呈家族聚集性。散发病例约占 15%~30%，为新近基因突变所致。

　　本病的染色体异常主要位于 15 呈染色体长臂上的原纤维蛋白突变，导致全身结缔组织结构发生异常。

2. 临床表现

　　患儿智力正常。出生后异常表现包括：

　　（1）骨骼　新生儿身材瘦高，指（趾）细长，头尖，高颚弓，脸瘦长。婴幼儿、年长儿骨骼异常更明显。上臂指间距大于身长。握拳屈指大拇指于尺侧外露（Steinberg 征）。

（2）眼科　有蓝巩膜，晶状体异位，虹膜震颤，瞳孔因缺少扩张肌而持续性收缩状态，呈小瞳孔，且向鼻侧偏移，用阿托品亦无法扩瞳。还有小的、球形晶状体，白内障，近视，青光眼，视网膜变性、脱离。

（3）心脏　可见各种先天性心脏病。80%~100%的年长儿有主动脉根部扩张，二尖瓣脱垂。

（4）肺部　有自发性气胸或肺大疱、肺囊肿等。

3. 影像学检查

（1）X线检查　手掌指骨、足骨、四肢长管状骨细长，骨皮质薄。脊柱后突或侧弯畸形。

（2）超声心动图　早期可发现患儿心脏并发症。文献报告80%~100%的年长儿有进行性主动脉根部扩张，而临床查体有或无异常体征。

（3）B超　显示双眼晶状体对称性向鼻侧移位，亦可出现半脱位晶状体及脱入前房或玻璃体腔中的晶状体回声。可继发晶状体混浊和（或）视网膜脱离。

4. 诊断与鉴别诊断

（1）诊断要点　根据临床表现、家族史进行诊断。骨骼畸形常见，其次为眼部表现，年长儿心脏受累等。

（2）鉴别诊断　①高胱氨酸尿病：骨骼异常，智力低下，眼部B超图示晶状体向下方脱位。氰化硝普盐试验阳性。②眼外伤性晶状体移位或脱位。③特发性二尖瓣脱垂症：无骨骼畸形，仅表现为心脏异常，超声心动图示二尖瓣形态、位置异常。彩色多普勒示血流异常回声。

第5节　颅面部骨纤维异样增殖症

骨纤维异样增殖症又称骨纤维结构不良。病因不明。在学龄期、青春期临床表现明显。本节仅阐述发生于颅面骨的表现。临床特征为有一侧颅面眼眶畸形，眼球突出。颅面部X线平片、头颅CT显示病变区呈斑片状骨硬化。

1. 影像学检查

（1）X线检查　可见病变区域有不规则形、斑片状骨硬化灶影。

（2）CT　冠状位、轴位均可见多发的骨硬化灶。

2. 诊断与鉴别诊断

（1）诊断要点　患儿有一侧颅面骨畸形，眼球突出，头痛，鼻塞等。头颅X线平片、CT骨窗可见病变区有斑片状骨硬化。

（2）鉴别诊断　①甲状腺功能亢进：患儿表现为多汗、烦躁、双眼外突、甲状腺肿大、基础代谢率增加；CT显示甲状腺弥漫性肿大。②朗格汉斯细胞组织细胞增生症：可见颅面骨畸形、眼突、发热，反复感染；病理活检可见大量朗汉斯组织细胞。③骨瘤：一侧颅骨外板局限性隆起，CT示颅骨外板皮质光滑，密度均匀的骨组织；病理活检为成熟的骨结构。

📋 病例1

男性，16岁。一侧颅面眼眶部畸形，眼球突出。头颅X线（正位）平片示右侧颅面、眼眶病变区有斑片状骨硬化（图15.5.1）。术后头颅CT复查见图15.5.2。术后病理活检可见大量纤维组织，纤维细胞浸润，新生骨小梁及骨样增生。诊断：骨纤维异样增殖症术后改变。

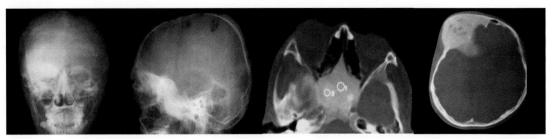

图15.5.1　X线片+CT图示右侧颅面眼眶病变区有斑片状骨硬化，眼眶变小，眼球向前突出，与左侧眼球不在一水平

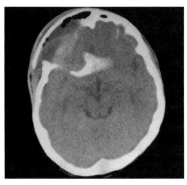

图 15.5.2　CT 图示术后头颅增生骨组织切除

病例 2

女性，9 岁。家人发现其颜面不对称，右眼眶隆起 2d。CT 示右眼眶壁、蝶骨大翼有大片状骨质密度增高，边界清；右眼眶和颅骨仍见骨质密度增高，并挤压同侧筛窦、蝶窦的窦腔变窄，窦腔内气化明显较对侧变差（图 15.5.3）。诊断：右侧眼眶、蝶骨大翼、颞骨骨纤维异常增殖症。

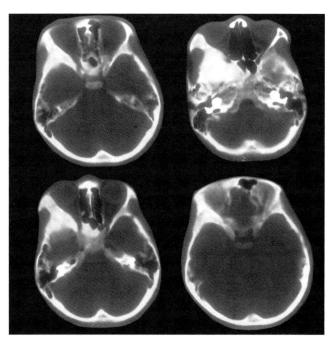

图 15.5.3　右眼眶部骨纤维异常增殖症 CT 图

第 16 章
鼻 塞

鼻塞，是指双侧或单侧鼻不通气，是儿科临床最常见的症状之一。本章以耳鼻喉科疾病为主，阐述因"鼻塞"症状进行影像学检查的一系列疾病。

第 1 节　先天性耳前瘘管

先天性耳前瘘管是先天性耳发育畸形的一种。位于耳屏前或耳轮脚附近的瘘管，多由于胚胎期间第一、二鳃弓上的耳丘互相融合不全所致。耳屏前方，发迹附近体表有皮肤小凹，可挤压出少量白色皮脂样物。镜检：管壁呈纤维结缔组织，内覆复层鳞状上皮或假复层纤维柱状上皮，慢性炎症细胞。有时局部搔痒，间断有清亮的分泌物流出，感染可出现淡黄色浆液。

📋 病例 1

女性，5 岁。耳屏前方流出略有臭味的浆液伴皮肤瘙痒 1 周。出生时发现左耳屏前方发迹附近体表有皮肤小凹，间断有清亮浆液挤出。其兄长也有，但无分泌物。查体：左耳屏前体表有皮肤小凹，可见皮肤局部略有充血、红肿，挤压有淡黄色浆液泌出（图 16.1.1）。诊断：先天性耳前瘘管并感染。

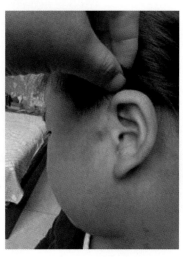

图 16.1.1（见彩插）　先天性耳前瘘管外观

第 2 节　鼻旁窦炎

鼻旁窦炎，是指鼻窦窦腔内发生炎症渗出，可累及单个或多个窦腔的黏膜增厚，复发率高，鼻塞影响生活质量。

1. 鼻窦的解剖结构及发育

上颌窦的底部高于鼻腔底，相当于下鼻甲附着处的平面。随着年龄的增长，上颌窦开始向各个方位扩张。2 岁时上颌窦的外侧壁可扩张至瞳孔，3 岁后上颌窦的底部扩展速度随着骨的发育而减缓；7 岁时上颌窦的窦底和鼻腔处于同一平面；14 岁时鼻窦底部渐低于鼻腔底部。上颌窦的形态变化：婴儿期上颌窦呈管状；儿童期时则为椭圆形，等到恒牙萌出后，呈不规则的三边椎体形，其底部位鼻腔外侧部，而顶部则位于上颌窦的颧突中。

额窦，是位于额骨板障之间，左右各一三角形椎体，体向下尖向上。出生时尚未形成，之后逐渐由漏斗隐窝前筛窦的一个小房发育而成，生后6~12个月仅为3.5mm×2mm×2mm；2岁时额窦开始在额骨中气化；至6岁时其额窦的上界已波及鼻根上1.5~5mm处；6~7岁后额窦向上发展的速度更快，每年约增长1.5mm；10岁时额窦逐渐扩大；20岁发育完善。

筛窦又称筛迷路，是鼻腔、鼻窦解剖结构的关键部位，它的底处在筛骨中居鼻腔外侧壁的上部和眼眶之间，在蝶窦的前方及其上方为颅底部。它是一种蜂窝状结构。筛窦顶壁位于颅窝的底部为前窄后宽的形状，有向内向后倾斜的骨板，骨板的内侧板较薄，如纸样。

蝶窦位于蝶骨中，居上鼻甲的后上方左右各一。出生后蝶窦容积很小。3岁时开始发育，初为上两侧较对称；5岁时蝶窦的大部分已发育；青春期时两侧的蝶骨表现为不对称，所以成人中所见的蝶窦就有大小不一的形状。成年人的窦腔平均值是高20mm、宽18mm、前后长12mm，其容积大约为0.05~30mm，平均7.5mm。

2.影像学检查

（1）CT 平扫正常黏膜不显示。当有慢性炎症时，黏膜增厚，增强扫描黏膜可见轻度强化（图16.2.1~图16.2.3）。

（2）MRI 左侧上颌窦黏膜下有丘样结节影突向腔内，呈T1WI低信号，T2WI/FLAIR序列呈高信号影（图16.2.4）。

3.临床表现

鼻塞、流涕、头晕、头痛、嗅觉减退。

4.鉴别诊断

①慢性鼻炎：炎症仅局限鼻腔，反复发作。

②神经性头痛：长期发作头痛，无鼻部症状，通过

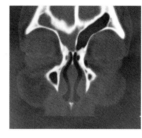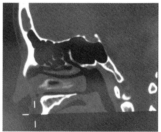

图16.2.1 CT图示冠状位、矢状位可见额窦骨结构完整，右侧窦腔内黏膜增厚

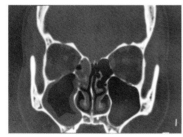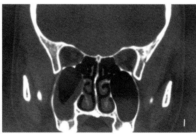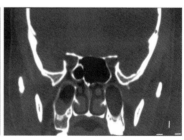

图16.2.2 CT图示冠状位可见双侧上颌窦、筛窦骨结构完整，窦腔内黏膜增厚

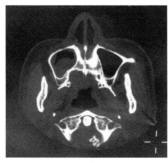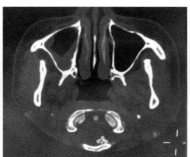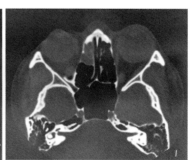

图16.2.3 CT图示轴位可见双侧上颌窦、筛窦骨结构完整，窦腔内黏膜增厚

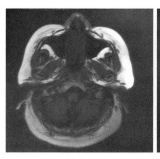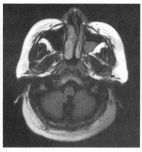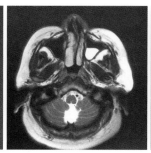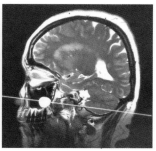

图 16.2.4　MRI 图示左侧上颌窦黏膜下有丘样结节影突向腔内，呈长 T1、长 T2 信号，FLAIR 呈长 T2 高信号

检查鼻旁窦来鉴别。③视力障碍：近视、远视、弱视等屈光不正的患儿可见头痛，眼科检查常发现异常。

病例 1

女性，2 岁。发热半天，抽搐一次，急诊就医。行头颅 MRI 检查（图 16.2.5）。诊断：双侧上颌窦炎并高热惊厥。

病例 2

男性，7 岁。因矮小症就医。身高 117cm，体重 19kg。心肺、腹部、神经系统检查未见异常。行垂体 MRI 检查（图 16.2.6）。诊断：蝶窦炎。

病例 3

男性，6 岁。因发作性抽动症行头颅 MRI 检查（图 16.2.7）。诊断：鼻旁窦炎。

病例 4

女性，3 岁。因发热 1h 伴抽搐 2 次急诊就医，行头颅 CT 检查（图 16.2.8）。诊断：鼻旁窦炎。

病例 5

女性，1.6 岁。反复咳嗽、鼻塞发作 4 个月，行 CT 检查（图 16.2.9）。诊断：双侧上颌窦炎。

病例 6

女性，7 岁。因矮小症行常规垂体 MRI 检查（图 16.2.10）。诊断：右上颌窦囊肿。

病例 7

男性，7 岁。反复鼻塞、流涕 2 年余。行 CT 检查（图 16.2.11）。诊断：鼻旁窦炎。

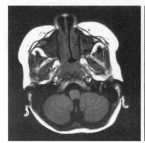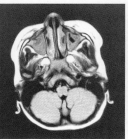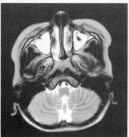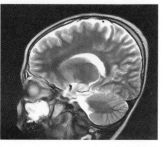

图 16.2.5　MRI 图示双侧上颌窦腔内黏膜增厚，气化较差，内呈 T1WI 低信号，T2WI/FLAIR 序列信号增高

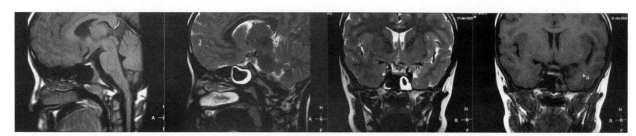

图 16.2.6　MRI 图示下鼻甲肥大、左侧蝶窦黏膜增厚，呈长 T1、长 T2 信号，T2WI/FLAIR 序列信号增高

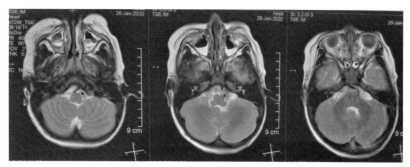

图 16.2.7　MRI 图示双侧上颌窦、蝶窦黏膜增厚，T2WI、FLAIR 序列信号增高，有积液影

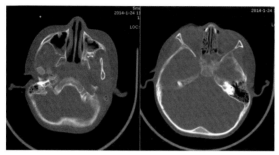
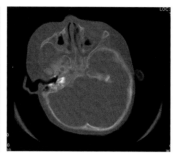
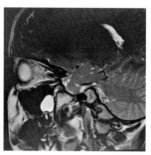

图 16.2.8　CT 图示双侧筛窦、上颌窦腔内黏膜增厚

图 16.2.9　CT 图示双侧上颌窦黏膜增厚，窦腔气化较差

图 16.2.10　MRI 图示右上颌窦后壁内丘样黏膜隆起，表面光滑，信号均匀，呈长 T2 信号

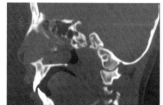
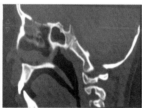
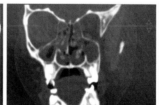
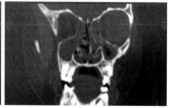

图 16.2.11　CT 重建图像示上颌窦、筛窦窦腔内充满低密度积液影，窦腔气化较差，各窦腔骨结构完整

第 3 节　腺样体肥大

　　腺样体肥大，又称咽扁桃体肥大，其位于鼻咽喉顶壁。出生即有，随年龄增长逐渐增大，6 岁时最大，10 岁开始逐渐萎缩。病理性增生肥大，通常因咽部感染和反复炎症刺激所致。在寒冷、潮湿和气候多变的地区比较常见。儿童期急性传染病后、营养不良和体质因素等也可诱发。在儿童期，腺样体肥大对身体的正常发育与健康影响较大。

　　日本学者 Fujioka 普查了 1398 例腺样体肥大患者，发现腺样体肥大在 5 岁最大，5~15 岁时有一过性肥大；腺体与气道 A/N 值平均为 0.588；6~12 岁为鼻咽腔的 1/2，15 岁仅占 1/3；此后逐渐趋于萎缩。我国测定的 A/N 值 ≤ 0.6 为正常，0.61~0.7 为中等度肿大，≥ 0.71 为重度肥大。

1. 临床表现

（1）呼吸道感染症状　上呼吸道炎症，分泌物刺激呼吸道黏膜，常引起咽喉、气管及支气管炎，故患者可出现咽部不适、声音改变、咳嗽、咳痰、气喘、低热等症状。

（2）鼻部症状　腺样体肥大常并发鼻炎、鼻旁窦炎，有鼻塞、流涕、讲话时带闭塞性鼻音、张口呼吸、流涎、睡眠打鼾等症状。

（3）耳部症状　腺样体肥大及鼻咽部炎性分泌物积聚，使咽鼓管咽口内外压力不等，并发鼓膜凹陷或化脓性中耳炎，导致传导性听力减退和耳鸣、耳闷。

（4）腺样体面容　由于长期张口呼吸、打鼾，影响颌面骨发育，导致上颌骨狭长、硬腭高拱变窄、牙齿外突、牙列不整、咬合不良、下颌下垂、唇增厚、上唇上翘、下唇悬挂、外眦下拉、鼻唇沟浅平，加有精神萎靡、面部表情呆板，即"腺样体面容"，呈"凹斗脸"或"地包天"。

（5）其他　营养发育差，鸡胸，贫血，消瘦，消化不良，易乏力，头痛，注意力不集中，烦闷，易惊，性情暴躁等。

查体：张口呼吸、鼻根下陷、鼻翼萎缩、嘴唇增厚、鼻唇沟变浅、上唇厚而短且上翘，上切（门）齿常常显露。面部表情淡漠，腭弓高拱。牙列不齐、错颌或反颌，釉质不光滑，有菌斑附着。

2. 实验室检查

· 急性发作：血常规白细胞计数增高，中性粒细胞增高。

· 慢性：可见淋巴细胞计数增高。

· C反应蛋白和超敏C反应蛋白（+）或滴度增加。

3. 影像学检查

（1）X线检查　在枕骨的斜坡外面做一切线为a线。取腺样体做最凸面点A，也就是气道的最窄处，与切线a做一垂线，相交点为B点。AB间距为腺样体的厚度（定为A值），将AB做反方向的延伸到鼻咽腔气道，达颚部的交界处设为C点。BC的间距为鼻咽腔气道的宽度（定为N值）。测得的A值与N值的比值即为腺样体增殖肥厚的厚度，也就是增殖体肥大造成鼻咽腔宽度的改变。腺样增殖体的肥大与鼻咽腔气道的宽度成反比，即腺样增殖体厚度大则鼻咽腔气道的宽度就变小。

（2）DR　增殖的肥大的腺样体位于蝶鞍底和枕骨斜坡骨性的外下方，呈条索状、等密度的软组织阴影。腺样体的斜方前下方有鼻咽部向喉咽部的贯通的含气管道影，呈低密度影，以反衬出腺样增殖体的边缘是光滑的（图16.3.1）。

（3）CT/MRI　鼻咽顶壁软组织隆起，局部气道受压，有程度不同变窄，A/N比值因受压大小有变化（图16.3.2，图16.3.3）。

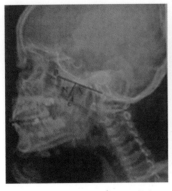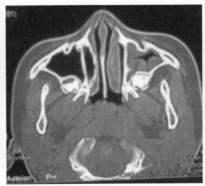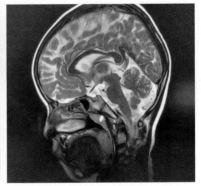

图16.3.1　DR图示鼻咽顶软组织肥大，气道受压，A/N为0.71　　图16.3.2　CT图示腺样体肥大　　图16.3.3　MRI图示腺样体肥大，气道受压变窄

📋 病例1

男性，8岁5个月。反复咳嗽、气喘、打鼾4年，持续咳嗽4月余，各种治疗无改善。

查体：凹斗脸，上唇厚上翘，牙龈裸露。朝天鼻孔。DR示腺样体重度肥大，气道受压呈线样，A/N约0.91，颜面凹陷（图16.3.4）。

转归：手术切除后，前症消失。

📋 病例2

女性，6岁5个月。身材矮小，身高112.8cm，体重25kg。常有扁桃体炎发作、睡眠打鼾、张口呼吸。MRI示垂体形态、信号正常，可见垂体高度6.0mm，横径8.0mm，垂体柄居中；垂体窝、鞍背、蝶鞍区内未见异常信号；双侧视神经形态、走行无受压；双侧上颌窦、筛窦黏膜轻度增厚，双侧下鼻甲肥大，T2呈稍高信号；鼻咽顶后壁软组织增厚，信号均匀，边缘光滑，局部气道受压，A/N约0.73（图16.3.5）。诊断：①鼻旁窦炎；

②腺样体肥大。

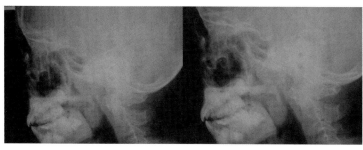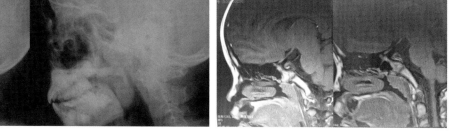

图 16.3.4　DR 图示鼻咽顶壁呈条索状、等密度的软组织阴影，气道明显受压变窄

图 16.3.5　MRI 图示鼻咽顶后壁软组织增厚，信号均匀，边缘光滑，局部气道受压略变形

📋 病例 3

女性，7 岁。睡眠时打鼾及咽部不适，伴张口呼吸无憋醒 3 年。平时鼻腔通气差，经常有黄脓涕，受凉感冒后加重，曾被诊断为腺样体肥大。听力自发病来无明显变化，无头晕、头疼，无恶心、呕吐，发病前无感冒病史。

查体：体温36.7℃，脉搏82次/分，呼吸16次/分，血压82/60mmHg。神志清，精神可。鼻外观无畸形。前鼻镜下见双侧鼻腔可见较多黄脓性分泌物，双侧下鼻甲略肿大，鼻中隔居中。鼻咽部可见腺样体肥大堵塞后鼻孔，肿物随吞咽可活动（图16.3.6）。

咽部黏膜无充血，软腭对称无畸形，悬雍垂居中。双侧扁桃体Ⅱ度肿大，表面凹凸不平，咽反射敏感，咽后壁可见少量淋巴滤泡增生。

诊断：①腺样体肥大；②慢性扁桃体炎。

📋 病例 4

男性，7 岁。因多动症行 MRI 检查（图16.3.7）。诊断：腺样体肥大（重度）。

📋 病例 5

男性，4 岁。张口呼吸、打鼾 1 年，加重 1 周。DR 示鼻咽顶壁软组织肿胀，局部气道受压变窄，

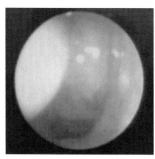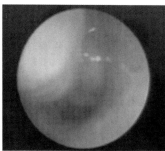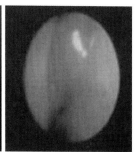

图 16.3.6（见彩插）　电子鼻内镜下观

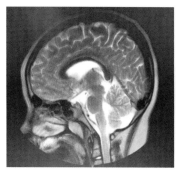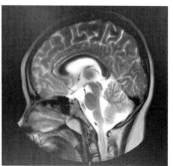

图 16.3.7　MRI 图示鼻咽顶后壁软组织增厚隆起，局部气道明显受压变窄，A/N 为 0.82

A/N 约 0.82（图 16.3.8）。诊断：腺样体肥大。

加重 1 周。DR 示鼻咽顶壁可见软组织隆起，局部呼吸道受压变窄，A/N 约 0.9（图 16.3.9）。诊断：重度腺样体肥大。

病例 6

男性，6 岁。张口呼吸、流涕、打鼾 3 个月，

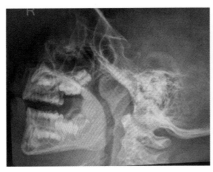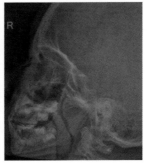

图 16.3.8　DR 图示鼻咽顶后壁软组织增厚隆起，局部气道明显受压变窄

图 16.3.9　重度腺样体肥大 DR 图

第 4 节　外耳道炎性肉芽肿

病例 1

男性，18 岁。掏耳后左耳疼痛、出血 1d。近期打嗝时耳痛、头晕。左耳道内部分血性分泌物，鼓膜窥视部分，耳道深处上方可见少量分泌物，清理分泌物后见鼓膜上象限血迹附着、内陷明显；右耳鼓膜完整色稍浑浊。

薄层高分辨率 CT（HRCT）颞骨扫描示左侧乳突气房密度增高，黏膜增厚，中耳鼓室内密度增高（图 16.4.1）。听小骨结构大致正常，未见骨质破坏，鼓窦入口及乳突气房骨质结构未见明

显异常。对侧中耳乳突未见明显异常。

诊断：①左侧慢性中耳乳突炎并中耳外耳胆脂瘤；②左耳道皮肤损伤。

病例 2

女性，9 岁。发现右外耳道新生物半年。肉眼可见外耳道一肉红色软组织影填塞，内耳不易窥视。HRCT 示外耳道有一软组织影填塞，大小约 1.6cm×0.7cm，CT 值为 12~15HU（图 16.4.2）。术后病理证实外耳道炎性肉芽肿。

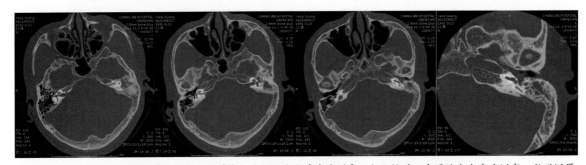

图 16.4.1　HRCT 图示外耳道有一软组织影填塞，左侧乳突气房密度增高，气化较差，中耳鼓室内密度增高，黏膜增厚

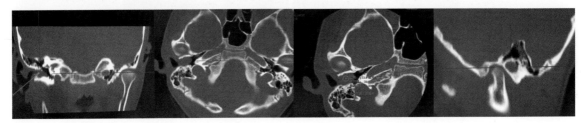

图 16.4.2　HRCT 图示外耳道有一软组织影填塞

第5节　中耳炎

中耳炎，是指累及中耳（包括咽鼓管、鼓室、鼓窦及乳突气房）黏膜的炎症。多见于学龄前儿童。

1. 病　因

①上呼吸道病毒、细菌（肺炎球菌、流感嗜血杆菌）感染后炎症波及中耳。②婴幼儿咽鼓管较平直、管腔较短、内径较宽，平卧进乳时乳汁呛入中耳引发炎症。③青少年常用耳机，易引起中耳炎。

2. 临床表现

（1）**急性化脓性中耳炎**　发热、呕吐、耳痛、流脓或流液。

（2）**慢性化脓性中耳炎**　耳内间断或持续流液、流脓，鼓膜穿孔，听力减退。

3. 检　查

（1）**耳镜检查**　鼓膜内陷，光锥变形、消失，鼓室内积液，鼓膜外突，可见液平面。

（2）**影像学检查**　中耳HRCT：外耳道、中耳内黏膜增厚，骨结构骨膜增厚。鼓室及乳突小房气化较差，其内可见软组织影填塞。

📋 病例1

女性，15岁。反复右耳流液2年，加重1周。右中耳HRCT示右外耳道内可见软组织密度影填塞，右侧耳骨结构骨膜轻度增厚；右侧听小骨局部密度减低；双侧前庭半规管未见异常；双侧上颌窦、筛窦黏膜明显增厚（图16.5.1，图16.5.2）。诊断：①右侧中耳乳突炎；②鼻旁窦炎。

📋 病例2

男性，14岁。车祸伤后头痛、头晕15min。行头颅CT，颅内未见血肿、颅骨未见骨折征象（图16.5.3）。诊断：鼻旁窦炎。

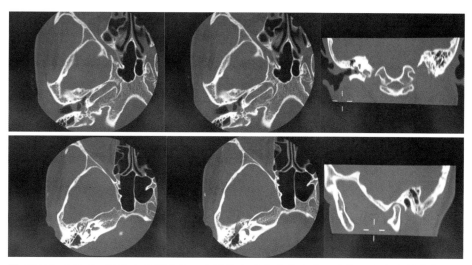

图16.5.1　HRCT图示右外耳道内、中耳鼓室及乳突蜂房内可见软组织密度影填塞，右侧耳骨结构骨膜轻度增厚，气化降低，右侧听小骨局部密度减低

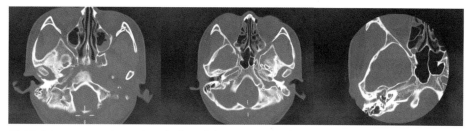

图16.5.2　HRCT图示双侧上颌窦、筛窦黏膜明显增厚，右侧上颌窦有少量气液平

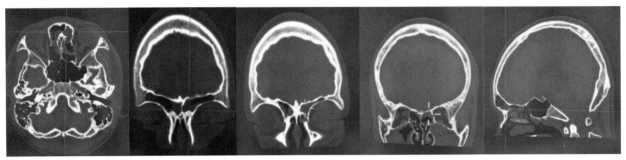

图 16.5.3　CT 平扫 +MPR 重建图示双侧额窦、筛窦、上颌窦黏膜增厚，窦腔气化较差

第 6 节　鼻腔内骨瘤

　　鼻腔鼻窦骨瘤，为鼻窦常见良性骨肿瘤。多见青春期男性。临床表现为鼻塞、头痛、复视，患侧眼球移位，颌面部畸形。

1. 诊断与鉴别诊断

（1）诊断要点　鼻塞、头痛、复视，患侧眼球移位，颌面部畸形。DR+CT 示鼻腔或鼻窦骨性肿块，边缘清楚，密度均匀。

（2）鉴别诊断　骨瘤易并发鼻旁窦炎，黏液囊肿、颅内感染、脑脊液鼻漏。通过 HRCT 图像鉴别。

📋 病例 1

　　女性，16 岁。2 年前因左鼻塞、头痛，发现左鼻腔内骨瘤。术后切除左鼻腔致密瘤骨，现前症再现，考虑鼻骨瘤术后复发。行鼻旁窦 CT 检查（图 16.6.1）。诊断：左鼻腔骨瘤术后复发。

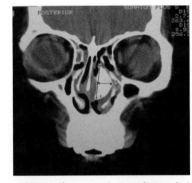

图 16.6.1　CT 图示左鼻腔可见半月形骨性致密影，边界清

第 7 节　上颌窦内乳牙包埋症

　　上颌窦内乳牙包埋症，是指乳牙萌出时未朝向口腔牙位生长，伸入上颌窦底壁，被上颌窦黏膜包裹。作为上颌窦腔内异物，局部黏膜增厚，且有上颌窦慢性炎症发作；或口腔牙齿缺如，多见上切齿缺如，牙缝稀疏。

📋 病例 1

　　男性，40 岁。30min 前车祸致头晕、腰部疼痛，无恶心、呕吐、意识不清。血压 100/60mmHg，神志清，精神欠佳，头颅未见明显外伤，心肺腹未见异常，腰部压痛阳性可疑，四肢活动灵活。

　　HRCT 示双侧大脑半球对称，灰白质对比正常，未见局灶性密度异常，各脑室、脑池大小形态正常，中线结构居中，幕下小脑、脑干无异常；颅骨未见明显异常，左侧上颌窦腔底可见高密度齿形影，经冠状重建显示为牙齿（图 16.7.1）。颅脑 CT 平扫未见异常。诊断：左侧上颌窦腔底乳牙包埋症。

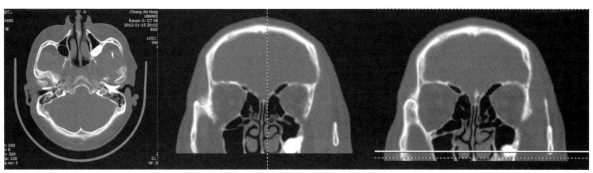

图 16.7.1　HRCT 图示左侧上颌窦腔底可见高密度齿形影

第 8 节　筛窦直板囊肿

筛窦直板囊肿，多由急性筛窦黏膜炎症迁延所致，黏膜肿胀，呼吸道纤毛上皮细胞损伤脱落致气道通气、引流不畅，临床很少见到图像改变。

病例 1

男性，27 岁。住院行头颅 CT（图 16.8.1，图 16.8.2）。诊断：筛窦直板囊肿。

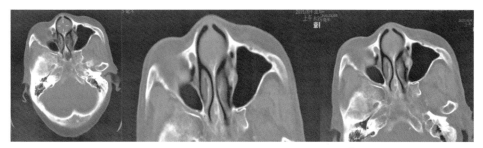

图 16.8.1　HRCT 轴位图示筛窦直板可见一囊性低密度影，边缘清楚，密度均匀，其大小约 2.4cm×2.1cm

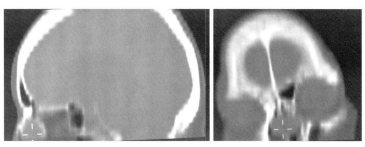

图 16.8.2　MPR 重建图像示筛窦直板可见一囊性低密度影，边缘清楚，密度均匀

第 17 章
儿童心理 – 行为异常

行为异常，是指儿童发育过程中行为与其所处的社会文化背景不相适应，在儿童成长发育中过程较为常见。行为异常综合征的发病率相对较低，约为 8%~20%。对儿童健康影响较大，及时纠正很关键，包括单项行为异常，如抽动症发生率高达 30%~50%。检出方法：常用 Conners 儿童行为量表、CBCL 量表。在儿童行为异常中大多数患儿脑结构中有发育异常的物质基础——在影像学检查发现异常。本章收集了儿科常见的心理 – 行为异常患儿的影像学异常表现。

第 1 节　中线脂肪瘤

📋 病例 1

女性，5 岁。发热 1d，突然抽搐 1 次，持续时间超过 10min。神志清楚，精神差；咽腔充血（+++）；颈软；心脏听诊未闻及异常；两肺听诊呼吸音粗，未闻及干湿啰音；腹平软，全腹未触及疼痛；神经系统未见异常。

急诊 CT 示第三脑室右侧、大脑大静脉池旁可见低密度脂肪影，边界清，CT 值为 –19HU（图 17.1.1）。MRI 示松果体右侧可见长 T1、长 T2 异常信号，FLAIR 序列呈低信号；病灶边界清，最大径 13mm；胼胝体周围脂肪沉积（图 17.1.2）。

诊断：中线结构脂肪瘤（松果体右旁囊肿，胼胝体周围脂肪沉积）。

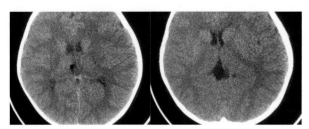

图 17.1.1　CT 图示三脑室右侧、大脑大静脉池旁可见低密度脂肪影，边缘轮廓清楚

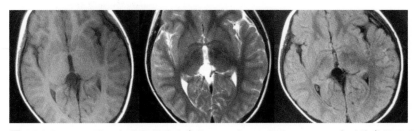

图 17.1.2　MRI 图示大脑大静脉池旁长 T1、长 T2 信号，FLAIR 序列异常低信号

第 2 节　透明隔囊肿

透明隔囊肿，在双侧侧脑室内由两层三角形薄胶质膜组成，分隔侧脑室额角，两层薄膜间有一潜在腔隙，当积液过多挤压侧脑室前角时，在影像图中显示透明隔囊肿，有文献称其为"第五脑室"，但又不是脑室的室管膜结构，既往影像诊断为"透明隔囊肿"或"透明隔囊间腔增宽"。2016 年《中华放射学杂志》将其更新为"终室"。此类患者可有心理 – 行为异常，有些病例伴脊髓发育异常。

📋 病例 1

女性，10 岁。间断性抽搐 3 年。MRI 示双侧侧脑室之间有脑脊液信号的囊腔（图 17.2.1）。诊断：透明隔囊肿。

📋 病例 2

男性，17 岁。体检行 CT 及 MRI 检查发现透明隔囊肿（图 17.2.2）。诊断：透明隔囊肿。

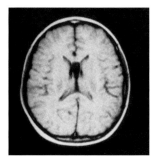
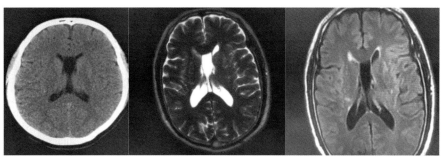

图 17.2.1　CT 图示双侧侧脑室之间有脑脊液信号

图 17.2.2　CT+MRI 图示双侧侧脑室间可见透明隔间腔增宽（约 16mm），向两侧轻度膨隆，略挤压侧脑室

第 3 节　Vergae 腔囊肿

Vergae 腔囊肿，是指发生于大脑中线结构的穹隆柱垂直后方的潜在腔间隙，由两层薄胶质膜构成，在婴儿期开始退化，约 15% 可持续终身。实质上，Vergae 腔也是胼胝体和穹隆之间海马联合的闭合不全。以前解剖、影像教科书称生理变异或第六脑室。当脑脊液过多时，可形成 Vergae 腔囊肿或伴随脑发育其他畸形。我们发现这种变异/异常在临床可伴有儿童心理 – 行为异常。

📋 病例 1

女性，12 岁。发作性头痛、恶心 2 年，劳累、学习紧张时加重。CT 示双侧侧脑室之间有不规则低密度影（图 17.3.1）。诊断：Vergae 腔囊肿。

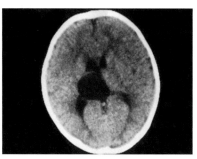

图 17.3.1　CT 图示双侧侧脑室之间有不规则低密度影，CT 值呈水样密度

第 4 节　蛛网膜囊肿

蛛网膜囊肿，是指位于脑表面、脑池、脑裂的囊性病变，为先天发育异常。多数单发，也有多发。多数无症状，有的发病位置特殊会有神经症状，如左颞叶蛛网膜囊肿可有精神症状，无热惊厥、学习困难或注意力不集中（ADHD）。桥小脑角蛛网膜囊肿患儿会出现共济失调、步态不稳、易摔跤。

行 CT/MRI 检查可发现异常并确诊（图 17.4.1）。

📋 病例 1

男性，10 岁。反复抽搐 8 年，学习困难 2 年。行 CT 检查（图 17.4.2）。手术切除蛛网膜囊肿。术后 1 年 5 个月，原位蛛网膜囊肿复发，因惊厥持续抢救无效死亡。

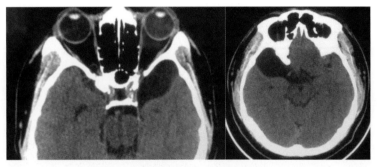
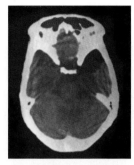

图 17.4.1　CT 图示左侧侧裂池可见方形低密度囊性灶，边界清，密度均匀

图 17.4.2　CT 图示中颅窝左侧颞叶下极前方呈方形的脑脊液样低密度区，边界光滑，蝶骨大翼后缘颅骨受压变薄

第 5 节　脑白质变性

脑白质变性，也称脑白质发育不良，是指中枢神经细胞的髓鞘在儿童发育过程中损害。临床可见视觉、运动、感觉、小脑、自主神经和认知功能障碍，共济失调，发作性神经症状，部分表现为抽动症。CT 或 MRI 图像中，2.6 岁正常儿童大脑白区髓鞘化，双侧侧脑室周围白质区无斑点状或斑片状白质变性、脱失的改变。但在行为异常的患儿头颅 CT，尤其是 MRI 图像中，双侧脑室前后角、半卵中心区、颅顶各叶、颅底小脑半球、海马可见散在的斑点状异常信号，作者认为这种缺血灶仍然是脑白质髓鞘发育不良，说明患儿行为异常有物质基础。

1. 实验室检查

· 白细胞计数：单核细胞轻度增高。
· 脑脊液：总蛋白增高，IgG 指数增高。

2. 影像学检查

MRI：双侧侧脑室周围大脑白质区对称性白质斑块影或大脑皮质下散在性分布小灶性。T1WI 序列呈低信号，T2WI/FLAIR 序列呈高信号。

📋 病例 1

男性，9 岁。仅能进行简单交流，词汇量少、吐字欠清、语速慢、认知能力差。早产，出生体重 3250g，新生儿黄疸持续 2 周渐退。3 个月可抬头，8 个月独坐；1.6 岁独行，足尖步；2 岁会叫"爸、妈"。临床诊断：神经精神发育迟滞、智力低下。

MRI 示双侧额顶叶右侧侧脑室后角旁深部白质内散在斑点异常信号，边缘模糊，T1WI 序列呈低信号，T2WI/FLAIR 序列呈高信号；脑沟裂有增宽加深（图 17.5.1）。诊断：双侧额顶叶深部白质变性。

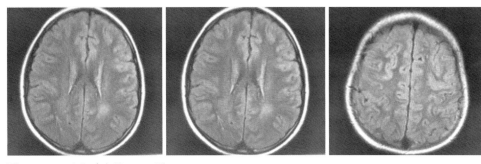

图 17.5.1　脑白质变性 MRI 图

病例 2

男性，8 岁。家人发现其动作笨拙、口吃 1 周。临床诊断：抽动症。足月顺产，出生体重 3600g。否认出生窒息缺氧。否认近期有预防接种史。

CT 示右侧大脑脚、双侧丘脑、侧脑室周围、半卵圆中心呈多发性斑片状低信号，左枕部可见类圆形低密度影，边缘模糊，未见颅内高密度出血灶（图 17.5.2）。MRI 示右侧大脑脚、双侧丘脑、双侧侧脑室周围、半卵圆中心多发斑片状 T1WI 呈低信号 T2WI/FLAIR 呈高信号，左枕部可见类圆形长 T1、长 T2 信号，边缘模糊，FLAIR 呈高信号；脑室系统形态、信号、脑沟回未见异常；DWI+ADC 均呈高信号（图 17.5.3，图 17.5.4）。

诊断：颅内多发性信号异常，考虑脑白质变性。

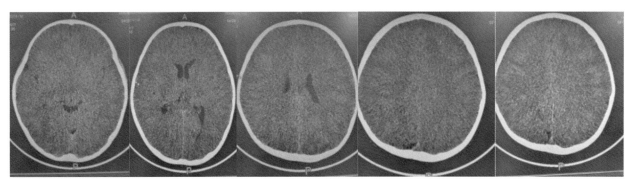

图 17.5.2　脑白质变性 CT 图

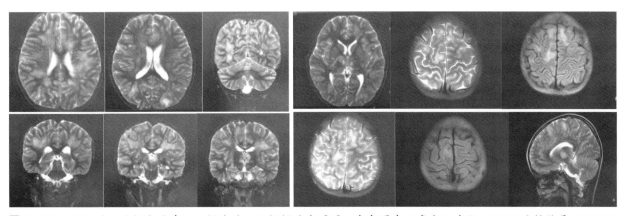

图 17.5.3　MRI 图示右侧大脑脚、双侧丘脑、双侧侧脑室周围、半卵圆中心多发斑片状，T1WI 呈低信号、T2WI/FLAIR 呈高信号，左枕部可见类圆形长 T1、长 T2 信号，边缘模糊，FLAIR 呈高信号

病例 3

男性，6 岁。语言发育迟滞，3 岁才会叫"爸、妈"，吐字不清。MRI 示双侧侧脑室前后角旁可见小斑片状信号异常，以双侧侧脑三角区为著（图 17.5.5，图 17.5.6）。诊断：脑白质髓鞘变性，神经－运动发育迟滞。

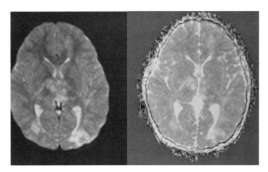

图 17.5.4　DWI+ADC 序列显示双侧侧脑室后角旁病灶均呈高信号

📋 病例 4

女性，2 岁 8 个月。步态不稳，易跌跤 1 年余。

37 周娩出，出生体重 2000g，生后第一天新生儿黄疸出现，且逐渐较重，行"蓝光"治疗。查体：双上肢屈曲，足尖步，行走如醉汉，不能走直线，巴宾斯基征阳性。

MRI 示双侧侧脑室前后角旁、半卵圆中心区散在可见大小不等斑片状异常信号，呈略长 T1 长 T2，FLAIR 序列信号略增高（图 17.5.7~ 图 17.5.9）。

诊断：脑白质发育不良并小脑部分萎缩。

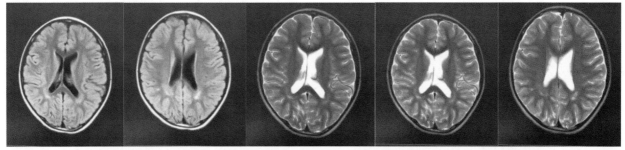

图 17.5.5　MRI 图示双侧侧脑室前后角旁可见小斑片状信号异常，以双侧侧脑三角区为著，T2 信号增高

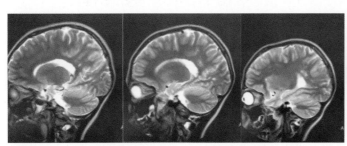

图 17.5.6　MRI 图示侧脑三角区可见斑片状 T2 信号增高影

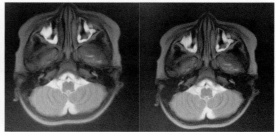

图 17.5.7　MRI 图示小脑蚓部脑沟回增宽、加深

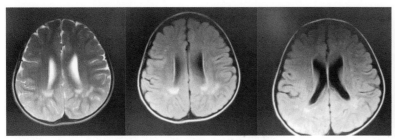

图 17.5.8　MRI 图示双侧侧脑室前后角旁可见大小不等斑片状异常信号，呈略长 T1、长 T2，FLAIR 序列信号略增高

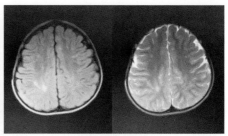

图 17.5.9　MRI 图示半卵圆中心区散在可见大小不等斑片状异常信号，呈略长 T1、长 T2，FLAIR 序列信号略增高

第 6 节　抽动症

抽动症，又称抽动秽语综合征，是指不自主多部位扭动，伴秽语和异常发声抽动。临床表现：挤眉弄眼、吸鼻咳嗽、频繁清嗓、伸舌、噘嘴、点头、耸肩、扭颈、喉中怪声等不自主运动。为临床常见，多见于 4~7 岁。

📋 病例 1

男性，8 岁。左侧颜面抽动 1 周，无怪声及耸肩。临床诊断为抽动秽语综合征。MRI 示双侧三叉神经对称（图 17.6.1）。诊断：双侧三叉神经未见异常。

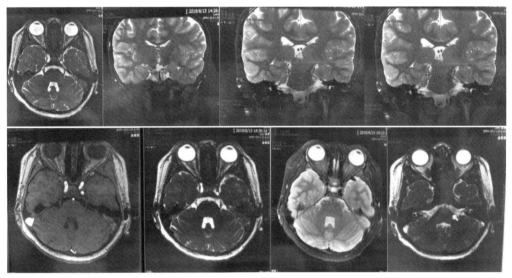

图 17.6.1　MRI 图示双侧三叉神经对称，走行途中未见挤压、变形

📋 病例 2

男性，12 岁。发作性不自主眨眼、耸肩怪异动作 9 年。曾用耳穴治疗效果不佳，8 岁出现不自主摇头。推拿正骨治疗一次。现因频繁出现抽动、摇头就医。发病以来食欲可，睡眠差、二便正常。诊断为抽动症。

MRI 示颈椎序列正常，生理弯曲略变直，各椎体形态、大小正常，未见异常信号；各椎间隙信号未见异常，椎间盘未见明显突出或膨出征像；后纵韧带及黄韧带未见增厚，椎管无狭窄；脊髓形态、大小正常，其内未见异常信号；周围软组织间隙未见异常信号（图 17.6.2）。诊断：颈椎生理弯曲略变直。

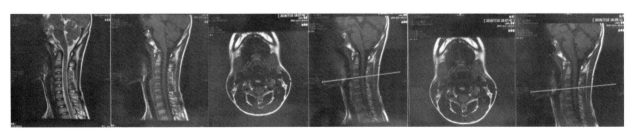

图 17.6.2　抽动症颈椎 MRI 图

第 7 节　巨脑回畸形

巨脑回畸形,是指脑沟回先天发育异常,解剖形态学脑沟回形态巨大。临床出现许多行为异常,如多动、注意力不集中、言语发育迟滞。

1. 病　因

胚胎 2 个月前大脑发育障碍,神经母细胞向周围移位停止,脑沟回减少,体积增大。有的可伴灰质异位。发生于半卵圆中心区、脑干、小脑。

2. 脑电图

双侧大脑半球不对称,右侧颞叶有异常脑电波。

3. 实验室检查

颅内神经介质多巴胺/去甲肾上腺素水平低,5 羟色胺浓度增高。

4. 临床表现

自幼好动,对事缺乏耐心,注意力不集中;易受外界干扰,行为冲动;学习困难。

5. 影像学检查

CT/MRI 检查:①脑形态学发育异常,额叶、颞叶巨脑回;②大脑白质髓鞘分布区散在斑点、斑片状异常信号。

病例 1

男性,8 岁。行为怪异,上课时突然发出尖叫,跑出教室,挑衅、惹事,在做 MRI 检查时突然拔掉射频线圈,跑出检查室。查体:指鼻试验,系鞋带不能,左右分辨不清。临床诊断为抽动秽语综合征。

MRI 示右侧颞叶近下极脑沟回粗大,脑沟少,脑皮质平滑,局部脑皮质层增厚。双侧侧脑室前角旁大脑白质可见斑点 – 小斑片状长 T1、长 T2 信号影(图 17.7.1,图 17.7.2)。诊断:①巨脑回畸形;②大脑白质髓鞘变性。

病例 2

女性,1 岁 1 个月。反复点头样抽搐,行 MRI 检查示双侧大脑半球对称,灰白质对比正常,右侧颞枕交界处可见裂隙状、斑片状的长 T1、长 T2 信号影,其内信号欠均匀,可见斑片状略高信号影,边界清,旁脑沟裂增宽;各脑室、脑池大小形态正常,中线结构居中,幕下小脑、脑干无异常,矢状面示垂体大小形态正常(图 17.7.3)。诊断:右侧颞枕交界处改变,多考虑脑沟回发育畸形,伴少量出血。

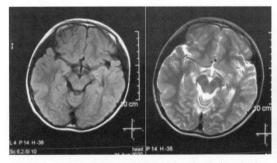

图 17.7.1　MRI 图示右侧颞叶近下极脑沟回粗大,脑沟少,脑皮质层增厚,信号未见异常

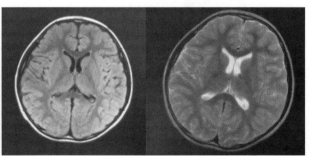

图 17.7.2　MRI 图示双侧侧脑室前角旁大脑白质可见斑点 – 小斑片状长 T1、长 T2 信号影,FLAIR 序列呈稍高信号影

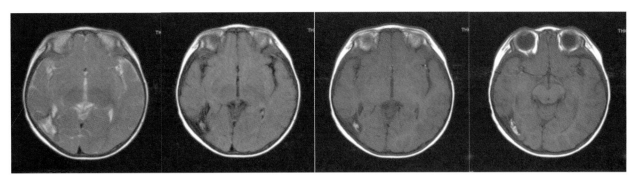

图 17.7.3　MRI 图示右侧颞枕部脑沟回增宽加深，且见少量斑点状高信号

第 8 节　孤独症

孤独症，又称自闭症，是一种少见的、较为严重的行为发育障碍性疾病。临床表现：交流障碍，语言发育落后，智力异常，感觉异常，多动、注意力不集中。

📋 病例 1

男性，3 岁。眼神呆滞、不与人交流，出生 2

个月不会笑，9 个月才会发声，2 岁仅会叫"爸、妈"，语言单调。临床诊断为孤独症。

MRI 示右侧侧脑室后角旁可见斑点状异常灶影（图 17.8.1）。诊断：右侧侧脑室后角旁白质变性。

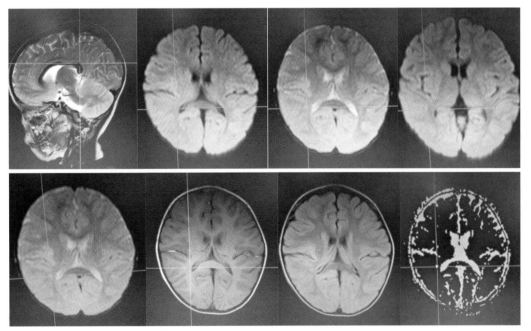

图 17.8.1　MRI 图示右侧侧脑室后角旁可见斑点状异常灶影。T1WI 序列低信号，T2WI/FLAIR 序列呈略高信号，ADC 弥散加权成像序列呈点状高信号

第 9 节 神经 - 运动发育迟滞

病例 1

男性，2 岁。语言、大运动发育迟滞，曾诊断为小头畸形、发育迟缓。

其母妊娠期曾有先兆流产。患儿出生体重2800g，否认窒息、抢救史。生后新生儿期出现黄疸，经日光浴后好转。生后家人发现患儿头围小，未特别注意。出生 6 个月大运动较同龄儿迟，3个月抬头，5 个月会翻身，9 个月可独坐，1 岁 1个月会四点爬行，1 岁 5 个月方会独走。无语言、发声较少。

神志清，精神欠佳，注意力稍差，听指令能力尚可，查体较配合，头顶部小而尖，前额狭窄，前囟门已闭合。头围 44.5cm（同龄儿正常值48cm）。徒手肌力评定：四肢力 L/R = 4/4 级。肌张力改良 Ashworth 评定：肌张力偏低。关节活动度：关节活动度基本正常。双侧肱二头肌、三头肌肌腱反射（－），左侧膝腱反射（－），跟腱反射（－）。踝阵挛（－）。巴宾斯基征（－）。患儿头部可维持与中立位。能完成仰卧位—俯卧位—直跪位、仰卧位—坐卧位—坐位的转换。可四点交替爬行。独坐时背挺直，坐位支撑点在骶髂关节。立位动态平衡Ⅱ级。可独站、独行，步态欠稳。双手抓握呈"大把抓握"，精细动作差。主动语言少，理解力较差，能完成简单一步指令。可用勺子进食，洒落较多，穿脱衣物需辅助，大小便需帮助。

头颅 CT（2020 年 3 月）示额叶体积偏小，

后颅凹蛛网膜囊肿可能，小脑半球受压。MRI（2020年 10 月）示脑白质髓鞘化延迟，后颅凹蛛网膜囊肿可能，小脑半球受压。脑电图（2021 年 4 月）界限性脑电图，睡眠期两侧前额区、额区可疑尖棘波－慢波同步出现。

Gesell 智能发育测试（2021 年 4 月）个人－社交 8.4，DQ46.2，适应性 10.7，DQ 58.8，语言能力 6.8，DQ37.4，精细运动 11.4，DQ62.6，粗大运动 11.4 月，DQ73.1。提示：先天总体智能发育水平较同龄儿落后。

康复前 MRI 检查评估：双侧小脑形态缩小，脑沟回增宽、加深，枕大池明显扩大，枕骨受压。双侧侧脑室前后角旁大脑白质区散在对称性、斑点状长 T1、长 T2 异常信号，FLAIR 序列信号增高；脑干形态、信号未见异常；脑沟回、脑裂未见增宽加深；中线结构无移位（图 17.9.1，图17.9.2）。诊断：①双侧小脑缩小，考虑小脑发育不全；②大脑白质髓鞘发育不全；③枕大池明显扩大。

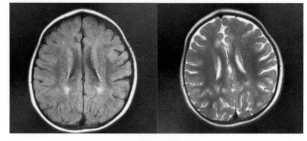

图 17.9.1　MRI 图示双侧侧脑室前后角旁大脑白质区散在可见对称性、斑点状长 T1、长 T2 异常信号，FLAIR序列信号增高

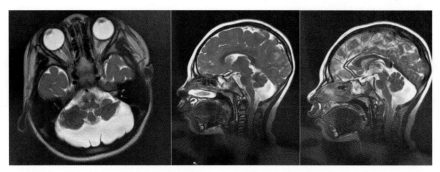

图 17.9.2　MRI 图示双侧小脑形态缩小，小脑蚓部脑沟回增宽加深，枕大池明显扩大，枕骨受压，前囟门闭合，额顶骨隆起

拓展阅读

[1] 林果为，王吉耀，葛均波. 实用内科学（第 15 版）[M]. 北京：人民卫生出版社，2017.

[2] 刘彤华. 诊断病理学（第 3 版）[M]. 北京：人民卫生出版社，2013.

[3] 张学军. 皮肤性病学 [M]. 北京：人民卫生出版社，2013, 18-211.

[4] 张龙江，卢光明. 全身 CT 血管成像诊断学 [M]. 北京：人民军医出版社，2015.

[5] 胡亚美，江载芳，诸福棠. 实用儿科学.8 版 [M]. 北京：人民卫生出版社，2012.

[6] 颜纯，王慕逊. 小儿内分泌学.2 版 [M]. 北京：人民卫生出版社，2006:104-164.

[7] 程敬亮，李树新. 体部成像的正常变异与误判 [M]. 郑州：河南科学技术出版社，2004.

[8] 薛辛东. 儿科学 [M]. 北京：人民卫生出版社，2005.

[9] 蔡祖龙，高元桂. 胸部 CT 与 MRI 诊断学 [M]. 北京：人民军医出版社，2005.

[10] 曾志成. 新编人体解剖学图谱.2 版 [M]. 西安：世界图书出版公司，2006.

[11] 程晓光. 骨与关节影像诊断必读 [M]. 北京：人民军医出版社，2007.

[12] 刘湘云，陈荣华. 儿童保健学.3 版 [M]. 南京：江苏科学技术出版社，2006.

[13] 鱼博浪. 中枢神经系统 CT 和 MR 鉴别诊断.2 版. 西安：陕西科学技术出版社，2005:217-246.

[14] 魏经国. 影像诊断病理学 [M]. 西安：第四军医大学出版社，2007.

[15] 陈灏珠. 实用内科学.12 版 [M]. 北京：人民卫生出版社，2005:534-535, 550.

[16] 田嘉禾. 正电子发射体层显像（PET）图谱 [M]. 北京：中国协和医科大学出版社，2002.

[17] 孟峻菲，梁碧玲. 临床 MRI 诊断学 [M]. 广州：广东科技出版社，2005.

[18] 李林发. 现代骨转移瘤诊治学 [M]. 北京：科学出版社，2006.

[19] 陈盛祖.PET/CT 技术原理及肿瘤学应用 [M]. 北京：人民军医出版社，2007.

[20] 燕树林. 全国医用设备 (CT、MRI、DSA) 使用人员上岗考试指南 [M]. 北京：中国人口出版社，2005.

[21] 黄文清. 神经肿瘤病理学 [M]. 北京：军事医学科学出版社，2001:821-830.

[22] Richard EB,Robert MK,Hai,BJ. Nelsone Texthook of Pediatrics.17ed.[M]. 北京：科学出版社，2004.

[23] 白人驹，张雪林. 医学影像诊断学.3 版 [M]. 北京：人民卫生出版社，2014:601-602.

[24] 钟玉敏，朱铭，孙爱敏，等. 肺动脉吊带的影诊学诊断 [J]. 中华放射学杂志，2005, 39（5）:990-992.

[25] 朱铭. 儿童胸部影像学诊断 [J]. 中国实用儿科杂志，2004, 19（1）:61-63.

[26] 朱铭. 儿童胸部影像诊断 .[J] 中国实用儿科杂志，2004, 19（2）:117-119

[27] 李欣. 儿童腹部影像学诊断 [J]. 中国实用儿科杂志，2005, 20（10）:637-639.

[28] 王连群，李桂杰，周聊生，等. 成人川崎病冠状动脉瘤样扩张 1 例报告 [J] 实用放射学杂志，2005, 21（4）:377.

[29] Nishikawa M,Ichiyama T,Hasegawa M,et al.Safery from thronoboembolism using intravenous immnoglobolin therapy in Kawasalci disease:study of whole-blood viscosicy [J].Pediatr Int, 2003, 45(2):156-158.

[30] Sunded RP,Beker AL,Fulton DR,et al. Corticosteroids in the initial treatment of Kawasaki disease. Report of a randomized trial[J].J Pediatr, 2003, 142(6):611-666.

[31] 侯志彬，王春祥，李森. 儿童 P-J 综合征继发肠套叠二例并文献分析 [J]. 影像诊断与介入放射学，2016, 25（2）:167-168.

[32] 葛亮，刘洋，高剑波，等. CT 在黑斑息肉综合征中的应用价值（附 5 例报告）[J]. 放射学实践，2016, 31:68-71.

[33] 吴升华. 朗格汉斯细胞组织细胞增生症评估与治疗指南介绍 [J]. 中华放射学杂志，2012, 50（2）:155-157.

[34] 杨丽萍，李雪莱，刘东风. 神经母细胞瘤的影像诊断 [J]. 中国临床医学影像杂志，2007, 18（6）:448-450.

[35] 刘劲松，侯阳，郭文力，等. 64 层螺旋 CT 小儿冠状动脉扫描的技术初探 [J]. 中国临床医学影像杂志，2007, 18（5）:358-359.

[36] 王国华. 特发性肺含铁血黄素沉着症的 X 线诊断 [J]. 现代医用影像学，2006, 15（2）:30-31.

[37] 张建华，任会丽. 肝结核的 CT 表现 [J]. 现代医用影像学，2006, 6（15）:257-258.

[38] 刘文，张伟军，华容等. 颈部淋巴结结核的 CT 影像表现 [J]. 现代医用影像学，2006, 7（16）:14-17.

[39] 郭春艳，贺波，呼延佳，等. 儿童矮身材病因及其骨龄发育情况 374 例分析 [J]. 中国妇幼健康研究，2015, 26（1）:3-5

[40] 邹松，沈东辉，陈幸生.Klippel-Trenaunay 综合征的 MRI 诊断 [J]. 中华放射学杂志，2007, 41:1019-1022.

[41] 邵剑波，李欣. 儿童朗格汉斯细胞组织细胞增生症的 CT 与 MRI 诊断 [J]. 中华放射学杂志，2016, 50（4）:316-319.

[42] 许承. 肠系膜淋巴结的 CT 诊断 [J]. 中国临床医学影像杂志，2005, 16（12）:113-114.

[43] 陈东，杨复宾，周珉，等. 螺旋 CT 多平面重建技术在小儿气管异物诊断中的价值 [J]. 中国临床医学影像杂志，2008, 19（2）:128-129.

[44] 申爱强，张波，王秀平，等. 多层螺旋 CT 对儿童气管、支气管异物的诊断价值 [J]. 中华实用诊断与治疗杂

志, 2006, 20（11）:792.

[45] 谭晔, 杨正汉, 周诚, 等. 神经节细胞瘤的 CT 诊断 [J]. 实用放射学杂志, 2008, 24（6）:46–54.

[46] 唐琪, 周平, 陈晓, 等. Peutz-Jeghers 综合征肠套叠的累积危险度与临床特征 [J]. 中华消化杂志, 2014, 34:118–120.

[47] 陈济铭, 陈仲武, 郑捷, 等. DSA 在诊断烟雾病中的应用 [J]. 中国临床医学影像杂志, 2008, 19（4）:301–302.

[48] 刘慧, 刘智俊, 龙学颖, 等. 儿童朗格汉斯细胞组织细胞增生症肝脏受累的 CT 与 MRI 表现 [J]. 临床放射学杂志, 2013, 32（9）:1315–1319.

[49] 曾洪武, 千云根, 黄文献, 等. 儿童中枢神经系统郎格汉斯细胞组织细胞增生症的 MRI 表现 [J]. 中华放射学杂志, 2016, 50（4）:252–255.

[50] 陆林, 赵鑫, 关牧娟, 等. MRCP 对 Caroli 病的诊断价值 [J]. 实用放射学杂志, 2016, 32（4）:652–653.

[51] 张娜, 曾骐, 张旭, 等. 两种不同类型肺隔离症临床表现及诊治的回顾性研究 [J]. 中华小儿外科杂志, 2018, 39（4）:270–273.

[52] 张清友, 杜军保. 川崎病诊断中的若干问题 [J]. 中华实用儿科临床杂志, 2020, 35（13）:961–964.

[53] 文颖, 任旭华, 杨秀军, 等. 基于手腕部影像传统关注特征区域深度学习的人工智能骨龄评估 [J]. 中华放射学杂志, 2019, 53（10）:895–899.

[54] 丁建平, 姚婉贞. 健康马拉松, 影像需先行 [J]. 中华放射学杂志, 2019, 53（10）:801–803.

[55] 王梅云, 白岩, 史大鹏, 等. 重新正确认识第五脑室的概念及其影像表现 [J]. 中华放射学杂志, 2016, 50(6):479–480.

[56] 张惠箴, 丁宜, 梅婷婷, 等. 骨肿瘤分子病理诊断进展及 2020 版 WHO 分类变化 [J]. 中华病理学杂志, 2020, 49（12）:1222–1228.

[57] 孟悛非. 2020 年 WHO 骨肿瘤分类及其中部分少见病种示例与解析 [J]. 影像诊断与介入放射学, 2020, 29（5）:390–393.

[58] 刘斯润, 蔡香然, 邱麟. 新版（2020）WHO 骨肿瘤分类解读 [J]. 磁共振成像, 2020, 11(12):1086–1091.

[59] 中华医学会儿科学分会内分泌遗传代谢学组, 中国医师协会儿科学分会儿童保健学组, 中华儿科杂志编辑委员会. 儿童体格发育评估与管理临床实践专家共识 [J]. 中华儿科杂志, 2021, 59 (3):169–174.

[60] 李浩, 张自明. 股骨头骺滑脱的诊断与治疗相关研究进展 [J]. 中华小儿外科杂志, 2018, 39（11）:872–875.

[61] 韩白玉, 张倩, 李乐乐, 等. 114 例垂体柄中断综合征 [J]. 中国医学科学院学报, 2016, 10(10):534–538.

[62] 杨彦, 郭清华, 母义明. 垂体柄中断综诊治进展 [J]. 中华内分泌代谢杂志, 2011, 27（11）:952–956.

[63] 佟安妮, 张军卫. 儿童创伤性脊髓损伤研究进展 [J]. 中国康复理论与实践, 2020, 26（4）:377–381.

彩 插

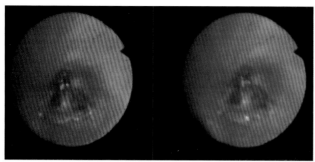

图 2.7.3　支气管纤维镜下可见右肺下叶支气管内异物

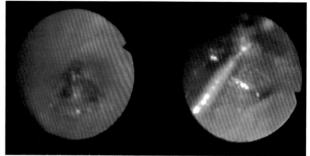

图 2.7.4　经抗感染支持治疗 1d 后又行支气管镜检

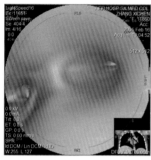

图 2.7.7　计算机仿内窥镜示左肺下叶内段无异物，仅见支气管反应性痉挛、变窄

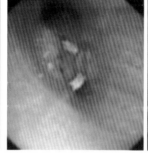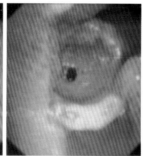

图 2.7.11　支气管镜下可见右下支气管开口处有一异物嵌顿

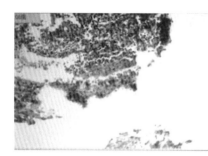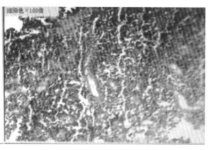

图 2.7.13　异物嵌顿处病理活检组织镜检：右肺下叶活检组织为慢性炎症组织增生；可见淋巴细胞、中性粒细胞堆积成团块状

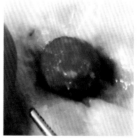

图 2.8.1　鼻腔取出异物，大小约 1.2×0.7cm

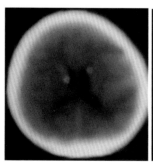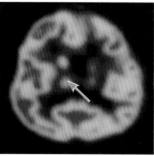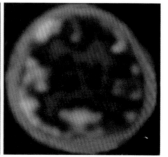

图 3.9.4　PET/CT 图示脑室管膜中有结节状软组织密度影钙化。室管膜上的结节影放射性核素呈低摄取（SUV 值为 1.3~2.0），且见双侧颞叶、海马回附近核素低摄取，提示海马回葡萄糖代谢降低

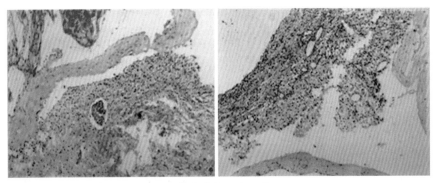

图 3.12.10 颅内多发性海绵状血管瘤伴出血病理图

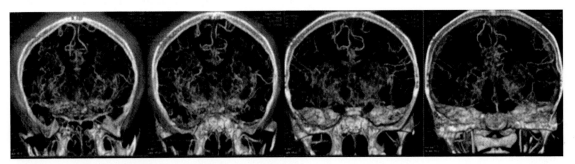

图 3.13.3 CTA 图示脑萎缩

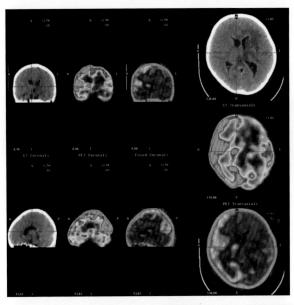

图 4.2.18 在肿瘤分布多的一侧大脑半球，CT 仅显示多发、大面积水肿；同层面 PET 图像可显示脑功能受损，受损区域仍可见斑片状放射性核素高摄取，提示肿瘤细胞仍有活性

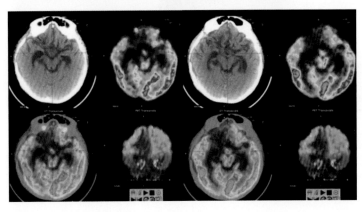

图 4.2.19 颅内生殖细胞瘤 PET/CT 图

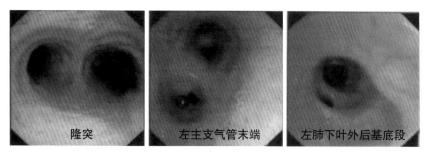

隆突　　　　　　左主支气管末端　　　　　左肺下叶外后基底段

图 6.2.24　支气管镜检图示左肺下叶后基底段支气管黏膜充血

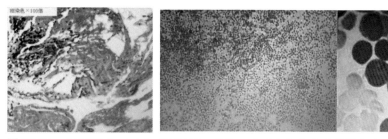

图 6.2.25　病理镜检（×100）：　图 6.5.7　急性 T 淋巴细胞白血病骨穿涂片
镜下可见炎症细胞聚集

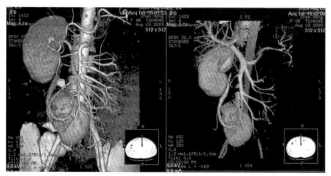

图 7.2.4　横过异位肾（交叉异位肾）CT 三维重建图像示左肾跨过腹部大血管，与右肾上下排列

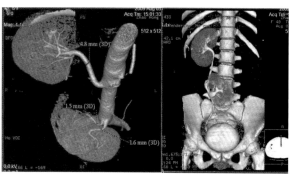

图 7.2.5　右侧横过异位肾（交叉异位肾）CT 三维重建图像示左肾跨过腹部大血管，与右肾上下排列及双侧肾脏大血管分布

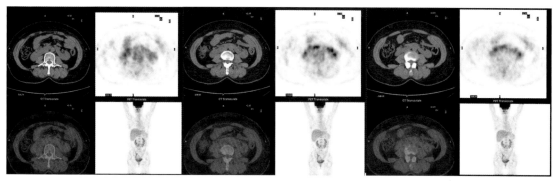

图 7.2.11　PET/CT 图示双侧肾脏下极于 L_3 水平呈马蹄状融合，双侧肾内收集系统可见少许放射性核素滞留

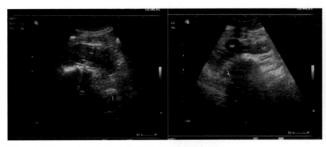

图 7.2.14　B 超图示骶前异位肾

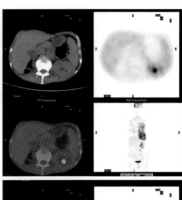

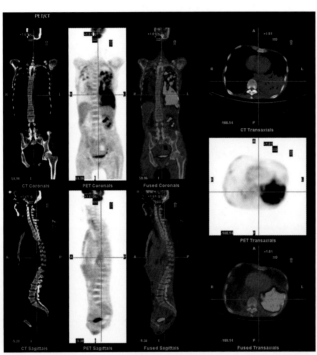

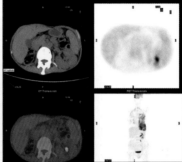

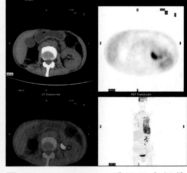

图 7.2.19　PET/CT 图显示左侧肾脏增大，肾盂内放射性核素轻度浓聚，右肾缺如

图 7.2.18　PET/CT 图可见右肾缺如，左肾形态增大，放射性核素轻度浓聚

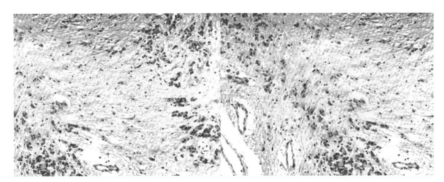

图 7.3.25　术后病理镜检可见外胚叶组织成分、完整成熟血管、散在骨组织及鳞状上皮

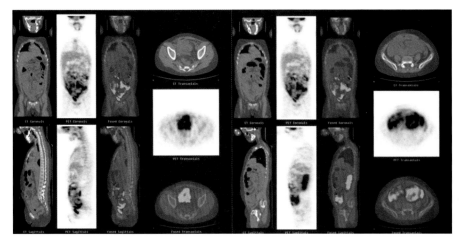

图 7.3.29 PET/CT 图示膀胱右缘有一实质性肿块影，放射性核素浓聚，邻近肠管、腹膜也有核素摄取

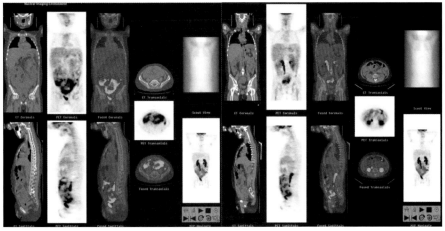

图 7.3.30 PET/CT 图示膀胱右缘有一实质性肿块影，放射性核素浓聚

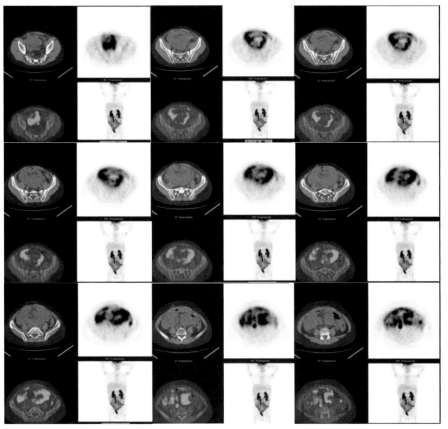

图 7.3.31 PET/CT 图示腹腔、肠腔脏器广泛粘连，内有多个放射性核素高摄取结节

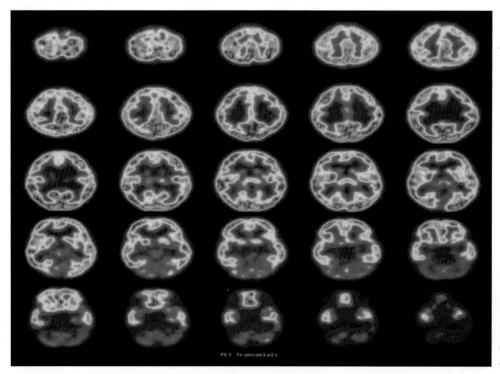

图 8.4.4　PET/CT 图示胸腺弥漫性增大，并见放射性核素浓聚

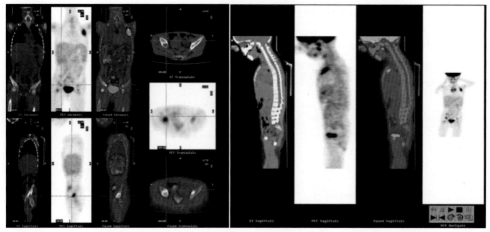

图 8.4.5　PET/CT 图示胸腺弥漫性增大，并见放射性核素明显浓聚（SUV 值为 11）。左侧第二肋弓呈膨胀性骨破坏，软组织肿胀向肺内突起，内有碎骨片；双侧髂骨、股骨头骺均见多灶性穿凿样溶骨性破坏，并有放射性核素浓聚（SUV 值为 2.7~3.2）

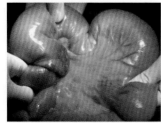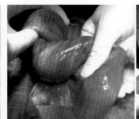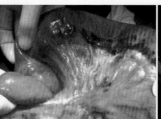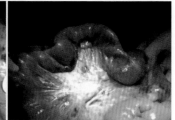

图 8.6.3　肠套叠术中图　　图 8.6.6　黑斑 – 息肉综合征并肠套叠术中图

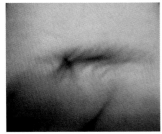
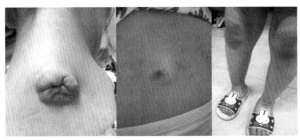
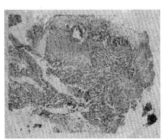

图 9.1.17　脊髓栓系综合征皮肤图

图 9.2.2　图示颈后部皮肤隆起包块，腰部皮毛窦及色素沉着，双下肢伸侧皮肤色素沉着

图 10.1.19　低倍镜下（×10）可见少许骨组织和纤维、脂肪组织，其内可见小团状增生的短段性细胞，细胞间隙有小腔隙形成

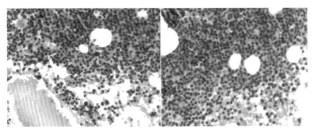
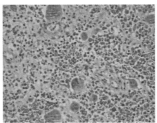
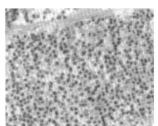

图 10.2.66　朗格汉斯细胞组织细胞症病理图

图 10.2.70　朗格汉斯组织细胞增生症病理图

图 10.2.74　病理图可见大小一致的小圆细胞，排列紧密

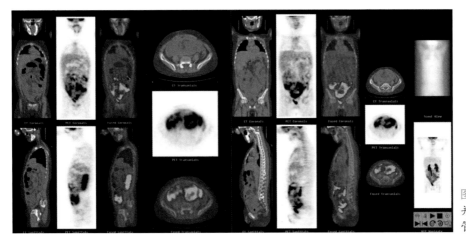

图 10.3.10　腹膜后横纹肌肉瘤并腹膜、肠系膜间隙、左侧输尿管近段转移 PET/CT

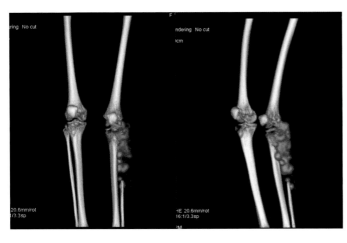

图 10.3.19　术后复发首次三维重建图示左腓骨上段肿瘤原发部位，胫骨上段周边、胫骨平台新发灶，呈放射性核素高摄取

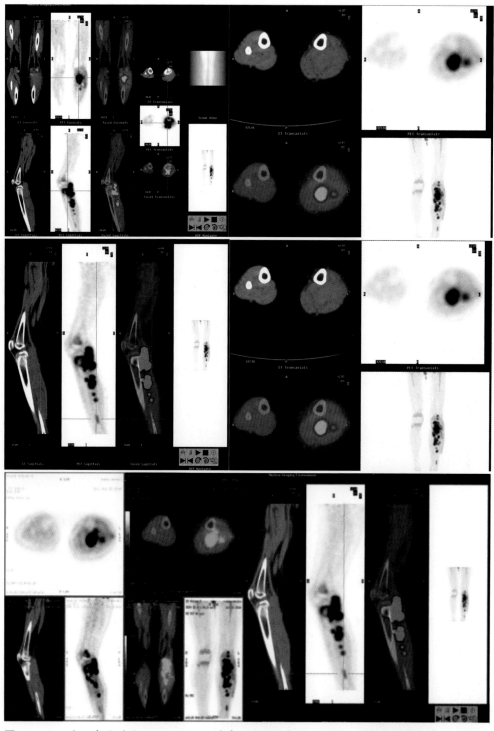

图 10.3.20　术后复发首次 PET/CT 示左腓骨上段原发部位，胫骨上段周边软组织间隙肿胀、胫骨平台新发灶，均呈放射性核素高摄取

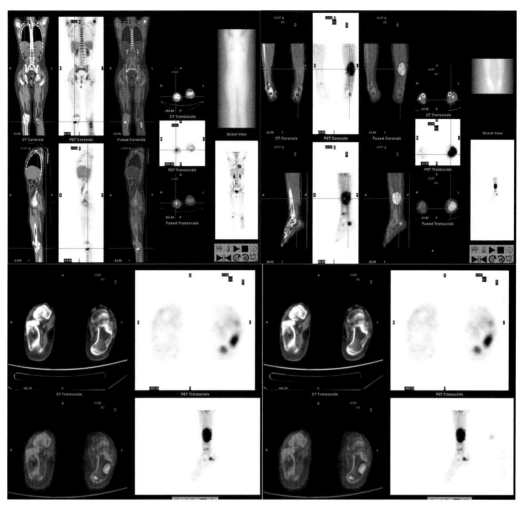

图 10.3.21　第 2 次术后 PET/CT 图示肿瘤原病灶下出现新发灶，放射性核素高摄取，软组织肿胀

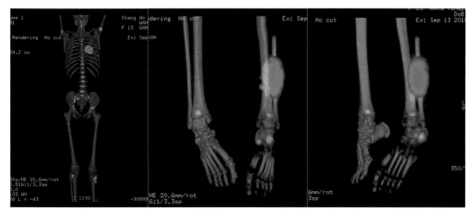

图 10.3.22　第 3 次术后化疗后三维重建图示左侧股骨髁间与原病灶下方又有新发灶，放射性核素高摄取

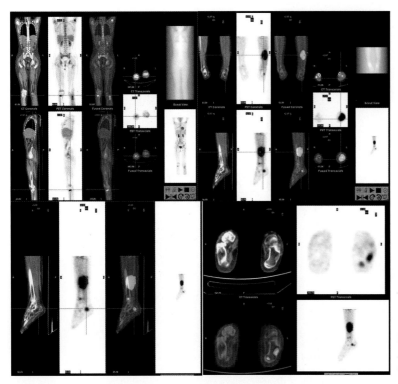

图 10.3.23　第 3 次术后复查 PET/CT 图示原病灶下方双侧股骨髁有新发灶，放射性核素高摄取，软组织肿胀

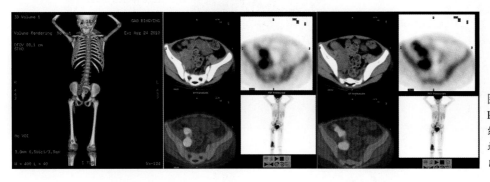

图 10.3.26　三维重建 PET/CT 图示右髂窝软组织间隙肿块影，右股骨上端及股骨远端软组织间隙内均有放射性核素高摄取

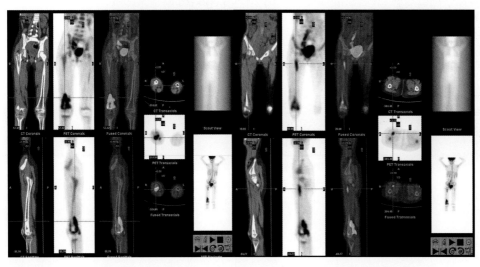

图 10.3.27　多层重建 PET/CT 图示右髂窝软组织间隙肿块影，右股骨远端软组织间隙内均有放射性核素高摄取

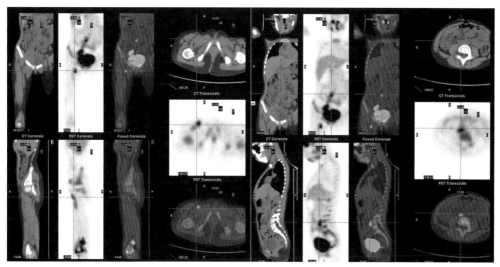

图 10.3.28　多层重建 PET/CT 图示右股骨远端、椎体前方软组织间隙内均有放射性核素高摄取

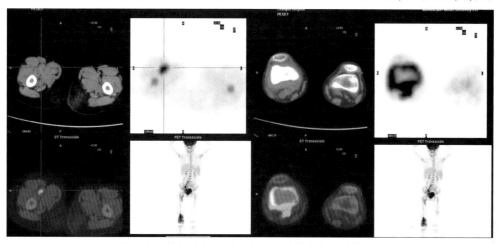

图 10.3.29　PET/CT 图示右股骨上端骨肉瘤原发灶有放射性核素高摄取

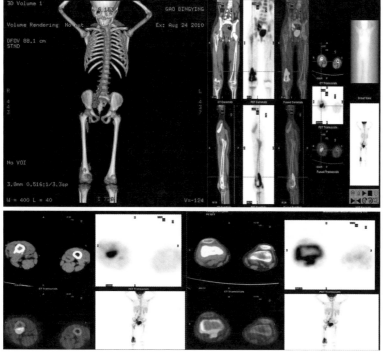

图 11.3.5　右股骨下端骨肉瘤
PET/CT 图

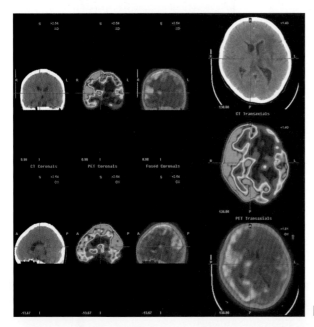

图 13.4.16　生殖细胞瘤 PET/CT 图

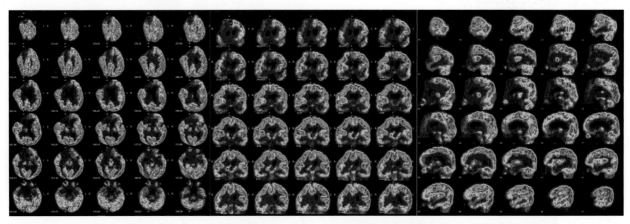

图 13.4.19　PET 图示右前额部放疗后、术后局部脑组织缺失，右侧侧脑室旁核素浓聚

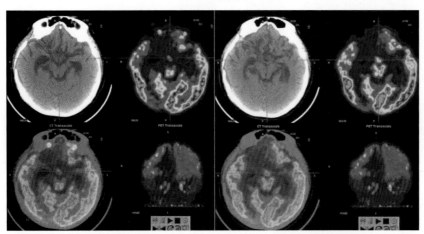

图 13.4.20　PET/CT 图示大脑脚有点状核素浓聚

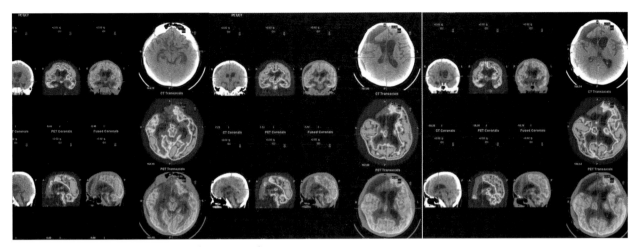

图 13.4.21　PET/CT 图示侧脑室旁有斑点状核素浓聚

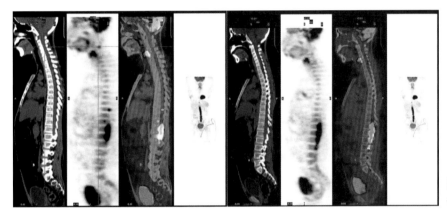

图 13.4.22　PET/CT 图示 T_{12}~L_2 椎体水平椎管内有斑点状核素浓聚

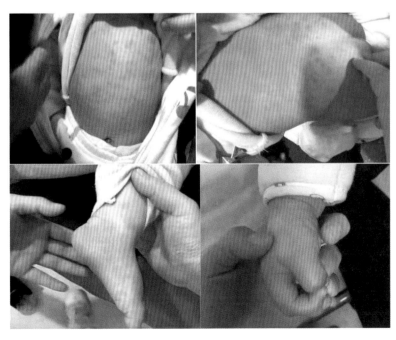

图 14.1.1　图示躯干、四肢红色皮疹，高出皮面，压之褪色，疹间皮肤正常

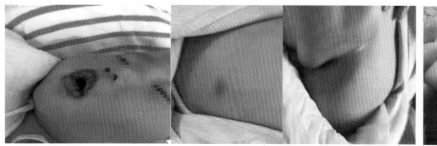
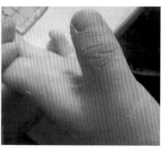

图 14.1.2 图示患儿口唇充血、肿胀、起皮屑，上臂卡介苗接种处充血、皮疹、肛周皮肤潮红

图 14.1.3 图示手指末梢、手掌心 / 背交界处有细小的脱皮

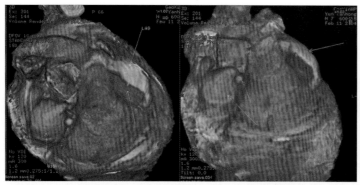
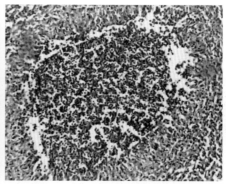

图 14.1.4 CTA 图示最大密度投影（MIP），可见心脏表面左、右冠状动脉起始部有多个结节样、瘤样扩张，将心尖旋转到向前偏右位时，仍显示左、右扩张的冠状动脉瘤，以及左前降支冠状动脉附壁血栓仍为低密度的充盈缺损，血栓两端有冠状动脉狭窄

图 14.2.2 左腋窝淋巴结活检病理图

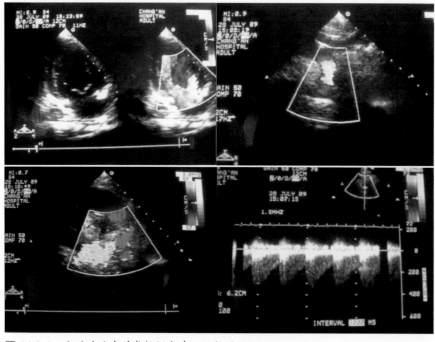
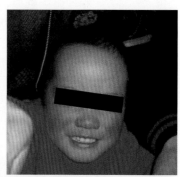
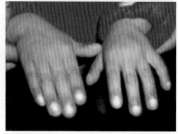

图 14.3.27 法洛四联症面容：双侧面颊、口唇青紫；双侧手末端呈杵状指、青紫

图 14.3.4 主动脉狭窄并脊柱侧弯畸形 B 超图

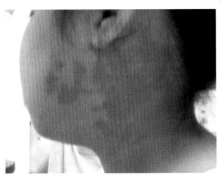

图 14.4.1 图示左颈外后大片鲜红色不规则皮疹,边缘清晰

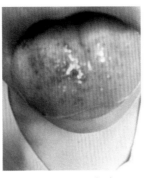

图 14.5.1 舌体草莓状血管瘤外观

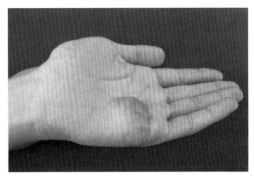

图 14.6.1 左手掌面鱼际肌内海绵状血管瘤外观

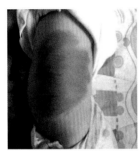

图 14.7.1 躯干部胎斑外观

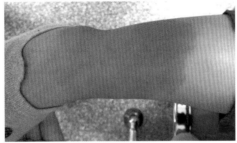

图 14.7.2 右侧胫前远端皮肤有乌青色胎斑

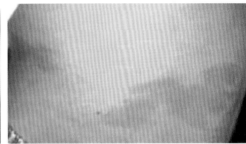

图 14.8.1 躯干部可见散在的、大小不等的咖啡牛奶斑

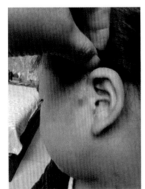

图 16.1.1 先天性耳前瘘管外观

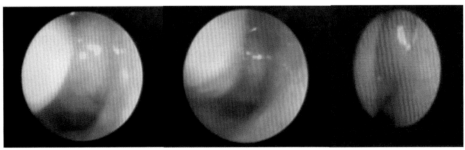

图 16.3.6 电子鼻内镜下观

15